药房里买得到的传世名方

宋敬东 编著

U0321823

天津出版传媒集团

天津科学技术出版社

图书在版编目（CIP）数据

药房里买得到的传世名方 / 宋敬东编著 . —— 天津：
天津科学技术出版社，2014.8（2023.11 重印）

ISBN 978-7-5308-9165-0

Ⅰ. ①药… Ⅱ. ①宋… Ⅲ. ①中成药—基本知识

Ⅳ. ① R286

中国版本图书馆 CIP 数据核字（2014）第 196985 号

药房里买得到的传世名方
YAOFANGLI MAIDEDAO DE CHUANSHI MINGFANG
策划编辑：刘丽燕　张　萍
责任编辑：孟祥刚
责任印制：兰　毅
出　　版：天津出版传媒集团
　　　　　天津科学技术出版社
地　　址：天津市西康路 35 号
邮　　编：　300051
电　　话：（022）23332490
网　　址：www.tjkjcbs.com.cn
发　　行：新华书店经销
印　　刷：德富泰（唐山）印务有限公司

开本 1 020×1 200　1/10　印张 36　字数 690 000
2023 年 11 月第 1 版第 4 次印刷
定价：59.80 元

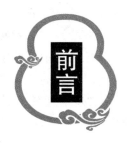

自古以来，中药在人们的日常生活中就有着十分广泛的应用。人们常常在轻度的咳嗽发热、喉咙疼痛时服用维C银翘片，消化不好、厌食的时候吃健胃消食片，夏天有中暑症状时喝藿香正气水，都会收到很好的效果。很多经典中药方，直至现在还在我们的生活中起着重要作用，如很多家庭都经常会预备有一些中成药，六味地黄丸、牛黄解毒丸、乌鸡白凤丸、健胃消食片等。这些大家随手就可以在药店、药房买到的中成药，很多已经有了成百上千年的使用历史，是久经考验的经典名方，现在依然还在为人们的健康生活服务。国人能繁衍生息到今天，某种程度上就是它们效验的佐证。

中医文化，博大精深，早在《金匮要略》《千金方》等论著中，就有"病有专方"的说法，中医开药方有较强的组织性、科学性和灵活性，在辩证基础上，按疾病的主证，根据方药的君、臣、佐、使原则，选择适当的药物配伍而成，并且根据兼证对处方加减合适的药物，使之更能对症治疗。中医讲究身体的机能平衡，通过药物调理，将原来不平衡的身体机能调至正常，不足的地方要补，过盛的地方要抑制。如果补得过了，就会适得其反，也可能会产生疾病。

中药治病可以是不同的病状使用同一个方子、同一种药。例如出自医圣张仲景之手的五苓散，迄今使用将近两千年，药品说明为可治疗"小便不利"，但因为"小便不利"和"身体水肿"甚至"皮肤发胖"都可以缘于脾虚，如果仅仅看说明书，它可能只是一种普通的利尿药，但是如果你了解了中医医理，就知道它不仅能消肿利水，甚至对皮肤有紧致作用，完全可以活用为女人阳气不足、气化不利时最好的"皮肤紧致剂"。

人们须得知道，中医的五脏六腑和我们能看到、摸到的五脏六腑不是一回事，中医的心、肝、脾、肺、肾其实是一个个系统功能的组合，是没有实质器官相对应的，"肝郁"中的"肝"不是得了肝炎的肝，肾炎中的肾也不是中医"肾虚"所指的"肾"。但作为国粹，很多人对此并不了解，因此患肝炎去吃龙胆泻肝丸，患肾炎直接吃肾气丸的大有人在，无论是经典的中成药本身还是吃药的人，都是这种错误的受害者。

为了让人们了解更多的方药知识，轻松辩证施药，弘扬中医药学，更好地利用这些名方，提高临床疗效，造福广大患者，让患者对常见的各类中成药的功能和禁忌能一学就会一看就懂，编者便汲取各名老中医的宝贵经验，编撰了本书。本书遵循"上医治人"的中医观点，针对现代人人的健康需求，列出了疏风解表，补中益气，补血养血，扶阳固本，滋阴补阳，理血通脉，活血化瘀，清热去火，解毒祛湿，健胃消食，止咳化痰，养心安神等经典中药方剂，每个药方的方源、方剂组成、功效、方解、附方等都有详尽描述。这些中药方剂都是出自中医典籍，由历代名医精心创制的经典药方传承演化而来，已经使用了成百上千年。针对现代人最常罹患的疾病，如头痛、感冒、上火、便秘、腹泻、胃痛、肥胖、肾虚、失眠、痛经等，解析如何选择合适的中成药，来进行日常的自我治疗与保健。同时为那些被我们用反、用窄、用歪了的中成药正名，纠正日常生活中的用药错误，让人们对中药有更深一步的认识和了解，并学会合理运用中药方剂来养生治病。

拥有本书，学习本书，一些常见的小毛病，你不必上医院，就能自己解决。本书以浅显易懂的语言，向各位读者宣扬中药方知识，融科学性，实用性一体，是人们学习和了解中医药方剂知识的必备读本。

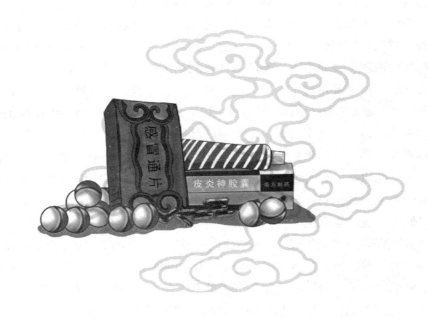

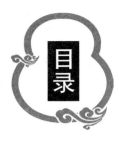

目录

第四章 八大补血名方：补血、养血，不再血虚

第六章　滋阴中药：四十而衰，阴虚谁也逃不掉

第七章　七大理血名方：理血通脉，活血化瘀

第八章　清热中药：去火解毒，过不上火的生活

第九章　七大祛湿名方：远离湿邪，阳气十足身体暖

第十章　五大理气经典：百病生于气，气顺身自安

第十一章　健胃消食名方：给你一个好胃口

第十三章　六大止咳化痰中药：宣通肺气、消痰止咳

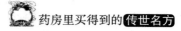

第一章

家庭必备中成药：
善用经典名方，养身防病

>>>

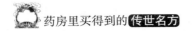
中成药治病养生集大成

治病又养生的中成药

中成药有狭义和广义之分。狭义的中成药，主要指由中药材按一定治病原则配方制成、随时可以取用的现成药品，如中成药中的各种丸剂、散剂、冲剂等，这便是生活中人们常说的中成药；另一种是广义的中成药，它除了包括狭义中成药的概念外，还包括一切经过炮制加工而成的草药药材。

这里我们主要来看一下日常生活中最常见的狭义上的中成药。狭义的中成药，均为现成可用、适应急需、存贮方便的中药。相对于中药药材而言，成药省了中药煎剂所必需的煎煮时间，更因其能随身携带，不需煎煮等一应器具，故而使用十分方便。由于中成药多为已经过一定特殊加工浓缩而成的制成品，故其每次需用量远远少于中药煎剂，而且成药已几乎消除了中药煎剂特有的异味等，因而在服药反应上，也较易被大众所接受。

当然，狭义中成药也是有一定缺陷的，这主要表现在成药成分组成、药量配比的一成不变上。由于配方既定，药已制成，故而成药往往不能像煎剂方药那样可以随症加减，这使成药的实际应用受到了一定的限制。所以，患者凡曾经因服用某种中成药而发生中毒或过敏反应者，必须牢记，以后不可再服用同种中成药。

中成药剂型的分类

中成药的剂型即中成药的形态，与中成药的制法和服法密切相关。制备中成药时，根据所用中药材的性质、所含成分、用药目的、临床需要和给药途径等，选择适宜的剂型，可以最大限度地发挥中成药的临床疗效，减少其毒副作用。

几千年来，历代前贤在中医药理论的指导下，在中药剂型的创制和应用上积累了丰富的经验，剂型种类繁多，传统的剂型有丸、散、膏、丹、酒、茶、锭等，特点各异。随着现代科学技术的发展，中成药剂型的研究也不断取得进展，除了对传统剂型进行整理和提高，出现了浓缩丸、胶囊剂、微丸、口服液等剂型外，新的剂型也不断出现，现代剂型如片剂、注射剂、颗粒剂、滴丸等。

现将中成药的常见、常用剂型简要介绍如下：

1. 丸剂

丸剂是药材细粉或药材提取物加适宜的黏合剂或辅料，制成球形或类球形的固体制剂，是中成药最传统的剂型之一。根据黏合剂的不同，丸剂又分为蜜丸、水蜜丸、水丸、糊丸、浓缩丸、微丸等类型。

2. 片剂

片剂是药材细粉或提取物与适宜的辅料或药材细粉压制而成的片状制剂，分为浸膏片、半浸膏片和全粉片等，是常用的现代剂型之一。片剂体积小，用量准确，易崩解，生效快，且具有生产效率高、成本低、服用及储运方便的

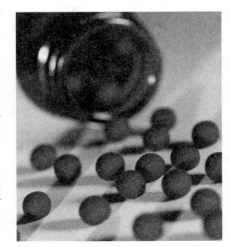

丸剂

优点。片剂适用于各种疾病。

3. 颗粒剂（冲剂）

颗粒剂是药材提取物与适宜的辅料或与药材细粉制成的颗粒状制剂，是在汤剂、散剂和糖浆剂的基础上发展起来的新剂型。有颗粒状和块状两种，分为可溶性、混悬性、泡腾性及含糖型、无糖型等不同类型。颗粒剂体积小，重量轻，服用简单，口感好，作用迅速，多用于补益、止咳、清热等作用的药物。

4. 散剂

散剂是一种或多种药材混合制成的粉末状制剂，分内服散剂和外用散剂，是我国传统剂型之一。散剂治疗范围广，服用后分散快，奏效迅速，且具有制作方便、携带方便、节省药材等优点。有效成分不溶或难溶于水，或不耐高温，或剧毒不易掌握用量，或贵重细料药物适宜制成散剂。

5. 煎膏剂（膏滋）

煎膏剂是药材用水煎煮、去渣浓缩后，加炼蜜或糖制成的半固体制剂，又称膏滋。具有吸收快、浓度高、体积小、便于保存、可备较长时间服用的特点。有滋补调理的作用，用于治疗慢性病和久病体虚者。

6. 软胶囊剂

软胶囊剂是将油类或对明胶等囊材无溶解作用的液体药物或混悬液封闭于囊材内制成的剂型。特点与硬胶囊相似。硬胶囊和软胶囊经过适宜的方法处理或用其他药用高分子材料加工，使囊壳不溶于胃液，但在肠液中崩解释放活性成分，为肠溶胶囊。

7. 糖浆剂

糖浆剂是含有药物、药材提取物和芳香物质的浓缩蔗糖水溶液。它是在传统的汤剂、煎膏剂的基础上，吸取西药糖浆的优点而发展起来的一种中成药剂型。因含有糖，可以掩盖某些药物的不适气味，便于服用，适用于小儿及虚弱病人服用，尤多见于小儿用药，但不宜用于糖尿病患者。

8. 合剂

合剂是药材用水或其他溶剂，采用适宜方法提取，经浓缩制成的内服液体制剂。单剂量包装的合剂又称口服液。合剂既能保持汤剂的特点，又能避免汤剂临时煎煮的麻烦，便于携带、储存和服用。口服液的浓度更高，常加入矫味剂，因此用量小，口感好，作用快，质量稳定，携带方便，易保存。

9. 膏药

膏药是根据药方，将药材经食用植物油提取，再加红丹炼制而成的外用制剂，为中成药传统剂型。又名黑膏药。膏药有通纳药量多、药效释放持久等特点，多用于跌打损伤、风湿痹痛、疮疡痈肿等疾病。

10. 丹剂

丹剂是水银、硝石、雄黄等矿物药经过炼制、升华、融合等技术处理制成的无机化合物，如红升丹、白降丹等，为传统剂型。大多含水银成分，常用以配制丸散供外用，具有消肿生肌、消炎解毒的作用。部分丸剂、散剂、锭剂品种多以朱砂为衣，因气色赤习称丹，不属于经典丹剂范畴。

11. 锭剂

锭剂是药材细粉与适量黏合剂如蜂蜜、糯米粉，或利用药材本身的黏性制成规定形状的固体制剂。可供内服或外用，内服作用与糊丸接近，外用多用水或醋磨汁后涂敷患处。锭剂型大多做噙化之用。

12. 胶剂

胶剂是以动物的皮、骨、甲、角等用水煎取胶质，经浓缩凝固而成的固体内服制剂。胶剂中富含蛋白质、氨基酸等营养成分，作为补益药，适用于老年人、久病未愈者或身体虚弱者，可单服，也可制成丸散或加入汤剂中使用。至今胶剂在国内外享有盛誉，被广泛使用。

13. 膜剂

膜剂是药物与成膜材料经加工制成的薄膜状制剂，为中成药现代新剂型。膜剂可经口服、舌下含服，眼结膜囊、阴道内及体内植入，皮肤和黏膜创伤、烧伤或发炎表面覆盖等多种途径给药，给药剂量小，使用方便。

14. 栓剂

栓剂是药材提取物或药粉与适宜基质制成的供腔道给药的固体制剂，是中成药的古老剂型。也称坐药或塞药。栓剂比口服给药吸收快，吸收后不经肝脏直接进入大循环，生物利用度高。

用中成药养生，方便又轻松

很多人认为医生开处方治病，好比裁缝量体裁衣；用中成药治病，就像在服装店里买衣服穿。这个比喻很形象，因为量体裁衣固然好，可是直接从服装店里买来的衣服也很不错。既然衣服穿得是否漂亮得体，全在于挑选和搭配是否精心，那么，只要我们仔细挑选中成药，一样可以获得和汤药功效相媲美的作用。更何况，跟汤药比起来，中成药给我们带来的方便数不胜数。所以只要所选择的中成药的功效与自己身体的病状对症，那么治疗和养生的效果都是很好的。

用中成药养生，就是要利用中成药调整人的机体状态，从而增进健康、延缓衰老。中成药大都来源于千百年传承的古老方剂，都经过无数人的反复使用、反复证明，所以疗效准确、治愈率高，而且适用面非常广，副作用也很小。否则，是没有可能做成中成药来推广的。

人之所以长寿，全赖于人体阴阳气血的平衡。运用中成药养生益寿延年，实质上就是要调理人体阴阳的偏盛偏衰，使其恢复动态的平衡状态。衰老是个循序渐进的复杂过程，因此，任何一种益寿延年的方法，都需要日久天长、持之以恒的不懈努力。药物养生也是如此，不可能一朝一夕就达到养生益寿的目的。因此，养生用药抗衰老，也有一个渐变的过程，不能急于求成，这也是中成药养生的原则，是千百年来历代养生家的经验之谈。

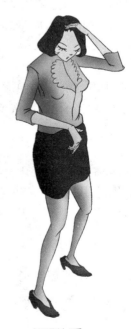

虚弱体质

养生离不开补药，而服用补药就要有一定的针对性。老年人和体弱多病之人，应多用补益法进行调养，因为这些人的体质属"虚"，适合用补益之法养生。机体健康的无病之人，一般不需要用这种方法。尤其需要注意的是，如果身体不虚，一般不可以贸然进补。有些人一见补药就服用很多，却不知这样，往往会使机体气血原有的阴阳平衡失调，不仅无益，反而对人体有害，所以绝不可盲目进补。

服用补药还应根据四季的阴阳盛衰消长变化而随机进行调整。进补的目的是使人的阴阳协调，应恰到好处、不可过偏，以避免造成新的阴阳失衡，使机体又一次遭受损害。人虚当补，但虚的具体情况各有不同。这就要求辨明虚实，要针对属虚的体质恰当进补。进补时一定要辨明脏腑、气血、阴阳、寒热与虚实，辨证下药、平衡进补，才能取得益寿延年的功效。

在中医药养生中，中成药养生是一种不可或缺的养生方法。一般来说，如果患者对中医药知识了解得比较少，最好在有经验的医师指导下应用中成药养生治病，切忌胡乱购用、乱补一气。如果自己到药店购买非处方类中成药，就应以中医理论为指导，仔细阅读药品说明书，认真分析自己的病情，辨证施治、对症选药。而且在选好药物后，服用前应再次仔细阅读药品说明书，根据说明书中的要求正确服用。因为中成药在用法、用量、服用时间、服用次数，以及注意事项和禁忌等方面，都有讲究和要求。

然而，是不是任何人都适合用中成药养生呢？用中医的观点来看，只有体质虚的人才适合用进补养生。体虚又可分为四大类，即气虚、血虚、阴虚和阳虚。而且不同的体质，用中成药养生的方法也会各有不同。

（1）气虚体质。气虚的机体，由于脏腑功能衰退，人的元气不足，常常会出现全身性质的虚弱症状。气虚证大多是因为先天的禀赋不足，或是后天有失调养，以及大病、久病或衰老所导致。临床表现是：面色苍白、头晕目眩、神疲力乏、心悸自汗、少气懒言、没有食欲等。这种体质适合应用补气的中成药进行滋补，比如四君子丸、玉屏风散、补中益气丸、归脾丸、黄芪精口服液等。

（2）血虚体质。血虚是指机体内的血液不足，致使全身的肢体脏腑百脉失于濡养，从而出现全身性的虚弱症状。血虚证大多是由于人劳倦内伤、思虑过度，造成脾胃虚弱、失血过多。在临床中一般表现为：面色萎黄无华、唇色惨淡、心悸失眠、头晕目眩、手足发麻、舌淡，等等。这种体质适合应用补血的中成药进行滋补，比如四物丸、驴胶补血颗粒、气血双补颗粒、当归补血膏、桑葚蜜膏、阿胶补血膏、健血冲剂、延年益寿精、养血生发胶囊、归芍地黄丸等。

（3）阴虚体质。机体如果精血津液亏损，就会出现阴液不足、阴不制阳的状况，进而导致机体出现功能虚性亢盛，身体中热量偏多等症状，这属于阴虚体质。阴虚证多因先天虚损，或者久病耗伤了阴液，也有的是热病伤阴所导致的。临床一般表现为：口干咽燥、五心烦热，潮热盗汗、舌红少苔等。养生中成药，可选用六味地黄丸、知柏地黄丸、左归丸等。

（4）阳虚体质。如果机体的阳气不足，就会使身体功能衰退，机体从而出现反应性低下、代谢活动减退、身体热量不足等症状。阳虚证大多是由于先天不足、后天失于调养，或者过于劳倦、久病虚损所导致的。临床表现大多为面色苍白、畏寒肢冷、少气懒言、倦怠乏力、自汗以及小便清长，等等。适宜养生的中成药有金匮肾气丸、右归丸。中医的进补的原则是"虚则补之"。对于无病、不虚的人，一般不需使用药物。所以中药养生，重在补虚。但是要想进补，就应先看脾胃。如果脾胃被药塞满了，运化出了问题，就会虚不受补。所以很多体质虚弱的人，并没有因为"进补"而有所好转。中医认为，人体功能的兴衰，都与人的脾胃密切相关。脾胃为后天之本，无论食补还是药补，都必须经过脾胃的消化吸收，才能被人体利用。如果胃口不好，就会导致越补越虚的恶性循环，只能越补越糟。

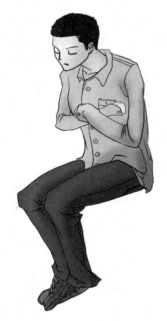

阳虚体质

中成方剂中的君臣佐使

在几千年的用药实践中，古人总结出了"君臣佐使"方剂组成法则。《神农本草经》中概述说："上药120种为君，主养以应天，无毒，多服久服不伤人。欲轻身益气不老延年者，本上经。中药120种为臣，主养性命以应人，无毒有毒斟酌其宜。欲遏病补虚羸者，本中经。下药125种为佐使，主治以应人，多毒，不可久服。欲除寒热邪气破积聚愈疾者，本下经。"君药，是一方针对主病或主症，起主要治疗作用的药物。君药在一张药方中可以用一味或两味以上，但君药比臣药、佐药药味少或用量较大。如麻黄汤(麻黄、桂枝、杏仁、炙甘草)中的麻黄。

臣药，臣药是指药方中的辅助药物，可加强君药的作用，如麻黄汤中的桂枝。

佐药，佐药的作用有二，一是协助君药治疗一些次要症状；二是制约君药的某些不良作用，如麻黄汤中的杏仁。前者适用于兼症较多；后者适用于主药性味太偏。

使药，是指在药方中调和诸药，或纠正、减弱其他药物偏性、毒性的药物。有的使药还有引经作用，可引导全部药力直达病所，所以又称为"引经药"。如麻黄汤中的炙甘草。

由两味药以上组成的方剂，都离不开君臣佐使的用药原则。这不仅是方剂组成的一种形式，主要在于方剂经过严密的配伍以后，能使所有的药物，在治疗上更加切合病情，消除和防止有害于人体的不良反应。如果组方不符合君臣佐使的法则，便失去了方剂在治疗中所要体现的作用。

我们拿中药成方"桔梗汤"为例，该药是主治咽喉病的成方。桔梗汤由桔梗、甘草两味药组成。

中药桔梗在方中起君、使两种作用，君——清利咽喉，使——载药上行。甘草起臣、佐作用，臣——甘润生津，佐——清热解毒。桔梗能清咽利喉，故为君，它又能载药上行，故兼使；甘草甘润生津，生用又能清热，所以甘草兼臣、佐作用。虽然桔梗汤只有两味中药，却同样符合中药方剂的"君臣佐使"组方原则。

中药独特的性味、归经与毒性

中国有句古语，叫作"草根树皮治大病"。中药治疗疾病，有其不可替代的独特优势和功效，是古今传承的一种自然疗法。中药药材的种类繁多，主要包括天然的动植物和矿物质，在典籍中留下记载的，就有5000种以上。中医学理论有着独特的理论体系和应用形式，充分反映了中国上古承传下来的历史文化和特点。而中药之所以叫作"中药"，就是因为这些天然的药材是按照中医学的理论进行应用，否则就不能称其为"中药"。

中国幅员辽阔、地大物博，古人经过长期观察、使用和比较，发现广为分布的药材，由于生长的自然条件不同，各地所产的药材品质也不一样。于是便有"道地药材"之说，比如东北的人参、细辛、五味子，四川的黄连、川芎、附子，广东的陈皮，云南的茯苓，以及河南的地黄，山东的阿胶，等等，无论在古时还是当今，都是著名的"道地药材"。在现代，很多在自然界中比较稀有的药材，通过异地引种和动物驯养，大大缓解了珍贵药品的供需矛盾。

自然界中的每一味中药，都有着自己独特的性能。这些性能主要包括中药的性味、归经、升降、浮沉，以及有无毒性等几方面因素。

（1）药性可分为寒、热、温、凉性和寒热之性不太明显的平性药。药性反映药物的主治范围，就是说，寒性的药可以治疗热性疾病，热性药物可以治疗寒性疾病，平性之药寒温皆宜。

（2）药味表示味觉感知的真实滋味，并能反映药物的实际功效。药味一般分为辛、甘、酸、苦、咸、淡数种，辛味有发散、行气、行血的作用，甘味可以起到补益、和中、缓急等作用，酸味可以收敛、固涩，咸能软坚散结、泻下，苦有泄和燥的作用，淡味药多能渗湿、利尿。

（3）升降与浮沉，反映药物作用于人体后，所形成的趋势和走向。

（4）归经是指药物对某一经络，及其所属经络的脏腑，或对几条经络所起到的明显作用，这种药物对其他经络的作用较小，或者没有作用。换句话说，就是药物对机体局部的选择性作用。哪味药物归于哪条经络，并非古人的凭空想象，而是古人实践与智慧的结晶。

（5）中药的"毒性"，在历代本草书籍中，都有广义与狭义之分。广义的"毒"指的是药物的偏性，即所谓"是药三分毒"。狭义的"毒"，则是指药物本身所具有的毒性和毒副作用。正确认识药物毒性，在临床的具体用药中，起到至关重要的作用。正确运用中药，是避免或减缓。很多人认为中药没有副作用，其实只不过是中药的毒副作用非常小。凡药皆有"毒"，所以在临床使用中药时，必须以中医的基础理论明确辨证，才能对证用药。

怎样正确选择中成药剂类型

中成药剂有很多种类型，每一种类型也有它自己独特的药效。那么我们该如何正确选择中成药的剂型呢？

1. 根据病情选用药剂

中成药有多种剂型，如口服液制剂吸收快、奏效迅速，对处在急性发作期时的疾病能较快发挥药物疗效；丸剂、片剂进入胃肠道后，要经历一个崩解、释放、吸收进入血液的缓慢过程，作用缓和持久，适用于轻病、久病及某些慢性病；冲剂、散剂、胶囊口服后，吸收比液体制剂慢，但比丸剂类快，而膏剂则以滋补为主，兼有缓慢的治疗作用。注射剂药效迅速，适用于急救病人或疾病处在急性发作期的病人。

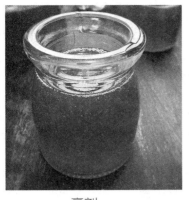

膏剂

2. 根据体质差异选用药剂

遇到同一种中成药有多种剂型时，一般来说，体壮者用水丸较好，体弱者选用蜜丸较好。

3. 根据年龄选用药剂

年龄的不同在选用药剂时也要注意，一般情况下，小儿宜选用糖浆剂和冲服剂，中青年慢性病患者可选用胶囊剂和片剂，老年人可选用蜜丸剂。

中药的用量和用法

服用中药的时间都有讲究的，而且特殊病症需要同时服用中药和西药，也是需要区分服用中药和西药的时间间隔。对大多数药物来说，如果医生无特别嘱咐，一般在饭后 2 小时左右服用，通常需一天口服 3 次。

中药与西药：服用间隔 2～3 小时为好，因西药容易同中药里的鞣质发生化学变化失去药效。

散寒解表药：应趁热温服，服后可喝少量热粥，以助药力，随即上床休息，盖上被子，捂至全身微微出汗为宜。

清热解表药：则宜放至稍温凉后服用。

温阳补益类药物：（如补中益气汤）宜于清晨至午前服用，中医学认为，这"使人阳气易达故也"。

驱虫药：应在睡前空腹服用，不宜在饭后服用。

安神药：应在晚上睡前服用，不宜在白天服用。

口服是临床使用中药的主要给药途径。服用方法是否得当，对药物疗效有一定影。

汤剂：宜温服，寒证用热药宜热服，热证用寒药宜冷服，此即《内经》所谓"治热以寒，温以行之；治寒以热，凉以行之"的服药方法。

丸剂：颗粒较小者，可直接用温开水送服；大蜜丸者，可以分成小粒吞服；若水丸质硬者，可用开水溶化后服。

散剂、粉剂：可用蜂蜜加以调和送服，或装入胶囊中吞服，避免直接吞服，刺激咽喉。

膏剂：宜用开水冲服，避免直接倒入口中吞咽，以免粘喉引起恶心、呕吐。

冲剂、糖浆剂：冲剂宜用开水冲服，糖浆剂可用少量开水冲服，也可以直接吞服。

服用中药要科学忌口

1. 认识"发物"

患病需要忌口，如感冒应以清淡饮食为主，肝癌忌食油炸食品和酒等。但忌口要讲究科学，不能忌得太过，否则反而会影响病体康复。比如慢性肾脏病患者，需以低蛋白清淡饮食为主，不能大补，但这并不是意味着什么肉都不能吃，有些人因为忌得太过，导致最后营养不良，反而给治疗和康复带来很大障碍。民间说法中有很多"发物"，多指泥鳅、虾、蟹、海参、羊肉、牛肉、香椿等一些高蛋白质和高营养的食物。人们认为，凡患病就要忌食一切"发物"，否则会引起疾病复发或加重疾病的观点是完全没有科学根据的。营养学家认为，这些"发物"甚至可以刺激机体产生激发反应，唤醒肌体免疫力，促进生理功能的恢复和提高。如泥鳅富含蛋白质、脂肪、钙、铁以及多种维生素，是保肝护肝佳品，急、慢性肝炎病人应多食之；香椿有涩肠止血、燥湿、固精等功效，故适用于便血、痔疮、肠炎、痢疾、妇女赤白带下、男子遗精等疾病。

2. 服药后忌口

即服药后摄取哪些食物会增强或降低药物功效。例如病人正在服用健脾和胃、温中益气的中药，却又摄取一些凉性滑肠的食物，就削弱了药物的作用，起不到预期的进补和治疗效果。这时候就要注意食物与药物的相克关系，正确忌口或正确进补，如服含荆芥汤剂后应忌鱼、蟹；服用含白术的汤剂后要忌桃、李、大蒜；服用含土茯苓的汤剂忌蜂蜜等。

3. 辨证施食

中医的特点是"辨证施治"，药膳也要依据这一理论，进行"辨证施食"。即根据病人的病情、病性决定忌口。对病人食物的选择要注意食物的性味，结合疾病情况及天时气候、地理环境、生活习惯等诸多因素实行辨证施食。总结起来，忌口的原则有四点："因病忌口""因药忌口""因时忌口"和"因体型忌口"。

如何正确煎煮中药

明朝医学家李时珍曾说过："凡物汤药虽品物专精，修治如法，而煎煮者，鲁莽造次，水火不良，火候失度，则药以无功"。可见，只有正确煎煮中药，才能真正发挥出汤剂的疗效。要做到正确地煎煮这些中药，需要注意几个方面，包括煎煮中药的用具、用水、火候、时间以及煎煮方法。中药材的煎煮方法很重要，一般药物可以同时煎，但部分药物需做特殊处理。有的需要先煎，有的需要后下，有的需要包煎，还有一些需要在煎煮前烊化等。

1. 煎煮中药的用具

煎药用具的选择、使用历来很受人们的重视，正确选用煎药用具可避免中药变性，保持药物的有效成分及保温等，煎药用具一般以瓦罐、砂锅为好，搪瓷器皿或铝制品也可，忌用铁器、容器，因为有些药物与铜、铁一起加热之后，会起化学变化，或降低溶解度。煎具的容量应该大些，以利于药物的翻动，也可避免药液外溢，煎药时要加盖，以防水分蒸发过快、药物有效成分损失过多。

2. 煎煮中药的用水

一般情况下，煎煮中药时使用洁净的冷水，如自来水、井水、蒸馏水均可。前人常用流水、泉水、米泔水等。根据药物的特点和疾病的性质，也有用酒或水酒合煎。用水量可视药量、药物质地及煎药时间而定，一般以漫过药面 3 ~ 5 厘米为宜。目前，每剂药多煎次，有的煎煮次，第一煎水量可适当多一些，第二三煎则可略少。每次煎得量为 100 ~ 150 毫升即可。

3. 煎煮中药的火候

煎煮一般药宜先用大火后用小火，也就是前人所说先用武火（急火）后用文火（慢火）。同一药物因煎煮时间不同，其性能与临床应用也存在差异，煎煮解表药及其他芳香性药物、泻下药时，时间宜短，其火宜急，水量宜少。煎煮补益药时，其火宜慢、煎煮时间宜长，水量略多。有效成分不易煎出的矿物类、骨角类、贝壳类、甲壳类药，宜用小火久煎，以使有效成分更充分地溶出。如果将药煎煮焦枯，则应丢弃不用，以免发生不良反应。

4. 煎煮中药的时间

药性不同，煎煮时间不一。一般来讲，解表药类宜用快煎，头煎 10 ~ 15 分钟，二煎 10 分钟；

滋补类药物用慢煎，头煎 30 ~ 40 分钟，二煎 25 ~ 30 分钟；一般药物 20 ~ 25 分钟，二煎沸后 15 ~ 20 分钟；有先煎药时需先煎 10 ~ 30 分钟，后下药应在最后 5 ~ 10 分钟入锅。

5. 煎煮中药的方法

中药材的煎煮方法很重要，一般药物可以同时煎，但部分药物需做特殊处理。所以，煎制中药汤剂时应特别注意以下几点。

先煎：如制川乌、制附片等药材，应先煎半小时后再放入其他药同煎。生用时煎煮时间应加长，以确保用药安全。川乌、附子等药材，无论生用还是制用，因久煎可以降低其毒性、烈性，所以都应先煎。磁石、牡蛎等矿物、贝壳类药材，因其有效成分不易煎出，也应先煎 30 分钟左右再放入其他药材同煎。

后下：如薄荷、白豆蔻、大黄、番泻叶等药材，因其有效成分煎煮时容易挥散或分解破坏而不耐长时间煎煮者，煎煮时宜后下，待其他药材煎煮将成时投入，煎沸几分钟即可。

包煎：如车前子、葶苈子等较细的药材，由于其所含的淀粉、黏液质较多，所以需要包煎，而又如辛夷、旋覆花等有毛的药材，也需要在煎煮时用纱布包裹好后才入水煎煮。

另煎：如人参、西洋参等贵重药材宜另煎，以免煎出的有效成分被其他药渣吸附，造成浪费。

烊化：如阿胶、鹿角胶、龟胶等胶类药，由于其黏性比较大，煎煮时容易熬焦，宜另行烊化，再与其他药汁兑服。

冲服：如芒硝等入水即化的药材及竹沥等汁液性药材，宜用煎好的其他药液或开水冲服。

泡服：可以像泡茶一样用开水直接冲泡，如菊花、胖大海等。

常见中药的存放

中药之所以能发挥疗效，是因为药材不被污染，营养成分不被破坏。因此，药膳原料的保存得当与否对疗效的发挥有极大的影响，如果药材保存不当，其发挥疗效的成分就会大大减少，从而失去其价值。

人参：有红参与白参（糖参）之分。高丽参，含水量降到 14% 以下，真空包装，常温下保存期为 10 年。人参受潮后可用石灰干燥法或木炭干燥法处理。①石灰干燥法：将人参包好后置石灰箱、石灰缸中或石灰吸潮袋上面，所放石灰占石灰缸容量高度的 1/6 ~ 1/5。②木炭干燥法：先将木炭烘干或暴晒，然后用牛皮纸包好，夹在受潮的药材中。木炭一般每一个月暴晒或烘干一次，之后可继续使用。

西洋参：少量西洋参，可放在宽口玻璃瓶内，盖严，置冰箱冷藏，随用随取；量稍多、需存放较长时间的，可装于保鲜盒内，置冰箱冷冻室内存放。

虫草：易虫蛀、发霉、变色，用纸袋或塑料袋包装，再装入木箱内，密封，置阴凉干燥处。在装箱时放入一些牡丹皮碎片，不易发生虫蛀。如果量很少，而且储藏时间很短，只需将其与花椒放在密闭的玻璃瓶中，置于冰箱中冷藏。也可喷洒少量 95% 药用酒精或 50 度左右的白酒密封贮存。虫草保存不宜过久，否则药效会降低。

燕窝：干燥后的燕窝可放入冰箱，优质干身的燕窝应放在阴凉及不被阳光直射的地方，需贮存于干燥处，防止压碎。保存燕窝最好不超过 1 年。

鹿茸：鹿茸要放在一个通风的地方，然后用布包一些花椒放在旁边。也可喷洒少量 95% 药用酒精或 50 度左右的白酒密封贮存。如果保存得当，三五年内鹿茸的药效是不会发生变化的。

胶类药材：包括阿胶、鹿角胶、龟板胶等，这些药材受热、受潮容易软化，可将其用油纸包好，埋入谷糠内可防止软化或碎裂。也可装入双层塑料袋内封口，置阴凉干燥处保存。夏季最好存放于密封的生石灰缸中。

麝香：密闭，置阴凉干燥处，避光，防潮防蛀。最常见的保存方法就是把它们晒干后，分别用干净的塑料袋或玻璃瓶密封，并放入冰箱冷藏室储存。

藏红花：是著名的活血中药，它的贮存要注意经常保持干燥，因此宜将它放入密封的小瓷缸内，置于阴凉处保存。

枸杞子：本品含糖较多，极易吸潮泛油、发霉和虫蛀；而且其成分的色质也极不稳定，容易变色，是中药材中较难保养的品种。可将枸杞子用乙醇喷雾拌匀，然后用无毒性的塑料袋装好，排除空气，封口存放，随用随取。此种方法既可防止虫蛀，又可以使其色泽鲜艳如鲜品。或将枸杞子置于冰箱中 0~4℃保存。

天麻：易生虫、霉变，应贮存在密闭、干燥的容器内。放置干燥通风处，以防回潮霉变。同时，在每年虫蛀季节前（3~4月份），应取出反复暴晒，以防虫蛀。

麦冬：含有黏性糖质，易吸潮泛油，若需长时间保存，应放置在密闭容器中，冷藏避光保存。

田七：易生虫发霉，贮藏过程中要勤检查，发现受潮，应取出在太阳下晾晒，及时将虫蛀部分剔除干净，装入布袋置木盒内，或装入纸袋、纸盒内，置石灰缸中密封，阴凉处贮存。

花类药材：包括菊花、金银花等，含有挥发油类成分，且易变色、生虫，长时间保存，要贮存在密闭的容器中，放置在阴凉干燥处，避光保存。

蛤蚧油：易虫蛀、发霉、泛油，密闭，置冰箱中冷藏或冷冻保存，现用现取。

牛黄：用保鲜膜包好，或装入干燥的玻璃瓶中，应置阴凉干燥处，避光，密闭保存，防潮，防压。

熊胆：装瓶或小盒内，置石灰缸内，防黏结生霉或置阴凉干燥处。

蛤蚧：易虫蛀、发霉、泛油，用铁盒或木箱严密封装。箱内放花椒拌存防虫蛀。应置阴凉干燥处保存，少量药材可放于石灰缸内保存。

海龙、海马：极易虫蛀，用纸包好，包内放一些花椒防虫蛀，然后放木箱或纸箱内，置阴凉干燥处保存。

另外，有一些患者从医院取回调剂好的汤剂，因各种原因短期内没有服用完，为保证汤剂质量，一定要将其冷藏保存，避免药材发霉、生虫。一旦发现汤剂中的药材已有变质现象，一定不要服用，以防药性发生变化损害服用者身体。

经典老药的三大不幸：用反了、用窄了、用歪了

不要把感冒清热冲剂、肾气丸用反了

大部分中成药都是古代中医经过长时间临床治疗的验方，已经历了多年的验证，疗效卓著。而中医治病以阴阳为纲，辨证为本，诊断需凭望、闻、问、切，处方则在辨四气五味，同病异治，异病同治，贵在辨证。如果不掌握这些理论知识，不了解中成药的药性，常会犯虚实的错误。这样不仅不能达到治病的目的，还会引起不良反应，甚至给机体带来损害。

中医讲究辨证用药，他们认为人体之病分寒热，由寒引起的病就应该用热性的药来治；反之，就应该用寒性的药来治。现实生活中我们经常可以看到把药用反了的情况。之所以称为"反"，是因为药效治疗的病症相反，简单来说就是把寒性的药物用在了寒性病上，或者把热性的药物用在了热性病上，这样不仅达不到治疗的效果，反而会越治越严重。最常见的比如常用的感冒药——感冒清热冲剂以及补肾气的金匮肾气丸、六味地黄丸。

感冒清热冲剂是治疗风寒感冒的常用药物，是由中药荆芥穗、桔梗、柴胡、苦杏仁等药物共同配伍加工提炼而成的中成药，方剂中的荆芥是治疗感冒的良药，具有散风、解表、透疹等多种功能。方子里几味药物呈温性，可以散寒，针对的是因为风寒而引起的感冒，也就是我们常说的着凉而发的感冒，寒邪入侵人体。感冒清热冲剂的功能主治是疏风散寒，解表清热，用于风寒感冒引起的头痛发热、咳嗽咽干、全身酸重、鼻流清涕。这种感冒非常明显的一个特征就是发热但不出汗，所以感觉浑身无力。以前常用的办法就是喝碗生姜红糖水，蒙着被子出一身汗，汗出来了，病也就好了大半。因此，感冒清热冲剂的主要作用是散寒，把体内的寒气驱走，从而使机体恢复健康。解表清热，也就是使体内的热气出来，出汗解表，从而达到治疗的目的。

它的用药禁忌上明确说明，风热感冒病人不能服用此药。所谓风热感冒，就是外感风热所致，多发生于春夏季，病人最明显的特征就是发热，身重、出汗，但怕冷怕风不明显，鼻子堵塞流浊涕，咳嗽声重，或有黏稠黄痰，头痛、口渴喜饮、咽红、咽干或痛痒，大便干，小便黄，扁桃体红肿，咽部充血，舌苔薄黄或黄厚，舌质红，脉浮而快。因此，当这些热性感冒的症状出现时，就该选用清热的药物，去除体内的热毒。但有的病人往往笼统地认为自己得了风热感冒，而错认为感冒清热冲剂有清热的功能，选用此药后，不但不会使症状减轻，反而会加重病情。

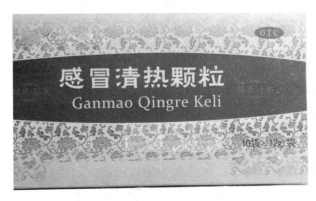

感冒清热颗粒

除此之外，补肾类药也是经常被人们吃反的药。现代人生活节奏快，迫于生活的压力，身体透支得厉害，经常出现肾虚等症状。正因为肾虚的普遍性，所以补肾药也成了常用药。引起肾虚的原因有很多，并不是单纯地因为纵欲过度。在中医里，肾虚分为肾阴虚和肾阳虚，这两种虚的寒热性质是完全对立的，肾阴虚的人是因为阴液少、水分少，所以病情肯定是偏热的，此时选用的补肾药品应该选用寒凉药物，用以驱除体内的湿热；而肾阳虚的人则是

因为阳气少、热量不足，病情肯定是偏寒的，选用补肾的药品时要偏向于温性的、热性的。

中成药中具备补肾作用的，最常见的就是金匮肾气丸和六味地黄丸两个系列。金匮肾气丸温补肾阳，化气行水，用于肾虚水肿，腰膝酸软，小便不利，畏寒肢冷。也就是说，金匮肾气丸的主要作用是用于肾阳虚型的病人，用以温补去寒，肾阴虚的病人不能服用；六味地黄丸中的地黄是去除体内湿热的良药，因此它用于肾阴亏损的病人。而在现实生活中，有的人通过自我判断或别人提示为肾虚之后，就开始不分寒热虚实吃起补肾药，经常药不对症，越吃情况越糟。

因此，在选用中成药时，一定要分清寒热，选对用药，才能体现中成药的经典疗效。

不要把五苓散用窄了

生活中很多人生病后不去找医生，而是进行自我诊断，因为觉得西药的副作用大些，于是更加青睐中成药。由于缺乏专业的医药常识，又对自己的病情没有专业的判断，因此很多人都是根据自己的病情，比对药品说明书上说的症状。有的时候，比对得上，疗效也明显，于是就单一地认为这种药就只能治这种病。但事实上，有的时候即使症状相同，病因也有可能不同，病理也有可能不同，因此治疗的方法也会有所差异。所谓治病治本，而不是单纯地消除表面的症状。有的人认为，症状消失了，病也就好了，其实不然，表面症状消失了，引起病症的原因还在，一是不能根除，还有一方面，就是会把很多经典的老药用得过于片面，缩小了这些经典药物的使用范围。

以五苓散为例，五苓散是一种常用中成药，由猪苓、茯苓、泽泻、肉桂、白术共五味中药组成，具有化气利水、健脾祛湿的功效。适用于外感风寒、内停水饮所致的发热头痛、烦渴饮水、小便不利等；或水湿停聚所致的水肿、身重、小便不畅及心悸、吐涎沫、头眩等症。

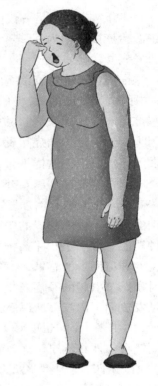

水肿型肥胖

小便不利也好，小便不畅也好，都是说泌尿系统出了问题。一般情况下，这种病症去看西医，西医会认为是泌尿系统感染，或者膀胱发炎，多数是会开一些抗生素用来消炎。而且如果要配中药的话，五苓散出现的频率最高。于是下次再出现这种症状，患者就会自行去药店购买五苓散用来治疗小便不利，而且效果也确实不错。久而久之，五苓散被越来越多的人认为仅仅是一种简单的利尿剂，这就是没有充分利用它的价值，忽略了五苓散其他的经典疗效。

但是，五苓散说明书上还说明了适合治疗哪一类型的小便不利，特别说明了它的"化气利水、健脾祛湿"的功能。什么是"化气利水"呢？哪些人需要化气利水呢？

最常见需要化气利水的人群，比如水肿型肥胖人群，中年发福的女性，等等。这两类人群有一个共同的特点就是很容易发胖，而且属于那种"喝白开水都长胖"的人。对女性来说，水肿几乎无处不在，除了我们熟知的一些病理而引发的状况之外，很多其实就是不良生活习惯造成的排毒不畅。中医告诉我们，入夏以后，女性的免疫力下降，身体代谢和循环会出现不同程度的障碍，这时候水肿就变得特别明显了。水肿的坏处很多，不仅让人看起来臃肿有肥胖感，而且往往神色倦怠，更直接影响内分泌。如果不及时排除水分，往往会越积越深，形成恶性循环。很多女性朋友在经过一段时间减肥后，明明体重下降了，可是腰、腿却粗壮如前，这种情况，就是传说中的"水肿型肥胖"。另外大家常说自己是"喝水都会胖"的体质，这一类肥胖者容易腹泻，吸收能力也差，拉肚子拉掉了营养素，身体的有害物质也难排出，久而久之就会形成水肿型肥胖。最常见的是臀部和大腿水肿，也就是所说的"下半身胖"。这是因身体的排水功能较差，多余的水分在体内积聚所造成的肥胖。这类人群，就需要化气利水了。虽然五苓散本身并不是用于治疗肥胖的，但对于因为水肿引起的肥胖会有很好的效果。

不要把牛黄解毒片用歪了

和被用反了、用窄了中成药一样，把药物用歪了往往也是因为缺乏对药物基本性能的了解和不能对自己病情进行正确的判断，进而盲目服药造成的。由于对药物成分不了解，对药物的毒副作用不了解，用歪了的药，不仅达不到治疗病症的效果，反而会损伤机体。

以牛黄解毒片为例，牛黄解毒片是牛黄解毒丸改剂型，由牛黄、雄黄、石膏、大黄、黄芩、桔梗、冰片、甘草等八味药物组成。光看说明书，知道它的疗效功能是清热解毒，用于火热内盛，咽喉肿痛，牙龈肿痛，口舌生疮，目赤肿痛。一句话，去火，解毒。于是，一旦发现自己的病症与说明书上的相同，就认为自己体内有火了，有毒了，需要泻火排毒。

但是，上火的原因有很多，人体里本身是有火的，如果没有火那么生命也就停止了，也就是所谓的生命之火。当然火也应该保持在一定的范围内，比如体温应该在 37℃ 左右，如果火过亢人就会不舒服，会出现很多红、肿、热、痛、烦等具体表现。不正常的火又分为虚火和实火，正常人体阴阳是平衡的，对于实火来说阴是正常的，但是阳过亢，这样就显示为实火。另一种情况阳是正常的，但是阴偏少，显得阳过亢，这样就显示为虚火。

情绪波动、压力过大、中暑、受凉、伤风、嗜烟酒以及过量食葱、姜、蒜、辣椒等辛辣之品，贪食羊肉、狗肉等肥腻之品和中毒、缺少睡眠等都会使人"上火"。但是，一般意义上的上火，指的是一种急性的症状，由于体内热火过热，就通过机体外表体现出来。通常这种情况，是需要去火或者排毒了，牛黄解毒片或者解毒丸效果不错，既能去火也能排毒。但是，如果是一个长期的症状，也就是我们说的慢性疾病，就不再是上火的原因了。所谓的"久病必虚"，长时间服用，不仅去掉了多余的火，而且把人体内所必要的火也去掉了。

有的老人便秘是因为消化功能减退造成的，但是自认为是上火，于是大量长期服用对身体造成伤害；还有的年轻女性为了保持身材苗条，皮肤白皙，无论出现什么症状都自我诊断为体内有毒，于是牛黄解毒片就成了长期排毒的药物。此类做法都是误用了药的功能药效，把药用歪了。

牛黄解毒片中主要的有毒物质为雄黄，而且含量较大，其主要成分为三硫化二砷，长期服用会对肝脏、肾脏、血液系统、神经系统与生殖系统有毒害作用，还会作用于蛋白质而引起过敏性病变，常见的过敏反应为皮肤丘疹样斑块、瘙痒，严重的会出现剥脱性皮炎、过敏性休克。牛黄解毒片引起的神经系统的不良反应常见的有嗜睡、神志不清、四肢抽搐以及静坐寡言等症状；消化系统反应表现为上腹饱胀不适、疼痛，以及恶心、呕吐和便血；泌尿系统反应可有腰部酸痛、尿频、尿急症状，以及出血性膀胱炎和血尿；呼吸系统反应可表现为支气管哮喘样反应，出现咳嗽、心悸、胸闷、口唇发绀、呼吸困难、不能平卧等症状。

其实牛黄解毒片是家庭常备的不错的泻火药，尽管它有毒副作用，但是对人体造成伤害极小。只有盲目使用，把药用歪了，用错了，才会使它的毒副作用体现出来。

看懂药物成分，保证安全用药

中药有良好的安全性，因此很多生病的人往往会选择用中药来治病，他们认为中药没有副作用，对身体没有损伤。其实，所谓的"是药三分毒"是有一定道理的。尽管生产中成药所采用的中药材大都是天然药品，但依然有毒副作用。"神农尝百草，一日而遇七十毒"，讲述的就是中草药的毒性，在古代，人们到山上寻找食物的时候，经常会误食一些有毒的草药。可是等到毒性反应过后，却发现了身体的某些病痛被治好了。于是，这些草就成了后来制作中成药的重要药材。毒性是中药的一种基本属性，但是毒性不等于毒药，关键在于如何正确应用。用得好它就是良药，用得不好它就成了毒药。

在选用中成药之前，首先要对自己的病症做一个充分的了解，分清热证还是寒证。然后要了解中成药的主要药材成分、用法、用量、配伍宜忌等。比如牛黄解毒丸，成分有牛黄、薄荷、菊花、荆芥穗、白芷、川芎、栀子、黄连、黄柏、

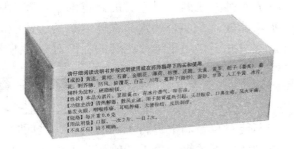

看懂药物成分

黄芩、大黄、连翘、赤芍、当归、地黄、桔梗、甘草、石膏、冰片，其中有大量的极寒药品。它的功效强大，有很好的清热去火的作用。但是正因为药性寒凉，因此年老虚弱、大便溏薄的人是不能服用的，换句话说，它的药力太猛，这样的人群受不了。再加上牛黄有攻下的作用，泻下之力非常强，容易致孕妇流产，所以说孕妇要慎用。由于其中的寒凉药太多，饭前服用容易损伤脾胃，所以在饭后服用最合适。

驰名中外的六神丸是家庭常备良药之一，沿用至今已有250余年历史。它主要由牛黄、麝香、蟾酥、雄黄、冰片、珍珠六味药组成，具有清热解毒、消肿止痛等功效，常用于治疗咽喉肿痛、扁桃体炎、口舌糜烂、牙根周围炎及痈疽疮疖、无名肿痛等症，加之它又有易服、高效、速效等特点，故深受人们青睐。近几年来，通过药理研究，发现六神丸还有强心、抗惊、镇静与增强免疫力等作用，使得老药又有了新的用途。但是六神丸含有蟾酥，其有效成分为蟾毒素等。一旦过量服用即中毒，或慢性蓄积，所以需要严格控制适应证与剂量。曾经有一位患者因为患疖肿与咽喉干痛而服六神丸后，竟产生皮肤奇痒、烦躁不宁、面色苍白、恶心呕吐、嗜睡昏迷，以及胸闷不适、喘气困难、心率缓慢、心律不齐等症状，经过及时的治疗，才转危为安。这主要因为该药含有蟾酥等有毒成分，因此切勿乱用。此外，小儿慎用，新生儿禁用。

此外，六神丸含麝香等成分，能引起子宫收缩，所以孕妇禁用。除孕妇禁用外，体质虚弱者也应慎用。

三仙丸、安宫丸、朱砂安神丸、参茸卫生丸这一类药物都含有朱砂（硫化汞），因此不宜长时间服用，久服可导致汞中毒。如脑外伤患者长期服用安宫丸，会出现腰痛、少尿、血尿、蛋白尿、甚至导致肾衰竭。又如神经衰弱、高血压的病人持续服用朱砂安神丸、参茸卫生丸，容易引起口腔炎、恶心呕吐、蛋白尿、赤痢等慢性汞中毒。

此外还应该知道，含有中药材黄药子的中成药，有明显的肝毒性，过量或长期应用，可导致肝脏损害；含有关木通、广防己、马兜铃的中成药因含马兜铃酸，具有明显的肾毒性，使用不当会导致肾损害；含蟾酥的中成药，使用不当会导致心脏损害和心律失常；含马钱子的中成药，使用过量会引起神经系统损害。外用的中成药一般避免内服。因此，查看药物的成分是非常重要的。

中西药同服，一定要小心

在日常生活中，不少人都有中药、西药同服的习惯，认为不会发生相互作用引起不良反应，有的人甚至认为中、西药同服可以增强疗效，其实这样的看法是片面的、甚至是不科学的。一般情况下，医生会告诉你中成药和西药的服用间隔时间应该至少是半个小时，但是有的人怕麻烦，于是两种药一起服用。有很多的中成药与西药在一起服用，会引起严重不良后果，甚至产生更强的毒副作用，因此，中成药和西药应避免同时服用。

很多人出现胃痛等病症时，最爱用的中成药就是舒肝丸。舒肝丸用于治疗功能性消化不良、慢性胃炎，可以舒肝和胃，理气止痛，它的配方中含有芍药，芍药具有解痉镇痛作用，对治疗消化不良、胃痛等有较好的疗效，因此成了很多胃病患者的常备药品。但同时，有的人为了加

强疗效，还自备甲氧氯普胺（胃复安）等西药，当出现胃痛或消化不良、胀气的时候，既吃舒肝丸，又吃甲氧氯普胺（胃复安），自认为这样可以快速治疗胃病。虽然甲氧氯普胺（胃复安）对于胃胀气性消化不良、食欲不振、嗳气、恶心、呕吐也有较好的疗效，但是这两种药同时服用的方法是错误的，因为甲氧氯普胺（胃复安）这类的药品能加强胃肠收缩，如果和舒肝丸合用，作用相反，会相互降低药效。

再比如现在很多人由于不同的原因患上了高血压，在漫长的降压过程中似乎自己也成了半个医生。服用降压药是一个长期的过程，在这个过程中，难免会出现其他的病症，在吃药的同时又不能停服降压药。但是，有时候会发现即使生病服用其他药物的同时也没有停止服用降压药，但降压效果却并不明显，反而有回升的趋势，这是为什么呢？原来感冒时服用的中成药比如止咳定喘膏、麻杏石甘片、防风通圣丸等药物，它们有一个共同点，就是这三种中成药都含有麻黄素，麻黄素能松弛支气管平滑肌、收缩血管，有显著的中枢兴奋作用，能使血压升高。因此，不能和西药复方降压片、帕吉林（优降宁）同服，这样会降低其降压的效果。

我们知道，蛇胆川贝液止咳化痰。因为川贝母性味苦、甘、凉，入肺经，有清热散结，润肺之功，蛇胆汁有清热解毒的作用，能增强疗效。所以蛇胆川贝液对肺热咳嗽或阴虚内热的久咳确有显著疗效。

如果诊断为热毒引起的咳嗽，医生开这种药的可能性很大，甚至成为家庭必备的常药。而且蛇胆川贝液对治疗慢性咽炎、扁桃体炎、复发性口疮等有明显的疗效。单纯服用蛇胆川贝液效果确实很好，但是，一定不能和含有吗啡、哌替啶、可待因成分的西药同时服用，因为蛇胆川贝液中的苦杏仁成分和含有以上成分的西药一起，会产生毒性作用，能抑制呼吸，同服易致呼吸衰竭。

除此之外，有的中成药也不能同时服用。现在市场上的中成药并不全是中药制剂，有些中成药按现代医学理论和方法研制而成，中、西药混合组方。如珍菊降压片，以中药珍珠粉、野菊花膏粉为基础，加西药可乐定、氢氯噻嗪、芦丁组成；治疗糖尿病的消渴丸，成分是多种中药加上西药格列本脲；复方猴头冲剂，以猴头菇为主加上西药铝盐、镁盐、铋剂等制成。严格来说，这一类药已不属于中成药的范畴，但目前临床上称其为中成药。这不但给家庭选用药物带来困难，就是临床医生有时也很难把握。如糖尿病人用降糖药的同时又服消渴丸，其结果必然要造成严重的低血糖，这是十分危险的。

因此，在服用中成药之前，一定要看清它的成分，不能盲目与西药同服。

发热注意用药细节，早日康复

生病不要随便服药，要认清自己的病症，要选对合适的药物，这些都非常重要。除此之外，正确服用中成药，也是非常关键的，它可以最大化地发挥药性，让你早日恢复健康。

首先一定要严格按量服用。中成药治病和西药不同，它的药量有一定的灵活性，有时不易准确掌握，中成药还好一点，特别是汤剂。很多中医师开处方时，对中成药的每次药量往往不像西医那样标注得明明白白，所以在具体服用的时候，不知道到底该服多少。此时病人首先应看清药品标签或说明书，可以按要求服用。但是有的中成药小粒丸剂的说明书上写着每次服多少克，又没有具体一粒为多少克的标注，这常常使病人不知道服用多少为好。如果遇到这种情况，千万不要怕麻烦自己随便估计服用，可以具体咨询医生，要知道中药也是有一定的毒副作用的，有些药性峻烈的药，如果服用多了会对身体造成伤害。服用中成药时，不仅对中成药的服药量要认真对待，而且对有关药物的禁忌证也不能有丝毫马虎，用药前必须详阅药品说明书，以排除禁忌证。遇小儿或年老体虚者，凡药性猛烈的成药还须减量慎用。

其次一定要注意服药时间。平常我们服用药物，三四个小时的间隔就开始服用第二次，也不分是饭前饭后，什么时候记起来什么时候吃，其实这样是不科学的。古医籍规定，中药服用时间的选择，应按"病在胸膈以上者，先食而后服药；病在心腹以下者，先服药而后食"的原则进行。对于有特殊服药时间规定的中成药，最好是选在饭前或空腹时服用。因为大多数食物可对中药的吸收产生干扰，从而影响其疗效，所以饭前服药有利于药物吸收和药效发挥。对于慢性病需长期服药的人来说，要养成定时服药的习惯，而对治疗特定病症的成药则无须强调空腹或定时服药，如治冠心病的苏合香丸、治胃痛的胃乐片等，均可随时服用；安神药则安排在睡前服用为最适宜。服药的时间间隔，最好是以 8 小时为一个阶段，让药物充分被吸收后再服用第二次。

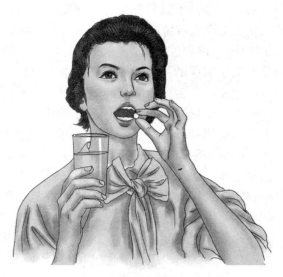

谨慎服药

不同的病、不同的药还要注意服药方法。中成药的服用方法也有讲究，它的剂型有水丸、蜜丸等，研制方法不同，疗效不同，服用方法也不同。中成药中常见剂型之一的大粒丸剂，让患者常常觉得服用困难，第一次服用的时候往往不知该怎样吞服才好。想一口吞下又怕卡在喉咙里上下不得而引起更严重的后果。此时可以选择干净的小刀将药丸切成小粒，而后分几次用温开水送服；对于出厂不久、质地较软的大粒丸剂，可以用清洗过的手直接将其分裂搓制成小丸服下。一颗大丸通常至少分成 20 粒以上的小丸，分两三次吞下最好。为了避免麻烦，生活中，有些人在服大粒丸剂时，直接将药丸嚼食，这样的服用方法其实也不好，容易因中药异味而引起呕吐。如果为了加快药物吸收、加速药效产生，方便的做法是取少许温水将药丸捣调成稀糊状后，用温开水送服。

在服用中成药之后，一定要注意服药反应。如果服药后出现皮疹、瘙痒、发热等过敏反应者，都应该立即停药，并去医院诊治。凡有过服用某种中药而致过敏史者，还须牢记以后再不可使用该药。

除此之外，一定要注意服药禁忌，中医历来十分重视服药禁忌。一般情况下，感冒、发热时应停用补药，用药期间应忌食生冷、油腻、不易消化及刺激性的食物；寒证患者应忌食生冷；水肿者不宜多吃食盐；胃病患者不宜食醋；麻疹初起者应忌食油腻酸涩之物；某些皮肤病及疮肿疔毒患者应忌食鱼、虾、羊肉等。倘若在服药时忽视了相关禁忌，也会导致中成药的药效不能得到充分发挥。

中药进补要谨防各种不良反应

由于中药的药性比较平和，一般没有什么毒副作用，所以很多人认为喝中药有病治病、无病强身。其实这种想法并不正确，因为是药三分毒。但人们对西药的不良反应看得较重，却很少注意其实中药也有很多不良反应。如果中药食用不当，也会严重危害人的身体健康，甚至还会造成生命危险。所以应该重视中药服用的注意事项，谨防中药的不良反应。

（1）过敏反应。在有关研究中显示，中药引起过敏反应所占的比例很大，超过常见不良反应的一倍以上。单味中药、中成药及中药制剂，所引发的过敏反应都较为多见，无论是丸、散、膏、片、针、汤，还是擦剂、冲剂、胶囊、口服液、含片等，都有涉及。常用的成药中，尤其是以天花粉制剂、大活络丹、板蓝根注射液、柴胡注射液、正天丸、穿心莲等过敏反应比例较大，约占中药过敏反应的 80% 以上。过敏类型有接触性皮炎、荨麻疹样药疹、固定性药疹、过敏性紫癜、红皮病、红斑型水疱疹，等等。

（2）引起组织系统及脏器损害。中药使用不当，也会引起很多不良的反应，依次为血液系统、心血管系统、消化系统、呼吸系统、肾脏、神经系统以及肝脏。最常引起不良反应的中成药，应该是雷公藤制剂，而乌头类、藿香正气水、板蓝根制剂、消渴丸的不良反应也较多见，大约超过30%，尤其对血液循环系统和肾脏产生的毒害作用最为严重。乌头类和藿香正气水，可以引发心脏的毒性反应，而消渴丸所引发的毒性反应，几乎都是低血糖症状。尤其要引起注意的是，人参、西洋参和冬虫夏草，以及一些补益成药，比如六神丸、牛黄解毒丸、云南白药等，如果使用不当，也会引起肾脏、血液系统、消化系统等方面的过敏反应。

（3）对孕妇产生的毒害作用。人们一直认为中药的药性平缓，毒副作用少，所以在临床上常用于妇女在妊娠期间生病的治疗，但是中药的使用如果不当，所产生的不良反应也并不比西药差，有时可能会更为严重。因此，孕妇用中成药治病时，一定要认真阅读说明书，如果有妊娠禁忌，切勿使用。

（4）中药养生，切莫补"偏"了。中医认为，中药之"毒"，指的是每种中药都有偏性。中医中药的奥妙，就是用药物的偏性，来纠正身体的偏性。如果吃了补药，却使身体产生了不平衡，那就是补"偏"了。滋补中药应该用在需要的人身上，弥补不足而成为补品。用在不需要的人身上，就不是补品，而是"毒药"了。因为中医非常讲究身体平衡，人体若有不足的一面，就需要补；若有亢盛的一面，则应抑制。如果补了不该补的，就会适得其反、破坏平衡，造成营养过剩，也可能产生疾病。比如人参有很强的补气作用，可以补虚养气。可是气血方刚的年轻人吃了，往往就会流鼻血。因为他本身火力就很旺，吃了人参更旺，打破了身体平衡。

能解毒、护胃、增强疗效的药引

中药为中国传统中医所特有，其特别之处还在于，在中药处方中常会提到"药引"。很多药引都是非常有用的，可以解毒、增强疗效，并能起到护胃的作用。日常生活中有很多常见的药引，比如葱、姜、红糖、食醋等。

（1）食盐。性寒味咸，可以入肾、胃及大肠经，有清火、解毒的功效。在服用治疗肾阴亏虚的六味地黄丸、杞菊地黄丸时，最好用淡盐水送服，就是取其咸能入肾。

（2）生姜。味辛、性微温，能入肺、脾经，有发汗解表、温中止咳的功效。在治疗风寒感冒、胃寒呕吐的时候，常用生姜3~5片煎水为药引，可以止吐，增强疗效。

（3）葱白。味辛、性温，可入肺、胃经，有散寒通阳、解毒散结的功效。当治疗感冒风寒、小便寒闭不通时，可以用葱白5~7根作为药引，效果更好。

（4）灯芯草。味甘、性淡、微寒，能入心、小肠经，可清心除烦、利尿通淋。在治疗心火元盛、小便短赤之时，适宜用灯芯草一小把作为药引，以增强药效。

（5）粳米。味甘、性平，可入胃经，有益气健胃之功效。当治疗火热病征，需用大剂量的苦寒药物时，为了预防苦寒败胃，常取一小撮粳米作为药引，以顾护胃气。比如有清暑解热作用的白虎汤中，糯米就起到药引的作用。

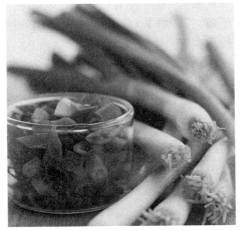

葱白

（6）大枣。味甘、性温，入脾、胃经，能益气补中、养血安神，可以调和药性。在使用峻烈的药物，如甘遂、芫花、大戟、葶苈之时，常取大枣10~15枚，用以缓和药性，可以防止中毒。

（7）蜂蜜。味甘、性平，能入肺、脾、大肠经，有滋养、润燥、解毒的功效。在治疗肺虚燥热、肠燥便秘病征时，常用蜂蜜1~2汤匙，作为药引。

（8）食醋。味酸、性平，有散瘀止痛、收敛固涩的功效。在治疗妇女带下、血热崩漏，以及蛔虫腹痛病征时，经常取食醋1汤匙作为药引。

（9）红糖。味甘、性温，能补中、祛瘀。在治疗产妇恶露不畅、小腹冷痛病征之时，常以红糖20～30克作为药引。

辨证论治，发挥中药的最好功效

中医中药养生治病，是要从多方面综合考虑用药的，只有全面考虑、统筹兼顾、准确判断，才能对症下药，发挥中药最好的疗效。虽然并不存在包治百病的中药，可是只要了解各种病症的病机症候，就能找到有针对性的处方，这样，才能使中药发挥神奇的疗效。因此，我们在应用中药养生治病的时候，一定要辨清症候之后对症下药，才会达到较好的治疗效果。而且，每一种药物都有特定的长处，同时也有一定的不足。所以在选用中药时，除了要关注它用所适应的症候，还要注意有哪些禁忌，既要选对适应证，还要避免禁忌证。

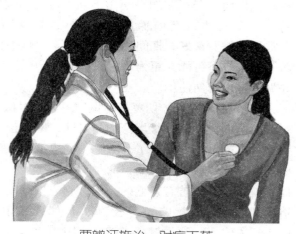

要辨证施治，对症下药

（1）中医的症候，是中医大夫在望闻问切中，根据病人自觉的症状、体征和舌象、脉象等表现，以及人体抵抗力的强弱等，进行综合分析，来判断病人所患疾病的性质，以及发病的部位。它反映了疾病的根源、性质和正邪力量在身体中的对比。例如治疗感冒，中医会根据病人的临床表现，把感冒划分为两类性质截然不同的症候，由于症候的性质不同，中药的使用也就不一样。如果病人发热出汗、体温升高，还伴有轻度的怕冷症状，表现为口干舌燥、咽干咽痛，流黏黄鼻涕，吐的痰也很浓稠，连尿都是黄色的，舌苔黄而脉浮数，这就是热证。中医认为就是风热之邪在表，辨证为风热感冒，可以用银翘散治疗，疏风清热解表，效果很好。

如果患者临床表现为身体发热、体温高，却特别怕冷，即使盖很厚的被子都不觉暖和，虽然发着高热却不出汗，还伴有头疼、全身酸痛，流的是清水鼻涕，咳出的痰也清稀发白，小便不黄，苔薄白、脉浮紧。中医认为这是风寒感冒，应用荆防败毒散进行治疗，疏风散寒解表，效果很好。如果把这两种类型的感冒症候弄反了，所用的中药不但不会治好感冒，甚至还会加重疾病。如果换成西医疗法治疗，那么无论哪一种感冒，都会用同一类药物进行治疗，疗效也不会有太大的差别，不会使感冒加重。

中医诊疗疾病，只要症候相同，即使不同的病症，也可以用同一种药物进行治疗。或者同一种病，只因患者的体质不同，就需用不同的药物，才能取得好的疗效，这就是中医辨证施治的特色。而西医是不问症候的，比如只要是高血压病，一律选降压之类的药物，反正达到的效果也是不相上下。

（2）中医讲究辨证论治，而辨证是中医药学中难度最大、最难做好的事情，但这恰恰是中医最精华的核心内容。为什么很多中医大夫不开汤药？就是因为中医辨证太难，对组方的疗效心里没底。因此，要想运用中医知识养生治病，还真得下一番功夫，学会辨证，掌握病机，选好中药。例如同样是心脑血管病患者，有的病因是血瘀重，有的病因是痰湿重，而有的则是阳气虚，所以治疗的方法也都不一样，可能这种方剂可以治好这个患者的心血管病，可是用在另一个患者的身上，就没有什么作用。

如果不进行辨证就使用中药，是不可能取得好的疗效的，甚至还会导致疾病加重，对身体造成伤害。例如人参具有很好的补气作用，但是阳热内盛、容易上火的人误用之后就会导致鼻腔出血或血压升高。一些人盲目进补，以为补药就是好药，岂不知自古医生都为此感慨：泻下的大黄治病无功，补气的人参杀人无过。如今有很多人每天都服用六味地黄丸，因为这是滋补肾阴的中药。适量服用六味地黄丸的确可以滋养肾阴，但是长期服用，就会导致脾胃受伤而内生湿气，致使湿热症状加重、产生疾病。

（3）如果想通过中药来养生治病、调养机体，还要分清患者是哪一种类型的体质。比如有的人总是怕热，就是体内阳气旺盛的表现，喜欢喝凉水，不能吃辣椒和生姜，否则就会上火口干、口腔溃疡。而有的人总是怕冷，一吃生冷的东西就会腹泻腹痛，这是阳气不足，如果吃了清热的栀子和黄连，就会发生腹泻、腹痛。如果把他们吃的这些东西调换过来给两个人食用，那么这两个人的身体都能受益。因此中医大夫既要根据患者的症状和舌象、脉象来判断寒热虚实等不同症候，还要根据患者的体质类型，有针对性的选药。

（4）中医诊疗，还应考虑地域的气候特点和不同季节的气候情况。例如广东湿热盛，医生很少使用温热的药物，用药多偏甘淡、性燥。而西北、东北地区气候寒冷，医生多用发散风寒的辛温之药。而且同样是风寒感冒，如果是在夏天，所用的发散风寒的药物就比冬天的用量要少。而且不同季节选药也有所不同，比如夏天多用清热的药，以避免伤了人体的阳气；而冬天善用温热的药，但是要注意不能过度，以免耗伤人体的阴精。

总之，中医诊疗只有遵循中医中药的这些既定原则，统筹考虑、正确判断后进行选药，才能发挥中药养生治病最好的功效。

内服外治法，中成药的神奇疗法

人的大部分疾病，都是内部器官组织发生病变，所以，中成药基本上以内服为主。中成药中有丸剂、颗粒、胶囊、口服液等多种剂型，可以随身携带，就着水就能吞下咽喉，没有汤药那么麻烦，吸收也不错。但是很多中成药一次要吃一大把，大蜜丸吃起来更麻烦，需要分成小颗粒服用。有的人天生就对药物难以下咽，有的人胃不好，受到刺激，喝了就吐。更有一些中成药，在说明书上标明"肝肾功能不全者慎用"，意思是说，这种药会影响到肝肾的代谢，对肝肾会造成一定的负担。

为了规避这些缺点，让吃不了中成药的病人也能治好病患，古往今来的大医家纷纷推崇中成药的外治法。因为外治法不伤肝肾，更适合妇女、儿童、老人和长期患病、体质虚弱的人使用。

药物外敷，属于经皮给药的范畴，就是药物经过皮肤的直接吸收，渗入血液循环，可以避免中药对内脏器官产生不良影响。药物的有效成分，是通过皮下给药，在血液中达到一定的浓度时，就可以起到治病的作用。中医认为人的皮肤上布满孔窍，能够自由呼吸，所以，药物外敷皮肤，就可以被人体吸收，起到治病的作用。

中成药有很多神奇之处，其中之一就是有些内服药可以通过外敷，达到归经、归血的目的，从而治愈疾病。由于人体各处皮肤的厚度、功能各不相同，所以也不是每个位置都适合使用外敷。一般选择那些皮肤较薄处进行外敷，最常用的是神阙穴和涌泉穴，就是肚脐眼和脚心。也可以选择与疾病相关的穴位作为敷点，穴位是经络通于体表的孔窍，把药物贴敷在穴位上，就可以达到疏通经络、调节人体气血的功效。

那些对内服药难以下咽的人，和脾胃、肾脏功能不好的人，都可以选择外敷疗法。尤其那些被家长捏着鼻子灌药的小孩，再也不用因为吞不下苦药而吐得稀里哗啦、哭得昏天暗地；还有不便于服药的体弱的老人，都可以选择外敷法。而且一些重病的患者，还可以同时应用内服外敷法进行治疗，内应外合，内外夹击，从而迅速攻克病邪，有效治愈疾病。

如果用内服药外敷，就需要稍做加工，如果内服药是水剂，可以直接外用。例如直接外用藿香正气水治疗手足真菌感染；或是直接把桂枝合剂涂在背部风门、肺俞等穴位，边涂边用手揉按，用以治疗恶寒发热、头痛出汗的感冒。

如果内服药是丸剂、散剂或片剂，外用时就应先去掉糖衣后碾碎，再加白醋、水或蜂蜜调匀，就可以敷用了。白醋、水和蜂蜜能软化药物与皮肤，使药物贴紧皮肤。还有的可以用药水调敷，以加强药力。可以在相关的穴位外敷治疗具体病症。例如咳嗽、感冒、哮喘和过敏性鼻炎等肺系统疾病，可以取相关的风门、大杼、肺俞等穴位外敷。但是皮肤容易过敏的人不能外敷，以免引起局部皮肤红痒。

中医有专门的"脐疗法"，因为肚脐是任脉的要穴，与五脏六腑相通，与十二经脉相连，在此处敷不同的药物，就能治疗不同的疾病，尤其

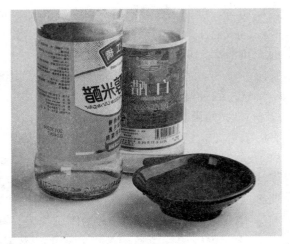
白醋

与胃肠相关的疾病效果更佳。例如用补中益气丸碾碎加白醋调匀，敷神阙穴可治胃下垂。如果脾胃虚寒、脘腹冷痛，可用几粒附子理中丸，或是桂附理中丸碾碎，再加白醋或生姜汁调匀，填敷在肚脐眼上。

位于脚心处的涌泉穴，是肾经第一穴，凡是头部疾病，以及跟心肾有关的疾病，或需引热下行时，都可将药物贴敷在涌泉进行治疗。因为心主火，肾主水，水火交融才不生病。例如用正天丸碾碎加白醋调和敷于涌泉穴，可以治疗各种头痛。还可用吴茱萸加适量的白醋调和，敷于涌泉穴治疗口腔溃疡。

第二章

七大解表上品：

保护好身体的第一道防线

玉屏风颗粒：扶正解表，给身体加固一道屏障

银翘解毒丸：风热感冒的清热良方

防风通圣丸：有病没病，防风通圣

小柴胡颗粒：感冒发热就靠它

小青龙汤合剂：一千九百年前的治喘名方

桂枝汤合剂：适合身体虚弱者的感冒药

川芎茶调散：疏风散寒的头痛名方

玉屏风颗粒：扶正解表，给身体加固一道屏障

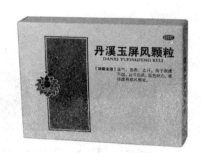

【名方出处】元代危亦林《世医得效方》。

【使用历史】668 年。

【主要成分】防风，黄芪，白术。

【整体药性】温。

【功能主治】益气，固表，止汗。用于表虚不固，自汗恶风，面色㿠白，或体虚易感风邪者。

【典型征象】怕风，自汗，爱感冒。

【禁忌人群】阴虚盗汗，则不宜使用。

玉屏风颗粒是由"玉屏风散"衍生过来的中药，后者由我国元代医家危亦林创制，也有说本方出自朱丹溪的《丹溪心法》。从古到今，玉屏风散一直被医家使用，它可敛汗固表，是体质虚弱者预防感冒等感染性疾病的良方。现代研究还表明，玉屏风散能够调节人体免疫力，有中成药中的"丙种球蛋白"美称，在现代临床的内、外、妇、儿等各科疾病中得到了广泛的应用。

市场上有关玉屏风散的中成药有很多类型，除了玉屏风颗粒外，还有玉屏风丸、玉屏风口服液等。它们的基本药物成分都是一样的，按照说明书上的用法用量服用即可。

气虚了，抵挡外邪的能力就弱了

玉屏风散的取名非常贴切形象，"玉"有珍贵而坚固的意思，"屏风"是指放于室内门前可挡风的家具。"玉屏风散"具有补气固表的作用，方名的意思是，它可以像一道抵御寒风的屏风一样保护人体，使风邪难以侵入，特别适合因气虚导致的频繁感冒、体虚盗汗等病。

"气"历来受到医家的重视，有所谓"人活一口气"之说。中医学中有这样的说法："气聚则生，气壮则康，气衰则弱，气散则亡。"这里的"气"是指人体的元气，元气充足，免疫力就强，就能战胜疾病；反之，就不能产生足够的抗体或免疫力去战胜疾病。

有的人气虚了，主要表现在卫气不固上。正常情况下，皮毛、黏膜下有卫气循行，就像边防战士在边疆巡逻、守卫一样。如果卫气不足，体表的保护力不足，外邪易从汗孔、黏膜而入，我们就容易感冒。一阵风吹来，健康的人可能没有问题，但气虚者却可能因此患上感冒。卫气不足，不能固摄肌表，津液外泄，也容易表现为自汗的症状。气属阳，气虚则阳不足，所以气虚的人还常会出现怕冷、怕风、汗多等症状。另外，还有一种慢性过敏性鼻炎，每当遇到冷风就会喷嚏不断。这些都是因为气虚，令卫气保卫肌表的功能失常，导致邪气容易进入人体为患。这好比一个国家因为国力不足，没有精兵强将守卫边境，所以常会遭受到来自敌国的袭击。

具体而言，肌表卫气不固（气虚）有如下表现，大家可"对号入座"。

（1）体质虚弱，少气乏力，稍有劳作则气喘吁吁，呼吸急促；

（2）抗病能力低下，容易感染外邪，易感冒，多有畏寒、流清涕之症；

（3）遇寒冷易发作鼻窦炎；

（4）自汗，稍微活动就出汗较多；

（5）见风就出风团疙瘩（荨麻疹）。

这些看似可怕，其实，只要用对了药，治疗起来并不复杂，只需一种中成药，那就是玉屏风散。玉屏风散能够通过提升人体的"正气"来帮助抵御外邪，所谓"正气存内，邪不可干"，因而适合气虚属卫气不固者使用。

体虚易感冒者的常备药物

感冒是一种再常见不过的疾病，它不是什么大毛病，而且偶尔的一次小小感冒还是一个很好的排毒过程。它能帮助清理我们的肺部，并且让其得到一次历练的机会。很多人可能会有这样的体验，一次感冒过后，近期就很少会再感冒了，通常要隔很长一段时间后才会再次感冒。这是因为自己"产生了抗体"。其实，若从中医的角度分析，原因是上次的感冒肃清了肺里的邪气和污浊，还使肺经历了一次锻炼，因而身体抵抗邪气的能力也增强了。

不过，话虽如此，有一类人却是频繁感冒。有的人一到季节交替的时候就会感冒，或是隔三岔五感冒一次，或是感冒连绵不绝，病情长时间地不减轻也不恶化。这通常是身体给我们的警告——肺气虚弱，元气不足。中医讲，肺为华盖，主气，主卫，开窍于鼻，外主皮毛。人的肌表是由卫气主管，如果肺气不足，卫气不固，邪气就会乘虚而入，或从皮毛，或从口鼻，而肺本身也不能迅速地排出邪气。所以肺气不足的人，如果感冒了，常会反复发作或缠绵不断。感冒看起来是小病，但是人体抵抗感冒的病邪、修复感冒带来的损伤，仍旧需要消耗不少的元气。如果不能及时治疗，拖延下去，就会进一步耗损人体的元气。

对于经常感冒的人而言，玉屏风散可谓是他们的常备药物了，因为它具有补气固表的作用，可以像抵御风寒的屏风一样保护人体。玉屏风散由黄芪、白术、防风三味中药组成，方剂学说有"玉屏组合少而精，芪术防风鼎足行"之说。方中的黄芪是健脾补气药的代表，于内，可大补脾肺之气，于外，则有固表止汗之功，尤其适合因肌表卫气不固导致的体虚自汗之症，是此方的君药。现代药学研究发现，黄芪中含有皂苷、蔗糖、多糖、氨基酸、叶酸及硒、锌、铜等微量元素，具有增强人体免疫力的作用。白术则是培补脾胃的要药，具有健脾益气的作用，与黄芪合用可有效地增强人体正气，令风邪不容易侵犯人体。防风异名叫"屏风"，有解表祛风的作用，是抑制风邪的要药。危亦林在他的医书中说"黄芪得防风，固表而不留邪"。此方中的前两味药，以扶正为主，而防风则以驱邪为主，三者合用，具有益气固表、提升正气、抵御风邪的功效。

虽然我们也可以通过打流感疫苗防治感冒，但是那毕竟剥夺了免疫系统锻炼的机会，不如在入秋前吃些玉屏风散，这样在秋冬感冒的多发季节，气虚的人就可以扔掉流感疫苗，因为自己的身体已经有了足够的抵抗力。

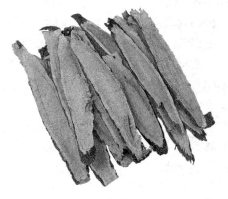

黄芪

为孩子提高免疫力

有的父母双方身体比较弱，他们的孩子因为禀受父母的遗传基因，肺发育不健全，肺的宣发敷布至皮毛的卫气（抵抗力）不足、免疫力差，只要天气出现了什么变化，很快就会感冒。部分孩子为此去练跆拳道，可不但身体没锻炼好，带着一身汗出门，被风一吹，又感冒了。

孩子之所以体虚爱生病，除了遗传因素外，同生活习惯也有一定关系，现在的孩子多为独生子女，家长对孩子过于爱护，冷不得、热不得，将孩子像温室中的花朵一样养着。时间长了，孩子对寒冷的空气不耐受，一遇冷就感冒。另外，因为在室内待得太久，缺乏必要的运动，四肢功能随之下降，脾胃因为得不到锻炼，无法及时补充气血能量。这也为孩子气虚、免疫力差埋下了隐患。

如何提高孩子的免疫力呢？《黄帝内经》上有一句话，"正气存内，邪不可干，邪之所凑，其气必虚"，意思是说当体内正气充足时，外邪（致病因素）就不可能侵袭人体，导致人体发病。从这方面来说，玉屏风散因为能扶正解表，故而正确使用后可提高孩子的免疫力。现代研究也表明，玉屏风散能够增强机体的免疫功能，同时还有抑菌、抗病毒、抗变态反应、抗应激等作用，可双向调整机体的免疫功能。

很多父母在带孩子去医院看病或自行购药治疗时，可能会用到抗生素。有的家长过分依赖甚至滥用抗生素，常要求医生为孩子打点滴，认为多输几天消炎药可以祛除病根。需要指出的是，感冒和一些炎症虽大部分是由病毒引起，但抗生素只能抑制杀灭细菌而对病毒没什么作用，因此对单纯的感冒来说，抗生素是不适用的，除非有并发的细菌感染。而且，抗生素属于寒凉之物，滥用易致寒遏肺气失于宣达，损伤人体阳气。又因为抗生素有抗菌消炎的作用，均为苦寒之性，口服之后，最易伤脾胃。所以，长期服用、滥用抗生素，不仅仅会损害孩子的肺和脾胃功能，最重要的是伤人阳气，正气不足，孩子的免疫力就会更低。

因此，孩子生病后，父母要谨慎使用抗生素药物，以免使本身就体弱的孩子变得更加"弱不禁风"。另外，在使用玉屏风散时也要注意，此方主要适用于气虚肌表不固、多汗、乏力、面色萎黄不润、大便稀溏或者不干硬、舌质淡的患者。对于那些舌质红、大便干的患儿是不适用的。

给爱出汗者的"止汗剂"

出汗是很常见的一种生理现象，平时我们会因为天气炎热、运动等原因而出汗，这些都属于正常的生理现象。但是，有的人没干什么重体力工作，白天气温也不高，稍微活动一下就会出汗，而且出汗时还发冷，这是为什么呢？

中医上将这种病理性的出汗称为自汗。出现这样的问题，一方面是因为体表的卫气不足，固护作用减弱，身体的大门敞开了，机体的津液就变成汗液从肌肤里面出来了。另一方面，我们的机体能量在推动器的作用下才可运行，而气的温煦作用就好比推动器，如果气虚了，温煦功能就无法发挥出来，所以就会出现冷汗。

玉屏风散自古就是治疗自汗的常用药，对于素来体虚、面色苍白、无故汗出而恶风等症有不错疗效。有的患者在服用玉屏风散的汤剂后，自汗的症状能够明显好转，但是停药几天后，又会复发自汗。正所谓"冰冻三尺非一日之寒"，对于这种长达几年的自汗症，治疗时也要细水长流。由于玉屏风散的组成药物很简单，所以我们可以将其自制成茶饮，每日饮用。比如，可将防风、黄芪和白术打成碎粉，混合在一起，每天早晚各取10克，用温开水冲服。或者每次取防风2克、黄芪4克、白术4克放入杯中，倒入滚烫开水，密封半小时后饮用。这种方法虽然很简单，却能帮我们恢复元气，筑起抗病的万里长城。

在日常生活中，气虚的人要注意从小事上关注自己的身体。中医讲劳则耗气。如果你的工作在能量利用的正常范围内，有足够的物质去补充，转化为新的能量，你的气就不会被损耗。但如果工作或事情让你疲劳至极，能量消耗太过，又缺少足够的物质补充，气必然会越来越少。所以，气虚体质弱的人要防止过劳，避免熬夜，平时注意保暖。另外，还要避免进行剧烈运动，尤其是在运动出汗后，谨防被风吹到。

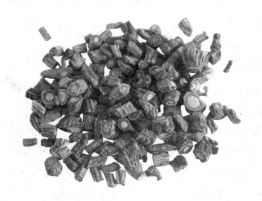

防风

荨麻疹患者的必备良药

老李是一名老师，今年已经 45 岁了。最近几个月，他每次在骑自行车上班时，一旦着凉，身上就会起一些红疙瘩。这些红疙瘩有大有小，而且奇痒无比，就像蚊子叮的一样。虽然疙瘩存在的时间并不长，通常在两三天后就会自行消失，而且皮肤上不会留下任何痕迹，但是每次发作时的瘙痒严重影响着老李的生活。这种情况反复出现了几个月后，老李去了医院进行检查，医生确诊他患上了荨麻疹，并为他开了氯苯那敏（扑尔敏）。不过，服药一段时间后，老李仍旧会出现小红疙瘩，治疗的疗效并不理想。

后来，经朋友介绍，老李找到了一位中医。医生在为老李做了详细的检查后，建议他服用玉屏风散进行治疗。在连续服用玉屏风散 2 周后，老李的发病次数就明显下降了。后来继续服用此药 3 个月，疾病就基本痊愈了。

荨麻疹是一种临床常见的皮肤黏膜过敏疾病，是由多种因素引起的。此病的发病率很高，据统计，荨麻疹在我国成年人中的发病率高达 3.7%。正像老李那样，荨麻疹通常会在患者着凉后发病，而且会反复发作，皮肤上可出现瘙痒严重的红色皮疹。这些红色皮疹一般在 1 ~ 7 天内自行消退，退后不留痕迹。虽然荨麻疹算不上什么大病，但因其发病时会奇痒无比，严重影响患者的休息和工作。因此，患者切不可轻视此病。

目前，西医在治疗本病时多采用氯苯那敏（扑尔敏）、赛庚啶、西替利嗪等具有抗组胺作用的 H1 受阻体拮抗剂，但是疗效不稳定，而且副作用较大。患者不妨采用一些更安全的中医疗法。中医将荨麻疹归为"瘾疹"的范畴，根据部位的不同，又有"风瘙瘾疹""赤疹""白疹""风疹""风乘疙瘩""赤白游风""游风"等不同的病名。

在中医看来，荨麻疹的发病有内外两个因素。内因是由于人体的正气先天不足，即西医所说的过敏性体质，不能很好地固护体表。正如《灵枢·百病始生》所言："盖无虚，邪不能独伤人。此必因虚邪之风，与其身形，两虚相得，乃客其形。"外因是患者外受风寒、风热等风邪的侵袭，使风邪郁于肌肤所致。根据其发病的原因，可看出此病治疗时应采用补气固表的方法。在各种具有补气固表作用的中成药中，以玉屏风散的疗效为最好。

大家可以在药店直接购买中成药，也可以自己在家制作。制作方法为：将黄芪、白术和防风分别碾为细末，然后按照 1∶1∶0.5 的比例混合在一起。荨麻疹患者每次可取 12.5 克药末，用温开水送服，早晚各服 1 次，连续服用 1 个月为 1 个疗程。

体质虚弱者，也可将玉屏风散做成粥用于日常保健，方法如下：

（1）将黄芪、白术、防风用烤箱烤干，注意不要烤焦，然后用果汁机打碎，充分混合后倒入有盖的干燥瓶子内保存。

（2）小米用冷水清洗后倒入锅中，并加 800 毫升的水，先用大火煮沸，后改小火煮 20 分钟。煮的时候注意不要溢出或烧焦，中间可打开盖子稍微搅拌一下。再用大火煮 3 分钟，关火。

（3）最后倒入 2.5 克药粉，充分混合后盖上盖子，5 分钟后便可食用。

为了改善虚弱的体质，患者可在进入 9 月后便服用玉屏风散粥 100 天。另外，进入 3 月时也要再坚持服用 100 天，每天 1 次。注意，阴虚盗汗者不宜服用。

银翘解毒丸：风热感冒的清热良方

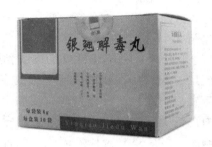

【名方出处】清代吴鞠通《温病条辨》。

【使用历史】215 年。

【主要成分】连翘，金银花，薄荷，荆芥，淡豆豉，牛蒡子（炒），桔梗，淡竹叶，生甘草。

【整体药性】凉。

【功能主治】辛凉解表，清热解毒。用于发热头痛、咳嗽、口干、咽喉疼痛等症状为主的风热感冒。

【典型征象】感冒发热，咽喉痛，舌边尖红。

【禁忌人群】风寒及湿热表证忌用。

银翘解毒丸可谓家庭必备的常用中成药，著名翻译家杨宪益曾在诗中写道："久无金屋藏娇念，幸有银翘解毒丸。"原方名为银翘散，是我国清代著名的医学家吴鞠通所创的经典处方，主治风温、温热等病邪侵袭肺部所致的表证。在明清以前，医生多是错误地用治疗伤寒的方法来治疗温病，结果是火上加油，越治越严重。

吴鞠通出生在容易流行热病的南方，在乾隆五十八年（1793 年），很多人患上了瘟疫，因为治疗不当而死亡。吴鞠通用他创立的"辛凉解表方"抢救病人奏效，于是名声大振，银翘散就是在此基础上出现的。他的《温病条辨》里的许多方子，都是在"银翘散"的基础上加减而来的。

感冒有风热、风寒的区别

对于很多人而言，感冒后首先想到的中成药恐怕就是银翘解毒丸了，但是有的时候服用银翘解毒丸后效果很明显，而有的时候效果却不显著，这是为什么呢？

原来，感冒也有风寒和风热之分。从名字上我们就能看出，这两种感冒的区别，一种是因寒而起，一种是因热而发，如果风寒感冒错用了清热的银翘解毒丸，不但起不到治疗作用，反倒会让感冒的症状越发严重。

风热感冒是指风热之邪侵袭人体所引发的以发热重、恶寒轻或者汗出不畅等为主要症状的常见外感病。风热感冒一年四季都可能发生，但多发于春季。因为从中医上来看，春季是阳气生发的季节，人体也跟随着自然的这种变化，身体的阳气逐渐从冬季的闭藏变得强壮起来。因此，这个时候的感冒偏热。而秋冬气候寒冷，人体的毛孔在此时逐渐关闭，民间素有"春捂秋冻"一说。这个时候机体容易受寒邪侵犯，故而此时的感冒多属于风寒性质。

这两种感冒其实很好区别。风热感冒后，通常会出现咽喉痛；黄痰或带有红血丝；鼻涕以黄色为主，而且黏稠；舌苔呈黄色，如果是白色，通常比较腻；舌质红，而且是舌边和舌尖红；部分患者身体发热，大便干燥，口渴，心烦，脉的跳动特别快，这些都是非常典型的风热感冒症状。小儿若是患上风热感冒，跟成人略有不同，他们的主要症状就是发热，鼻塞严重，鼻涕浓，咳嗽声重，小便黄。压其舌板会发现孩子的咽喉红肿，如果用现代医学检测，一般诊断为扁桃体发炎、上呼吸道感染之类的。简单来说，总结风热感冒的典型症状有"三黄"：黄稠鼻涕、黄稠痰液、舌苔发黄。

风寒感冒患者一般会怕冷、怕风、打喷嚏，流清鼻涕，咳嗽时有稀白痰，一般不发热或者发热轻，身上无汗，浑身酸痛，感觉很紧绷。这种感冒通常是因为穿衣不合适而受了寒，或是天气骤冷引起的。

银翘解毒丸最初是治疗瘟疫的，药性是偏凉的，因此适合风热感冒服用。如果是因受寒引起的感冒则不适用。所以，如果不判断清楚自己所患的感冒是属风寒还是风热就乱用银翘解毒丸，效果自然就会出现差异。

被验证了两百年的感冒药

1793 年瘟疫流行，不少病人因为治疗不当而死亡。因为以前的医生认为袭击人体的为寒邪，所以在治病的开始多选用辛温发散的药物，让患者多出汗，将寒邪从体表发散出去。如果体表这道防线没有发散出去，后面还有其他的五道防线（阳明、少阳、太阴、少阴、厥阴）可以发散邪气。这种方法在历朝历代一直使用，到了清代的时候（其实，在清代之前就已经开始），人们发现辛温发散并不能解决所有问题，袭击人体的不光是寒邪，还有温邪。吴鞠通作为温病学派的代表，在瘟疫发生的时候用他所创立的辛凉解表方法来抢救患者，取得了很好的效果。银翘散就是在这种情况下创立出来的，如果添上了羚羊角，叫羚翘解毒丸。

银翘散有清热解毒的功效，所以我们在外感温热的时候可以用它治疗。叶天士在《外感温热篇》中说："温邪上受，首先犯肺。"温热之邪属于阳邪，其性炎上，口鼻皆属清阳之窍，温热炎上之邪，最易由口鼻侵入。肺卫相通，外合皮毛，上通咽喉鼻窍。因此，温邪外侵，首先犯肺而出现肺卫表征。比如，在温病初起时，邪郁卫分，多见发热、头痛、微恶风寒之症；腠理闭塞则汗出不畅或无汗；温邪犯肺，肺失清肃，所以出现咳嗽的症状；热伤津液，上灼咽喉，因此可见口渴咽痛。对于这种原因引起的感冒，在治疗时，应当辛凉透散以畅其表，清泄肺热并解其毒，宣降肺气以复其清肃。

银翘散用到了连翘、金银花、薄荷、荆芥、淡豆豉、牛蒡子（炒）、桔梗、淡竹叶和生甘草。在银翘散中，"银"是指金银花，"翘"则指连翘。金银花和连翘配伍，是一对非常经典的组合，具有辛凉透邪清热、芳香辟秽解毒的作用，为方中的君药。金银花，也叫双花，是清气分热邪的药物，能够透邪外出。明朝的陈士铎很善于用金银花，在治疗患者的疮痈时，一用就是几两，效果也是立竿见影。采这种药材，要等花还只是骨朵的时候，否则药气就泄了。连翘也是清气分热的药，有散结开郁的功效。凡是热一定会出现郁结，一旦解开郁结，热邪也就散了。现在药店所用的连翘都是去了心的，实际上，吴鞠通认为连翘带心还可清心经上的热。

荆芥味辛，微苦，有散风热的作用；豆豉在炮制的过程中用到了桑叶或者青蒿等，所以有清透之性，可由里向外宣透热邪。荆芥和豆豉合用，可辛温发散以助畅表。

牛蒡子可解风热之毒，对于治疗咽喉疼痛效果很好；薄荷也是清凉利咽的药物，因其药性是上升的，用量通常较小，以免发散太过。牛蒡子和薄荷合用可辛凉疏散风热并清利咽喉，二者并为臣药。

桔梗可宣肺利咽，甘草清热解毒，二药配伍，就是张仲景用于治疗少阴咽痛的桔梗汤，有利咽止痛之功；竹叶可清泄上焦以除烦，皆是佐使药。

诸药相合，既能外散卫表风热，又能清解肺经热毒，尤其是以清解上焦热毒为其功用特点。当你出现了发热重、头痛目胀或口干欲饮、咳痰黄稠、舌红苔薄白微黄、脉浮数等症状的感冒时，非常适合服用银翘散。吴鞠通创立它是为了治疗更为严重的瘟疫，由此可见此药确实经得住临床的考验。药店里有银翘解毒丸、银翘解毒片等制剂，主要成分都是一样的，大家可根据自己的条件选用。

突然高热的感冒可能是流感

流感的全称是"流行性感冒"，即在一段时间内广泛流行的病毒引起的热性和急性传染病。中医称流感为"时行感冒"，又或重型感冒，在温病学派中属春瘟病范畴。当人们体内正气不足，兼受疫邪入侵时，便容易患上此病。

很多人分不清流感和普通感冒。首先，流感是由病毒引起的，一般有其自限性，等病毒的生命周期结束了，身体的不适也就慢慢消失了。其次，流感和普通感冒在症状上有所区别，如果突然出现高热，浑身不适，之后才慢慢出现头痛、嗓子痛等症状的往往是流感；而普通感冒与此不同，可以先从流鼻涕、打喷嚏或嗓子疼等开始，不像流感那样全身酸痛，而且少有发热，即便有也不会温度太高。

大部分流感都以风热感冒为主，但也可能是风寒引起的，至于属于哪种类型要视病毒和个人的体质而定。通常来说，热性体质的人多患风热感冒，而寒性体质的人多患风寒感冒。不管是流感还是普通感冒，只要符合银翘解毒丸适应的症状，如发热，头痛，有汗但不畅，舌尖红，嗓子痛等，都可以用其治疗。

吃银翘解毒丸时，可以用一般的温水送下去，但用芦根汤的效果会更好。吴鞠通在原方下注

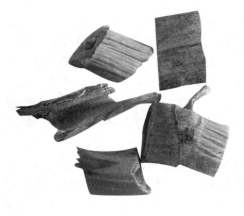

芦根

释说，用"鲜苇茎煎汤"。苇茎汤是指芦苇的地上茎，但一般药店不备，我们可以用芦根或白茅根代替。鲜品最好，如果没有，从药店买的干品也可，芦根和白茅根都有清热利尿的功效，可以使热邪随小便排出而去。用它们煎汤后送服银翘解毒丸，清热的作用会更好些。民国时期的名医张锡纯善用白茅根，他的经验是，白茅根不宜久熬，开水泡后让其沉底即可。另外，用芦根和白茅根各10克煎水服用，对改善干燥有火的症状也有帮助。

流行性感冒主要通过呼吸道传播，容易在群体密集的地方爆发。在流感肆虐的春季里，大家要注意保暖，增加体育锻炼，少去公共场所或空气混浊的场所；居室内注意开窗通风，保持室内的空气流通。

可用于小儿手足口病

银翘解毒丸除了擅长赶走"风热"，还有一个"副业"，那就是治疗因感受风热湿邪导致的儿童手足口病。

手足口病是以手、足、口腔出现小疱为特征的一种病毒性皮肤病，属于中医"温病"的范畴。在我国一般多发于夏秋季节，以5岁以下的婴幼儿最为常见。这种疾病的传染性强，长期爆发流行，而且病情严重的患儿还会出现无菌性脑炎、肺水肿、心肌炎等致命性并发症。

祖国医学认为，温毒犯肺，体蕴湿热为手足口病的主要病机。风热兼夹时气侵袭人体，热毒化火，熏灼于肺，循经上扰咽部，热邪入血，伤及肉膜，于是出现口腔黏膜发红，唇内、舌边出现疱疹，咽喉肿痛；热毒伤及肺之血分，皮肤出现斑疹，夹有湿热，郁蒸肌表，发为水疱。在疾病早期的时候，手足口病以卫分证为主，临床上主要表现为发热、微恶风、头痛身楚、咳嗽、鼻塞流涕等，全身的症状不严重，治疗时应清凉解表，疏散风热，可以考虑用银翘散来治疗。

银翘散本来就是吴鞠通治疗温病初期的方剂，用来辛凉透表，清热解毒。本方的所治主症与手足口病非常相似，根据中医的辨证论治理论，可以将手足口病病机归于温邪犯肺、湿热蕴脾，因此可用银翘散。在选用中成药时，可用银翘解毒丸，或是选用精制的银翘解毒胶囊。当然，如果有条件，让医生根据患儿的具体情况，用银翘散加减治疗更有针对性。比如，方剂里

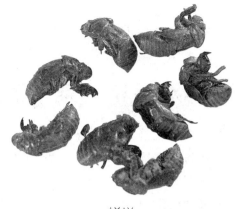

也可加升麻、葛根，促进疱疹早透，肌肤瘙痒甚者，可加蝉蜕、浮萍解肌透表。病情较轻的患儿也可给予鲜芦根 15 ~ 30 克煎水，分数次服用。当然，如果患儿发热严重，手足皮肤和口咽部已经出现了大量疱疹，就不适宜用银翘散了。

手足口病是一种自限性疾病，多数情况下，发热、红疹或溃疡会在 1 周内自动消退。预防本病最重要的是，家长须注意儿童的个人卫生，饭前便后、外出玩耍后要用肥皂或洗手液给儿童洗手，不让它们喝生水、吃生冷食物。婴儿使用的奶瓶、奶嘴使用前后应充分清洗。

蝉蜕

这样服用银翘解毒丸

小王今年 24 岁，刚刚大学毕业的他出于对未来美好生活的追求，在工作中十分上进，常常在单位加班到深夜，勤勉不辍。但如此熬夜加班严重影响了他的身体，加上夏季户外天气炎热，与空调屋内的温差较大，他的身体开始"抗议"了，出现了头痛、喉咙干痛、流黄色脓涕、怕冷等症状。后来，他就去药店买了银翘解毒丸，看了看说明书，跟自己的症状很像。不过，奇怪的是，按照说明书上的服用方法 1 次服用 1 丸，效果却并不怎么好。

这是为什么呢？

其实，要想了解这一问题，我们要从银翘解毒丸的原方银翘散说起。吴鞠通在自己的书中就强调服用本药要"用之得法"，这就要求我们在使用本方时要严格遵循吴鞠通所提出的用量、煎法和服法。

吴鞠通在所著的《温病条辨》中规定了银翘散的服法："病重者约二时一服，日三服，夜一服。轻者三时一服，日二服，夜一服。病不解者，再作服。"需要注意的是，吴鞠通所说的"二时"，是古代的计时法，换算成现在的时间，每个时辰相当于 2 小时。意思是说，病情严重的患者，比如体温较高、严重咳嗽、头痛的患者，每 4 小时就服药 1 次。白天 12 个小时服药 3 次，晚上再服 1 次。病情较轻的患者，每 6 小时服药 1 次，白天服药 2 次，晚上再服 1 次。如果一昼夜后，病情没有好转，第二天仍然按照前一天的方法服用。

不管是一昼夜服药 4 次，还是一昼夜服药 3 次，原书中每次所用药量都是六钱，即 18 克。银翘解毒丸有的制成了蜜丸，有的制成了浓缩丸，以蜜丸为例，通常蜜丸的服法是 1 次 1 丸，1 天 2 ~ 3 次，但是用这样的频率服用银翘解毒丸，药量就有点儿少了。因为每个大蜜丸大约是 9 克，这其中的一半是蜂蜜，另外一半药量只有 4.5 克，相当于原书用量（18 克）的 1/4。另外，蜂蜜有甘缓作用，牵制了药物的发散作用，降低了药效，因此，1 次 1 丸的服用方法，疗效并不好。可以在服用时突出首次量，第一次服 4 丸，纯药量约是 18 克，正好跟原书的用量一样。第二次就可改为服 2 丸，第三次服 1 丸，夜间也要加服 1 ~ 2 丸。此外，为了抵消蜂蜜的甘缓牵制作用，可用生姜煎汤送服，以便促进药物的宣透作用。浓缩丸和颗粒剂的制剂因为高温加工的时间过长，药物的发散作用大部分丧失了，所以疗效最差。效果最好的还是将银翘散中所需的药材捣成粗末，制成袋泡剂，用开水冲服。因为这种剂型很像"煮散"，与吴鞠通用药的原意是一样的。

在服用银翘解毒丸期间应忌烟、酒及辛辣、生冷、油腻食物，饮食宜清淡。不宜在服药期间同时服用滋补性中药，以免功能相抵。如果服用超过 3 天症状仍未好转，就该去医院就诊，以免延误病情。另外，儿童、孕妇、哺乳期妇女、年老体虚者应在医师指导下服用，尤其是孕妇更要慎用，或者不用。

防风通圣丸：有病没病，防风通圣

【名方出处】金代刘完素《宣明论方》。

【使用历史】841 年。

【主要成分】防风，荆芥，连翘，麻黄，薄荷，川芎，当归，白芍，白术，山栀，大黄（酒蒸），芒硝，石膏，黄芩，桔梗，甘草，滑石，生姜。

【整体药性】寒。

【功能主治】外感风邪，内有蕴热，表里皆实之证。

【典型征象】恶寒壮热，头痛咽干，小便短赤，大便秘结，或风疹湿疮。

【禁忌人群】孕妇禁用；体弱便溏者慎用。

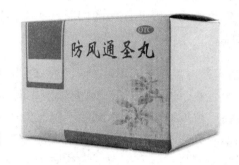

俗话说"有病没病，防风通圣"。这里所说的就是防风通圣丸。防风通圣丸出自《素问·宣明论方》，原方为散剂，目前药店一般都有出售的丸剂。《宣明论方》的作者是金代的中医大家刘完素，因为他是河北省河间县人，故又被称为刘河间。刘完素是泻火派，他认为风、湿、燥、寒在病理变化中，都能化火生热，而火热也往往是前者产生的原因。对于外感表证，他不主张用温热药，而是建议采用辛凉或甘寒之药解表。

防风通圣丸的组方遣药就体现了刘完素"泻火"的观点，它由十七味中药组成，其中既有解表清热的药物，又有补气养血的药物，外可祛除入侵人体的邪气，内则能激发人体生命功能，达到扶正祛邪的目的。因此，有些地方每到立春时节，不少家庭就会准备一些防风通圣丸，全家服用以防春日之温热。

冬去春来时要"防风通圣"

冬去春来，意味着机体生命活动与天相应的一个新节律周期的开始，在这样一个季节交替的时候，顺天时而养生，对于预防冬春交替之际和阳春三月易发生的疾病是非常有益的。中医中可应用于这一节令的养生方法很多，其中"防风通圣"就是被历代医家所推崇，并在民间广为流传的一个方法。

根据中医学，冬春交替之时乃"闭藏"与"发陈"变换之际。这时候的养生既要随"天地俱生，万物以荣"的"发陈"之变而"防风"，又需彻底清利冬三月闭藏过程中的"废物"积剩而"通圣"。因此，防风通圣当然就成了一种使机体应天运、适时令养生的有效方法。中医学不仅创造了在冬去春来交替之际进行防风通圣的养生法则，而且还发明了与该法则对应的著名方剂：防风通圣散。

这个节令，人们容易患上什么病呢？《黄帝内经》记载："冬伤于寒，春必病温。"冬季人体受到风寒外袭，蓄积体内，日久化热。春季气温由寒转暖，春阳上升，极易上火，表现为小便发黄、便秘、头晕、舌苔黄。而且，春天是个多风的季节，风干物燥，气候变化较大，多出现乍暖乍寒的情况。内火引发外感，春温最常见，患感冒、肺炎、流脑以及荨麻疹等皮肤疾病增多。防风通圣散作为春天的良药，可以发表清里以散寒冬蓄积之毒物，预防百病的发生。

防风通圣丸属于解表类中成药，出自金代名医刘完素的《宣明论方》，为表里双解的名方。它由防风、麻黄、芥穗、薄荷、大黄、芒硝、滑石、生栀子、黄芩、连翘、生石膏、桔梗、川芎、白芍、当归、白术、甘草等十七味药物组成，功能主要是外散腠理风邪，内清圣府蕴热和实邪。清代名医王秦林谓该方"汗不上表，下不伤里，名曰同声，极言其用之效耳。此为表里、气血、三焦通治之剂"。

在临床上，防风通圣丸可以治疗重症感冒、流行性感冒、猩红热、腮腺炎、扁桃体炎等疾病外，还常用于牛皮癣、荨麻疹、风疹、瘙痒症、湿疹、痤疮、斑秃等皮肤病的治疗。此外，还有研究表明防风通圣丸有降血脂的作用，对中风、偏头痛和一些过敏性疾病也有很好的治疗作用。日常生活里，只要掌握两条要点即可服用防风通圣丸：一是有外感与内热的迹象即可服用；二是即使没有明显的外感症状，如出现头疼，牙痛、目赤等上焦火热症状，或腹胀便秘，小便赤黄、纳呆等症状，且舌苔厚腻湿浊者也可用之。正因防风通圣丸的作用如此之多，才有了"有病没病，防风通圣"的说法。

需要注意的是，防风通圣丸防病的前提是，服药者必须元气不亏，身体壮实，平素腠理闭密且腑气不畅。如果用于元气不足者，或表气不密易汗者，或里气虚寒便溏者，不仅不能防病，还会让病情加重。

有效治疗"寒包火"感冒

在北方的春天，不少人会出现"寒包火"的症状。清代名医程国彭在他的《医学心悟》中说："其人素有郁热，而风寒束之，热在内而寒在外，谚云'寒包火'也。"也就是说，病人的身体本来就有火，如果再遇到让人措手不及的"倒春寒"，寒气可能就会通过口鼻和肌肤侵袭人体，把火包裹在体内出不来而形成一种病症。

为什么现在"寒包火"型的患者越来越多呢？现在大家的生活条件都非常好，饮食中鱼肉酒菜多种多样，而且每逢过年过节的时候更是难以节制，羊肉、牛肉、辣椒等热性食物都是饭桌上很常见的。殊不知，这些食物都非常容易使人上火。还有就是屋里暖气或者空调比较热，空气又干，特别是经常坐办公室吹热空调的人更容易感到口干舌燥。以上种种原因都使得现代人心火、肝火旺盛。这样一受寒感冒，就会出现外寒内热的症状，即为"寒包火"型感冒。

有些孩子一年中反复发生呼吸道感染，这有可能是被"捂"坏的。中医讲，肺主皮毛，皮肤有散热功能，如果这个功能受阻，热就会郁积在体内。冬天，家里的温度很高，外出又穿得很厚，以致孩子皮肤的宣透功能受阻，进而导致肺热壅生，呼吸系统的感染自然接踵而至。

"寒包火"感冒的特点是开始是受寒引起的怕冷、流清鼻涕。如果没有及时治疗，迁延日久，外邪不解，就会发热、怕冷、头痛、口苦、咽干、鼻塞不通气等。又因内有急热，所以会小便赤短、便秘或便干等，既有寒也有热的表现。

中医上对于寒包火的治疗主要以"外散寒邪、内清热邪"为主要治疗方针。这时候再用银翘解毒丸、感冒清热冲剂等就不管用了，应服用表里双解的防风通圣丸，既能治外感表证，又可解内热里证。方中的麻黄、荆芥穗、防风、薄荷有疏风解表之功，可令邪气、浊垢从汗而解；大黄、芒硝泻热通便；石膏、黄芩、连翘、桔梗则可清解肺胃；滑石、山栀清热利湿，可使里热从二便而出；当归、白芍、川芎养血和血；白术健脾燥湿；甘草

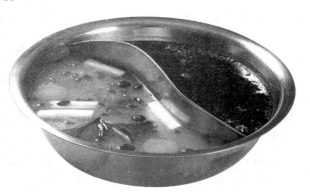

多食辣容易上火

益气和中，调和诸药。诸药合用，汗下清利四法皆备，又配伍益气养血等护卫正气之药，使汗不伤正，下不伤里。

"寒包火"的感冒患者除了在医生指导下服用防风通圣丸，还要注意到生活规律、饮食清淡、避免疲劳。

阴虚胃热型肥胖者的"绿色减肥方"

现在人们的生活水平越来越好，很多家庭的餐桌上也摆满了大鱼大肉，这样的饮食习惯是如今肥胖人数越来越多的一个重要原因。现在医学界提倡的减肥疗法一般为饮食疗法和运动疗法，不过，对于那些没时间运动或不愿运动的人就难以取得满意的效果了，也有人即使采用了这些方法也难以取得预期的效果。对这些减肥者有时需要用一些药物，防风通圣丸就是其中的一种。

肥胖的人体质不同，所以使用的中药也要根据肥胖的具体原因决定，防风通圣丸适合阴虚胃热型的肥胖者。中医学认为，阴虚胃热型肥胖主要是由于摄入过多的甜品、面食、肥腻以及辛辣食品等，而使毒素滞留在腹部等部位所致。患者多为体壮的中青年人，平时他们多表现为狼吞虎咽，却仍觉腹中空虚，胃肠功能好，大便干结型的便秘，怕热多汗，手足心热，口渴喜饮等。腹诊以全腹肌肉硬满，特别是以脐为中心的突出的大膨腹为特征。治疗这类肥胖的原则为：清热，化湿，通腑。

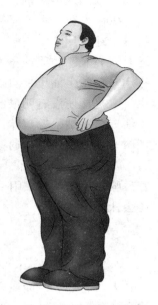

肥胖的人体质也不同

研究表明，过多摄取的营养和积聚在体内的毒素是诱发肥胖、高血压、高脂血症等疾病的原因之一，因此，如果能将体内的毒素顺利排泄到体外，就能使体内环境保持平衡，减少罹患肥胖、高血压等疾病的机会。防风通圣散作为具有代表性的泻剂，其中的防风、荆芥、麻黄具有发汗、解热、解毒的作用；大黄、芒硝具有缓解便秘的作用；此外，还有利尿作用的化石、白术，具有消炎作用的连翘等，这些药物集解表、泻下、清热于一身，能够通过发汗、利尿、泻下等方式，帮助清除体内食毒、水毒的瘀滞，因此可用于肥胖者的减肥，尤其是那些经常便秘并且有高血压倾向的肥胖者。日本学者也深入研究了该方在治疗肥胖症上的疗效，多数学者认为它适合实证肥胖症（中风体质者），同时可使高血压及高血脂者的血压及血脂下降。

不过，我们千万不要误解为减肥可以完全依靠药物来治疗，其实在减肥治疗中，起主要作用的还是合理的饮食结构和适当的运动。在正确的饮食和运动的情况下，再对症服用中药，减肥的效果就会凸显。人随着年龄的增长，其新陈代谢功能也渐趋下降，如果还是不知节制地摄取食物，那么发胖也是必然的。要想减肥，首先应当从饮食上进行调整，然后再根据不同的患者，服用不同的中药，若能再做些运动疗法，减肥的效果就会更为理想。

儿童口疮者的降"火"药

11岁的乐乐身体一向很好，唯一的毛病是因为喜欢吃辣，不时出现便秘的情况。最近因为迷上了网游，每天晚上都会偷偷地玩电脑。这天他在玩电脑时，开了太长时间的空调，有了感冒的症状。不过，因为只是轻微的流鼻涕，乐乐的妈妈也没在意。可过了两天后，乐乐一吃饭就嚷着嘴疼，仔细一看，乐乐妈妈发现孩子的嘴里大大小小一共有4处溃疡，大的犹如黄豆，小的如芝麻，还伴有口臭。于是赶紧带着乐乐去了附近的中医门诊。

医生在详细诊断后，认为乐乐属于饮食不节，伤及脾胃，沉迷电脑劳心伤脾，导致了食积，积而化热，又加上外邪引发，循经上灼于口，因此出现了口腔溃疡。治疗时应疏风散热，消食化积，通腑泄热，于是给开了防风通圣丸。回家后，乐乐妈妈就赶紧给孩子服药，除此之外，饭菜尽量做得清淡，不让孩子吃辛辣食物。就这样过了两天，乐乐的口腔疼痛减轻，溃疡面也缩小了很多，继续服用 7 天后，口腔溃疡消失，大便也通畅了。

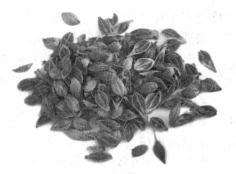

连翘

口腔溃疡又称为口疮，是儿童常见的疾病，可在口腔黏膜或舌上见到表浅性溃疡，大小不等、成圆形或卵圆形，溃疡面为白色的凹坑、周围充血，患处有烧灼痛感。严重者，发热，拒食。口腔溃疡以实热者为多，心脾胃三经郁热，郁而化火，火热炎上，引发本病。脾胃实热的人还可通过鼻子来观察。鼻头代表着脾，而胃经起于鼻部，如果这里红，就说脾胃有热。很多人在某个季节会出现红鼻头，或者鼻头上有些红肿的包，这些跟小儿常出的口腔溃疡一样，都是脾胃实热的征兆，都可以通过服用防风通圣丸进行治疗。

防风通圣丸方中的麻黄、防风、荆芥、薄荷等可疏散风邪；大黄、芒硝等可通下泻热；滑石、栀子可清热利湿；石膏、黄芩、连翘、桔梗可清热泻火解毒；当归、白芍、川芎可养血和血；白术、甘草可益气和中。临床上用于那些外有表征，内有大便不通，食积有热导致的口腔溃疡，可收到明显的疗效。服药期间禁食生冷、辛辣之品。另外，可根据患儿的年龄、体质和病情的轻重来调整剂量。

风热青春痘可以试试

对年轻人来说，原本光洁的皮肤上时不时冒出痘痘本就是一件让人很郁闷的事。若再反反复复，就更让人苦不堪言了。据不完全统计，在青春期里，大约有 95% 的男性和 85% 的女性患过不同程度的青春痘。正是因为其集中在青春期发病，所以被形象地称为"青春痘"。这种病症多发于面部、前胸与后背，形状多样，多带尖，损害人体表皮皮肤，严重时可见丘疹、脓疱、囊肿、结节等现象，不仅影响美观，也会对人的心理产生不良影响。其实，对付青春痘，防风通圣丸也是个好帮手。

肖玲是上海某大学二年级的学生，自从进入大学开始，她的脸上便时不时地冒出痘痘，各种方法都试过，但是效果却很不理想。眼看着别的女同学都有了男朋友，可自己却因为痘痘而自卑，不愿跟男性同学接触。她知道自己脸面上的事不能再拖延，因为良好的个人形象在生活中十分重要，不仅关系着感情问题、工作问题，更重要的是可以让自己重拾自信。

于是，她在朋友的陪伴下第一次因为痘痘去看了医生。医生检查发现，她的痘痘发红，并且有硬结，鼻翼两侧较为严重，舌质红，苔黄厚，诊脉发现她脉滑数有力。据肖玲自己讲述，她除了痘痘这一困扰外，还常苦于大便干结，平均 2～3 天才会大便 1 次。医生诊断后认为，痘痘也就是痤疮一病虽然发于面部肌肤，但是与全身症状相关联，表里俱实，病在肺、胃、大肠，这些是防风通圣丸的适应证。不过，鉴于肖玲的情况稍微严重，医生先让她服用的是防风通圣散煎剂，每天 1 剂，服药的同时，叮嘱她要多吃新鲜的蔬菜和水果，禁食辛辣、油腻的食物，慎用化妆品。

10 剂药后，肖玲脸上的痘痘红肿减轻，硬节也变少，大便都能日行 2 次，并且不再干结。之后，又服用了 10 剂药，她面部的痘痘明显减少，硬节全无，大小便正常。于是，医生让她自行服用防风通圣丸 3 个月，每次 9 克，每次 2 次。终于，在坚持了 3 个月的服药和食疗后，肖玲的面部痤疮全部消失，她也重新找回了自信。

防风通圣丸属于表里双解之药，在疏风解表的同时养血活血，清热泻下的同时兼顾健脾和胃，确实是一个很好的调理保健药品。不仅可用于治疗青春痘，对于外感风邪、内有郁热之荨

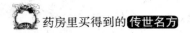

麻疹也有不错疗效。不过药物就像一把双刃剑，如果服用不当也会对身体造成伤害，所以大家一定要谨慎用药，遇到问题多问医生。

有青春痘困扰的朋友，在服药的同时也要注意生活上的调养。

首先要注意调节饮食，尽量少吃动物肝脏、辛辣食物和甜食，多吃新鲜蔬菜及水果。

其次，针对自身肤质，选择适合自己的保养品和化妆品也很重要。比如，油性皮肤的人就不宜选择含高油分的防晒霜等，也要避免使用皂化成分的洗脸剂。这是因为皂化成分会破坏皮肤的酸性保护膜，使皮肤失去抵抗力，更容易引起细菌感染，给痘痘以可乘之机。

此外，由于痘痘的产生虽然发于外表但源于体内。一般说来，多与内分泌失调有关，所以要尽量避免情绪紧张，保持愉快的心情。

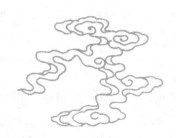

小柴胡颗粒：感冒发热就靠它

【名方出处】东汉张仲景《伤寒论》。

【使用历史】1900 年。

【主要成分】柴胡，黄芩，半夏，生姜，人参，大枣，炙甘草。

【整体药性】平和。

【功能主治】解表散热，疏肝和胃，用于外感病，邪犯少阳证。

【典型征象】口苦，咽干，发热，胸胁苦满，心烦喜呕。

【禁忌人群】风热感冒者不适用。

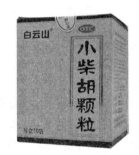

　　小柴胡汤颗粒来源于东汉张仲景《伤寒论》中的小柴胡汤。《伤寒论》一直被后世的中医奉为金科玉律，这部医学经典不知成就了多少流芳百世的著名医家。单是其中的小柴胡汤，如果能学精学透就可以养活不少医生。张仲景把小柴胡汤列为少阳病的主方，用来治疗邪气在半表半里时的病征。它和桂枝汤是《伤寒论》中论治伤寒病变的两大重点方剂，在经文的 397 条中，明文提及小柴胡汤的就达 19 条之多，其应用的广泛性可见一斑。诚如日本的丹波元坚评："伤寒诸方，惟小柴胡汤为用最多，而诸病屡称述之。"中医认为，小柴胡汤具有和枢机、解郁结、行气机、畅三焦、化痰浊、和解少阳的功效。

　　现代研究则认为，小柴胡汤有抗炎、抑菌、抗过敏、调节免疫力、改善肝损伤等作用。小柴胡颗粒是用现代制药手段，把煎出来的药汁制成颗粒状，保存药方的功效和作用，以便服食、携带。制成颗粒的小柴胡效果虽然不如现煎的汤药，但也是一种值得存放在家里、以备不时之需的药物。

"和解少阳"的主方

　　"和解少阳"是汉代张仲景治疗伤寒少阳证常用的一种方法，小柴胡汤就是其中的代表方。

　　何谓伤寒少阳证呢？此处的伤寒和西医的伤寒概念完全不同，不要混淆。伤寒是古代医家对于外感疾病的统称，有广义和狭义的区别。广义上来说，伤寒是一切外感热病的总称，狭义上就只是指外感风寒之邪。

　　《伤寒论》以"三阳""三阴"为六经提纲，其中的少阳证就是"三阳"证中的一种症候类型。中医理论认为，伤寒在由表及里的传变过程中，寒热症状的变化是其主要标志。《伤寒论》中说："发热恶寒者，发于阳也；无热恶寒者，发于阴也。"当伤寒初起时，寒重热轻，或但寒无热，属太阳证；传入少阳后，寒热往来，也就是说发热和恶寒的感觉交替出现；再向里即传入阳明，表现为但热不寒。

　　太阳主表证，阳明主里证，少阳介乎太阳与阳明二者之间，主半表半里证。但需要注意的是，半表半里，不是一半表证，一半里证，而是"不内不外""不表不里"的另外一种症候。《伤寒明理论》云："邪气在表者，必渍形以为汗；邪气在里者，必荡涤以为利；其于不外不内，半表半里，既非发汗之所宜，又非吐、下之所对，是当和解则可矣。"这里就指出，和解法是治疗伤寒少阳证的办法。

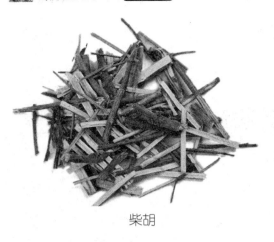

柴胡

那么，伤寒少阳证什么表现呢？

想象一下这样的场景：少阳经的经气本来在自己的经络中正常运行，可此时，寒气来袭。寒气就相当于敌人，影响着少阳经的经气运行，而且看到了敌人，经气就想逃跑，可逃到哪里呢？《难经·六十八难》云，"荥主身热"，少阳经的荥穴能够把经气引向体表进行疏散，于是，人体会出现发热的症状；"胃如釜"，胃能消化食物是因为有"釜底之火"，也就是少阳相火，因此，这里也是少阳经经气逃跑的一个方向；此外，"肺朝百脉"，少阳经与肺经自然也有经络相通，因此被寒气影响的经气也可以通过肺经逃跑。总之，当寒气波及少阳经络时，少阳经的经气通过这几个途径逃跑，结果也就常导致这些部位火气过大，人体也出现了各种相应症状。

小柴胡汤由柴胡、黄芩、人参、半夏、炙甘草、生姜、大枣组成。方中的柴胡和黄芩是主药，其中的柴胡是发散表热的代表药物，生姜也能发散表寒，二者共同作用可发散表邪，解除寒热之象；黄芩则可清肺，半夏可调理肠胃；人参、大枣、甘草可益气扶正，顾护肌表，鼓邪外出。组方治病，当然要考虑面面俱到，这些药增强了胃气、肺气，断了被寒气侵袭的少阳经气的躲避通路。如此一来，这些循行异常的经气就会乖乖回到自己的正常轨道上去。人体的各种症状也就可以解除。

古代的退热剂

小柴胡汤是一张经典的和解方，是古代的退热剂，常用于治疗发热性疾病。关于小柴胡汤有这样一个故事：

汉代的时候，南阳有家人的双胞胎儿子同时患上了发热，张仲景应邀来到这里看病。简单诊断后，张仲景认为这两个孩子虽然都是发热，但病因不同，于是分别开了两张处方。相同的地方在于，处方上都以柴胡为君药，并且都有黄芩、半夏、生姜、大枣，不同的是，给大儿子的处方有大黄、枳实，而给小儿的处方上有人参、甘草。最后，两个孩子在服用了不一样的药剂后，都恢复了健康，又变得活蹦乱跳起来。张仲景后来在编写《伤寒杂病论》时收录了这两个方子，其中给大儿子的为大柴胡汤，给小儿子的为小柴胡汤。

现在在临床上，小柴胡颗粒也常用于治疗发热性的疾病，对各种发热都有不错的疗效。小柴胡汤用于发热病人时有下面几个指征：

1. 寒热往来

《伤寒论》第九十七有"往来寒热，休作有时……小柴胡汤主之"。怎么解释"往来寒热"呢？这其实主要是指患者的自我感觉，一会儿感觉畏寒、怕冷，一会又感觉面红发热，寒热交替；或者上半身发热，下半身却畏寒；又或者半身热，半身冷。往来寒热同体温高低不一定成正相关，有的患者体温高，如感冒发热，但也有体温正常者。

2. 口苦、咽干、目眩

《伤寒论》第二百六十三："少阳之为病，口苦，咽干，目眩也。"

少阳病人的口苦有个明显的特征，那就是发生在早晨。阳明病人也可能口苦，但这种苦是发生在黄昏。因此，如果一个人早晨起来特别口苦，可以使用小柴胡颗粒。反过来讲，少阳病也有可能没有"口苦"的症状，所以大家在使用小柴胡颗粒的时候，要学会"抓主症"。口苦的症状没有，要学会换个角度从别的方面来判断。

咽干是少阳郁火伤津的表现，其他病津液不足，也会有咽干的症状。所以，当患者伴有其他少阳病的症候时，才可以说这种咽干属于少阳有火。

目眩是因为少阳郁火循经少扰清窍所致，因为少阳经循行眼睛的外角，因此如果少阳胆腑有火的话，可能出现头晕目眩的临床表现。

3. 体温高，却无大热大渴、面红、烦躁等病症

以上三种指征，只要出现其中一点就可以用小柴胡颗粒。临床实践表明，小柴胡颗剂有奇妙的退热作用，使用后可以不出汗或出少许汗。

有文献指出："北柴胡含有柴胡皂苷，经动物实验具有解热、镇静、镇痛、止咳及抗炎作用。黄芩煎剂对葡萄球菌、链球菌、肺炎球菌均有抑制作用。"柴胡、黄芩是小柴胡颗粒的主要药物，这在另一方面说明了中医方剂的高度科学性。

小柴胡颗粒是非常常见的一种中成药，一般的药店都可以买到。万一买不到的话，也可以按照组方照方抓药，用水煎服，1 日 1 剂，煎服 2 次。患者在发热期间及发热后一周内一定要注意保暖，并且饮食要注意清淡，不要进食荤腥油腻，包括鸡蛋，以新鲜的粥或面条为主食。

善治各类感冒

小柴胡颗粒常用于治疗感冒，不过需要注意，它可不是什么人感冒了都可以用，属于少阳证的一用即灵，不是少阳证的，可能就没有那么好的效果了。具体而言，小柴胡颗粒对以下三种感冒效果不错：

1. 体虚之人的反复感冒

小柴胡颗粒属于和解方，如果从现代医学的角度解释，就是说它是一个能增强免疫力的方子。《伤寒论》第九十七在解释小柴胡汤时说"血弱气尽，腠理开，邪气因入"，这就是指一个人如果正气不足，气血虚弱，抗邪能力就会变差，容易感受外邪。虚人感冒多属于太阳经证，却用了少阳治疗。关于这一点，刘渡舟解释为："体虚之人，卫外不同，外邪侵袭，可直达腠理。腠理者，少阳之分也。故虚人感冒纵有太阳表证，亦为病之标也；纵无少阳正证或变证，却总是腠理空疏，邪与正搏，故可借用小柴胡汤，从少阳之枢以达太阳之气，则太阳表证亦可除矣。"

因此，在治疗感冒时，用小柴胡颗粒可以不去辨别到底是风寒感冒还是风热感冒，只要是平时体质虚弱、易得感冒的人，就说明他免疫力较差，适合使用小柴胡颗粒。这类人用小柴胡汤治疗的效果往往也是最为理想的。当然，如果是曾经被中医师诊断为气虚、血虚体质的人，得感冒时也适合选小柴胡颗粒。一般人感冒初起，头晕、流涕等病状较轻时，也可以先尝试用柴胡汤治疗。

2. 月经期感冒

如果女性在月经前后，感受风寒或者风热之邪，正是月经来潮或者月经将净，或产后失血，血海空虚，外邪余热乘虚而入，与正气相搏于血室；热入血室而症见往来寒热、口苦、咽干、心烦喜呕等。此时正是她们身体最为虚弱的时候，治疗上自然适宜扶正以驱邪，因此首选小柴胡颗粒治疗。

3. 胃肠型感冒

小柴胡颗粒还有解表、疏肝利胆、调理脾胃的作用。因此，既有感冒症状，又有恶心、呕吐、腹泻等胃肠道症状的感冒，也适合使用小柴胡颗粒治疗。

在服用小柴胡颗粒时，可用生姜 10 克煎水送服，这样可以增强药力，加速病情好转。值得注意的是，平时体质强壮的人一旦患有感冒，通常症状比较重，这种情况下不适宜选用小柴胡颗粒。另外，感冒后因为使用小柴胡颗粒，反而令症状继续加重的，要停用该药，请中医师进一步诊治。

崩漏的一个良药

月经是每月都会向女性朋友报到的"亲密朋友"，但是这位"好朋友"有时也会出问题，给女性朋友带来麻烦，比如"崩漏"。崩漏在中医上也称为"血崩"，指的是月经量过多或非时而下，就像决堤的河流，崩泻而下，无法制止。血崩症状严重者可持续数十天不停地出血，以至于出现心慌气短、面色苍白、头晕目眩、全身无力等一系列严重贫血症状。造成崩漏的原因不同，治疗的方式也应当有所不同，不可一概而论。

李倩是一个 13 岁的女生，自 12 岁来月经后一直都比较正常。这次来月经后恰逢感冒发热，她便去校医院输液，虽然退热了，但是月经一直没走。平时她住校，也没好意思跟同学说起这事，可月经都来一个月了还没有走的迹象，而且经量多，颜色暗淡有块。李倩越想越害怕，生怕自己得了什么不治之症，怀着忐忑的心情把自己的病告诉了妈妈。后来，她妈妈急忙来到学校，把她带到市医院看病。

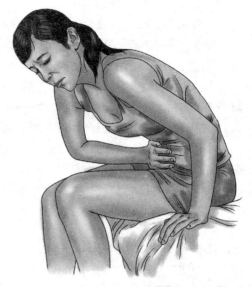

治崩漏可用小柴胡颗粒

医生询问检查后发现，李倩现在还伴有咳嗽、口苦、咽干、便干、眠差、纳不佳等症，舌淡红，苔白有瘀点，脉浮取虚弱，重按滑利。于是用小柴胡汤加减治疗：柴胡 30 克，黄芩 10 克，清半夏 15 克，干姜 9 克，甘草 10 克，五味子 10 克，桔梗 10 克。水煎服，每日 1 剂。李倩服药 1 剂后经量就明显减少，3 剂后仅有少量的褐色经血，咳嗽和咽痛也减轻了很多，服用 6 剂后月经止住，其他症状也没有了，后来医生又让她服用逍遥丸善后。

李倩在经期感受外邪，以至于引发崩漏。原因在于经行血海空虚，外邪乘虚而入，邪正交争，遂发寒热；邪热郁闭于里，热入血室，迫血妄行，崩漏不止。就诊之时，虽然李倩以崩漏为主要表现，但仍伴有咳嗽、咽痒等外邪未去症状；并伴有口苦、咽干等。因此治疗的时候，先用小柴胡汤散邪，旨在恢复肝胆的生理功能使阴阳自和，枢机自利，则崩漏可愈。加减变化据《伤寒论·辨太阳病脉证并治》中所述，"若咳者，去人参、大枣、生姜，加五味子半升，干姜二两"，最后用逍遥丸疏肝健脾、调畅气机，助其恢复月经周期。

由于血崩是身体大出血的一种病症，会使女性朋友出现缺血的危险，所以对于女性朋友的危害较大，女性朋友对此必须予以重视。日常生活中，女性朋友要增加营养，多吃含蛋白质丰富的食物以及蔬菜和水果。劳逸结合，经期不参加重体力劳动和剧烈运动，睡眠要充足，精神要愉快，不要在思想上产生不必要的压力。

抑郁者的良方

"嘿嘿不欲饮食"是《伤寒论》小柴胡汤证四大主证之一。这里的"嘿嘿"我们不能读成（hēihēi）而要读成（mòmò）。它是一个联绵词，联绵词没有固定的字，取其声不取其义。所以，"嘿嘿"既可以写成"墨墨"，也可以写成"默默"。"嘿嘿"是胆腑受邪、少阳气郁、情志不爽的一种表现，因为病人心里不痛快，常表现为精神抑郁、沉默寡言。

有的病人到了医院看病，看到医生后因为有问题需要问，所以是满脸堆笑很和气地说话。但有的病人虽然也是有求于医生，但就是一脸的不高兴，后者可能就是"嘿嘿"的表现。现在来说，"嘿嘿"其实相当于精神抑郁症，如果病人同时具备了下面四组症状，基本就可以诊断为精神抑郁症：

1. 情绪低落，精神抑郁，郁郁寡欢，兴趣减少

病人总是无法高兴，就算遇到很高兴的事也没办法表现出欣喜。一天中的大部分时间内，对所有事情明显感觉兴趣不大。自然，他对活着的兴趣也不大，想过自杀，并可能为此做过准备。

2. 食欲下降，浑身无力

病人没有食欲，认为吃饭就好像嚼木头一样，品尝不到食物中的美味。体重明显下降或增加，比如一个月的体重变化超过 5%。

3. 思维迟钝

思维联想过程受抑制，反应迟钝，可能别人的话需要说几遍才能听明白。

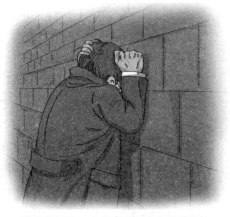

抑郁情绪，人总是无法高兴起来

4. 动作迟缓

病人的动作，尤其是手部动作减少，行动缓慢。

精神抑郁症的病人，常常有自杀倾向。小柴胡汤适应证中的"嘿嘿"就是这种情绪低落、精神抑郁的一种表现。柴胡是小柴胡汤的主药，它有疏肝解郁的作用，可疏利肝胆，调畅气机，进而调畅情志。因此，我们可以用小柴胡汤治疗精神抑郁证，对神经性多食症、厌食症、神经衰弱等病也有一定的疗效。

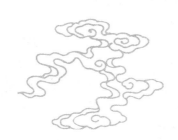

小青龙汤合剂：一千九百年前的治喘名方

【名方出处】 东汉张仲景《伤寒杂病论》。

【使用历史】 1900 年。

【主要成分】 麻黄，芍药，干姜，半夏，桂枝，炙甘草，细辛，五味子。

【整体药性】 热。

【功能主治】 解表化饮，止咳平喘，主治风寒客表，水饮内停证。

【典型征象】 面部青色或黧黑，咳嗽，喘息，痰多呈白色泡沫样。

【禁忌人群】 阴虚干咳无痰者、儿童、孕妇、哺乳期妇女禁用。

小青龙合剂来源于东汉时期医圣张仲景《伤寒论》中的小青龙汤，后者在我国民间和临床应用已有千百万年历史。大青龙汤和小青龙汤都是《伤寒论》中的名方，关于二者的说法，古人曾经做了一些解释：大龙可以行云作雨，小龙能够兴风作浪。这里其实就是指大青龙汤需要汗畅出而解，小青龙汤则是逐水饮。经过现代科学技术提取精制而成的小青龙合剂，具有解表化饮、止咳平喘的功效，可用于治疗肺炎咳嗽、风寒水饮喘咳痰稀等。适合使用小青龙汤的患者，在宏观上的现象就是身体体表有寒，里面有水气。对于老年性慢性支气管哮喘，慢性支气管炎等疾病，如果符合这个原则都可以用，都会有很好的疗效。

寒喘第一方

中医的发展离不开传统的文化氛围，因此很多方剂也留下了传统文化的术语。青龙、白虎、玄武、朱雀是中国的四大神兽，其中的青龙，顾名思义，肯定同水有关系。因此，小青龙汤所治之病也与水相关，有发散风寒、分利水气的功效，是治疗寒饮咳喘的常用方剂。

《伤寒论》第四十条原文："伤寒表不解，心下有水气，干呕，发热而咳；或渴；或利；或噎；或小便不利，少腹满；或喘者，小青龙汤主之。"若渴，去半夏加瓜蒌根；若微利，去麻黄加荛花；若噎，去麻黄加附子；若小便不利，少腹满者，去麻黄加茯苓；若喘，去麻黄加杏仁。

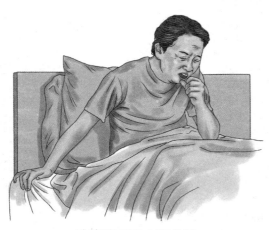

治哮喘可用小青龙汤

由上文关于小青龙汤的论述，可知"外有表寒，内有水饮"就是小青龙汤适应证的病机。水饮是指人体内非正常的水液停留，中医认为，患者体内素有水饮内伏，如果没有外来风寒的引动，在人体阳气能维持水液正常代谢的情况下，这种内伏饮邪不能为害。但是一旦外感风寒，阳气在抗邪的时候里阳不足，阳气不足以维持水液的正常代谢，那么体内素有的水饮就会出来为害，人就会出现咳喘，形成"风寒客表，水饮内停"的病征。小青龙汤所治疗的咳喘，必须伴有咳吐色白、量多、清稀、呈泡沫状、如蛋清样半透明黏痰的特征。此外，患者还常有短气、憋闷、窒息感，重者则不得平卧。患者的脸色通常发黑，面部有水肿现象。

关于"心下有水气"的解释，一般而言心下是指胃脘，但是此病主症是咳喘，所以这里的心下是指呼吸器。肺就像一个冷却器，水气遇冷后应该变成水后向下走，或者是变成水蒸气通过汗液排泄掉。但现在"外有表寒"，皮肤毛孔都关闭了，汗液不能排泄；肺主皮毛，皮肤受寒也影响到肺功能，水也无法顺利地向下走。所以，水都聚集到了心下这个部位。水气停留在心下，无法被机体正常运化成正常的津液，因此身体会因为津液不足而出现口渴的现象。水气在心下停留还会导致膀胱功能的失调，出现小便不利的情况。

现在心下有水气的情况很多，其中一个重要的原因就是输液造成的。很多人受了风寒感冒，本应通过发汗的方式排泄掉寒气，但是却选择了输液的方式，如此一来风寒随着药液一起进到人的体内，首先就会影响到人的胸腔部位。这也是为何有的人输液后，虽然退热了，却怕冷、咳嗽。出现这种情况，使用小青龙汤的效果非常好。

需要注意的是，小青龙是喘咳急性发作时的救急之药，药力较猛，不可久服多用，一般服用不要超过5服。一旦病情缓解，就应改用苓桂剂（如苓桂术甘、苓桂杏甘、苓桂枣甘、苓桂薏甘、苓桂味甘汤等）温化寒饮，以善其后。

感冒后咳嗽

从小到大，感冒是我们常患的疾病，在西医的眼中，人的感冒是由人体上呼吸道感染病毒、细菌等微生物引起的炎症。而中医认为感冒是人体感受风寒暑热等外邪引发的疾病，邪气多从皮毛或口鼻而入，轻者常见鼻塞、流涕、打喷嚏、头痛、恶风等症。情况严重的则会有发热、恶寒、无汗、咳嗽等症。虽然感冒是个小病，但你也不能小瞧了它，因为各类感冒在治疗痊愈后，咳嗽的症状可能会存在很长时间。尤其是慢性支气管炎、肺气肿的患者，通常一次感冒后会令原有病症发作，并变得更加严重。

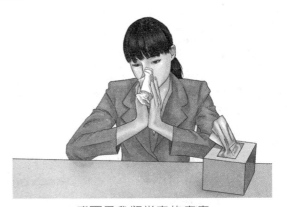

感冒是我们常患的疾病

进入12月，天气渐寒，张先生也在一场寒流到来后感冒了，一看体温过了38℃，他赶紧去医院里输液。后来，虽然慢慢地退热了，咳嗽却越发严重，咳嗽时有白色的稀痰。为了治咳嗽，他吃过不少消炎药，也试过输液，可是咳嗽仍然没有明显的缓解。就是这样折腾了3个月，还是没有止住咳嗽。

后来，他电话询问一个中医朋友。在朋友的解答里他了解到，风寒感冒后，寒邪没有被驱逐留在肺里，将原本温暖的肺变成了阴寒的肺。于是，他去药店买了盒小青龙汤合剂，根据说明书上的服用方法试试效果。后来，张先生吃了一盒小青龙汤合剂，果然就不咳嗽了。

为何小青龙汤合剂有这么好的效果呢？这个药方来自《伤寒论》，治疗思路就是用温热的药来驱赶盘踞在肺中的寒邪。现代人过于依赖抗生素，很多人在治疗感冒的时候多以消炎为主。从中医的角度来看，抗生素为寒凉之品，如果不辨体质虚实、不分病之寒热而直接投药，表征可能会得到遏制，但寒邪未解，脾阳又伤，脾主运化，脾失其主，则水湿内聚，因此出现咽痛、咳嗽。而且，患者本就是风寒感冒，如果再输液，水液无法运化聚集到胸腔。小青龙汤可有效驱寒逐水，避免因输液造成饮停，正对病机，所以张先生使用后收到了理想的效果。

药店中的止咳药物林林总总、鱼目混珠，有的药物虽止咳效果不佳，却因包装精美而受到青睐，让人很无奈。出自名门的小青龙汤，如果能够善用，对治疗咳嗽的效果是非常好的。适宜用小青龙汤的咳嗽对应症的特点是：有痰，痰白，稀。小青龙合剂味苦，如果小孩使用可用颗粒装，味道甜甜的，更易接受。

改善阳虚体质的哮喘

支气管哮喘简称哮喘，医学上将它定义为一种慢性气道非特异性疾病，以气流受阻和气道高反应为特征。通俗地说，哮喘就是反复地、发作性地咳嗽、喘憋。其中的"哮"就是喉中有痰鸣声，"喘"是指呼吸急促，《素问·奇病论》将其描述为"喘息气逆"。二者都为呼吸道的疾病，合称为哮喘。对于阳虚体质者的哮喘，利用小青龙汤合剂有一定的缓解治疗作用。

赵女士是一家工厂的工人，31岁，体内稍微水肿，脸色苍白，一脸疲倦。她因为长年累月地工作，积劳成疾，一天到晚都在哮喘咳嗽。尤其是受寒后，哮喘发作更为严重。她隔段时间就要打一次过敏针，再吃些西药，结果身体越来越糟糕。幸好她的朋友认识一位不错的中医，于是就把她介绍了过去。

医生诊断后发现她的脉沉微，怕冷，加上痰多白沫，于是就为她开了小青龙汤。赵女士服药后果然情况好转，后来医生一直根据她的病情加减变化药方，终于让困扰赵女士的哮喘得到了有效地控制。

赵女士属于阳虚体质，阳气虚弱，温煦防御功能低下，本身就容易被风寒外邪所伤。一旦伤风感冒就容易咳嗽生痰，痰刺激气管造成哮喘。小青龙汤主治风寒客表，水饮内停之证。方中的麻黄能够温肺散寒，还有平喘之功；桂枝辛温解表，并可温通血脉，散寒逐瘀；法半夏性温，有燥湿化痰的功效；细辛和干姜都属于温里药物，既能助麻黄、桂枝温散风寒，又能补阳驱寒；五味子敛肺滋肾，调营卫，实腠理；炙甘草可益气补肺，有一定的止咳平喘作用。全方组合能温散风寒，温化寒痰，温补阳气，对风寒诱发的阳气虚弱者的哮喘有宣肺平喘之功。即便没有哮喘，那些平时容易怕冷、打喷嚏、流鼻涕的人吃了此药，也能起到立竿见影的效果。

不过，小青龙汤用来救急确实很有效，但改善身体体质非一朝一夕之事。如果患者用于调养体质，可咨询医生后选择药力不太猛的中药慢慢调理。

哮喘病人除了服用小青龙汤外，还可以通过一些自我疗法来减少发病次数。

（1）忌食过咸食物。

（2）忌食带鱼、黄鱼、蛏子、鲥鱼、虾、蟹、芥菜等发物。

（3）多食新鲜蔬菜和豆制品。

（4）适量选食一些能滋补肺脾的食品，如莲子、栗子、黑豆、枇杷、梨、麦芽糖、狗肉、猪肺，等等。

（5）不要选用阿司匹林制剂。

（6）戒烟酒，多喝茶。

（7）缓解期积极参加适合自身的体育锻炼，提高机体的应急能力。锻炼要循序渐进，可从夏季用冷水洗脸、做简单深呼吸动作开始，再散步，然后小跑步，练气功，直至进行较大运动量的锻炼。

（8）哮喘病人应避免进入尘埃密布或烟雾弥漫的场所，伤风咳嗽要及早治疗，以减少哮喘的发作次数。

缓解流清涕、打喷嚏不断

每到秋、冬时节，天气逐渐转冷，气温开始下降，过敏性鼻炎的发生率也大幅上升。过敏性鼻炎患者通常会流出大量清涕，并伴有频繁的打喷嚏，其鼻涕类似于痰，打喷嚏类似于咳，因此同样适合运用小青龙汤治疗。

杨大妈今年快60岁了，十余年来每到立秋天气转凉之后，她就会流涕、喷嚏不止，继而出现鼻塞。曾经服用过鼻炎类的西药，当时虽然有效，但不能根治。后来，中医诊断为风寒犯

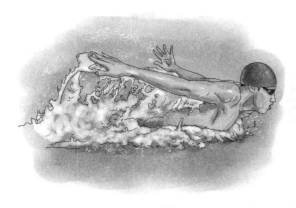

游泳对于哮喘病人来说是非常好的运动

肺，肺气不宣。医生予以小青龙汤加减服用，方用麻黄、桂枝、半夏各9克，白芍、干姜、五味子、甘草各6克，细辛3克。每日1剂，水煎服。服药1个疗程后，杨大妈的诸症减轻，继服2个疗程，痊愈。

过敏性鼻炎属于祖国医学"鼻鼽"的范畴，系因风寒外感，侵犯肺窍所致。肺开窍于鼻，风寒外袭，鼻首当其冲。肺为娇脏，不耐寒热，风寒束肺，清窍为之闭塞，而鼻痒喷嚏以生；肺的通调水道功能受阻，津液凝滞，出现鼻塞，流清涕。《黄帝内经》记载"邪之所凑其气必虚"，本病征气虚为本，风寒外感为因，鼻涕喷嚏等水气症候为标，是外因通过内因而产生的病理改变。

小青龙汤原本为伤寒太阳发汗行水的方剂，有温肺散寒、行气化水的功效，所以用在杨大妈的过敏性鼻炎，收效满意。服药时要抓住主证：鼻塞流清涕，遇冷风加重，舌苔白滑等外有寒邪，里有寒饮之症。除服药外，患者若能从生活中的小细节做起，如注意保暖，常做鼻部按摩，不喝冷饮，早晚注意加衣服等，就能收到事半功倍之效。

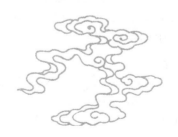

桂枝汤合剂：适合身体虚弱者的感冒药

【名方出处】东汉张仲景《伤寒杂病论》。

【使用历史】1900 年。

【主要成分】桂枝，芍药，炙甘草，生姜，大枣。

【整体药性】温。

【功能主治】解肌发表，调和营卫。主治外感风寒。

【典型征象】自汗，感冒后头疼、恶寒、怕风。

【禁忌人群】温热病者忌用。

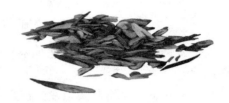

桂枝汤合剂来自于桂枝汤，后者是张仲景的《伤寒杂病论》里的第一个药方，被称为"群方之首"。之所以有如此赞誉，原因就在于桂枝汤在强固根本、抵御病邪方面有着显著的功效。桂枝汤可谓古代的补益剂，凡是因为寒冷、饥饿、极度疲劳，患者初夏的自汗、腹痛、脉弱等情况都可以用它来调理。仲景方约 200 首，其中用桂枝汤加减变化的有 28 方，占总比重的 1/7，其重要性可见一斑。

桂枝汤药仅仅五味，价极廉，但效果极显著。几千年来，此方不仅用于外感风寒表虚证，且大量用于临床各科之无表证者。实践证明，桂枝汤具有解表和里的功效，因此，可用于营卫失调，营卫不足及阴阳失调所导致的许多疾病。

感冒患者的"补益剂"

感冒是一种很常见的疾病，在汉朝张仲景的《伤寒论》里，它被称为"伤寒，伤风，中风"。张仲景将感冒大概分为两大类：表虚和表实。其中的表虚者可以用桂枝汤治疗，《伤寒论》中记载："太阳病，头痛，发热，汗出，恶风，桂枝汤主之。"张仲景生活在兵荒马乱的年代，不管是疲于奔命的难民，还是从战场上下来的士兵都是桂枝汤的最佳适应者。从这个程度上来说，桂枝汤可以称作"补益剂"。服用桂枝汤后，病人会微微出汗，这是机体各种调节功能恢复的标志，是营卫之气和谐的结果。

李辉是一家单位的会计，一天他下班的时候正好赶上下雨，仗着自己年轻力壮，冒雨回了家。没想到晚上睡到半夜时就冻醒了，虽然被子都在身上，但全身冷得直打哆嗦，后来还打喷嚏，流清涕，头痛，浑身痛，一试体温表，已经高达 39℃。李辉想想已经是后半夜了，便自己从抽屉找了一种解热镇痛的西药，吃了两片后，才出了一些汗。第二天早上醒来后，他浑身疼痛没有缓解，喝了碗热粥后，身上又出了些汗，体温在 38℃左右。看着体温还没下降，李辉只好去了附近的医院。医生在听了他感冒的原因和现在的症状——头痛、发热、汗出、恶风后，心里就有了谱，这四种症状正好是桂枝汤主治的，于是便为他开了桂枝汤。

李辉根据医生的建议，回家后服用自己煎好的桂枝汤后，还喝了碗粥，最后躺在床上盖了层被子，等着微微出了汗后，身体的不适症大减，体温也降回了正常值。

桂枝汤由五味药组成：桂枝（去皮），芍药，生姜，大枣，甘草。这也是伊尹《汤液》里的小阳旦汤，针对太阳病初起，感冒初起的方子，适用于感冒发热，"头项强痛而恶寒"，头痛、脖子僵硬、怕冷、发热，身上有一点微微出汗等症状。

桂枝是君药，张仲景在桂枝上方加小字注：去皮。中药也遵循取象比类的原则，感冒发热初期，病在表，桂枝树梢是阳气生发最旺的地方，用的是嫩桂枝，起解表作用，散人体受到的那点儿寒。中药里面，皮都是包裹的，都主收敛，既然要取其生发之意，所以要把它收敛的特性去掉。

白芍是根茎，中药里凡是根茎的东西都主里，固住根本，里边足了，才能把邪气往外赶。

甘草主中焦，甘味入脾，散表、固里之后，固摄脾胃。脾胃是后天之本，如不固住，表寒容易入里。

生姜主散，助阳，帮助桂枝，为佐使。

大枣入脾胃，帮助甘草，也是佐使。枣肉是黄色的，黄色的东西入脾，脾主肌肉，大枣劈开，用的是大枣肉的濡润之性。

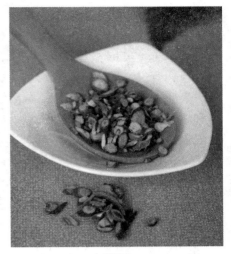

芍药

中医可以治急症，关键是辨证准确。如果是太阳经脉的发热，表受寒，微微有汗就用桂枝汤，没有汗就用麻黄汤。如果是少阴的发热，就用麻黄附子细辛汤。

用桂枝汤治疗感冒时，在服药方法上有特殊的要求：一要"服已须臾，啜热稀粥一升余，以助药力"。喝一碗热粥，助发汗，又补脾胃，发出汗来去掉病邪，马上停药。如果出汗太过，就喝一碗凉粥，主收敛，也不伤脾胃。二要"温覆令一时许"。适当地加盖衣被，约2小时。对于发汗，也是有要求的，汗出要遍身，而且是小汗，微汗，盖被保温2个小时。因为只有汗出透了，才能达到热退、身凉的目的。

张仲景指出，凡外感风寒表实无汗者，平素嗜酒者禁用此药方。饮食上要注意，凡是腥的、臭的和味浓的都不要吃，因为吃这些食物会调动元气。本来病在表层，如果元气调上来，病邪就会往下走，侵入身体内部，变得更加严重。所以感冒发热忌讳多吃，忌讳吃味浓的食物，宜食清淡。

适合营卫不和之证

汗出和恶风是我们在使用桂枝汤时的主症，这种症状反映了营卫不和的病机。那如何理解营卫不和呢？

原来在人体内有许多重要的气，如营气、卫气、宗气、肾气等，它们都是参与人体生命活动的重要成员。

营气，顾名思义，主管营养，又被称为"荣气"。它是与血共同运行于脉中的气，能循脉上下，营运于全身。所以与血液的关系极为密切，可分而不可离，故常常将"营血"并称。营气主要由水谷精气中的精华部分所化生，有营养全身和化生血液两个方面的作用。营气为脏腑、经络等组织器官的生理活动提供营养，所以可以"营养全身"；由于营气与血液共行于脉上，可算血液的组成部分，所以它可以"生化血液"。

卫气是保卫人身体的阳气，它运行于脉外，属阳，所以又被称为"卫阳"。它主要由水谷的精气化生而成，其特性是"慓疾滑利"，即活动能力特别强，流动很迅速。《素问·痹论》中说："卫者……不能入于脉也，故循皮肤之中，分肉之间，熏于肓膜，散于胸腹。"即说卫气不受脉管的约束，运行于皮肤、分肉之间，熏于肓膜，散于胸腹。

卫气的生理功能主要有三个方面：

其一，护卫肌表，防御外邪的入侵。

其二，温养脏腑、肌肉、皮毛等。

其三，调节、控制腠理的开合、汗液的排泄，以维持体温的相对恒定等。

需要注意的是，营气和卫气虽然均以水谷精气为其主要生成来源，但是"营在脉中""卫在脉外"（《灵枢·营卫生会》），营主内守而属于阴，卫主外卫而属于阳，卫气保护营气不致外泄，营气滋养卫气不致虚弱，这种状态称为营卫调和。

营气、卫气运行于周身，布散体表，所以风寒外袭必先影响营卫的运行和功能，导致营卫不和之证。还有的因为疲劳过度、起居失常引起内伤，致使营卫不和证。营卫不和的主要表现有三：出汗异常，发热，怕风。如果同时出现了这三种情况，基本就可以确定属于营卫不和的症状了，这种情况就适用桂枝汤来调理。

桂枝汤由5味药材组成，其中的桂枝和生姜用来阳卫，芍药和大枣用来营阴，甘草用来补益脾胃，调和其他药材。这样的搭配具有解肌祛风，调和营卫的能力。如果营卫不和不是那么严重，那么自己炮制代茶饮即可。准备桂枝5克，芍药5克，甘草5克，开水冲泡，保温杯闷10分钟，即可饮用。这些药量可以喝一天。

病重者加风池、风府穴

如果说本来属于桂枝汤适应证的患者在服用了桂枝汤后，病情未解反重者，应该同时针刺风池、风府穴。《伤寒论》中的第二十四条说："太阳病，初服桂枝汤，反烦不解者，先刺风池、风府，却与桂枝汤则愈。"

第一次服用了桂枝汤后，并配合喝热粥，盖被子，没有出汗，反而出现了"反烦不解"，"烦"应当如何解释呢？《说文解字》说："烦，热头痛也"。此处的"烦"是"烦热"的意思，也可理解为"发热"。病人在服用桂枝汤后本应当遍身蛰蛰微似有汗，结果反而出现了发热严重的情况，也没有出汗。这时候，并不是医生的药开错了，而是因为病重药轻，药物不足以祛除邪气，反而激起了邪气的势力，这种情况也叫"激惹现象"。

激惹现象是临床上很常见的一种现象。举例而言，有的肺结核病人，在首次服用抗结核药时，通常会联合用药。这是因为如果用单味的一种抗结核药，药量不够，常会激惹病患，使结核反而播散。所以，在抗结核治疗的首次用药时，一定要用够足量的药物，多种抗结核药联合运用，防止激惹现象的出现。

对于服用桂枝汤的病人而言，也许他人高马大，邪气偏盛，服用普通剂量的药物不能缓解不适，反而烦热不解。这个时候就应该针药并用，先刺风府、风池，帮助祛除邪气，调动正气。

风府穴位于项后上方入发际1寸，它是督脉的穴位，处于足太阳膀胱经与督脉的交会，因此针刺后能疏通两条经脉的经气，祛除邪气。风池穴位于后头骨下，两条大筋外缘陷窝中。风池穴属足少阳胆经，针刺它，对局部而言，可缓解颈部的肌肉的痉挛。针刺这两个穴位后，再给病人服用桂枝汤，这个时候就可以达到汗出病退的效果。

现在治感冒，选择风府的情况不多了，医生多选用大椎穴。大椎穴位于颈部后，第7颈椎棘突起和第1胸椎棘突起之间。低头时，用右手摸到脖子后方最突出的一块骨头，就是第7颈椎，下方的凹陷处就是大椎穴。大椎穴是督脉上非常关键的一个穴位，有很好的退热作用。对于发热的病人，可先在大椎穴消毒，再用三棱针放血，出血不畅时，可再拔上一个火罐。单用大椎穴就能起到不错的退热效果，此处也可选择艾灸的方法。如果用风池穴退热，可再加上曲池穴和合谷穴。

加当归、川芎治疗经行感冒

可能有些人会有这样的体会，每当月经来潮前后或者正值经期时，便会出现恶寒、发热、头痛、打喷嚏、鼻塞、流涕、周身酸痛等症状，但是经后这些症状则会逐渐缓解。如果每逢月经期或是在经期前后，就出现这一系列症状，并且连续发生2次以上者，即可归属于经行感冒的范畴，有必要接受治疗。如果只是经期偶尔感冒，并非每月都出现症状的话，则不属于经行感冒；而经行头痛或是身痛，虽然有周期性发病的特点，但是如果没有上呼吸道症状以及恶寒发热的表现，也不能以经行感冒来进行论治。

在中医看来，风为六淫之首、百病之始，常可兼夹外邪侵犯人体。一般风夹寒则可能引发风寒感冒，夹热则可能引发风热感冒，而经行感冒的病变部位主要在鼻、咽喉及皮毛；无论风寒或风热之邪，首先犯肺，从而出现肺失宣发、气道不利、营卫失和的病理变化，进而出现种种感冒症状。经行感冒的发病原因，与一般内科感冒的病因大致相同，但因与月经周期有关，则须考虑自身的抵抗能力。因为体质虚弱，皮肤毛细孔疏而不密的人，当经行期间，气随血泄，以致体力更虚，卫气不固，所以也较为容易感染风邪而致病。

对于经行感冒的治疗，除要祛风解表之外，还要注意调理气血，即兼顾经期气血不足的一面。国医大师班秀文教授在治疗经行感冒的时候，建议使用桂枝汤，取其辛甘和阴、调和营卫、解肌发汗的功效。由于妇女以血为主，经者血也，在经行之时外感风邪而致感冒，所以在治疗的时候除以辛温之品驱寒之外，方中还特别加入了当归以补血活血；加入川芎入冲脉血海，通行上下，促进血脉畅通，从而起到扶助正气、驱邪外出的作用。

在使用药物进行治疗的同时，出现经行感冒的时候，也可以通过按压太阳穴、迎香穴、风池穴来防治、缓解头痛、鼻塞等不适症状，效果很不错。

帮自汗者排出寒气

自汗最常见的原因就是感受了风邪，邪风在内会导致营卫不和，营气行走在血液里，卫气固摄在体外，除了护卫肌表之外，还控制着汗孔的开阖。如果风邪不从体内清除，身体对外的门户是开放的，人就会表现出时时汗出、动则益甚的症状。表面上看似乎是发热出汗，但体内却又有恶风。

对于这种因寒邪引起营卫不和而导致的自汗，用前面我们提到过的桂枝汤来治疗效果不错。具体做法如下：

桂枝3～9克，白芍6～9克，炙甘草3～6克，生姜2片，大枣4～6枚。

每日1剂，水煎取汁，分2次服用。服用后片刻，最好再喝一小碗稀粥，使身体微微出些汗。半身或局部出汗者，加浮小麦30克。不方便煎药的患者，当然也可以选用中成药桂枝汤合剂。

当体内有寒气时，首先要做的就是将寒气排出去。通常我们感觉寒冷时，都习惯喝碗姜汤或者吃点儿热乎的饭菜，等身体出汗了，寒气也就排出去了。不过，由于之前的自汗已经伤及了阴精

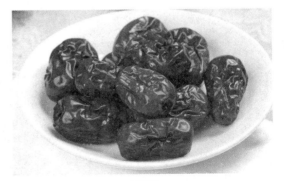

红枣

和阳气，所以此时驱寒的药要用温和一点儿的。桂枝能够温通血脉，解肌发汗。而白芍能够防止因为汗出而更伤津液。大枣、甘草和芍药相配，能够更好地滋阴养血，而生姜、大枣合起来，就能更好地鼓舞脾胃之气，升腾脾胃生发之气，使津液上行。单靠姜枣对脾胃的鼓舞之气还不够，所以喝药之后，还要再喝一碗热乎乎的稀粥，一方面能够加强身体的热力，更重要的是可以尽快生成水谷之精，补充流失的津液。

对于定时出现的自汗，桂枝汤也有不错的治疗效果。举个例子，有个厨师每到下午3点左右就会发热，之后出一身汗，出汗后又像个健康人一样了。经过检查，他身体也没有别的疾病。后来，这个厨师自己也研究中医，看《伤寒论》，觉得自己的症状很像桂枝汤的主治范围。在咨询医生朋友后，他为自己准备了几剂桂枝汤，第一天下午1点钟吃了药，微微出了一身汗，

等到3点时，身体没有像以往那样大汗淋漓。他很高兴，接着服用几天后，身体自汗的症状逐渐消失了。

《伤寒论》中说："病人脏无他病，时发热、自汗出而不愈者，此卫气不和也，先其时发汗则愈，宜桂枝汤。"这段话的意思是说，病人如果没有肝炎、肺炎等其他脏器的疾病，只是定时发热自汗，是由于营卫不和造成的，可通过服用桂枝汤让病人先其时发汗，调整机体的自我稳定能力。

此外，人也可能因为体虚或者久患咳嗽等症引起卫气不固，从而导致自汗。也就是说侵犯身体的外邪虽然被赶跑了，但是自己的防卫体系还没有完全恢复，此时应该用一些益气固表之药。比如玉屏风散，适用于容易感冒的自汗者。补中益气丸，则适用于脾胃虚弱，食少、畏寒的自汗者。

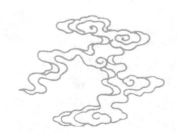

川芎茶调散：疏风散寒的头痛名方

【名方出处】宋代《太平惠民和剂局方》。

【使用历史】862 年。

【主要成分】川芎，白芷，羌活，细辛，防风，荆芥，薄荷，甘草。

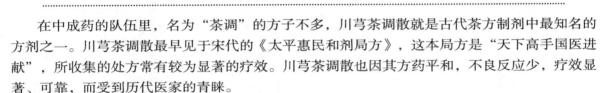

【整体药性】辛温。

【功能主治】疏风止痛，主治外感风邪所致的头痛。

【典型征象】头痛，恶寒，发热，鼻塞。

【禁忌人群】气虚、血虚，或肝肾阴虚阳亢、肝风内动引起的头痛者不宜服用。

在中成药的队伍里，名为"茶调"的方子不多，川芎茶调散就是古代茶方制剂中最知名的方剂之一。川芎茶调散最早见于宋代的《太平惠民和剂局方》，这本局方是"天下高手国医进献"，所收集的处方常有较为显著的疗效。川芎茶调散也因其方药平和，不良反应少，疗效显著、可靠，而受到历代医家的青睐。

川芎茶调散有疏风止痛之功，现在被制成多种剂型，为临床治疗风寒感冒头痛的常用方剂。既为散剂，何以"茶调"？之所以用茶叶泡汤服下散剂，乃是取其苦寒清上而降下之性，既可以上清风热，又可引热下行，亦可制约风药的过燥之弊。后世治疗风热头痛的茶调散、川芎茶、菊花茶调散等方剂都是从川芎茶调散化裁而来。

风为百病之长

川芎茶调散为疏散风邪的中成药，方剂中除了甘草之外，都是散风的药物，因此可治疗风邪为患的疾病。

何谓风邪？《素问·骨空论》云："风者，百病之始也。"许多疾病的发生与风有着密切的关系。风为春季主气，风为六气（风、寒、暑、湿、燥、火）之首。在正常情况下，风构成了万物生长的基本条件，但是六气太过或者人体正气不足时，六气就成了致病因素——六淫。

中医理论认为，风邪为六淫之首，四季皆能伤人。体质虚弱的人本来就免疫力低下，体内已经没有或者很少有能力来抵御风邪，一遇到大风，或者人体出汗后受风，就会使风邪在人体内长驱直入，造成疾病。所以这类人在日常生活中，尤其要注重避风邪。

风邪致病通常会有下面一些特点：

（1）善行数变：善行，是说风邪致病，病位行无定处。表现为肌肉、关节的游走性疼痛，痛无定处的风湿性关节炎等。数变，则是说风邪致病的变化多，如荨麻疹的皮肤瘙痒，疹块时隐时现，此起彼伏。

（2）浮越：风有上浮外越的特性，所以病在表上，易于散泄。通常感冒引起的头痛、鼻塞、咽痒、咳嗽、恶风、发热、汗出等，就属于受了风邪。病初起可以用"姜汤"这些普通方剂，有很好的疗效。

（3）兼邪致病：风邪经常与其他外邪一起致病，如风与寒、风与湿、风与热、风与燥等，形成复合致病因素，病症表现则兼有两种外邪的特点。

（4）善动：意思是风邪致病，病症表现有摇动的特性，所以人体不由自主地晃动，如突然晕倒、眩晕、手抖、抽搐、面肌痉挛等，都属于风邪致病。高血压引起的脑出血、脑血栓等，表现为发病突然，昏厥不省人事，口眼歪斜等"动摇"的特征，故称为"中风"。治疗时也要用祛风药。

针对上述风邪的致病特点，大家应提高警惕，在日常生活中可以采用一些防风邪的办法。例如，春夏风邪最盛的时候，尽量不穿无肩、无领、露背的衣服，以免给风邪以可乘之机；不在阳台、树下、露天或有穿堂风的厅堂、凉滑的水泥地上睡觉。风邪致病的病人，可根据症状服用像川芎茶调散的祛风类中成药。

治疗外风头痛的首选方

头痛是现代人常见的一种症状，看起来头痛不算什么大毛病，但真正痛起来也会给人们带来相当大的困扰，不仅会造成身体上的痛苦，也会影响到工作、学业、家庭生活等。对于风邪引起的头痛，中医治疗时一般采用散风达到止痛的作用，其中的川芎茶调散就是使用频率较高的方剂。

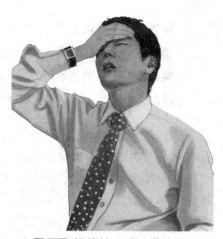

风邪引起的头痛遇寒则加强

45岁的张文常年在日本工作，她患有偏头痛多年，时好时坏，每次发作时都要服用止痛片才能缓解。平时天气暖和时还好，一到天气转凉了，她头痛发作就变得频繁起来。头部稍微吹点凉风就会疼痛不已，这次因为着了寒风而感冒了，人变得一点精神也没有。趁着回国，她赶紧找了位中医瞧病。医生诊脉后，发现她尺软而寸有力，观其舌，发现她舌淡红而苔薄白腻，因此诊断张文属于清阳不升，经脉阻滞，血行不畅所致，一旦遭遇风寒之邪，上扰清空，就会头痛剧作。因此，给她开了川芎茶调散服用，清茶送服。张文回家后吃完饭就拆开了一袋药，茶水一冲，顿时芳香四溢，似乎气味中带有一种穿透力，直沁心脾。张文立即意识到医生开对了药，第二天，她的头痛果然减轻了，感冒也渐渐地好了起来。临走时，又带了10盒药回日本。

生活中有些人像张文一样长期偏头痛，尤其是遇寒加剧，这种疾病产生的原因是素体亏虚，气血流行不畅，稍遇风寒，则经脉阻滞，清阳被阻，不通则痛。风为百病之长，易侵犯阳位，且有升发向上的特点，头面为清阳之会，清空之府，易被外邪侵袭。因此治疗这种头痛的原则为疏风散寒，养血活血。源于《太平惠民和剂局方》的川芎茶调散，主治症候就是外感风邪头痛。现代药理研究发现，川芎茶调散具有显著的镇静、镇痛、抗炎、解热及强健机体的功效，特别是增强脑的耐缺氧能力，有助于缓解脑组织缺氧所造成的头晕、头痛症状。

川芎茶调散需要用茶水送服，之所以如此有两个原因：一是茶叶本身能上清头目；二是茶能引热下行，制约方剂的温燥之性，实际上它也是在调节药物中的寒热偏性。川芎茶调散的时间较长，本身里面的川芎针对头痛有较强的止痛作用，再加上川芎与祛风药的结合运用，充分体现了"治风先治血，血行风自灭"的道理。因此，川芎茶调散历来都是治疗外风头痛的代表方。

善调诸经头痛的药

川芎茶调散集中了许多去散风邪之药，其组成包括川芎、白芷、羌活、细辛、防风、荆芥、薄荷、甘草八味中药。正如《医方集解》所说，"头痛必用风药者，以巅顶之上，惟风药可到也"，正是这些祛风药物让川芎茶调散有了疏风止痛的功用。

川芎茶调散主要用川芎治疗风寒头痛，所以用川芎命名。古人对川芎治头痛的论述很多。

张洁古曰："能散肝经之风，治少阳、厥阴头痛及血虚头痛之圣药也。"张景岳说："川芎其性善散，又走肝经。气中之血药也，其散动之性尤佳。故能散风寒治头痛。"川芎辛温香窜，可以上至巅顶，下行血海，既能活血，也可行气。

在这个方剂中用了一些散风的中药，其中的善治少阳、厥阴二经头痛（头顶痛或两侧头痛）；羌活辛烈疏散祛风，善治太阳经头痛（后头痛牵连颈部）；白芷辛温香窜，善治阳明经头痛（前额头痛、眉棱骨痛），三药相合，三阳并治，可运用于头部各处疼痛，善于祛风通络，祛散风邪，制止头痛，效专力强，并且各有侧重，相得益彰，俱为君药。当头痛的部位有所偏重时，用药也可据此有所调整。

方中的细辛、薄荷、荆芥和防风可辛散上行，疏散头部的风邪，共为臣药。其中的细辛性辛温，芳香气浓，性善走窜，具有较好的祛风散寒止痛之力，而且善治少阴经头痛，并能宣通鼻窍。炙甘草益气和中，调和诸药。

方中多辛温药，因此辛凉的薄荷在本方中的用量特别大。薄荷可散风热，消肿，用它来调理诸药的温燥之性。而且薄荷有轻扬升浮，清利头目的作用，帮助君药增强疏风止痛之力，并能解表。服药的时候应用清茶调下，取其苦寒清上降下之性，虽效力不如薄荷，但用意相同。

三叉神经痛者的"止痛药"

章敏是一位离退休干部，按理说退休后有了大把的休闲时间，可以四处旅游或做些其他感兴趣的事情，但实际上她每天无精打采的。原来，她是一名三叉神经痛患者，右侧的面颊呈放射性的疼痛，就像刀割一样，十几秒后自行缓解。虽然她的病程不长，但已经深刻体会到三叉神经痛的痛苦了，她平时洗脸的时候都得轻轻地放慢动作，漱口和刷牙也是小心翼翼，生怕触碰了某个神经，引起疼痛。难受的时候她会服用卡马西平片，但是服用后常出现头晕等症。所以，章敏一直想寻找一种副作用小的治疗方法。

后来，她去药店给儿子买感冒药时，听到药店里的人介绍川芎茶调散对头痛的治疗效果很好。虽然自己属于"脸疼"，但疼痛的部位也属于头，于是就顺便买了一盒试试效果。没想到，服用几天后疗效就显现出来了，继服一个月，疼痛大为减轻。

三叉神经痛是以三叉神经分布区呈现放射性、烧灼样疼痛为主症的疾病，属于中医头痛、头风、面痛范畴，多因外风侵袭、胃热炽盛、内积劳伤所致。川芎茶调散中的川芎可行血中之气，祛血中之风，上行头目，临床上常用于外感头痛之要药；荆芥、防风、细辛、柴胡、羌活、白芷可疏风散寒、止痛；甘草白芍酸甘化阴，可缓急止痛。全方共奏缓急止痛之功，因此对三叉神经痛有不错的疗效。

现代医学药理分析认为，川芎中的川芎嗪能够降低外周血管阻力，增加脑血流量，它同白芷一样都具有良好的止痛效果；羌活、防风的有效成分，均有解热镇痛作用；细辛分离出的消旋去甲乌药碱及薄荷油均有松弛平滑肌、扩张血管的作用；薄荷中含有的薄荷脑可使皮肤毛细血管扩张。各种药物有效成分的共同作用，让川芎茶调散起到了扩张血管平滑肌，解除血管痉挛，增强血流量及中枢性镇痛作用，从而发挥止痛的良好疗效。

目前川芎茶调散已经不限于偏头疼和三叉神经痛，它还广泛用于分泌性中耳炎、急性上颌窦炎、变应性鼻炎、急性喉炎、面瘫、经前头痛、眶上神经痛等病。这些疾病虽然临床表现不同，但病位都在头面部，而且多为风邪所致。中医理论认为，凡巅顶之疾唯风可到，所以有疏风散寒之功的川芎茶

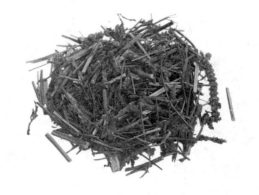

荆芥

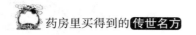

调散对这些病都有一定的疗效。

川芎茶调散熏蒸法

中医有很多的康复疗法，利用中药加水煎煮时产生的蒸汽熏蒸、吸入，也能促进身体的康复。看过《神医喜来乐》的人，可能对下面这个情节还有印象。剧中的格格患了重病，经过很多医生治疗后依然是不吃不喝，病得很重。最后王爷把神医喜来乐请来了，喜来乐不负重托，利用中医的香薰疗法治好了格格的病。当时格格已经处于昏迷状态，药物正是通过呼吸系统和透皮吸收进入格格体内，才起到了重要的治疗作用。

川芎茶调散不但可以服用，同样也能通过熏蒸的方法治疗头痛类疾病。

54岁的王女士患有头痛20年，不发作的时候一切正常，发作时不但头痛还会恶心、畏寒，通常遇寒即发。为此她曾经做过脑CT、脑血管造影、脑电图等检查，都没有发现异常，每次发作服用索米痛片类的药物，头痛的症状会得到改善。冬天的时候因为天气寒冷，她又犯了头痛，不但左侧头痛难忍，而且头皮发麻，眼睛睁不开，还有怕冷的症状。医生诊断后，认为王女士的头痛是风寒外袭所致，于是建议她试用了一种熏蒸疗法。

这种方法就用到了川芎茶调散，选取川芎12克，白芷、羌活、荆芥、防风各10克，薄荷6克，细辛4克，甘草3克。将这些药材都放入砂锅内，加水1000毫升煎至700毫升，最后倒入保温杯中，上面用一层胶纸封住杯口。在胶纸的中间开一个硬币大小的孔，让王女士的右鼻孔对着纸孔做深吸气（若是右侧头痛取左鼻孔）。每天1剂药，熏蒸2次，每次持续20分钟左右即可，7天为1个疗程。

王女士使用这种方法后，疼痛减轻了很多，治疗2次后，头痛基本上就消失了，后来为了巩固疗效，连续治疗了3个疗程。每个人的症状不同，所以在使用川芎茶调散时要根据病人的情况加减相应的中药。比如风热型头痛，症见头痛而胀，发热恶风，面红耳赤，口渴喜饮，舌红苔黄者，可用细辛、羌活，加菊花、蔓荆子各10克。

实际上，熏蒸疗法在我们生活中很常见。在感冒的多发季节，家里的长者总会在屋里煮上30~60分钟的醋，虽然到处都弥漫着酸酸的味道的确不好受，却能很好地预防感冒。煮醋就属于蒸汽疗法，它既能对空间进行消毒，又能起到治疗疾病作用。上述案例中所用的是熏蒸疗法的一种，将药气直接通过鼻孔吸入，来达到治疗疾病的目的。《疮疡全书》说"鼻孔为肺之窍，其气上通于脑，下行于肺"，"纳鼻而通六经"。说明药气从鼻而入，上通于脑，下行于肺，通十二经脉，因此，这种方法对于治疗头痛也是可行的。外用药和内服药的功能是一样的，所以熏蒸疗法对人的健康作用，同所选的药方有直接的关系。也就是说，川芎茶调散本身的功效，可以通过鼻子吸收药气达到同样的作用。有头痛困扰的人，不妨试试这种方法。

第三章

五大补气名方：
补脾肺之气，为身体增加马力

补中益气丸：一种给人提气的药

生脉饮：迅速补气、补津液，适合夏季饮用

参苓白术丸：养脾最核心、最通用的中成药

四君子丸：有气无力者的补虚佳品

香砂六君子丸：为滋补身体开路

补中益气丸：一种给人提气的药

【名方出处】金代李杲《脾胃论》。

【使用历史】764 年。

【主要成分】黄芪，甘草，白术，人参，当归，升麻，柴胡，橘皮。

【整体药性】温。

【功能主治】补中益气，升阳举陷。用于脾胃虚弱、中气下陷证引起的体倦乏力、食少腹胀、久泻、脱肛、子宫脱垂。

【典型征象】面黄肌瘦，手无缚鸡之力。

【禁忌人群】感冒发热病人不宜服用。

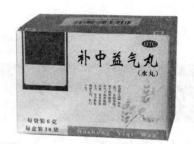

补中益气丸是由补中益气汤衍生的丸剂，后者是中医史上赫赫有名的"金元四大家"之一李杲的代表方剂。李杲是"补土派"（五行中"胃"对应"土"）的代表人物，当时，他处在金元的动荡时期，很多百姓因为颠沛流离的生活，饥饱无常，脾胃病也成了当时发病率最高的一种疾病。在这种背景下，李杲特别重视脾胃，他以"人以脾胃中元气为本"的原则，结合当时人们由于饮食不节、起居不时、寒温失常所导致的胃气亏乏的现状，创制了调理脾胃的代表方剂——补中益气汤。

医界的很多人都认为，补中益气汤凝聚了李杲毕生的学问，可用于治疗脾胃虚弱，中气下陷，体倦乏力，食少腹胀，久泻、形体器官脱垂等症。

中气下陷，脱肛、胃下垂的问题就出来了

补中益气丸由黄芪、人参、当归、白术、陈皮、升麻、柴胡、炙甘草八味药组成，主要治疗因劳伤、饮食不节所导致的脾肺气虚、中气下陷。那什么是中气下陷呢？

中气下陷是一个中医术语，这个"中"指的是脾胃，也就是我们的后天之本，气血生化之源。中气也就是脾胃之气，我们胸中的"中气"，支持着人体的正常功能，如果因为营养不足，导致了气虚，这个中气就会向下走。脾胃功能的削弱，中气的流失，将会产生下面的一些情况：

（1）脾的运化功能是以升清为主，升清是脾胃之气的运动特点，可使气血上达到心脑，达到高处。如果脾气衰弱，升清失司，中气下陷就会令人出现面色不华、头昏、头晕，或者目眩，类似于人们常说的低血压、低血糖的症状。

（2）中气下陷是脾胃虚弱的一种，会影响到人的消化功能。胃肠的蠕动减慢，没有力量，表现为：饭量小，吃点东西就感觉堵得慌，不易消化，很长时间以后打个嗝，还能闻到自己吃饭的味道。

（3）中气下陷还会使脏器功能衰弱。脾主升清，除了将运化后的清气送给心肺、头目，还会借助上升的力量保持体内脏腑的位置。如果脾气虚了，中气下陷，就会出现脏器的下垂。比如，胃肠内的食物，在中气的固持下，可以正常地走完整个消化过程，但是现在因为中气下陷而固持不住，很快就泻了出去。长期腹泻的人会出现直肠或者肛门的脱落或者脱垂，这些人

在排便后需要用手托着肛门才能回去。也有的人出现胃下垂、肾下垂或子宫脱垂等。

有的患者在出现脏器下垂之症后，通过外科的手术为这些脏器复位，虽然表面上脏器可以恢复到原来的位置，但这并不是一个解决问题的根本办法。类似肛门括约肌、胃的平滑肌，都属于一些肌肉，脱肛或胃下垂的原因是这些肌肉失去了动力和弹性，而这种动力和弹性，就是我们中医讲的气。在治疗这种中气下陷的时候就要以补中益气为原则，建议在咨询医生后可小剂量频服补中益气丸。

为你提补中气

补中益气丸，顾名思义，是补中气、补脾胃之气的药物。为何有提补中气的效果呢？来看一下它的组成吧。

人参不必多讲，众所周知，这是一味大补元气的药；黄芪能益气固表，所谓的固表是指可加强人体体表的防御系统。比如，有的人爱出虚汗，还爱感冒，这时就可以用生黄芪的固表作用，黄芪加上白术和防风，就是叫玉屏风散。另一方面，黄芪是补气升阳的，所以表虚不固、气浮于外、外科的疮疡久溃都会用到它。补中益气汤以黄芪为主药，就是根据它的这两个特点，所以用量也比较大。原方中，黄芪用到了一钱，其余的药只用几分，不过到了现在，有的医家在开汤药时，黄芪都用到几十克，甚至上百克，效果不错。大家在购药的时候要注意，生黄芪和炙黄芪有不同的作用，一般而言生黄芪可以大量使用，但是蜜炙黄芪容易生热，所以用量要严格遵守方剂的规定。

炙甘草有补脾和胃的功效，李杲认为黄芪与人参和炙甘草一起可组成消除烦热的圣药，这里的烦热是因中气不足而产生的虚火。白术是燥湿、补脾经之气的药物。黄芪与方中的"三君"（人参、甘草、白术）共同发挥其健脾补气的功效。

在补气的同时，还要照顾到血。中医认为，气血是互生的，机体在气虚的同时，也会出现血虚。因为补气要用甘温之药，所以补血药也不能选用寒凉和滋补药，此处选用的当归，可让全方的配伍还保持甘温。

补中益气丸既然是补气之药，为何方子里面还加上了陈皮呢？原来，补气的药如果一下子补多了，人

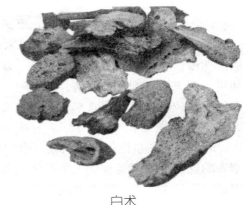

白术

体也承受不了，最大的感受就是气闷，胸闷，这时稍微用一些理气的陈皮，在补气的基础上调整气乱，恢复气本身的升降。让清浊之气当升则升，当降则降。

虽然用了以上这些补气之药，可是现在的主要问题是中气下陷，这个下陷如何解决呢？

于是，方子里面就用上了小量的升麻和柴胡。其中的升麻是升阳明胃气，柴胡是升少阳之气，别小看这两味药。二者可令脾胃的功能强健，脾胃强健自然可以生气，而且，通过升阳的药，清阳之气可以更好地上行，浊阴液就自然下降。

这一点，有些人可能已经有所体验了。有的痔疮患者，在用痔疮药的同时配合服用补中益气丸，结果痔疮就开始往回收。这是因为补中益气丸有补气升阳的作用，所以能固摄、治疗这些脏器下垂的疾病。总之，凡是属于中气不足、气虚下陷、肠胃功能减弱，甚至是气虚的出血都可以考虑服用一些补中益气丸来调补一下。

文弱书生多脾虚

在生活中我们常常会见到很多刻苦钻研的人，大多身形消瘦，这可能与长年的劳心劳神损伤脾胃有关。中医讲，脾主肌肉，脾气足的人肌肉会有弹性，会丰满，相反地，脾气虚的人往

往是"手无缚鸡之力"的文弱书生。对于这样的文弱书生，也适合服用补中益气丸。

劳心劳神是如何影响到我们脾胃功能的呢？

《黄帝内经》里说："脾在志为思，过思则伤脾。"这里的"思"是思虑、思考的意思，思虑过度，就会伤害到脾。正常的思考、工作和学习，属于"思"的正常范畴，不会影响身体的健康，但是过度的"思"，则会导致身体的失衡，对健康是不利的。《医学衷中参西录·资生汤》中也说："心为神明之府，有时心有隐曲，思想不得自遂，则心神拂郁，心血亦遂不能濡润脾土，以成过思伤脾之病。"

举例而言，一个企业的管理者，位置高高在上，很多文件都需要他亲自批示才能执行，表面看起来他拥有很大的权力，殊不知，在签字的同时他要经过很多的思考，因为面对着那些可以决定盈亏的文件，签字常常意味着决定自己在商海是否会触礁。尤其是对于那些企业的掌舵者，几乎不容有丝毫闪失，故而在做决策时会反复推敲、掂量，可以说是绞尽脑汁地思考。企业的高层如此，普通员工也因为快节奏的生活、激烈的竞争和高强度的工作压力，多需要殚精竭虑。

长时间的脑力劳动后，他们必然会因为伏案久坐操劳，引起脾胃气滞，心肺气血运行不畅，继而食少、四肢乏力、精神不振、胸闷不舒、失眠健忘等症。而且，人在思考问题的时候，精神高度专注，血自然就会往头上走，吃进去的食物得不到充分的消化，时间久了，难免会得脾胃病。

因此，对于那些因为劳心劳神而体型瘦弱的白领们，不妨看看自己的症状是否和补中益气丸相应，通过服用这一药物改善自己脾气虚的体质。

"疲劳综合征"的解疲方

李青大学毕业后留在北京，为了不落后于他人，也为了一份稳定的工作，他一直非常努力。这固然没错，但是疲劳也像个恶魔一样如影随形。白天上班时，他的工作很忙，并且常要超时加班，回家后感到浑身疲劳，即便睡了一觉，第二天仍然是疲惫不堪。为了多休息会儿，他起床的时间较晚，早晨常常来不及吃早饭就到了公司。有时候，他会随便吃些零食，有时干脆什么都不吃直接工作。等中午了，狂吃一顿。

最近他发现自己一工作就累，常常头晕，抵抗力低，容易感冒，容易闹肚子，等等。其实，李青的这些症状就是现代人常见的疲劳综合征。得了疲劳综合征怎么治疗呢？如果你能看看补中益气丸的说明书，就会发现它的主治范围与疲劳综合征相差无几——脾胃气虚，少气懒言，四肢无力，困倦少食，不耐劳累，动则气短。

为何现在这么多白领都患有疲劳综合征呢？其实，仔细想下原因，这同我们的饮食习惯有一定的关系，就像例子中的李青一样，三餐不定时以至于脾胃受伤。"废寝忘食"似乎成了不少上班族的习惯，饥一顿、饱一顿，对此，很多人甚至已经慢慢习惯并且不以为然。然而就是这种不经意的、不健康的工作方式正在一点点蚕食着我们的身体健康，尤其是脾胃的健康。因为脾胃有它自己的作息时间，我们定时的吃饭，才能保证脾胃的正常工作。中医上的六腑包括胃、胆、大肠、小肠、三焦、膀胱，它们是食物消化和吸收的通道，只有胃的工作完成后，其他的五脏才会按照正常的顺序"传化物而不藏"。如果吃饭的时间混乱了，那么自然六腑的工作时间也会被打乱。很多人有这样的经验，如果一晚上熬夜不睡觉，到了第二天怎么补觉也难以有醒后浑身舒服的感觉。同样，我们的脾胃在本来该休息的时候

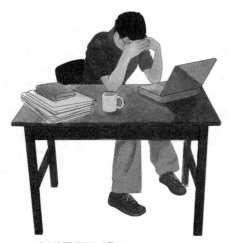

生活需要有规律，防止过度疲劳

加大了工作强度，却在该工作的时候休息，这样违背了脾胃的作息时间，很容易损伤脾胃。

另外，现在有些女孩子为了减肥而节食，由于不知道脾胃受伤后的严重后果，长期拒绝正常饮食，平时就吃些黄瓜、苹果等水果。担心自己节食的毅力不够，有的人还会去服用一些降低食欲的西药。殊不知，脾胃一旦受伤，身体的元气也会跟着受伤，这样就会引起许多的病症。

疲劳综合征在国外也很普遍，究其原因还是不良的生活习惯损伤了脾胃，身体的健康水平下降以至于细菌病毒更容易入侵。所以，大家千万别饿着自己，吃好一日三餐是奠定脾胃健康的基础。

无名低热时可用的补药

孙阳是一家大型网站的总编辑，她的年薪很高，但是却没时间消费，后来晚上终于不用加班了，她却没有了花钱的精神。因为每天的工作压力很大，白天的事情就已经使她精疲力倦了，如果晚上再逛个街、约个会，肯定就会生病，通常是发低热。而且，她每到周一的下午就会出现浑身发热的感觉，体温在38℃左右，心里很烦躁，还爱喝热水。当然，周一通常也是她一周最忙碌的时候，人们常说的"周一综合征"在她这里可谓表现得淋漓尽致。一开始，她以为是办公室里太过封闭，燥气使她上火。通常，这种上火的人会喜欢待在凉快的地方，而且即便体温高，开窗散热后体温就会降下来。可她不敢站在窗边，有点凉风就觉得冷，更不敢开空调了。

其实，孙阳的这个情况普遍存在于上班族，尤其是会发生在白领女性的身上。这种火其实是虚火造成的，后来，她吃了3个月的补中益气丸，终于让这每周一下午必至的低热有了改观。

如果你去看补中益气丸的药品说明书，会发现它的主治症状中并无发热一病，其实单纯依照说明书主治去使用补中益气丸，有损经典名方的珍贵价值。来看看李杲的《脾胃论》中对于补中益气丸的注释，"气高而喘，身热而烦，其脉洪大而头痛，或渴不止，其皮肤不任风寒而生寒热。"这就意味着，补中益气丸还能治疗发热、心烦、头痛、口渴等病。

中医中有两个和人们常规认知不同的治病诀窍，一个是用温补药去火，一个是用泻药进补，前者说的就是补中益气丸治内伤发热的功效。

孙阳的发热其实是气虚造成的，中气不足以达到体表，郁在里面不出来，因此出现发热的症状。这种发热与感冒后的发热不同，这种热不是一整天的，而是阵发性的燥热。另外，气虚造成的发热多见于疲劳之后，因为"劳则气耗"，"烦劳则阳气张"，"张"就是浮于外的意思，因为本身患者就气虚，如果在活动后气就会变得更虚，气虚表不固，因此就会发热、汗出。表面看来是汗出发热，但却又恶寒。李杲对此的解释是："脾胃之气下流，使谷气不得升浮，是生长之令不行，则无阳以护其营卫，不任风寒，乃生寒热，皆脾胃之气不足所致也。"他提倡"甘温除大热"，就是说气虚的发热要通过补气解决，而补气必要用甘温之品。因此，补中益气丸中所选用的药物没有辛温、辛凉之品。

有时候无名低热者还会伴随着头疼的问题，这是因为头为诸阳之会，气虚导致清阳不升，所以头疼。这种头疼多发生在早晨，而且是阵发性的，本身早晨刚起床时，阳气的上升力量就弱，加上气虚，清阳之气无法上升于清窍，所以刚起床时头疼、头晕较为明显。经过活动后，阳气动起来了，清阳上升之气逐渐强大，头疼的症状就会减轻。但是，如果运动过多，气被消耗，反而会让头疼加重。因此，发热和头疼的症状应该抓住其中的关键来理解——"劳则气耗"。气在消耗而后，症状变得明显。

李杲还有一句话："脾气一虚，肺气先绝。"在这里可理解为，脾气虚了，肺气的来源就会"绝"了。所以脾气虚者会出现肺气虚的症状。例如，案例中孙阳出现的发热、恶寒、头痛等。

总之，如果你也因为脾虚导致了低热、头疼的症状，不妨试试补中益气丸。若是为了改善体质，可每次服用6克，早晚空腹各服1次。若是需要用它退低热，可中午再服用1次。对改变体质的中药调养，大家要有个心理准备，一种疾病体质的形成也非一朝一夕的事，所以药物通常吃到两个月身体才会出现明显改变。

生脉饮：迅速补气、补津液，适合夏季饮用

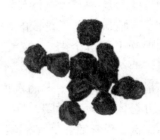

【名方出处】金代李杲《内外伤辨惑论》。

【使用历史】760 年。

【主要成分】五味子，人参，麦冬。

【整体药性】温。

【功能主治】益气，养阴生津。用于气阴两亏，心悸气短，自汗。

【典型征象】大汗淋漓后，上气不接下气。

【禁忌人群】感冒发热病人不宜服用。

生脉饮由古方"生脉散"衍生而来，最早出自金代张元素的《医学启源》，张元素主要用此方治疗久咳肺虚、气阴两伤，金代李杲继承了其师的思想并加以创新，将此方用于暑热汗多等症。由人参、麦冬和五味子组成的生脉散有生津止渴、益气养阴、固表止汗的功效，主治气阴两虚。明朝李时珍用其治自汗、怔忡、惊悸、脉虚身热等症。

现在看来，一般心血管患者的某些症状均为气血两虚的表现，如心悸、胸闷、胸痛、头晕眼花、气短、口干咽燥等。现代中医更是在生脉散的基础上辨证加味，在治疗心律失常、冠心病、高血压等病症方面都有显著疗效。

夏天容易气阴两虚

一般夏天天气炎热的时候，人们会感到口干舌燥、心烦意乱，有的还会觉得四肢无力、自汗不止，此时就可以去药店买一盒生脉饮，按照说明书上写的用量服，症状一般很快就会缓解。在别人都因夏日炎炎而心烦意乱时，服用生脉饮的人就会感觉神清气爽。

不管对谁而言，夏天都是一个难熬的季节。每个人或多或少地都会出现不适的感觉，这些不适就好像为我们指出了一条养生之道，若能稍加调养，赶走这些不适，那么，整个身体的素质也会得到提升。要抓住这个提升自己健康的机会，首先要明白夏天之所以出现不适感的原因。

炎热的天气下，地面上的水蒸发快，有机物的腐蚀也快，这样，空气中的热气、湿气和浊气等混杂在一起，形成了伤人的邪气——暑气。暑热是夏季的主要气候特征，人在这种暑气中，跟着骄阳下的万物一起发散蒸腾，最典型的就是出汗。如果整天待在空调房里，不符合夏季"养阳"的特点，因为汗不出来，在体内会形成湿邪，同外界的湿邪相呼应，造成湿困。人就会变得头昏脑涨，甚至憋闷。但是如果消耗过多也不好，津液耗伤，加之暑邪的侵袭，最终造成气虚、阴虚的特征。尤其是本身心气不足的人，更容易造成怕热、心烦、气短、乏力的情况。在这样的情况下，最适合用生脉饮调理了。

生脉饮的成分是人参、麦冬、五味子。为何生脉饮被称作

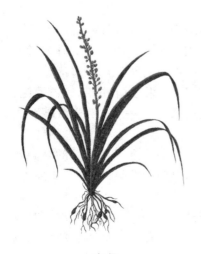

麦冬

"生脉"？因为"百脉皆朝于肺，补肺清心，则气充而脉复"，这样的解释虽有夸张的成分，但生脉饮的补气、保脉功效可见一斑。养心气首先要养气，所以生脉饮中用人参大补肺气而泻热，此为君药；麦冬甘寒，补水源而清燥金，为臣；五味酸温，敛肺生津，收耗散之气，为佐。三药合用时，麦冬的寒凉之性制约了人参的燥热，使得人参的补气功效可以充分地发挥出来，同时，麦冬本身也有很好的养阴、清肺、生津等功效，加上可收敛心气，补肺、肠的五味子，使得生脉散能够清暑益气，养阴生津的作用十分明显。

生脉饮在市场上非常常见，由于规格型号不同，平时大家就按照说明书上的量服用即可。如果症状较轻，甚至没有症状，只想用来夏季养生的，那就只在早上服用 1 次就行了，保证一天神清气爽。

出大汗是会伤心的

民间有谚云："请人吃饭，不如请人流汗。"有些痴迷于运动养生或者信奉"夏练三伏"的中老年人，更是在炎炎烈日下挥汗如雨，他们觉得出一身大汗有排毒的作用。殊不知，大汗淋漓其实最易伤心。

张阿姨是位退休老教师。大家知道，重庆有"火炉"之称，张阿姨本就爱出汗，一到夏季，出汗尤其多。等难熬的夏季好不容易过去了，身体却变得非常疲劳，走几步路就开始喘，而且一走路汗也出得更多了。虽然张阿姨明白出汗多让自己的身体变得更虚了，但是却怎么都抑制不住汗。如果说一开始出汗是因为夏天热，可到了秋天天气已转凉，汗却仍是止不住。最后，她去看医生了，得到的结论很值得大家警惕：夏季出汗过多，把心气耗损了。

中医认为，汗液是人体内的津液在阳气的蒸腾之下，由玄府也就是汗孔排出体外的液体，《素问·阴阳别论》称："阳加于阴谓之汗。"就是这个意思。由于汗为津液所化生，而血与津液的生成都来源于人体摄入的营养物质，二者能够在血脉内外相互渗透、互相补充，即所谓"津血同源"。而在中医脏腑学说中，心又有主一身血脉的功能。因此，就有了"心—血—津液—汗"的关系链。《医宗金鉴》将其归纳为："心之所藏，在内者为血，发于外者为汗，汗者心之液也。"

"汗为心之液"高度概括了"汗"对人体的重要程度。案例中的张阿姨之所以会喘，并不是因为肺的问题，而是出汗导致心功能受伤了，造成了"心肺气虚"。心和肺同时负责氧气的运输，但是心是肺的能量来源，是动力。所以，出汗多了，会影响到肺功能。

生理上汗液与心之功能密切相关，因此病理上出汗过多或发汗过多，则易损伤津液、耗散心气，常见心悸气短、神疲乏力等症。比如心绞痛或心肌梗死的病人，发病时都会大汗淋漓，有的被子都会湿透。因此，心功能失调或有心脏病的人，千万不要选择出汗多的运动，或者出汗多的放松方式如蒸桑拿、泡温泉等，以免大汗淋漓后耗伤心液加重病情。

如果因为大汗造成的身体虚弱，在看过医生，等身体的情况平稳后，就该服用生脉饮，将出汗损失的气补回来，否则人就会变得越来越虚弱。

不上火的补气方

说到补气，很多人都会想到人参。的确，人参可以大补元气，最简单的办法就是用人参泡酒喝。不过，因为人参属于补气补阳的补品，服用后很容易上火。清宫里，从乾隆开始，历代皇帝都服用人参，尤其是乾隆皇帝服用较多，有时几乎天天服用。可是他从不上火，这是为什么呢？

原来，乾隆服用的人参是有讲究的，他用的方子里还加了麦冬和五味子，合起来也就是生脉饮。生脉饮不仅能用到夏天热伤元气后，其他的季节，如果我们因为劳神过度损伤了心气，出现心烦心慌、四肢无力、口干舌燥、动辄出汗、面色发白等气阴两虚的症状，也可以服用。

其实，乾隆皇帝因为每天起得很早，要处理很多事情，非常劳神，所以御医们才为他配制了生脉饮。方中的人参是补气的，麦冬是补阴的，五味子有收敛作用，可收敛心气。孙思邈在他的《备急千金方》中就对五味子很推荐，他认为，五月用五味子养心气，因为五月属火，属于心，心气容易耗散。别小看这三种药组成的小方，这个方子自创立以来，就被广为传播。

根据清宫档案的记载，乾隆在服用生脉饮后，效果很好，于是常年服用。三味药的大致用量为：人参一钱，麦冬两钱，五味子一钱。有的时候御医会将五味子拿掉，只留人参和麦冬，分量会再次调整，特殊情况下，麦冬的用量会达到三钱。在御医看来，生脉饮是用于保健的，而不是治病，因此会让乾隆常年服用，尤其是老年的时候，更是每天服用。虽然乾隆长寿的原因很多，但是生脉饮确实起到了一定的作用。

当我们因为劳神过度而损伤了心气，出现口干舌燥、心慌心烦、四肢无力、自汗不止、面色发白等情况时，都可以适当服用生脉饮来调补。生脉饮在各大中药店均有售，需要提醒的是：生脉饮有一种是用人参制作的，通常是红参，药性稍大些，通常是在症状严重时用于治疗的。还有一种是党参，相对药力平缓一些，可以作为保健用。

安全有效的强心剂

心律失常的问题有时候也可以用生脉饮，这种问题在女性身上更为常见。有的女性很瘦弱，说话有气无力的，检查身体时可能出现"窦性心律失常"或者是"传导阻滞"。不管是哪一种，患者在犯病后，身体都会变得很虚，觉得气不够用，腰也直不起来，宛若"捧心"的西施一般。其实，这种情况就是典型的气虚，因为气虚反过来又会加重病情，结果就形成了恶性循环。这时候，服用生脉饮就可补足心气，如此就让心律恢复到正常的轨道，打破气虚和心律失常之间的恶性循环。

千百年来，生脉饮被历代医家在临床上广泛应用，如今又以先进的医药技术和方法，制成了多种剂型，适合多种给药方法和多种疾病的治疗需求，尤其对心脑血管疾病有良效。比如，根据生脉饮制成的参麦注射液，在一些心脏病的救治中起到了很大作用，它可以迅速地补足心气，稳定病情。现代医药学也已证实生脉饮能增强心肌的收缩力，这一点类似著名的强心药洋地黄；生脉饮还能改善心肌的供血状况，保护众多缺血、缺氧的心肌细胞，进而发挥抗急性心肌梗死的作用。对于调节心律失常的作用，现代医药学发现其机理是生脉饮能兴奋中枢神经系统，调整心率，故可用于治疗。

生脉饮虽然药性平和，没有副作用，但也并非人人可用，它适用的是那些有虚汗、虚喘、心悸、口渴等气阴两虚症状的患者。如果你正在感冒发热，或者咳嗽痰多，以及夏日中暑热盛但没有气阴不足的病人都不可用。此外，消化不良、舌苔厚腻、大便溏薄的人也应慎用，以免加重症状。在服用本品的同时不要吃萝卜，因为萝卜是破气消滞的，会消除人参的补益之气。

自制抗暑生脉饮

生脉饮仅仅由三味药组成，炮制方法也很简单，如果有时间，我们还可以自制生脉饮。在制作前，先看下如何选材。

原方中用的是人参，人参虽然作用强，使用起来却也有一定的禁忌，稍微有些热象的人都不适合使用。对于气阴两虚的人而言，甚至有可能进一步伤阴。所以，如果你出现了舌头很红很瘦等明显热象特征时，在选择的时候，最好能用西洋参代替。西洋参没有人参补气的力量那么强，但同时，它对阴精的耗散也较小，性质平和，故而可以兼顾到气阴双方，在某种意义上，倒是和生脉饮有类似的功用。平时西洋参也可单独使用，直接用开水冲泡就是一种不错的方法，像喝茶那样饮用，直到水中没有参味后，再把西洋参嚼食即可。还有一种价格便宜些的太子参，有益气生津的功效，整体的力量虽比西洋参弱，但也是一种有效的替代品。

麦冬能补肺胃之阴，与心阴也有一定的关系，中医上又将麦冬称为沿阶草、麦门冬。麦冬根本身有须，像大麦，叶似韭菜，在入药的时候就是取须根上的小块根。而且因为该药具有冬天也不枯萎的特点，因此得名"麦冬"。麦冬可以在严寒的冬季生长，能养肺滋阴，清心解热。将麦冬与人参一起使用，可以让生脉饮的益气效果更加显著。

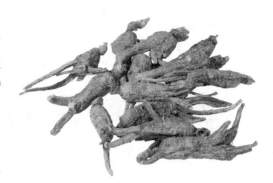

西洋参

还剩一味五味子。这里所说的"五味"指的是酸、甜、苦、辣、咸五种味道。因为五味子的皮肉甜中带酸，核辣微苦，皮肉及核中都有咸味，有五味俱全的特点，因而被人们叫作"五味子"。《本草纲目》中记载："五味子今有南北之分，南产者红北产者黑，入滋补药，必用北者为良。"即是说五味子因产地不同有南北之分，在北方生长的五味子通常颜色偏黑，滋补效果更强。中药房中多是卖的北方产的五味子，有补五脏的功效。除此之外，五味子还有一个比较突出的功效，就是固涩收敛。夏天阳气总想向外，而五味子却能固湿收敛阳气。这样，就能保证人体内补的气不会乱跑，并增强人体生血的功能。

制作生脉饮时，可取西洋参、麦冬、五味子各 10 克，煎汤后服用，如果用的是太子参，用量可到 30 克，麦冬可达 15 克。这三味药，一补（人参），一清（麦冬），一收（五味子），于是气回，津液生，气阴充于脉道，脉象就显现出来。

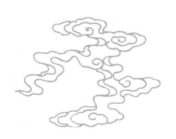

参苓白术丸：养脾最核心、最通用的中成药

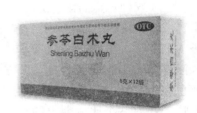

【名方出处】宋代《太平惠民和剂局方》。

【使用历史】862 年。

【主要成分】人参，白术，茯苓，炙甘草，山药，炒扁豆，炒苡仁，砂仁，莲子，桔梗，大枣。

【整体药性】温。

【功能主治】健脾益气、利湿止泻，主治脾胃虚弱。

【典型征象】大便不成形，四肢乏力，形体消瘦。

【禁忌人群】阴虚火旺者慎用；感冒时忌用；高血压患者慎用。

参苓白术丸出自宋朝官方药典《太平惠民和剂局方》中的一个方子，当时叫作"参苓白术散"，后来做成丸药，大量生产至今。很多脾气虚的人消化功能差，吃得不舒服就要泻肚，而且常年大便不成形，这在中医上称为"完谷不化"，也就是吃什么拉什么。这种人想要提高消化功能，首先就得补足脾气，参苓白术丸就是首选。

这个药里，除了人参和白术，其他的都是补脾的食物，因此可以说它是一个非常温和的补品药。近一千年来，参苓白术丸给古今天下苍生带来了多少福音，已经不可考证，但是它一直出现在中医的处方中，药店的显眼位置以及寻常百姓家中的常备药箱中，由此，我们大概能判断出参苓白术丸的效果。

照顾好我们的"后天之本"

现实生活中，由于饮酒、抽烟、过食甘肥等不良习惯造成的脾胃虚弱者并不在少数。如果你吃什么都不觉得香，没胃口；常感四肢倦怠，多困无力；脾胃胀气，还会出现呕吐、大便稀溏等现象，这时可以服用参苓白术丸进行治疗。参苓白术丸老幼咸宜，如果有上面的症状，服用后都可以得到一定程度的改善。

在生活中，我们一定要照看好脾胃。因为中医认为"脾胃为后天之本"，我们怎样理解这个"后天之本"呢？你不妨想一想土地。虽然现在人们的生活水平提高了，有汽车、电脑、高楼等，但是这些不是人类生存所必需的，没有这些，人类照样生活了几千年，那么什么才是人类不可或缺的呢？那就是土地，离开了土地，人类将面临毁灭。在中医理论中，脾胃就是人的后天之本，是人体生存下去的根本。

金元时期的名医李杲在所著的《脾胃论》中提出如下观点："内伤脾胃，百病由生。"为何脾胃内伤是人们最重要的致病因素呢？这主要同脾胃的功能有关，有以下几个原因：

一是脾胃是气血生化之源，如果脾胃虚弱，我们的气血生化功能就会受到影响。一个气血不足的人，身体又怎能健康呢？

二是脾胃有运化食物的功能，如果脾胃受损，我们进食的营养物质就不能很好地输布到全身，人体在没有得到充分滋养的情况下，就会导致免疫功能低下。这样的人群很容易受到外邪的侵入而生病。

三是脾胃是人体气机运行的枢纽，脾气宜升，胃气宜降，如果脾气不升反降或者胃气不降反升必然会影响到其他脏腑的气机运行，各种病症也会随之而来。

因此，养好脾胃这一后天之本，是维护人体健康长寿的关键。

精巧无比的养脾奇方

参苓白术丸的主要成分是：炒白术、人参、茯苓、甘草、山药、炒白扁豆、莲子、炒薏苡仁、砂仁、桔梗。

这是一个精巧无比的养脾奇方。传统医药学理论讲究用药要分君、臣、佐、使。《素问·至真要大论》说道："主病之为君，佐君之为臣，应臣之为使。""君"顾名思义是一国的首脑，是核心人物，所以君药就是一个处方的主要治疗方向，药力在该处方中排各药之首，是不可缺少的；而"臣"就是大臣的意思，大臣的职能是辅佐君主治理国家，所以臣药起的就是一个辅助君药治疗疾病的效果，主要是针对一些并发症；

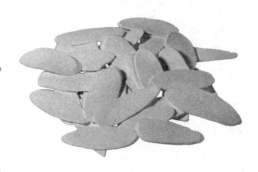

山药

而"佐"的地位比"臣"次之，所以处方中的佐药主要是用来起加强君药或臣药的治疗效果的作用，还有的佐药用来减缓处方中药物的毒性。"使"是四者中地位最低的，它的主要作用就是引导诸药直达病所，或是调和诸药药性，也就是人们常知的"药引子"。

其中，炒白术是健脾的主药，在本方中是"君药"，剩下的药物都是辅佐这位君主的，帮助它将健脾作用发挥到最大。本方中的利湿药较多，像茯苓、薏苡仁、炒白扁豆都有健脾渗湿的功效，因为湿邪是脾最怕的邪气。如果脾虚不能及时运化水谷精微，就会滞留下来成了湿邪，直接伤脾，中医将此称为"湿遏脾阳"，就是说湿邪遏制住了脾的阳气，阻碍了脾的功能。所以，方中要用一些祛湿的药物。不过，脾作为五脏之一，五脏皆能藏精，所以不能一味地祛湿，还要添加一些滋补脾阴的药物，山药和莲肉就有这种功效。其中，山药可补脾气，固涩脾津，滋养脾阴。莲子补脾养心，既可以止泻，又能治疗因脾气虚而致心气不足造成的心慌。这两组药物，一组泻脾湿，一组补脾阴，一补一泻，相得益彰。

同时，这个方子的前四味药，构成了中医里有名的"四君子汤"，这也是调补脾胃的方剂，专门用来补气的。但是这样补气还不行，所以方中加上了砂仁来行气。

方子里还有一味桔梗，这味药是入肺的，能升提肺气。如果从症状来理解，桔梗可载药上心，缓解心悸，祛痰止咳。而且，正因为配伍了桔梗，才可以令脾的水谷之精气上归于肺，使肺气得到充实，就可以恢复升降的作用，降可通调水道，下输膀胱，有利于祛湿。

通过这些分析，大家会发现古人创造一个方子是很不容易的，其有着严密的思路和逻辑。在服用参苓白术丸一段时间后，大家可能会发现原本食欲不振的自己已然胃口大开，这时，可不要不管不顾地大快朵颐，如果增加了脾的运化负担，就会前功尽弃。饮食上，吃个八分饱就可以了，肉也不要过量食用。

治疗腹泻的良方

参苓白术丸现在在临床上常用于脾虚泄泻，所谓的泄泻就是我们常说的慢性腹泻。中医说"脾主运化"，一是说脾能将水谷精微送到全身各处，二是说脾能将人体的代谢垃圾送至排泄系统。如果脾胃气虚就会导致饮食运化失常，水湿内生，从而出现胃脘痞闷、肠鸣腹泻等症状。

庄先生是一家大型合资企业的中方老总，最近两年总是大便不成形，而且常常饭后不久就要大便。去医院开了一些止泻药来吃，却还是没什么效果。有几次在与重要客户谈判的时候，腹痛难忍，不得不中途离场。他既担心自己的健康，更担心因为身体原因影响了工作，所以终

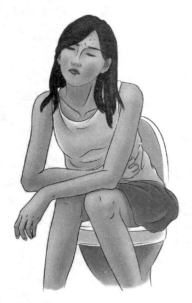

腹泻对人体的伤害也是很大的

于找了个时间去看了中医。

来到大夫面前的庄先生，脸色苍白、精神疲乏，大夫询问之下得知他们公司前两年受到金融危机的冲击，失去了很多重要客户。庄先生很着急，带着员工经常加班加点，忙个不停，饮食也不规律，有时忙到凌晨才吃东西。这样一段时间以后，他就开始慢性腹泻了。但是他的食欲和消化能力还算正常，体质也没什么大的改变。

大夫检查后发现他舌苔薄白，脾脉沉弱，于是告诉庄先生，他的腹泻乃脾虚所致，中气升提之力不足，因此食后不久就会大便。在这种状况下单纯的止泻是没有用的，必须要先补脾胃。所以大夫给他开了一个方子，让庄先生服用参苓白术散。服用2剂后，药效明显，吃饭后大便可以停的时间较长，而且大便稀溏的程度也有所减轻。后来，庄先生又在药店买了参苓白术丸，服用数日后，终于痊愈。

凡有明显脾虚之证者，如吃饭不久就大便稀溏，或者每日大便次数多而稀溏，或者大便稀溏严重难以控制，另可见舌苔白滑，脉象较弱者均可使用参苓白术丸。参苓白术散是在四君子汤基础上加山药、莲子、炒扁豆、炒苡仁、砂仁、桔梗制成。四君子汤中的诸药药性平和，没有峻烈之气，也没有致邪伤正的因素。外加的炒苡仁和炒扁豆等，具有健脾除湿之功；山药和莲肉既可怡养脾胃之气，又具有固涩之力，很适合用于治疗泄泻之病；桔梗的升提作用，能使中气得以上升。正是因为各味药的共同作用，使参苓白术散具有了益气健脾，渗湿止泻之功，对于脾虚湿盛所导致的消化不良、胃部胀满、肠鸣腹泻等症都有不错的疗效。

现代研究也表明，参苓白术丸可增强肠道对水的吸收，缓解腹泻；调节胃肠运动，促进营养物质的吸收与代谢；此外，还有提高使用者的免疫功能、抗疲劳和改善血流动力学指标的作用。

这种腹泻是由脾虚而致，患者本人的消化功能必然也受到了损害，肠胃中常有滞留之物，因此如果服用的不是成药而是汤剂的话，可在参苓白术散中辨证加入平和的鸡内金，既有消导的功能，又具有收涩的作用；腹泻比较严重的，可加入炒乌梅、煨肉蔻、煨草果加以固涩；脾胃虚寒较甚者，可酌量加入干姜、附子等温补脾肾之阳。

"面黄肌瘦"者的增肥方

中国文字形容羸弱病态或生机不足时，其实都是对于脾虚之态的描述，比如，"面黄肌瘦""手无缚鸡之力"。

现实生活中，我们常会看到有些人的脸色黄黄的，这是怎么回事呢？按照中医的理论来说，"脾"的颜色是黄色，所以脸色发黄通常是脾胃虚弱的表现。如果你注意观察，会发现一些消化不好的孩子，面色常常是偏黄的，而且这种黄是没有光泽的，这种黄色的面色持续下去，孩子就很容易出现感冒咳嗽的症状。因为脾是"后天之本"，是我们抵抗力的基础。与此同时，脾属土，肺属金，土生金，故而脾为肺之母，我们常说"母肥才能儿壮"，如果脾虚，肺也会跟着受累。因此，平时消化不好、胃口差的孩子，相较其他孩子体质虚弱，更容易感冒、咳嗽。反过来，一旦他们通过药物或者饮食将脾胃调养好了，小脸不那么黄了，感冒发热也就减少了。

人们之所以将"面黄"和"肌瘦"放在一起，因为中医还有个理论，脾主肌肉，所以脾虚了不仅脸色黄，肌肉也会瘦。过去将文弱书生形容为"手无缚鸡之力"，就是脾虚的典型症状。人体的肌肉和四肢依靠气血、津液等营养物质的充养，而这些营养物质的来源又依赖于脾胃，因此脾气健运，营养充足，则肌肉丰满，四肢活动有力。反之，则肌肉消瘦或萎缩，四肢乏力。临床上确实也是这样，如果出现了肌肉的毛病，中医首先考虑从调理脾胃入手。

不光"肌瘦"是因为脾虚，有些"肌胖"也是脾虚造成的。摸上去，这种胖人的肉属于松软无力，多因脾虚，运化不足，代谢物不能顺利代谢出去。通常这些人的消化系统也会频繁出问题，比如不容易消化一些凉的、硬的食物，大便偏干或者容易稀溏，很难成形。

那么，脾气充盈是不是就意味着肌肉发达呢？答案是否定的。肌肉的真正发达健壮还要依靠锻炼。这就好比田里的庄稼成长首先需要依赖自身的努力，如杂交水稻，具备了穗多、颗粒饱满、抗倒伏等诸多内在的品质。其次才是化肥、耕地等外在条件。我们的肌肉相当于庄稼，脾胃只是为肌肉提供了必需的营养物质，肌肉只有在通过运动后才会吸收这些营养而使自己强大起来。有的人虽然脾胃很好，但是不爱运动，这些营养物质就会堆积在肌肉上，变成了赘肉。

脾虚不好不仅会影响到人的面色和肌肉，这种无力感还可以延展到各个器官，不管是疲劳、虚胖或瘦削、便秘、便溏，甚至包括心脑的供血不足、女人面容的不紧致、平胸垂臀……归根结底都是脾在各个脏腑行使功能时的无力、不足所致。

有这样一个瘦弱的女病人，她是一家杂志的总编辑，身体虽然没什么痼疾，但一直给人一种"病秧子"的感觉。她的体质很弱，脸色发黄，而且脸上有很严重的黄褐斑。平时只要吃得不舒服就会拉肚子，而且常年大便不成形。每天下班回到家后，她都觉得自己没力气说话，一定要吃过晚饭后，在沙发上缓一缓，才有力气做事情……这个女病人所表现的就是典型的脾虚症状。后来，她因为没劲儿说话而去看医生，医生开出的方子就是在经典的补脾方"参苓白术散"基础上加减的。同时，医生还建议她吃几个月的山药。大概4个月之后，她再下班回到家明显感觉自己有力气了，因为脾气补上了，脸色也就不像以前那么黄了。

除了"参苓白术丸"，能在药店买到的还有"补中益气丸""人参健脾丸"，都是适合脾虚之人长期服用的保健药，它们的药性平和，专门针对因脾虚造成的慢性衰弱体质。体质的形成是常年的，甚至是几代基因作用下遗传下来的结果，因此，想要改善体质也非一朝一夕的事。平时，在咨询医生服用保健药物的同时，也可利用食疗养生，像大枣、山药、莲子、小米都是餐桌上补脾的常备食材。

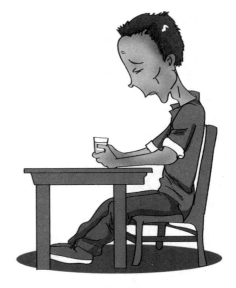

脾虚易致消瘦

可用于糖尿病的补气药

糖尿病是临床常见的慢性病，中医治疗方法很多。我们在这儿介绍的参苓白术散其实也可用于治疗脾虚所致的糖尿病。

张阿姨今年66岁，患有糖尿病5年了。因为糖尿病的影响，这几年她变得很消瘦，最近常常头晕气短、口干乏力，于是又去了中医院看看有无方法调理一下。平时她一直服用着降糖药，这次在医院检查发现，空腹血样11.03毫摩尔/升，餐后2小时血糖为18.3毫摩尔/升，糖化血糖蛋白10.3%。医生经过询问得知，张阿姨还有大便溏泄，四肢麻木的症状，经查发现她的舌淡，边有齿痕，脉细缓。医生认为，她属于脾胃虚弱、津液亏虚引起的各种不适之症，治疗时以健脾益气、养阴生津为原则。

于是，张阿姨在原控制饮食及口服降糖药的基础上，加服参苓白术散加减。在服药30剂后，她的原有不适症状明显改善，精神较好，继续治疗3个月后，症状基本消失。经检查，空腹血糖蛋白7.2%。后来，医生又嘱咐她改用补中益气丸，以巩固疗效。

糖尿病属中医"消渴病"范畴。一般认为，消渴病是由体质因素加以过食甘肥醇酒、情志失调、药石所伤所致，虽然其主要病机是阴虚燥热，病位在肺、脾、肾，但是，其实脾胃虚弱在糖尿病的发病中也占有重要的地位。脾主运化，为气血津液化生之源。脾胃虚弱，气血津液生化无源，脾气虚就不能生清气，就不能把饮食的精微物质上送至肺，肺津无以输布，则口渴多饮；脾虚不能为胃行其津液，日久则燥热内盛，消杀水谷，则消谷善饥；脾虚不能转输水谷精微，水谷精微下注膀胱则小便频数；水谷精微不能濡养肌肉而见形体消瘦。正如《医学心悟》所说："三消之治，不必专执本经，而滋其化源，则病易痊矣。"

总之，在糖尿病的发展过程中，如果患者出现神疲气短、四肢乏力、汗出等脾虚之征，可用健脾益气来治疗本病。参苓白术散的药性平和，温而不燥，补而不腻，既能益气健脾，又能升阳生津。服药期间，患者要禁食生冷之品。

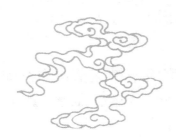

四君子丸：有气无力者的补虚佳品

【名方出处】宋代《太平惠民和剂局方》。

【使用历史】862 年。

【主要成分】人参，白术，茯苓，炙甘草。

【整体药性】平和。

【功能主治】益气健脾，用于脾胃气虚证。

【典型征象】面色萎白，语声低微，气短乏力，食少便溏。

【禁忌人群】感冒发热者不宜服用。

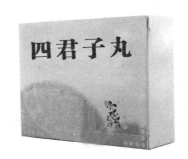

四君子丸，原方为四君子汤，出自《太平惠民和剂局方》。四君子汤是补气的，而且补气的作用比较全面，后世很多补脾益气的方剂多从此方衍化而来。大家可别小看里面的四味药，它可是辅助人体正气的好东西，很多病可能看似无从下手，但是只要它有气虚的症状，都可以通过补气找到突破口。

中医历来重视人的"正气"，也叫"中气"，正气足了，什么外邪都不怕。过去有医家如此比喻四君子汤，说服此汤后正气充足，等邪气进来一看，满屋子（身体）里都是君子，自己根本就没有立脚的地方，也就识趣地溜走了。"正气存内，邪不可干"，就是这个道理。此方通过补气健脾，可对脏腑怯弱，面色萎白，四肢无力，心腹胀满，不思饮食，肠鸣泄泻，舌质淡，苔薄白，脉虚无力等症有较好的疗效，其临床应用以面白食少，气短乏力，舌淡苔白，脉虚弱为辨证要点。

有君子之德的补气名方

现代人的生活和工作压力都很多大，经常在外奔波劳碌，饮食无量，很容易脾胃虚弱，导致精力不足、体力不佳。这时候，四君子汤能够帮助我们强健脾胃，抵抗疲劳，充沛精力。四君子汤算是最负盛名的古方剂之一，出自《太平惠民和剂局方》，主要由人参、白术、茯苓、甘草四味基本中草药构成。

清代医家吴昆在《医方考》中对该方的主治和方解做了精辟的论述："面色萎白，言语轻微，四肢无力，脉来虚弱者，此方主之。夫面色萎白，则望之而知其气虚矣；言语轻微，则闻之而知其气虚矣；四肢无力，则问之而知其气虚矣；脉来虚弱，则切之而知其气虚矣。如是则宜补气。是方也，人参甘温质润，能补五脏之元气；白术甘温健脾，能补五脏之母气；茯苓甘温而洁，能致五脏之清气；甘草甘温而平，能调五脏愆和之气。"

很多人都不明白方剂名字中的"君子"有何渊源。我们知道，古时泛称才德出众之人为君子，张璐《伤寒绪论》云："气虚者，补之以甘，参、术、苓、草，甘温益胃，有健运之功，具冲和之德，故为君子。"王晋三在《绛雪园古方选注》曰："汤以君子名，功专健脾和胃，以受水谷之精气，而输布于四脏，一如君子有成人之德也。"汪昂《医方集解》曰："以其皆中和之品，故曰君子也。"此方中的人参、白术、茯苓、甘草四味草药皆为平和之品，它补起气来，温补而不燥热，补益却不峻猛，正从了"君子致中和"的古意，所以得名"四君子汤"。

四君子汤为补气名方，这个药方是专门治疗人体因内外因素而导致脾胃虚弱以及由此而引起的一类疾病。如果你常感到自己喘不过来气，跑几步就气喘吁吁；如果你的面色萎白，平时总觉得浑身无力；如果你吃得少，消化不好，而且大便不成形；如果你先天体质虚弱或者大病初愈，脾胃不和；这些都可以服用四君子汤。随着时代发展，四君子汤的很多功效不断被人发掘出来。现代研究表明，此方还具有调节胃肠运动的作用，既能抑制胃肠推进运动，减轻腹泻；又能使运动降低的小肠恢复正常；还能减少胃液分泌，降低其 pH 值，有利于胃肠溃疡的愈合。

四君子汤主要通过补养人的后天之本达到养先天之本的作用，或者我们可以理解成它能提高人体的免疫力，从而在生病的时候，身体能够更快地恢复健康。

详解"四君子"

四君子汤被称为"健脾补气第一名方"，虽然只有四味药，却是配比绝妙，君臣佐使的搭配令人叫绝。

从原方的分量来看，补药的分量小。既然是气虚，为何不用力量大点的补药呢？《黄帝内经》记载："少气者……补阳则阴竭，泻阴则阳脱，如是者，可将以甘药，不可饮以至剂。"因为人如果气少了，通过气血的关系可知，血也不会充足。所以，如果补气时用了大量的甘温之品，可能会影响食欲，甚至胸闷。只有分量小一些，才能不偏不倚，补气而不伤血。

方中人参为君，甘温益气，健脾养胃。人参是驰名中外、老幼皆知的名贵药材，大补元气，特别是多年生的野山参，其药用价值最高。从中医药学的角度来看，人参性平，味甘，微苦，归脾、肺、心三经，有补元气、安神益脑、固脱生津的作用，主要用来治疗身体虚损、倦怠、健忘、头晕目眩、阳痿、尿频等病症。

臣以苦温之白术，健脾燥湿，加强益气助运之力。白术性温，味甘、苦，归脾、胃经，有健脾益气、燥湿利水的功效，主治脾虚食少，腹胀泄泻等。四君子丸中的白术一般是炒白术，炒白术适宜患者体内的水湿不是特别重，只是需要补脾的情况。如果是自己制作四君子汤，患者的水湿很重，有腰酸不利等证时，应该用生白术，原因在于生白术利湿的作用较大，还"利腰脐间气"。清朝名医陈士铎就很擅长用生白术，如果遇到脾肾有水湿的患者，他就会开出大剂量的生白术，这也是他治病的一大特色。生白术还有止汗功效，著名的固表止汗的名方玉屏风散，里面就是用的生白术。在妇科疾病的应用里，炒白术用得较多。另外，炒白术分为麦麸炒和土炒，其中麦麸炒的补脾作用较强，而土炒的止泻作用更好。

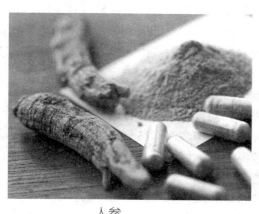

人参

佐以甘淡茯苓，健脾渗湿。因为气虚是因为脾胃功能的虚弱，运化功能不足造成的。脾的运化功能不仅仅是将水谷的精微化生为气血，还包括运化水湿，排泄出多余的部分。脾虚后运化水湿的功能也减弱了，所以在健脾益气的同时，要用一些淡渗下行的药物。在健脾益气的方剂里用一些淡渗下行的药，这样配合能更有效地健脾。

使以炙甘草，益气和中，调和诸药。需要注意，当患者脾胃气虚的时候，可用炙甘草，但是若患者同时咽喉不利，可改成生甘草，借助其解毒利咽的作用。四药配伍，共奏益气健脾之功。

要补气，先健脾

史永志是一名大学教师，平时在学校里因为能和同学打成一片，深得学生的爱戴。学生如果向他请教问题，可能会亲切地叫大一声"史大哥"，如果出去玩儿可能就会戏称他为"史小胆"，因为他每次和学生一起去游乐场，总是这也不敢玩，那也不敢玩。有次，他的学生好不容易拉着他玩了会儿旋转飞车。没想到几圈转下来，他已是面色惨白，嚷嚷着以后什么游戏也不会再玩了。同学们都起哄笑着说他肾虚。其中一位李同学见他气喘吁吁，有点体力不支的样子，便让其他同学先去玩，自己则留下陪他歇会儿。史永志无奈地问："你看我这真的是肾虚吗？可我还不到40岁，真是提前进入老年时代了。这些游乐场游戏都让我心惊肉跳。"

李同学的家中世代行医，虽然他并未系统地学过中医，但耳濡目染也知道一些中医知识。综合史永志的情况，他认为是气虚引起的，于是让史永志把舌头伸出来，只见舌质淡红，舌边印有一排清晰的齿痕，果然是气虚的征象。于是李同学告诉他："老师，你的情况没那么严重，你是气虚体质，所以平时容易疲劳乏力，因为气不够用，所以不爱说话，不爱运动。做什么事都没精神，不爱冒险，还爱出汗。"史永志一听，学生所说的症状自己都有，心想怪不得自己吃了六味地黄丸不见效，原来不是肾虚啊。于是，赶紧向李同学请教如何补气。

要想补气，首先应该健脾。脾和气的关系密切，我们现在常说的"脾气"主要是指"发脾气"，是发火的意思。这个词的演化值得追究一下，仔细想想，一个人如果要发火，首先要脾气足才有力气把火发出去。困扰气虚体质者的诸多不适症状，均是脾胃虚弱，气血生化无源而引发的。饮食入胃，经过胃的腐熟后，由脾来消化吸收，将其精微部分，通过经络，上输于肺，再由心肺输送到全身，以供各个组织器官的需要。如果脾运化水谷精微的功能失常，就会直接导致一个结果——气血不足。人就容易出现面色萎黄无华、虚汗、肌肉消瘦、四肢倦怠、腹胀便溏、容易感冒等。

史永志是一个典型的气虚体质者，气虚体质者多半是元气比较虚弱，导致身体的不适，而人体的元气有赖于脾胃的滋养，脾胃生理功能正常，人体元气就能得到滋养而充实，身体才会健康。所以，最后李同学建议他服用一段时间的四君子丸，先健脾，才能把气补上去。史永志服用后果然见效。

气虚体质者的良药

气虚体质是指由于身体元气不足，以气息低弱、脏腑功能状态低下为主要特征的体质状态。流感肆虐的季节，同在一个办公室，有的人特别容易感冒，有的人却只是打两个喷嚏，另外一部分人却可能丝毫不受影响？通常我们会说那些容易感冒的人是体质太虚了。其实，这就是"气虚"。早在《黄帝内经·素问》中就有"正气存内，邪不可干，邪之所凑，其气必虚"的说法，也就是说，气足的人，比较容易抵御各种病菌的侵袭，而气不足的人则会出现各种各样的症状。现代人常说的亚健康状态，即时常感到疲劳者，便属于气虚体质。

气虚体质的表现是多样的，但是最基本的症状只有几个，如果大家觉得上文介绍的特征不太好记，可以通过下面这首歌诀，来掌握气虚的症状：

"少气懒言，声低断续，自汗畏风，动则加剧，易于感冒，神疲乏力，面色㿠白，舌淡脉虚。"

一个人中气不足，肺气也就虚了，气不够用所以不愿意说话，语音低。气虚脾虚，就会觉得全身没有劲，就算不干什么重活，也会打不起精神，拿不出力气，而且特别爱出汗，尤其是活动后会加重。同时由于气虚，面部的颜色㿠白，㿠白与淡白不同，淡白是脸上没血色，浅浅的白，而㿠白则是白里透着青光。这些都是气虚最主要的特征。

益气健脾的良药，首推四君子汤。平时气虚体质者既可以买来四君子丸服用，也可以自己制作四君子汤，制作时有这样一个小技巧：按照人参10克、白术9克、茯苓9克、甘草6克的配方，在药店购得五味药，并研磨成细末，将药物搅匀后包在干净的纸里。每6克为一小包，之后放进储物瓶里收好。平时如果出现消化不良、虚汗无力等不适症状，就取出一小包四君子汤来煎服。

四君子汤可以说适合大部分的气虚体质者，因为它虽然可以大补元气，但要性温和，不至于虚不受补。当然，如果患者因感受了寒凉而患伤风感冒时就不能服用四君子汤了，以免收敛了外界的寒邪，加重病情。

"四君子"也可以加上粳米熬成粥，这一食疗方很适合立夏时节服用，以减少炎热的夏季对身体的消耗。作为日常保养时，最好能将里面的人参替换成党参。这款粥适合补气，可以作为男性抗疲劳的首选，当男性因为气虚精力不足，注意力不集中，工作效率低下时，不妨用它来补一补。女人脾虚后容易脸色泛黄，乏力泛滥。老人脾气都容易虚，免疫力下降，有了这个粥，可以让女人脸色红润，精神饱满，让老人安享晚年。

如果是脾胃气虚，面色惨白、食欲不振、四肢无力、精神倦怠的朋友，也可以用补脾益气的四君子茶。准备人参、白术、茯苓、甘草、花茶各 3 克，先用 400 毫升水煎煮前四味药，半小时后在沸水中加入花茶，三五分钟后即可饮用，这款茶可以重复冲泡。

百变四君子汤

李强是一名医馆的大夫，一天他接待了这样一位患者。患者是一名 60 岁的老先生，李强通过仔细地望闻问切后，发现他不仅脾胃气虚，还兼有气滞的症状，不思饮食、大便不畅、便后困倦乏力、汗出喘气、胸闷、恶心——几乎将脾、胃、心的气虚症状占全了。随后李强根据老先生的症状为他开了四君子汤的配方，并在里面加入 6 克陈皮，连续煎服半月。一周后，老先生的儿子就兴奋地给李强打了个电话，原来在服药后，老先生胃口大开，他想询问一下是否忌口。有了食欲是好事，于是李强只提出"远离寒凉食物"，其他的未做要求。

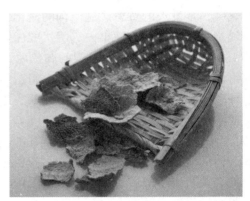

陈皮

四君子汤加上芳香的陈皮，名为异功散，这仍是补气之药。方剂是有发展阶段的，刚开始有四君子汤帮助人们补脾胃，但在实践中发现，如果在脾胃虚弱的时候，加上一味行气健胃的陈皮，能让整个方剂补气不壅，更好地恢复脾胃功能。脾胃得到了调理与滋补，案例中老先生的胃口自然大开。气血生化有源，其他的不适症状当然大减。

在此方基础上还可演化出其他名方，六君子汤就是其中之一。其主要成分是四君子汤加上陈皮和半夏，这个方子的作用是在四君子汤补气的基础上再加上化痰。在中医里，若是体内的水湿流动不畅，变得黏稠了，我们就称之为"痰"，而陈皮、半夏，与方子里的茯苓、炙甘草合起来，就是著名的化痰组方：二陈汤。六君子汤化痰的原理是：有些水湿黏稠了以后，阻碍了阳气的生发，现在把它们给化开，然后再用利水之法把它们去掉，这样一层又一层，就把妨碍阳气生发与流动的障碍都给清除了。

另外，四君子汤还可以根据病情的变化而相应变化，比如，若是患者有热，不能用温热的药物，那么就可以把方子里的人参换成没有温热之性的太子参，力量虽然小些，但是很平和；如果患者有些阴虚，则可以把人参换成西洋参；如果救急，则可以换成力道较大的山参，但是山参的量一定要把握好，因为山参的力道确实很大；通常气虚不是很明显的时候，用党参就可以了，效果不错。

当然，此方具体如何变化，如何使用，还是需要咨询专业医师，不可自己根据表面症状随意尝试。

香砂六君子丸：为滋补身体开路

【名方出处】清代罗美《古今名医方论》。

【使用历史】338 年。

【主要成分】党参，白术，茯苓，甘草，陈皮，半夏（制），砂仁，木香。

【整体药性】平。

【功能主治】补气健脾，行气化痰。主治脾胃气虚，痰阻气滞，可见恶心呕吐，胸脘胀闷，不思饮食，消瘦倦怠，或气虚肿满。

【典型征象】饭后饱胀不适，上腹痛。

【禁忌人群】胃中有湿热不宜服用。

香砂六君子汤出自《古今名医方论》，由清代新安医家罗美编撰，该书精选古今常用名方及方论编撰而成，共收方剂 150 余首，方论 180 余则。香砂六君子汤为引用柯琴之方论，柯琴乃清代伤寒学家，因此香砂六君子汤并不是新安医家的处方。

本方在四君子汤补气的基础上合用心气化痰制品，具有益气化痰、行气温中之功，现代多用于治疗脾胃气虚夹有寒湿的多种消化系统疾病，诸如各种胃炎、消化道溃疡、十二指肠炎、消化不良及其他系统疾病表现有上述症状者。实验研究表明，香砂六君子汤在保护胃黏膜，促进胃动力，调节胃功能紊乱，止泻以及抗氧化等方面有着良好的作用。

这个药在六君子汤的基础上增加了木香和砂仁，适应脾胃气虚表现在消化系统上的问题，比如腹泻，吃了东西之后胃里堵闷胀满。和补中益气丸相比，这个药治疗的气虚病人往往间杂了消化不良，所以不是一种单纯的补气药，它的目标还是通过补气助消化，把因为气虚导致的饮食积滞推出去，是气虚者专用的消食药。如果脾气不虚，仅仅因为贪吃而"吃饱了撑着"了，可以直接吃香砂枳术丸或加味保和丸，专门消食导滞。

进补之前先调脾胃

中国人向来对"进补"情有独钟，尤其是在冬天，很多人抓住"三九补一冬，来年无病痛"这一观点，不管自己的身体是什么情况，就把许多补药补品，如人参、鹿茸等集中起来突击食用，称之为"大补"。不过，进补之后很多人的身体却出现了不舒服的情况，要么口腔溃疡，要么喉咙痛，还有些人总感觉累、没精神。这是为何呢？原来，都是因为脾胃功能差，进补之前没有好好调理脾胃。

"受补"或是"不受补"，关键在脾胃。脾胃虚弱是导致"虚不受补"的主要原因。古人将脾胃称之为"水谷气血之海"，"仓廪之官"等，非常强调脾胃作为人体必需物的仓库和供养作用。脾为后天之本，只有脾胃功能正常，消化吸收能力才好，进补才能有效。而素来脾胃不好、脾虚消化不良的人，进补后承受不了，就会发生腹胀、不能消化甚至拉肚子等现象。

尤其是老年人本身消化力比较弱，胃常有积滞宿食，而出现不思食或厌食，进食后胃部饱胀，口臭便臭，苔腻脉滑实，宜先消食和胃后再进补。对"虚不受补"者，在进补之前可以先调理脾胃，比如通过健脾除湿、芳香化浊、开胃助消化等治疗法则，选用香砂六君子丸等方药，消除湿浊，恢复胃肠功能，令脾胃保持最佳状态，为之后的进补铺平道路。

香砂六君子丸由党参、白术、茯苓、甘草、陈皮、制半夏、砂仁、木香组成，其中的党参和白术有补气功效，茯苓渗湿利水，甘草调和胃气，合为四君子汤，为补气的祖房；配以陈皮和木香可行气消滞，半夏则有燥湿化痰的作用，砂仁醒脾温胃。诸药配合令香砂六君子丸在补气之后可和胃化痰，因此它也就成了脾虚夹滞、痰湿内阻的要方。

同时，脾胃虚弱的患者在进补前也应采用食疗的方法调养脾胃。食物的品种选择要多样化，多选择富有营养而易消化的食物，进食宜温、宜软，首选奶类、豆制品、莲子、薏米、大枣、核桃百合、山药、鱼、瘦肉、鸡等，新鲜蔬菜与水果也应适当多吃些，并最好"少食多餐"。年老体弱者，少吃生冷、油腻、煎炸、熏烤食物，辛辣刺激之物也应少吃或不吃。

消化不良者的开胃药

消化不良是一种常见疾病，在消化内科疾病中占20% ~ 40%，有25% ~ 40%的人在某个时期会出现消化不良的症状。目前，随着生活方式的改变，食后腹胀、腹痛、嗳气、反酸、恶心、呕吐等一系列消化不良的症状越来越多。虽然本病很少有生命危险，但是往往难以痊愈，又容易反复发作，且病人容易伴随焦虑、抑郁、敏感，严重影响着生活质量。

香砂六君子丸对脾胃虚弱引起的消化不良有不错的治疗效果。适合这一类型的患者，通常具有下面几个特点：

（1）符合中医关于脾胃虚弱型症候的描述：面色萎黄，脘腹满闷，不思饮食，食后加重，神疲乏力，少气懒言，语声低微，大便时溏时稀，舌质淡，苔薄白，脉细弱。

（2）符合功能型消化不良症状的一项或多项：餐后饱胀不适；早饱感；上腹痛；上腹烧灼感。

（3）不适症状至少持续4周或在12个月中累计超过12周。

（4）检查后未发现消化性溃疡等器质性病变，排除肝胆胰疾病。

前面我们也提到过，香砂六君子丸是在四君子汤的基础上加用木香、陈皮、半夏和砂仁组成，可谓健脾益气的代表方剂。方中组成四君子汤的党参、白术、茯苓和甘草均为《神农本草经》中的上品，久服可达"轻身延年"之功效。党参是本方补脾益气的主药，辅以白术健脾燥湿，扶助运化；茯苓甘淡渗湿，健脾和胃；陈皮和木香有行气止痛的作用；半夏燥湿化痰；砂仁芳香醒脾化湿，温中止呕；炙甘草甘温益气，而且能否帮助其他药物达到补气健脾的功效。

诸药合用，令本方补而不滞，温而不燥，能够消除痰湿停留，促进脾胃运化，故而对治疗脾胃气虚引起的消化不良有不错功效。另外，从现代药理学研究分析，香砂六君子丸的成分能够调节胃肠功能紊乱，保护胃黏膜，调节内分泌及抗抑郁等作用。

患者出现消化不良后，在积极配合医生治疗的同时，合理饮食是调养的关键。比如，对于胃痛的病人，饮食上要定时定量，少食多餐，宜少食辣椒、生蒜、白酒、醋、胡椒等对胃有刺激性的食物，尤其不要空腹饮用辛辣醇酒。患者还应当禁食过硬、生冷、粗糙和不易消化的食物，以免加重病情，可多吃清淡易消化的食物。有的患者可能有几十年的胃病，饮食上要少吃多餐，食物以蒸煮为主，尤其是晚餐以粥食为主，比如大米红枣粥、百合大枣粥等，也可食用清淡的菜粥、面汤等。

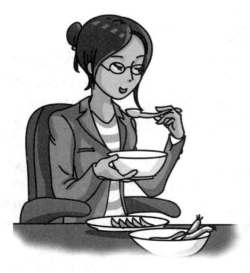

胃病患者要少食多餐

治疗慢性浅表性胃炎

　　香砂六君子丸适用于脾胃气虚，痰阻气滞证，对慢性浅表性胃炎也有很好的疗效。慢性浅表性胃炎为多种病因引起的胃黏膜的慢性炎症，是一种常见病，多发病。随着生活水平的提高，患胃病的人越来越多，由于精神压力以及饮食不调而发生慢性浅表性胃炎的发病人群也日趋低龄化。其主要症状为胃部疼痛不适，上腹胀，早晚嗳气、恶心等。胃镜检查后可见红斑（点，片状或条状），黏膜粗糙不平，出血点或斑。

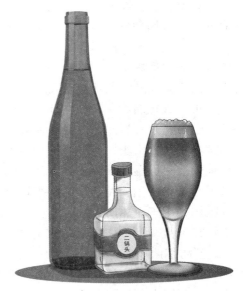

慢性浅表性胃炎应忌饮酒

　　中医认为，胃为"水谷之海"。我们吃的饮食进入胃里，胃就将精华先输送到脾，其气向上就滋养了肺。肺气朝上运行，使水谷精气滋养周身，这就是清气上升。胃中清气又要化生气血，从而滋养了心和肝。胃中所吸收的精气经脾的生化还要补充肾中精气的不足，也就是补充了元气。最后，胃把不用的糟粕排出体外，这就是浊气下降。正是胃的作用人体才能随时补充能量，五脏才能正常地运行，所以说胃是"水谷之海"。如果胃出现了问题，直接影响到我们人体营养的吸收，水谷精微的化生。

　　55岁的王先生患有慢性浅表性胃炎病3年，最近3个月以来，他的胃痛频繁发作，表现为吃完饭后胃病加剧。后来他去做了电子纤维胃镜检查确诊为慢性浅表性胃炎。之后服用了中药和西药，治疗效果都不太好，症状未见明显好转。后来，王先生经朋友介绍，去了当地一个小有名气的大夫那儿就诊，大夫见他腹痛，餐后胃痛加剧，舌苔白腻，脉沉细，诊断为胃痛，证属脾胃虚寒，应用温中健脾，和胃止痛的方法来治疗。这里就用到了香砂六君子汤，方中加入了生姜和桂枝以温脾散寒，并用党参代替人参。服药10天后，王先生的胃痛减轻，胸脘满闷不适消失，大便正常，精神好转。后来大夫又根据本方随症加减，服药30天后，王先生自觉胃痛症状消失。经胃镜检查显示活动性炎症消失，慢性炎症好转。此后，在大夫的指导下，王先生又服用了一段时间的香砂六君子丸，他的身体就逐渐恢复了健康。

　　中医学中并没有慢性浅表性胃炎的病名，从其临床表现来看可归于中医学中的"胃痛""痞满"等疾病的范畴。不管是香砂六君子汤还是香砂六君子丸在治疗慢性浅表性胃炎上疗效确切，不良反应少，具有较大的优势。因此，可以将香砂六君子汤作为治疗慢性浅表性胃炎的有效方剂，根据病人的具体症状在本方上加减。

　　需要注意的是，慢性浅表性胃炎患者在积极治疗的同时，一定要改掉不良的饮食习惯，以免直接刺激胃黏膜，加重病情。饮食切忌过饥过饱，每日三餐进餐有时，忌饮浓茶、烈酒、咖啡，忌食酸、辛辣、过热、生冷及粗糙食物。药物上要尽可能少服水杨酸盐类，以免刺激胃黏膜。此外，本病的病位虽在胃，但与肝的关系也为密切，肝与胃是木土乘克的关系。若忧思恼怒，气郁伤肝，肝气横逆，势必克脾犯胃，致气机阻滞，胃失和降而为病。因此，患者还要保持乐观的心态，避免不良情志刺激。

加椿树皮治痢疾

　　夏季的气温高，人们普遍吃什么都没有胃口。为了散发体内的热量，人体全身的皮肤血管都处于扩张状态，血流量增加，因而进入胃肠道的血流量减少，导致胃肠道抵抗力下降。这个季节最容易出现消化道疾病，其中以细菌性痢疾最为多见。细菌性痢疾主要通过被细菌污染的食物、苍蝇或痢疾病人密切接触等途径传播。如果在发病时治疗不当，或有平时就营养不良，不注意饮食卫生等，还会导致慢性细菌性痢疾。

对于患有慢性痢疾的病人，症见腹痛绵绵，慢性腹泻，大便每日数次，质稀而黏，或有脓血便者，可用香砂六君子汤与椿根皮合用，见效颇快。

从中医上来看，不管是外感还是内伤引起的腹泻都咎于脾胃的失司，尤其是患有慢性痢疾的人久泻之后脾虚的象征更为突出，因此用香砂六君子汤治疗本病恰到好处。方中的党参、白术、茯苓益气健脾可补益后天之本，充实脾胃之虚以止泻，恢复脾胃功能，增加免疫力；砂仁、木香可行气止痛除湿，振奋脾阳健胃，甘草益气调和诸药，全方可补脾胃之虚，强中宫。

椿根皮分为两种，一种是香椿树的根皮，一种是臭椿树的根皮，其中臭椿树的根皮又叫樗白皮。不过，由于二者的主治功能大体相同，因此中医使用中通常不加以区分。中医认为，椿根皮为清热燥湿的药物，具有收敛固涩作用，故能止带、止泻、止血固经。在临床上用于湿热带下，常与黄柏、白芷、白芍等配合应用；用于湿热痢疾、腹泻等症，常与黄连、黄芩、木香等配用；用于血热所致的月经过多、漏下不止等症，常与龟板、白芍、黄芩等同用。此外椿根皮性味苦涩寒，入胃、大肠经。有燥湿清热、涩肠止泻、固下止带或涩精止遗、驱虫杀虫之功能。

预防细菌痢疾，大家在保证充足睡眠和休息的同时，还要适量锻炼身体，提高自身的免疫力；不食用、饮用过期的食品和饮料，尤其是肉类食品；餐前便后洗手，养成良好的饮食习惯；消灭居住环境中的蚊蝇；如果有家庭成员出现了菌痢，要及时将其送至医院治疗，同时对患者的碗筷消毒，避免交叉传染。

第四章

八大补血名方：
补血、养血，不再血虚

四物合剂：养血调经的经典方

人参归脾丸：劳心者的专用药

炙甘草合剂：给心补足气血，治疗心律不齐

人参养荣丸：女人一生补血首选

乌鸡白凤丸：家喻户晓的妇科"圣药"

八珍丸：开给"黄脸婆"的美容方

定坤丹：帝王后宫专用的养血调经药

阿胶：久病体弱者的补血圣药

四物合剂：养血调经的经典方

【名方出处】唐代蔺道人《仙授理伤续断秘方》。

【使用历史】1167 年。

【主要成分】熟干地黄，当归，白芍，川芎。

【整体药性】温热。

【功能主治】补血和血，主治营血虚证。

【典型征象】心悸失眠、头晕目眩、面色无华等。

【禁忌人群】湿盛中满，脾虚便溏及血崩气脱之证，不宜使用。

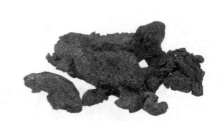

　　四物汤最早见于晚唐蔺道人著的《仙授理伤续断秘方》，原方只有简简单单四味药，当归、地黄、芍药、川芎，其功效为活血、补血、调经，是中医用得最多的方剂。四物汤是补血、养血的经典方剂，也是妇科最常用的药方，它的知名度很高，在医学界可用耳熟能详、如雷贯耳来形容。

　　别看四物汤只有四味药，它在经过加加减减后，会衍生出一系列的"子方""孙方"。据不完全统计，四物汤的系列方达 800 多个，真可谓是方剂中的"祖师爷"。东汉名医张仲景就它进行了改进，变成了《金匮要略》中的胶艾四物汤——被后世医家称为"妇科第一方"，专门用来治疗妇科血症。

女人以血为本

　　略懂中医的人应该都听说过"妇女以血为本，以血为用"这句话。血液是人体生命活动的物质基础，对脏腑、经脉等有滋养、调节作用。不管是男人还是女人，都是"血肉之躯"，在气血的活动上基本相同。不过，女性因为生理上的"磨难"，有着耗血和失血的特点。所以，在临床治病和用药上，更要注重血的问题。

　　《本草纲目》记载："女子，阴类也，以血为主。"《圣济总录》也指出："妇人纯阴，以血为本，以气为用。"《金匮要略》妇科三篇中介绍了很多治疗方法，始终本着妇女以血为主，以血为用，"有余于气，不足于血"的特殊情况，在遣方用药上，时时刻刻不忘以血为宗。

　　从来月经那一天起，女人就面临着失血的问题，在生育时更是如此。俗话说"一个孩子三桶血"，孩子在母亲的腹中是完全依靠母亲的血液喂养大的，整个孕期就是一个耗血失阴的过程。女人如果不注意补血，就会像枯萎的花儿一样，黯然失色，失去向上的生机。

　　如何补血呢？我国传统医学经过几千年的探索和实践，开发出不少针对女性健康的经典方剂，其中四物汤被专家称为"女性补血第一方"。四物汤是由当归、川芎、白芍和熟地四味中药组成，其中又以当归、熟地为主药，熟地和当归的搭配可以称作是"黄金组合"，两者相互作用增强疗效，能对女性脸色苍白、头晕目眩、月经不调、量少或闭经等症有很好的疗效。

　　四物汤主要调理肝血，而女性血虚，应该注重调肝，因为肝和血密切相关。肝脏具有贮藏血液和调节血量的功能，就像一个人体的"血库"一样，当人体因为疾病或者生理活动需要增加血量时，这时肝脏就把贮藏的血液排出来，以供机体活动的需要。

补血调血还要通过食养的方法，因为胃经主血所生病，只要能吃，食物的精华就能变现为血。中国古代有句俗语，"能吃是福"，只要能好好地吃饭，正常地消化，就是最好的补血方法。所以，真正的补血原则应该是先补脾胃，脾胃气足了，消化吸收能力才能增强，这样整个身体就能强壮起来。

流传千年的调血名方

四物汤是一个存在了千余年历史的名方，也是临床常用的补血活血调经的方剂。在当代，四物汤受到一些女性的垂青，成了她们生活中不可或缺的"朋友"。

据说，在电影《刘三姐》中扮演刘三姐的演员黄婉秋，当初演《刘三姐》时才 17 岁，如今虽然已过花甲之年，但依旧面色红润，看起来比实际年龄小很多，其中一个原因就是她经常加味应用四物汤；台湾影视明星吴佩慈在娱乐圈有"九头身少女"的美誉，自幼就钟情四物汤，因为她的外公是中医，她认为只有中医的美容方法才不会出现不良作用；美女明星大 S 的养颜美容秘籍中，同样也用四物汤作为保养品。

四物汤的大名还真是能用耳熟能详来形容，它不但有活血化瘀，排出人体内淤积的血块的作用，还可以有效地减轻痛经的症状，并能改善女性的贫血之症，让手脚不易冰冷。更神奇的是，通过对这味中药进行加减，衍生出了一系列的子方、孙方。据不完全统计显示，现在常用的四物汤的系列方已多达 800 多个，是名副其实的众多补血虚方剂中的"祖师爷"。这道汤之所以称为四物，就是因为其主角就是当归、川芎、白芍和熟地四味中药，其中重中之重又是当归和熟地。《本草纲目》曰："古人娶妻为嗣续也，当归调血，为女人要药，有思夫之意，故有'当归'之名。"当归通常被用来作为补血调经的药物使用，此外，还有泽颜润肤的良效，《本草纲目》记载当归能治头痛，润肠胃筋骨皮肤，和血补血；熟地甘温味厚，能够改善女性脸色苍白、头晕目眩，月经不调的症状，与当归配伍还能有效地增强当归的补血、活血之功效；至于白芍，按照《唐本草》的说法，它"益女子血"，现代中医学理论认为白芍可以起到养血养肝的作用，能治月经不调；最后还有川芎，该药既为妇科主药，又是治疗头痛的良方，还能改善人体的内分泌系统，减轻乳房不适、心情焦虑等健康问题。四物汤还有一个非常重要的特点是：通过改变四味中药的配比，可以让四物汤发挥出不同的功能。比如，如果重用熟地、当归，轻用川芎，这样制成的四物汤就是一个专门用来补血的良方；而轻用当归、川芎或完全不用这两味药物时，有保胎、护胎的功效；再如重用当归，轻用白芍还可以起到治疗月经量少、血瘀型闭经等。

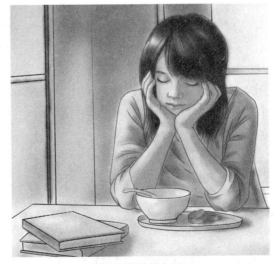

四物汤可补气血

需要注意的是，人们通常都认为四物汤是女性的专属补品，其实四物汤主要是补气血的，也适合男性朋友，并不会对荷尔蒙分泌造成影响。凡是有脸色苍白、容易疲倦、气血不足、贫血等问题的男性朋友，一样可以利用四物汤来进补。当然，具体药物的配比最好能通过中医师根据体质状况调整。

女人的调经美容方

古代形容美丽的女子总爱用"肤若凝脂，远黛蛾眉，唇红齿白"等语句进行描述，很多现代女性都感觉迷惑，为什么在没有高科技，没有名牌化妆品的古代，美女们还能保持白里透红、柔嫩白皙的容颜呢？其答案非常简单，就是古代的女性善用补血剂调养身体，其中最常用的便是号称"补血女人第一汤"的四物汤。

刚刚过完自己40岁生日的文慧是位资深美容师。她性格开朗，工作认真，因为娇好的面容、良好的业绩和颇具亲和力的性格受到公司领导和客户的信任。就这样，她在美容行业上兢兢业业一干就是十几年。虽然年龄上已经不再年轻，但是外表上并没有衰老之相，不施粉黛却越发年轻，容光焕发。很多人向她请教驻颜之术，她说自己并没有使用特别大牌的化妆品，而是一直坚持在经后几天喝四物汤，所以看起来年轻有活力。原来她的姐姐嫁到台湾，据说那里的女孩子从十五六岁就开始普遍用四物汤来调理身体，因此将此方告诉了她。之前文慧虽然是美容师，但是脸色苍白无血色，每天要靠化妆才能出门，还容易头晕、疲倦，冬天手脚冰冷。经四物汤的调理后，她像变了个人似的，显得更有生命活力。

四物汤药性温补，乃血虚者的补血圣药，同时因为四物汤偏温热，寒性体质如手脚冰冷者，也可以喝四物汤。四物汤能够帮助女性改善气色不好、血行不畅等问题。如果一个女人体内气血运行状况较差，不但肌肤粗糙、暗黄，还会有皱纹增多、头发干枯的表现，而四物汤具有促进气血流通的作用，因此常喝此汤有美容养颜的功效，能让面色更加红润，肌肤更加嫩滑。四物汤还有延缓衰老的功效，现代研究发现四物汤具有抗血小板聚集、抗血栓形成、抗缺氧、抗自由基损伤、调节免疫功能等作用，可延缓生理功能的老化，推迟更年期的到来。

不过如果身体本身没问题，没有必要长期服用四物汤，有需要时服用两三服即可，比如在经期结束后体质较弱，服用四物汤正合适。因四物汤有调经的作用，所以当女性出现月经不调，如经量少、闭经等不适者，都可试用四物汤来改善。但是如果经量多，或有痛经、血块等表现时，则不宜盲目服用四物汤，应先排除其他妇科疾病。

自己动手制作四物汤

虽然市场上有四物合剂中成药，但四物汤的做法也不难，普通人家也可以自己动手做适合自己病症的四物汤。

首先可在药房购买这四种药材，做的时候准备当归9克、熟地12克、川芎6克、白芍9克。现在许多药材都用硫黄熏过，因此用清水洗一下比较好，尽管这样做会降低药性。洗完后将所有药材放入小药锅里，添加足量的清水，水要没过药材，浸泡20分钟左右，之后就可以煎药了。有三种煎法：

第一种是传统的三煎三煮，先用大火煮开后转小火煎20～30分钟，关火闷上10～15分钟，滤出药汁。接着再加入清水，像第一次那样大火煮开转小火。如此经过三次煎煮，将药汁合并起来，一天内分2～3次空腹喝完。第二种方法是在第一次滤除药汁后就空腹喝完，等第二次喝时再添加清水，大火煮开小火煎20～30分钟，关火再闷10～15分钟，滤出药汁喝完，可以重复煎3次。第三种方法是直接将药材用纱布包好，和排骨、鸡等肉类一起煲汤，这种做法适合怕苦的人。

每天空腹喝上两次左右，最好在经期后连喝3～5天，因为女性一般经期后体质较虚弱，也不容易在喝四物汤后出现烦躁现象。

喝不惯四物汤的朋友，也可在四物汤中加入一些食材进行调治，这里为大家介绍一种四物鸡腿汤。制作方法是：取当归、熟地、川芎、白芍各15克，去皮鸡腿一只，白酒、食盐各适量。将四味药材洗净后装入纱袋中，同鸡腿、白酒一起放到锅中浸泡半个小时，然后加适量的清水，先用大火煮沸，再改成小火

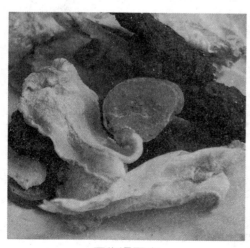
四物汤配方

慢炖，直到鸡肉熟透，调入食盐即成。如果想让汤尝起来更甜，可加入红枣和枸杞。也可将鸡腿换成鸡爪，这样炖煮出的四物汤含有更多的胶质，养颜美容的效果更好。

不管是四物汤还是四物鸡腿汤都不能在经期内喝，否则会有反效果，一定要在月经干净之后才可以喝；生理期提前、经血颜色鲜红等，属于中医血热的征兆，一般不适合饮用四物汤；那些平时容易口干、嘴破、喉咙痛的人，属热性体质，也不适合喝温补的四物汤；此外，身体有发炎症状，比如眼睛充血或感冒未愈等，不适合喝四物汤。严重贫血或者怀孕的女性，在饮用四物汤之前最好能让中医辨证看一下。

桃红四物汤

在四物汤的基础上，还有一款桃花四物汤，对于年轻女性而言也是一个重要的补血良方。关于桃红四物汤，曾有这样一个有趣的故事：

1321 年，元代名医朱丹溪出游路过桃花坞，见当地女子个个面若桃花、白里透红，经过一番调查，发现当地的女子都爱喝一种汤，即自制的桃红汤。他研究桃红汤的成分，发现里面有桃仁、红花，桃仁能健身心、养容颜，红花更能祛暗黄、美白肌肤。朱丹溪由此创立了一个经典美容养颜妙方，叫作"桃红四物汤"。

这里的"桃红四物汤"，是朱丹溪根据晚唐蔺道人在《仙授理伤续断秘方》中提到的"四物汤"改进而来。所谓"四物汤"，是由川芎、白芍、熟地、当归四味药组成，此汤被中医界称为"妇科养血第一方"。

而"桃红四物汤"，则是在四物汤的基础上加入桃仁和红花研制而成，桃仁和红花都是活血化瘀的药物。桃仁就是桃核里面的仁，它善于化解有形的瘀血，红花则善于化解细微的瘀血，也就是我们肉眼看不到的络脉瘀血。很多女性朋友在生产后会出现血瘀的情况，比如有的人产后不断地出汗，若是喝一些补药，出汗的症状反倒会更厉害。其实，这时就可以通过产妇的舌象来判断，如果舌头有瘀点或瘀斑、嘴唇青紫、皮肤干燥，这些特征往往是瘀血的表现，可以通过服用桃红四物汤来活血化瘀。此外，这一古方对美容养颜有特别的功效。这也是为何在没有名牌化妆品的古代，很多美女能够拥有白里透红、水嫩细滑的肌肤。

不过，关于桃红四物汤中各成分的具体剂量，要先咨询一下专业中医，因为每个人的体质和情况不一样，所需的剂量亦有不同。

人参归脾丸：劳心者的专用药

【名方出处】《济生方》。

【使用历史】750 年。

【主要成分】人参（或党参），黄芪，白术，茯苓，酸枣仁，桂圆肉，木香，炙甘草，当归，远志，生姜，红枣。

【整体药性】温。

【功能主治】益气补血，健脾养心。用于气血不足，心悸，失眠，食少乏力，面色萎黄，月经量少，色淡。

【典型征象】面黄肌瘦，失眠健忘。

【禁忌人群】身体壮实不虚者忌服。

人参归脾丸是由归脾汤衍生而来的。归脾汤为补血名方，具有补血养心、健脾益气的功效。归脾汤出自南宋的医家严用和的《济生方》。当时，严用和的归脾汤的方子还不完整，到了明代时，太医院的院长薛立斋在这个方子里加上了当归和远志，至此归脾汤就变成了现在药店里的人参归脾丸了。

归脾汤适合经常操心、劳累的人，因为操心劳累而损伤了心血，所以方剂中的药物也重在补血。在《济生方》中，对归脾汤的应用只有"治思虑过度，劳伤心脾，怔忡健忘"这短短的一句话，不过话虽少但涵盖的范围却很广，凡是有肢倦乏力、食欲不振、失眠健忘、心慌心悸、崩漏或月经量少等心脾两虚症状的患者均可使用。现代研究发现，人参归脾丸对高血压、冠心病、白细胞减少症、甲状腺功能亢进或减退、肝硬化继发脾功能亢进症等病症，也有很好的疗效。

气血双补的经典方

人参归脾丸的方子看似简单，但是里面的学问可大了。首先，在这个方子里包含着补气的四君子汤，黄芪也是补气的，乍一看，大家似乎觉得人参归脾丸是补气的，但是，它在方剂学中确实归属补血类，为什么会这样呢？

这要从气和血的关系谈起，气和血是互生的，气生血，血生气。中医的血需要依靠脾气才能行使功能，所以中医在补血的时候很少只开补血剂，一般都要同时补气，就好像是赋予了血细胞干活的动力一样。有人将气血的关系比作夫妻，气为阳，主动，扮演着丈夫的角色；血为阴，主静，扮演着妻子的角色。一个美满的家庭，夫妻和睦是关键，同样，对于身体而言，如果想要保持健康，气血平衡是关键。一旦气虚或者血虚，疾病就会随之而来，正如《黄帝内经》中所说："气血失和，百病乃变化而生。"

那么，气虚是什么呢？我们刚才说了气扮演的是丈夫的角色，如果气虚，就好比一个家庭里，作为一家之主的丈夫懦弱无能。在这种情况下，这个家首先经济来源会出现问题，而没了钱的支援，各家庭成员的吃喝问题就得不到保证，可以说这家人只能处在低水平的生活状态；其次，因为丈夫太懦弱，家庭就很容易受到其他强势者的欺侮。相应地，人的身体在气虚之后又会怎么样呢？首先，这人的气不足，脏腑功能会低下，以至于整个人出现精神萎靡、少言懒语、倦怠乏力、动不动就会出虚汗等现象；其次，身体的抗病能力减弱，即便是很微小的外邪都可以欺负自己，刮来一阵寒风，别人可能都会安然无恙，但气虚之人却可能大病一场。

当然，气的问题不止气虚，还有气陷、气滞、气逆等情况，但气虚是其中最主要的问题。气虚的人比较好辨认，他们通常容易感冒，也比较容易生病。体型消瘦或偏胖，身体容易疲倦，全身乏力。另外，还伴有面色苍白，说话声音低微，稍微活动则出汗、心悸，舌淡苔白，脉虚弱等身体特征。

当人血虚时，又会出现哪些问题呢？血液具有濡养四肢百骸的功能，身体的所有器官，都需要血液带来的营养，所以如果血液不足了，全身的各个脏腑都会出现问题。

如果心血虚，将会出现心悸、怔忡等情况。原因在于心藏神，需要血的滋养，心血不足时，身体上关于"思考"的整个系统都会出现问题，典型的表现就是记忆力会变差，夜晚梦多，白天烦躁，不喜思考。以上这些都是血不养心造成的问题。

如果肝血亏，对身体造成的危害也很大。我们知道，肝藏血，属木，需要濡润，血液不足，就好像一棵树没有了充足的水源，失去了水的滋润，再苗壮的树木也会逐渐枯萎。肝脏缺少血，人就会变得容易发火，常感头昏脑涨、目赤肿痛；同时，因为肝开窍于目，目得肝血的濡养才能看清东西，假如肝血虚，还会影响到视力，出现视物模糊，眼睛易疲劳等情况。

如果肺血不足，也会出现很多问题。肺血亏虚，就会出现胸闷、气短、呼吸不利等情况，严重的甚至会导致心悸，很多老人的心脏问题，其实都和肺血不足密切相关。对于这种心脏不适，如果只是一味地活血化瘀，往往还会导致病情越来越重。

高明的中医在补血的时候，往往会考虑到这个人的气是否充足，如果不足，单靠补血是不够的，所以一定要先补气再补血，而补气其实补的就是脾气。中医对血的描述是："中焦取汁化气，变化为赤，是为血。"可见，血是通过脾气对食物的吸收转化而来的，脾胃为后天生化之源，调理好脾胃，才能养好血，这也正是归脾汤的高明之处。这在西医里也一样，只有保证了营养，才能不贫血。

劳心者的首选方

脾胃是"后天之本"，是气血生化之源，很多因素可影响到脾胃的强弱，比如生病伤了元气，或饮食无节损伤脾胃，另外忧思也会对脾胃造成损伤。大家可能遇到过这样的情况，如果突然听到一个坏消息，即便面对着一桌子自己喜欢吃的美味佳肴，也没了胃口。有的高中生在高考前夕，因为反复的学习和考试，用脑过度，很少有胃口特好的时候。脾胃是一个跟心关系很密切的器官，用脑过度，操心太多都可能直接伤脾，这也是中医所谓的"忧思伤脾"的含义。

张莉是一个网站的高管，平时工作繁忙，经常需要加班、出差。她一直认为自己的消化功能不好，吃饭后不容易消化，胃里难受，所以随身带着保和丸、健胃消食片等消食导滞的中成药。其实这些中成药最常用在那些因贪吃而消化不良的男孩儿身上，而张莉食欲一直不好，没什么特别想吃的东西，居然也有食积的烦恼。

其实，张莉的食积问题并非因为吃得过多，而是她的脾胃虚弱造成的，对别人而言正常的食量对于她却是超标了。因为压力大，肝气郁结，肝克伐脾，就会伤及脾脏，主要症状就是食欲不振或食不甘味。除此之外还容易疲劳，睡眠质量差，这是因为脾主肌肉，脾虚肌肉无力，脾是生血、运化血的大本营，血虚无以养心安神。

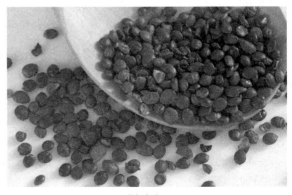

酸枣仁

如果你是一个脑力劳动者，那人参归脾丸是一种很适合常备的中成药。因为这类人通常感情比其他人细腻，更容易产生忧思，所以是脾虚的高发人群，表现为：面色萎黄，失眠健忘。对这种人而言，应该在繁忙的工作间隙吃上几丸人参归脾丸，补充亏耗的心血。

人参归脾丸，从名称上能够很清晰地看出，这个药是针对脾的，为何又在里面加入了龙眼肉、酸枣仁、当归等养血的药呢？现代人的工作压力大，思虑过度，就会耗伤心血，所以要想养血，一定要把这个漏洞给补上。人参归脾丸汤用的是心脾同治的方法，这才是高手出招。

当焦虑、疲劳、食欲不振的时候，不妨用人参归脾丸调理一下。有的人因为食欲不振所出现的心悸、心慌之症也可用此方，为什么这么说呢？气血不足，养心的能力就会减弱，而气血从脾胃运化的水谷精微中来，所以吃得少就没有足够的气血养心，人就会出现心悸、心慌的症状。另外，失眠健忘、夜有盗汗以及神经衰弱等属于心脾两虚者等，都可应用本方。

可治月经久而不止

崩漏是指经血非时崩下不止或淋漓漏下不尽。本病主要是由于致病因素损伤冲任，固摄失职，血失统制而引起。临床以阴道出血为其主要表现。来势急，出血量多的称崩；出血量少或淋漓不断的称漏。西医的功能性子宫出血、女性生殖器炎症、肿瘤等所出现的阴道出血，皆属崩漏范畴。女性出现崩漏的原因很多，其中过度疲劳也是一个不可忽视的原因。

余静是一家化妆品公司的老板，虽然经营着一家公司，但因为底下有得力的助手帮着分担工作，所以平时她并不是很忙。后来，她的父亲因为手术住院，她要陪床，加上公司几位骨干员工的离职，她的生活一下子忙碌起来。医院和公司两边都要兼顾，这种情况一直持续了几个月才有所好转。各种压力下，连她一向正常的月经也出现了异常，月经很长时间都没能结束。经血的颜色淡，质稀，量不多，可把她吓坏了。

中医理论认为：脾统血。血液在脉道正常运行，除依赖心脏的推动、肝脏的调节，又有赖于脾气的统摄控制，使之循经运行不至溢于脉外。所以脾气充足，则血不妄行。若脾气虚弱，气不摄血而溢于脉外，即所谓"脾不统血"，这其实是一种慢性出血性虚证症候，是由脾气虚、气失固摄导致血液不循而溢出脉外引发的。女子月经也是由脾气统摄的，陈修园在《女科要旨》中说："虽曰，心生血，肝藏血，冲任都三脉俱为血海，为月信之源，而其统主则惟脾胃。"

脾在人体中负责很多功能，正如一个正常人既要出去工作，又要照顾家庭一样。正常情况下，他能兼顾到工作和家庭。但是当突发情况出现时，他就会向一方倾斜，相应地另一方就得不到那么好的照顾了。对人体也是这样，如果一个人劳累过度，日常劳作中脾气的消耗过多，脾就没有能力去实现管理血液的功能，也就无法阻止血液的妄行，所以女性可能出现月经久而不止的现象。

余静的崩漏就属于这种情况，治疗的前提就是充分的休息。除此之外，她还应该服用人参归脾丸，1次15粒，1日2次。人参归脾丸能补气摄取血，用此方治疗效果较佳。余静按照这种方法，第二天月经就止住了。

失眠者的安神药

失眠，在传统中医里又称为"不寐"，是一种经常性不能获得正常睡眠的病症，主要为入睡困难，或睡眠时间不足，或睡眠不深以致醒后疲倦，严重者可彻夜不眠。造成失眠的原因有很多种，其中久病或年迈的人往往因为气血亏虚，营气不足而失眠，营主血，血虚则心失所养，神不守舍，以致失眠。

41岁的葛红是一家公司的会计，患失眠病史已经两月有余。平时她的工作繁忙，最近因为家中琐事，思虑劳倦过度，又出现了失眠。每天晚上很难入睡，即便睡着了也被许多梦纠缠，早晨醒来像没睡过一样精神难以恢复。同时她还伴有心悸健忘，肢倦乏力，两胁胀闷不适的症状，饭量也比以前少了。最近两月的月经量多且冲，颜色淡红，有小血块，经前乳房也会胀痛。为此，葛红曾做过头颅 CT、脑电图、血常规、血生化、B 超等多项检查，均未发现异常。失眠时服用艾司唑仑才能够入睡，但是她担心这样会依赖药物，因此又去看中医了。医生诊断后，认为葛红的失眠属心脾血虚，心神失养，兼有肝郁气滞。治疗时应该益气补血，健脾养心，兼疏肝解郁。

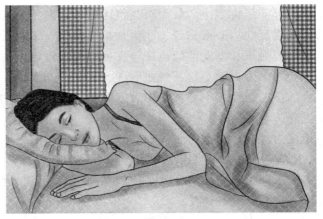

人参归脾丸可安心神

于是，医生用归脾汤加减治疗，药用炒白术 15 克，茯苓 15 克，炙黄芪 30 克，龙眼肉 10 克，生熟枣仁各 15 克，党参 20 克，木香 10 克，炙甘草 5 克，当归 10 克，远志 10 克，阿胶 10 克（另烊），白芍 10 克，柴胡 10 克，郁金 10 克，生姜 6 克，大枣 5 枚，7 剂。葛红服药后，睡眠有所好转，食欲渐佳，胁胀减轻。继续服用上方 10 剂后，各种症状明显减轻，每天晚上都能熟睡 6 小时，心情舒畅。后来改服中成药人参归脾丸，每日 3 次，每次 10 粒，连续服用两月后，诸症消失。

从中医的角度来看，葛红是因为思虑过度，加之过于劳倦伤到心脾，以致失眠。人参归脾丸能够通过补气血而安心神，使睡眠得安，健忘得愈。方中党参、黄芪、白术补脾气，运化水谷生血，使心得血养；当归、龙眼肉补血养心安神；茯苓、酸枣仁、远志、夜交藤宁心以安神；木香柔肝解郁；炙甘草引药入脾。诸药配伍，共奏补气健脾、养心安神之效。现代研究认为，人参归脾丸可以改善学习和记忆能力、增强免疫力、调节中枢神经功能等，同时还能提高人的思维能力。平时神经衰弱者可以服用，通常，1 周为 1 个疗程，一般 2 个疗程即可得到改善。

失眠多因情志不遂耗伤心神，以致神情损伤引起。因此失眠患者在服用人参归脾丸的同时，还应该用以情制情法，排除困扰的原因，调节好自己的心态，并根据具体情况选用不同的养生方法。入睡前可听听镇静、催眠的音乐来引导入眠，平时则以轻松、幽雅的乐声来疏导情绪。从饮食上来看，失眠患者除了清淡饮食外，还应远离辛辣厚味，可多食黑芝麻、核桃、首乌粥、桑葚粥等。吃饭不宜过饱，尤其是晚餐，更要注意，晚餐后多散步。

升高你的低血压

佟力的妹妹是深圳一名普通的打工妹，当初佟力上大学的钱还是妹妹打工挣来的，因此佟力对妹妹一直怀有一种愧疚的感情。可能是因为工作条件艰苦，几年的工作让他妹妹的身体变得很差，最近又因病后体虚回家疗养。经过医院的检查，得知他小妹的血压为 90/48 毫米汞柱，其余未见异常，诊断为低血压。医生嘱咐小妹回家后要多吃些营养丰富的食物，比如鸭肉、鸡肉一类，这样可令血压升高。

佟力回家后，看到小妹的面色和嘴唇颜色不够红润，而妹妹自己也常感觉头昏、乏力，晚上入睡困难，稍一活动就心跳加快。而且月经不调，经期短。看到妹妹这个样子，佟力的心里很难过，很想为她做些什么。后来经四处打听，认识一位老中医，老中医认为妹妹的这些症状病属于心脾两虚。中成药人参归脾丸正好对症，于是让小妹一试。

值得高兴的是，佟力为小妹买的 3 盒药还未服完，她身上的症状已出现不同程度的减轻，再量血压已经升至 95/60 毫米汞柱。过了几天再去量，血压又升至 100/60 毫米汞柱，这说明人参归脾丸对升高血压是有一定作用的。

在病症治疗上，低血压没有高血压那么高的社会关注度，但这并不代表低血压比高血压症状更轻，危害更小。低血压是指体循环动脉压力低于正常的状态，和高血压一样属于危险性较高的常见病。一般来说，当血压低于 90/60 毫米汞柱时即为低血压，可分为体质性低血压、体位性低血压、继发性低血压等几种类型。慢性原发性低血压属于祖国医学"眩晕""虚劳"的范畴，多因禀赋不足，气血亏虚，再加劳伤而发。血压偏低可引起失眠、头晕、心慌、乏力、食欲不振、情绪不稳、工作效率低、甚至不能站立工作。脾胃虚弱则水谷生化无源，脏腑失其滋养，心无所主，则心悸、失眠多梦。心主血脉，心血不足，不能上荣于脑，则头昏、头痛、记忆力减退。脾主四肢，脾失健运，出现体倦乏力，食欲不振，畏冷汗出。

病症轻的患者如果没有任何症状，可以不用药物治疗，只要增加营养，积极参加体育锻炼，多喝水即可。病症重者就必须依靠药物治疗了，因血压偏低激起症状属于中医的气血虚证，病位多在心脾两脏，人参归脾丸中的人参、黄芪、白术、甘草补益心脾，当归、桂圆肉补气生血；茯苓、远志、枣仁养心安神；木香理气，因此低血压者如果有类似佟力妹妹的症状时，可以服用人参归脾丸来进行治疗。

有低血压症状的患者，平时可适当多吃富含蛋白质、铁、铜、叶酸、维生素 B_{12}、维生素 C 等"造血原料"的食物，诸如猪肝、蛋黄、瘦肉、牛奶、鱼虾、贝类、大豆、豆腐、红糖及新鲜蔬菜、水果，有利于增加心排血量，改善大脑的供血量，提高血压和消除血压偏低引起的不良症状。

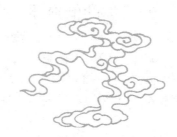

炙甘草合剂：给心补足气血，治疗心律不齐

【名方出处】东汉张仲景《伤寒论》。

【使用历史】1900 年。

【主要成分】炙甘草，生姜，人参，生地黄，桂枝，阿胶（烊化服），麦冬，麻仁，大枣。

【整体药性】温和。

【功能主治】滋阴养血，补气温阳，宁心复脉。主治心肺两虚，脉微结代。

【典型征象】羸瘦，心悸，自汗，咽干舌燥，心烦失眠。

【禁忌人群】心力衰竭，水肿严重，脉细数者，不宜使用。

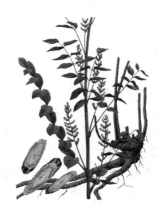

炙甘草合剂是由炙甘草汤衍生出的中成药，后者是历代中医治疗"脉结代，心动悸"的著名方剂。明清医家喻嘉言称之为"此仲景伤寒门之圣方也"。炙甘草汤又名复脉汤，三见于仲景之书，《伤寒论》第一百七十七，"伤寒，脉结代，心动悸，炙甘草汤主之"。其次见于《金匮要略·血痹虚劳病脉证并治第六》附方，"《千金翼》炙甘草汤一名复脉汤，治虚劳不足，汗出而闷，脉结悸，行动如常，不出百日，危急者十一日死"，再者附于《金匮·肺痿肺痈咳嗽上气病脉证并治第七》，"《外台》炙甘草汤，治肺痿涎唾多，心中愠愠液液者"。

因其组方严谨、配伍精密、药简义备，疗效显著而成为临床常用方剂，直到现在依旧在医疗活动中发挥着重要作用。炙甘草汤主治气血虚弱、心失所养，现代中医常用于治疗心律失常等病。

心脏病专用特效名方

炙甘草汤出自张仲景的《伤寒论》，又名复脉汤，由炙甘草 12 克、生姜 9 克、桂枝 9 克、人参 6 克、生地黄 30 克、阿胶 6 克、麦门冬 10 克、麻仁 10 克、大枣 10 枚组成。主要功用是益气滋阴，通阳复脉。

现代临床常用于功能性心律不齐、期外收缩、冠心病、风湿性心脏病、病毒性心肌炎、甲状腺功能亢进等，而有心悸气短、脉结代等属阴血不足，阳气虚弱者。方中重用生地黄滋阴养血为君，《名医别录》谓地黄"补五脏内伤不足，通血脉，益气力"。配伍炙甘草、人参、大枣益心气，补脾气，以资气血生化之源；阿胶、麦冬、麻仁滋心阴，养心血，充血脉，共为臣药。佐以桂枝、生姜辛行温通，温心阳，通血脉，诸厚味滋腻之品得姜、桂则滋而不腻。用法中加清酒煎服，以清酒辛热，可温通血脉，以行药力，是为使药。诸药合用，滋而不腻，温而不燥，使气血充足，阴阳调和，则心动悸、脉结代，皆得其平。

方中可加酸枣仁、柏子仁以增强养心安神定悸之力，或加龙齿、磁石重镇安神；偏于心气不足者，重用炙甘草、人参；偏于阴血虚者重用生地、麦门冬；心阳偏虚者，易桂枝为肉桂，加附子以增强温心阳之力。对于下面所列心脏病，如果能加减使用炙甘草汤可收到不错的效果。

1. 室性早搏

用本方加减：炙甘草 15 克，大枣 6 枚，阿胶、生姜、党参各 10 克，生地 20 克，桂枝 6 克，麦冬、麻仁、炒枣仁各 10 克，丹参 15 克。加水、酒各半，水煎服，每日 1 剂，连服 1 个月。

2. 病毒性心肌炎

用本方加减：炙甘草 9 克，人参 6 克，生地黄 30 克，阿胶 9 克，麦冬 12 克，麻仁 9 克，桂枝、生姜各 6 克，红枣 6 个。水煎服，每日 1 剂。

3. 心律失常

用本方加减：炙甘草 9 克，党参、生地各 12 克，麦冬 9 克，桂枝 3 ~ 6 克，丹参 12 克，酸枣仁 9 克。水煎服，每日 1 剂，连服 2 ~ 4 周。对心房期前收缩、房颤、阵发性室上性心动过速、频繁室性期前收缩、房室传导阻滞、室内不全性阻滞、心动过缓，以及冠心病、高血压病、风心病、心肌病及不明原因的心律失常都有较好的疗效。

4. 病态窦房结综合征

用本方加减：按人参、阿胶各 1 份，甘草、生姜、桂枝各 2 份，麦冬、麻仁、大枣各 3 份，地黄 5 份的比例配方，制成膏剂。每次服 15 克，每日 2 次，连服 3 周。本法对慢性心律失常也有较好的疗效。

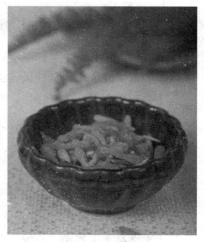

麦冬

详解炙甘草汤的配伍

炙甘草合剂是由九味药组成的，但如果是自己熬制其实还多了味清酒，共有十味药。其中桂枝、生姜、人参、炙甘草与清酒这五味药属于通阳益气的药物，生地、麦冬、阿胶、麻仁、大枣五味药则属于滋阴养血的药物。对于这种配伍组合，张景岳用一句话归纳了阴药与阳药的辨证关系："善补阴者必于阳中求阴，阴得阳升而泉源不竭；善补阳者必于阴中求阳，阳得阴助而生化无穷"。就炙甘草汤而言，阴药与阳药的关系，不是半斤八两，而是以滋补阴血为主，通阳益气为辅。二者之间既联系密切，又主次明确。

炙甘草汤中的几味药颇具特色，与疗效密切相关，现在就为大家说明一下：

首先，在本方中炙甘草是主要药物，大凡历代名方，如果用药名来命名方剂，那么该药多为君药。炙甘草在原方中用到了四两，中医认为，炙甘草甘温，专主培土，脾土为气血生化之源，脾气健旺自然就能生化出更多的气血。《名医别录》记载甘草："通经脉，利血气。"这说明甘草既可以温通阳气，畅行经脉而复脉，又可以益气温阳进而化生阴血以养心止动悸。

本方中生地黄的用量也很大，原方中用到了一斤。地黄是中医里面一个重要药物，六味地黄丸家喻户晓，其中的主要药物就是地黄。地黄可分为生地和熟地两种，生地性寒，善于滋阴凉血，熟地性温，善于补肾填髓。六味地黄丸里面用的是熟地，主要是用这个药物的补肾作用。本方中用到的是生地的补血作用，从西医的角度来解释，它色黑，可以提供大量的铁质。《名医别录》谓地黄："补五脏内伤不足，通血脉，益气力。"从中医的角度来看，它还有通血脉的作用。

人参和大枣益心气，补脾气，滋养气血生化之源；阿胶、麦冬和火麻仁可以滋心阴，养心血，充血脉，共为臣药。需要说明的是，火麻仁就是大麻的种子，多食后会有"令人见鬼狂走"的副作用，不过在合理的用量下则可"主五劳七伤，利五脏"。很多古代的医家都认为火麻仁在本方中起到润燥、通便的作用，实际上，现代研究结果显示，火麻仁还有修复受损心肌细胞的作用。

同时，方子中还佐以桂枝、生姜，温心阳，通血脉，其他的厚味滋腻之品在得到姜、桂后滋而不腻。桂枝有扩张心脏动脉的作用，配合着大量的炙甘草，能够让身体保持稳定的心跳，将生地黄和阿胶所产生的血液源源不断地输往身体各处。

前面我们提到过，炙甘草汤中还用到了清酒，而在中成药炙甘草合剂中没有这味药。如果大家选择的是自己煎汤服用，可以将上面的几味药材放到水酒各半的溶液中，以便借助酒的作用使药物的某些有效成分溶解出来。没有清酒的可用黄酒代替，但因黄酒的酒精含量高于清酒，用量要酌减。

《医寄伏阴论》记载："本方亦名复脉汤，为滋阴之祖方也。其功固在地黄、麦冬、人参、甘草等一派甘寒之品，而其妙全在姜、桂、白酒耳。盖天地之机，动则始化，静则始成。使诸药不得姜、桂、白酒动荡其间，不能通行内外，补营阴而益卫阳，则津液无以复生，枯槁无以复润，所谓阳以相阴，阴以含阳，阳生于阴，柔生于刚，刚柔相济，则营卫和谐。营卫和则气血化，气血化则津液生，津液生则百虚理，脉之危绝安有不复者乎？"这样的巧妙设计，心脏病焉有不好之理？

心悸时帮你压压惊

张敏的女儿自从上了高中后，就经常向她抱怨，最近闹钟一响，心跳就会加速，感觉像要蹦出来一样。午休时，心跳不但快，而且偶尔还会漏拍。有时候，张敏开门的声音稍大一点都会让她女儿吓一跳，把手放到胸部能感觉到心脏跳动得非常快。张敏很担心女儿的病，一次在网上看到一位医生用炙甘草汤治病的案例，便把药名记了下来。慎重起见，她还咨询了下朋友的父亲（一位老中医），从而根据女儿读书熬夜过度引起的心慌，给出了下面的配量：

生地黄 10 克，党参 15 克，火麻仁 10 克，桂枝 6 克，炙甘草 10 克，阿胶 7 克。每次吃完饭 1 小时后，张敏的女儿就吃上 1 剂，如此坚持了 4 天，以前闹钟响时心脏狂跳的症状终于有所缓解。后来，张敏得知市面上有中成药炙甘草合剂，便买回家继续让女儿服用。几天后，终于把女儿心悸的症状解决了。

心悸是临床一种常见病，指患者自觉心中悸动、惊悸不安，甚至不能自主的一种病症。医圣张仲景在《伤寒论》中说："伤寒脉结代，心动悸，炙甘草汤主之。"意思是说，如果脉搏一会儿跳一会儿停，中间又间歇，同时病人感到自己的心脏咚咚乱跳，就可以用炙甘草汤治疗。

那么，炙甘草汤到底有什么功效呢？

原来，张敏女儿的心脏之所以出现此类问题，中医看来是心脏营养不足造成的，用专业术语来说就是气阴两虚造成的。心气不足则无力推动心脏的跳动，心阴耗损，心脏缺血就会空转，如果气阴两虚同时出现，心与心神失养就会出现心悸怔忪，气短乏力等症。造成气阴两虚有内因和外因两种原因。内因，比如劳神。很多考生为了考试，熬夜看书、学习，上班族可能为了工作熬夜加班，结果耗伤心血；外因，比如伤风感冒了，身体为了抵抗外邪，气血耗伤，消耗了能量，而且外邪往往直接攻入心经，这在西医上就是病毒性心肌炎一类的疾病。炙甘草汤对病毒性心肌炎引起的心律不齐后遗症，疗效显著。

如果出现了气阴两虚，我们要给心脏补足气血，心得到滋养后就不会出现问题了。炙甘草汤可益气滋阴，通阳复脉，对气阴两虚，心脉失养引起的心动悸，虚羸少气，舌光少苔，或质干而瘦小者都有不错的治疗作用。现代中药药理研究证明，炙甘草汤除了明显的抗期前收缩作用外，还有正性肌力作用，能增加冠状动脉血液供应，改善心肌缺血，提高心肌的缺氧耐受力。正因如此，案例中张敏的女儿在服用炙甘

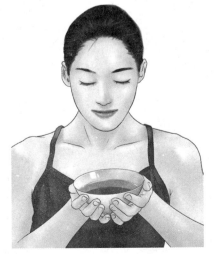

甘草汤可改善心肌缺血

汤后，心脏快速跳动的征象才解决了。

在生活中，心悸患者应保持精神乐观、情绪稳定，避免惊恐刺激、忧思恼怒等，生活作息要有规律，饮食有节，宜进食营养丰富而易消化吸收的食物，宜低脂、低盐饮食，忌烟酒、浓茶。轻症可从事适当体力活动，以不觉劳累、不加重症状为度，避免剧烈活动；重症心悸应卧床休息，还应及早发现变症、坏病先兆症状，做好急救准备。

失眠也可用

王大爷已经 71 岁了，虽说年纪大了多数人都会有点小毛病，可是别的还好说，只是近十年的失眠史让他苦不堪言。每天晚上他都要服用 3 片安眠药才能勉强入睡，而且只能睡 3 个小时。同时，身体伴有头晕、心悸、健忘、消化不好等症，检查身体后排除了各种器质性病变。这次他去找了个中医看病，医生发现他舌淡，苔薄白，脉细弱，综合其他的症状，判断他乃是因为心脾两虚，心血不足，心失所养，以致心神不安而出现的失眠，也是健忘的主要原因；脾气不足，运化水谷精微的能力减弱，可见消化不良；而且脾化生的精微物质不足，清气不升则会头晕；舌淡苔薄白、脉细弱也均是气血不足之征。

于是医生以"和营调中，益气养血"为原则，给王大爷开出了炙甘草汤原方：炙甘草 18 克、党参 15 克、生地 10 克、桂枝 10 克、阿胶 12 克（烊化）、麦门冬 10 克、麻仁 9 克、生姜 5 片、大枣 6 克。服 6 剂后，王大爷发现自己在不服用安眠药的情况下能睡 6 个小时以上，心悸，头晕等症状也得到了明显改善。后来继续服用几剂后，就根据医生的建议购买了炙甘草合剂，1 个月后，诸症皆平。

炙甘草汤合剂的原方主要具有养心气、益心血、滋心阴、通心脉的功效，在现代临床上常被用于治疗带有心律失常症状的相关病征。失眠患者如果伴有心悸症状的，在通过辨证使用炙甘草汤后，可以达到直接或间接的治疗效果。

失眠一病总以阴阳气血不足为主。《景岳全书·不寐》记载："盖寐本户阴，神其主也，神不安则不寐，其所以不安者，一由邪气之扰，一由营气不足耳。"而营阴不足则为其不能入阴常留于阳，引起失眠。病位在心的疾病往往同时影响心主神明和心主血脉功能，相应产生失眠及心悸症状。

炙甘草汤是在桂枝汤调和营卫的基础上重用益气滋阴之药，以通阳复脉、恢复肺主治节、心主脉主神的功能。本方一方面能够滋养五脏之阴精，化五脏之气，使五脏气充，以助血运之力；另一方面滋阴益营使血脉充盈，如此使血脉复常，营气得行，卫气得通，心神（包括五脏）得养。因此，将炙甘草汤用于治疗失眠和心悸并见的病症具有一定的疗效。

人参养荣丸：女人一生补血首选

【名方出处】宋代《太平惠民和剂局方》。

【使用历史】862 年。

【主要成分】白芍，当归，陈皮，黄芪，桂心，人参，白术，炙甘草，熟地，五味子，茯苓，远志。

【整体药性】温。

【功能主治】益气补血，养心安神，主治心脾气血不足之神经衰弱、神经官能症、低血压、病后虚弱。

【典型征象】面色萎黄，形体瘦弱，食欲欠佳。

【禁忌人群】孕妇及身体壮实不虚者、有内热出血者忌用。

人参养荣丸是《红楼梦》中的一个著名方剂，林黛玉因患有"不足之症"，就长年吃这种药丸。它由《太平惠民和剂局方》中的十全大补汤加减化裁而成，用于治疗气血两虚所致的神疲乏力，食少便溏，惊悸健忘，自汗短气，恶寒发热，病后体弱及妇女月经不调等症。

近年来医生在临床中发现，在经过中医辨证后灵活使用人参养荣丸，可以发现它的很多新用途：可以调节内分泌功能，促进代谢，治疗透析患者的皮肤瘙痒症；可以防治抗结核药引起的肝损害；对服用抗癌药物进行常规治疗的患者，可提高 T 细胞的免疫功能，增强抗癌效果。

气血足，女人就有好身体

如果是略懂中医的人，应该都知道"妇女以血为本，以血为用"的道理。这是古代妇女医学领域中，经过实践总结出的珍贵理论，也是现代女性健康的准则之一。不少行医多年的妇科医生，对此话的理解更深刻。简单地说，女人身上的气血状态是衡量女性健康的重要标准。现实生活中的女性病例，也说明了气血对于女人的一生，确实比金子还要珍贵的道理。

为什么这样说呢？这与女性自身的生理特点密切相关。

一生中，女性会周期性失血。无论是每个月必经的月经还是怀孕、生产、哺乳等，都是耗血的，所以女性的机体就容易气血不足，气血不足疾病就找上身。即使疾病没有很快地找上，但人体系统中各个部位、机制的运行和协作都要依仗充足的气血，长期慢性地亏损气血，无疑会对身体健康造成损害。相对应的，气血充足，人体不但能轻易获得健康，即使出现病患，往往也能轻松治愈。所以，把气血保养好，身体自然也会好起来。

很多女性会出现胸闷气短、心悸、四肢冰凉无力、容易疲倦、脸色苍白、头晕、容易出汗、月经量少等现象。这些症状一般都是由气血两虚引起的，服用人参养荣丸是个不错的选择。

人参养荣丸出自宋代陈师文等的《太平惠民和剂局方》，有补益气血，宁神益智的功效。"养荣"是什么意思？古代医书中多将"荣"与"营"字相同，养荣即养营。所以，宋代以后的医家多将人参养"荣"汤书为人参养"营"汤。《素问·痹论》云："荣者，水谷之精气也，和调于五脏，洒陈于六腑，乃能入于脉也。"《灵枢·营卫生会》云："人受气于谷，谷入于胃，以传于肺。五脏六腑，皆以受气。清者为营，浊者为卫。营行脉中，卫行脉外。"由此可知，荣（营）气是血液的主要组成部分，随着脉管中的阴血而行，与脉管外的卫气异途而循，共同担负着营养脏腑经络、四肢百骸的生理作用。这种营与卫的作用就是营与血的关系。气与血之间相互依存，互相为用，正所谓"气行则血行，气止则血止"，补血药也要有补气药为动力，才能达到"养荣"的目的。

人参养荣丸以人参为主药，所以名为"人参养荣丸"。方中人参、炙黄芪、茯苓、白术、甘草等补气健脾，当归、白芍、熟地补血调血，均为主药；辅以肉桂振奋脾阳，通利血脉，鼓舞气血生长；陈皮理气健脾；五味子、远志滋肾益智，宁神；生姜、大枣调和脾胃，共奏益气补血、养心安神之功。

以前的人常说："女人少了什么不能少了好气色，气色就是女人的精气神。"其实，这句话中蕴含了气血对女性健康的重要意义。人参养荣丸重在健脾养血，偏于温补，最适于那些虚寒体质，手脚怕冷、久病体虚、气血不足的女性。

林黛玉服用的补药

《红楼梦》中曾经出现过人参养荣丸，林黛玉的身体从小不好，需要经常吃这种药。在第三回《托内兄如海荐西宾 接外孙贾母惜孤女》中写道：

众人见黛玉年纪虽小，其举止言谈不俗，身体面貌虽弱不胜衣，却有一段风流态度，便知他有不足之症。因问："常服何药？为何不治好了？"黛玉道："我自来如此，从会吃饭时便吃药，到如今了，经过多少名医，总未见效。那一年我才三岁，记得来了一个癞头和尚，说要化我去出家。我父母自是不从，他又说：'既舍不得他，但只怕他的病一生也不能好的！若要好时，除非从此以后总不许见哭声，除父母之外，凡有外亲一概不见，方可平安了此一生。'这和尚疯疯癫癫说了这些不经之谈，也没人理他。如今还是吃人参养荣丸。"贾母道："这正好，我这里正配丸药呢，叫他们多配一料就是了。"

不足之症是中医的病症名，即先天禀赋不足，又可称为先天虚怯。中医认为，人赖以生存的物质基础就是气和血，气为血之帅，血为气之母，二者关系极为密切。虚证是指人的正气虚弱不足，又分为气虚和血虚，气虚可发展为阳虚，血虚可发展为阴虚。林黛玉的先天虚怯，从两个方面可以印证：一是可以从其父母的过早离世中得到旁证。贾敏四十多岁便一病不起，林如海五十出头也撒手西去。可见，夫妻二人的体质非常虚弱，林黛玉的遗传基因也不会优良。二是林黛玉自幼娇生惯养、缺乏锻炼，又患有疾病，久治不愈，由此造成林黛玉气血双虚。

中医认为，行不足者温之以气，精不足者补之以味，虚证的最佳治疗方法就是"补"。气虚补气，血虚补血，气血双虚则气血双补。但是补也有急缓之别，应该根据具体的病症决定如何进补。如病人阳气骤衰，真气暴脱，或血崩气脱，或津液枯竭，都应该采取急补的方法，使用大剂重剂，以求速效；如病人正气已虚，但邪气尚未完全消除，则宜采用缓补的方法，不求速效，日积月累，逐渐治愈病症。根据林黛玉的病情，则以缓补为宜，常吃人参养荣丸，就是缓补之道。

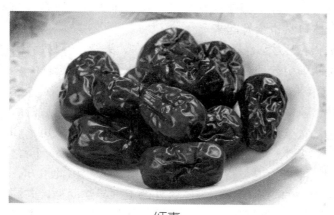

红枣

人参养荣丸是中医气血双补的著名方剂，始自宋代《太平惠民和剂局方》，已有近九百年的历史了，一直广泛应用于治疗气血两虚之病征，效果甚佳。它是由人参、黄芪、白术、陈皮、当归、茯苓、白芍、肉桂、熟地黄、远志、五味、生姜、大枣、甘草等十四味中药组成，有补气益血、强心安神的功效，用于呼吸气少、面色萎黄、形瘦神疲、食少乏味、毛发脱落、失眠心悸、妇女月经不调等。林黛玉秉性素弱，"从会吃饭时便吃药"，是个"老药罐子"，人参养荣丸的适应证，在林黛玉身上都可找到，因此文中多次提及。

更年期女人的养血药

一提起更年期，多是些不好的说法，甚至有的人还把更年期当作辱骂他人的用语。确实，处在更年期阶段的女性，无论是生理还是心理上都会发生较大的改变，一旦不能好好地处理，就容易让身边的人受到波及。这一阶段一般是指妇女在 45 ~ 50 岁开始停经的期间以及停经前后的一段时间。进入更年期后，不少女性表现为气血不足。有的更年期女性燥热口干、虚热口渴，还有一些更年期女性心神不安、烦躁失眠。

48 岁的陈琦近半年来每天劳累奔波，疲惫不堪，渐感月经量越来越少，经期推迟。时常感到胸闷气短，容易心悸，四肢冰冷无力，易出汗、头晕等。家人也不理解，经常和她争吵，于是她更加烦躁。她的文化素质较高，自知这和更年期有关，医生想用激素来调治，但她不愿意服用这类药物。朋友见她面色无华，脸白得像纸一样，很像贫血的症状。于是便告诉她服用人参养荣丸，对于治疗像她这种气血两虚的症状很不错。陈琦坚持吃了 2 个月，面色就红润了，乏力、头晕的毛病也消失了。

更年期是气血两虚的一个重要原因，像陈琦这种在更年期出现气血两虚症状的女性很适合服用人参养荣丸。人参养荣丸是一剂非常有名的补益良方，具有益气补血、养心安神的功效。纵观本方组成，乃十全大补汤去川芎，加远志、陈皮、五味子组成的。十全大补汤本就是气血双补的药物，去掉了行血的川芎，补血之力更强。远志和五味子可以宁心安神，陈皮理气健脾，在补的同时不至于滞，有利于气血的双生。所以，综合来看人参养荣丸对气血双虚兼心神不安者较为适宜。

更年期女性在服用人参养荣丸补益气血的同时，还要有好的生活习惯。平时要劳逸结合，保证足够的睡眠时间；有规律地安排自己的起居生活，坚持适当的体育锻炼和劳动；饮食上要营养均衡，可用桂圆、百合各 30 克煲汤服用，也能补气血；精神上尽量避免不良的刺激，学会放松，减轻工作压力带来的紧张，保持心情舒畅。

人参养荣丸的新用途

近年来，人们在临床应用中发现，人参养荣丸经中医辨证后还有许多新的用途，现在予以简介，以便灵活使用。

1. 肿瘤

在服用抗癌药物进行常规治疗的同时，配合人参养荣丸，每次 1 丸，每日 2 ~ 3 次。该药的抗肿瘤作用并非能直接破坏癌细胞，而是通过提高 T 细胞等的免疫功能，增强机体的防御功能，从而发挥抗癌效果。

2. 透析患者皮肤瘙痒症

该药配方中的地黄、白芍、当归能促进代谢，帮助调节内分泌功能恢复正常，还能扩张血管，改善血液循环及镇静作用，故对透析患者皮肤瘙痒症有较好的疗效。方法是口服人参养荣丸 1 丸，每日 2 次。

3. 神经衰弱

据分析，方中当归、茯苓、远志、五味能养血安神，并有镇静作用，故可用于神经衰弱的治疗。方法是服用人参养荣丸膏剂，每次 10 克，每日 3 次，温开水送下，7 天为 1 个疗程，病情较轻者一般用

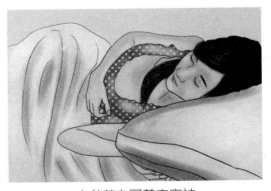

人参养荣丸可养血安神

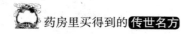

药 2 ~ 3 个疗程后能获良效。

4. 肝硬化

日本有医生将人参养荣丸用于对肝硬化的治疗上，发现它尤其对引发血小板减少者，疗效较好。研究发现，人参养荣丸不仅能够改变血小板数，还能明显改变肝硬化的程度。服用时，可内服人参养荣丸，每日 3 次，每次 1 丸。或者服用原方提取剂，每日 3 次，1 次 2.5 克，饭前或饭间给药，连续用药 6 个月以上。

5. 慢性肾炎

人参养荣丸对伴有发热、口渴、眩晕、水肿、尿少、盗汗等症状的慢性肾炎也有帮助，可缓解诸多症状。方法是每天服用 1 丸人参养荣丸，每日 3 次。

6. 排尿性晕厥

排尿性晕厥是指在排尿过程中，突然发生短暂意识丧失，中医学称之为"尿厥"。目前在治疗本病时尚无特效方法，但用人参养荣丸后可有一定效果。

人参养荣丸还对闭经、神经衰弱、缺铁性贫血、风湿性心脏病等有一定的疗效。

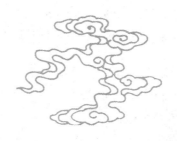

乌鸡白凤丸：家喻户晓的妇科"圣药"

【名方出处】明代龚廷贤《寿世保元》。

【使用历史】398 年。

【主要成分】乌鸡，鹿角胶，人参，山药，白芍，丹参，香附（醋制），黄芪，甘草，地黄，熟地黄，当归，川芎，鳖甲（制），天冬，芡实，银柴胡，牡蛎（煅），桑螵蛸，鹿角霜。

【整体药性】温。

【功能主治】补气养血，调经止带，用于气血两虚、身体瘦弱、腰膝酸软、月经不调、带下。

【典型征象】面色无华，常感疲倦。

【禁忌人群】经行有块，伴腹痛拒按或胸胁胀痛者不宜选用。

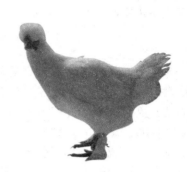

乌鸡白凤丸来源于明代龚廷贤《寿世保元》中的乌鸡丸，到了清代，宫廷御医改进为乌鸡白凤丸。顾名思义，乌鸡白凤丸的成分中含有乌鸡，过去乌鸡很珍贵，只用于宫廷，因此将"乌鸡"二字放在前面，凸显该药的珍贵，这样更容易抓人眼球，提高了药的卖点。当然，现在乌鸡到处可见，因此乌鸡白凤丸才能在百姓中广为使用。乌鸡的皮、肉、骨均为黑色，羽毛多为白色，所以叫"乌鸡白凤丸"。

虽然说乌鸡是本药的卖点，可实际上它是由二十味中药制成的，其中既有补气养血药，又有补肝肾，调经止带的药材。从乌鸡白凤丸的配伍来看，它补气、养血、阴阳双补，涵盖了大部分的妇科病症，适用范围很广。正因如此，许多女性在得了妇科病时首先考虑到的就是它。

皇家御用的调理秘方

乌鸡白凤是一款历史悠久，疗效显著的滋补良药，为女性常用的补身调经、健体美颜的佳品。关于乌鸡白凤丸，传说它与明代的郑贵妃有段故事流传。

明朝万历年间，皇帝朱翊钧非常宠爱身边貌美如仙的郑贵妃。郑贵妃 18 岁时被选入宫，3 年后生下了一个可爱的孩子，俗话说"母以子贵"，生下皇子后的贵妃们，身价也都会随之倍增，可郑贵妃产后却变得郁郁寡欢。为什么呢？难道是她失去了皇帝的宠爱？原来问题出在郑贵妃自己身上，原本国色天香的郑贵妃在生下皇子后，气血两虚、腰膝酸软，脸上更是长出了黄褐斑和满脸的皱纹。对一个宫廷贵妇来说，容颜上的损伤无疑是致命的打击，皇上如何会喜欢一个黄脸婆呢？日思月想，再加上产后身体上出现的一系列变化，郑贵妃变得越来越郁闷了。

幸而皇帝对郑贵妃一往情深，不知动用了多少御医名师、仙方良药，可仍不见郑贵妃好转。这年春天，为了排解郑贵妃的郁闷，皇帝在出巡之际让郑贵妃同行。当车马经过安国时，万历皇帝意外地发现这里不但景色甚佳，而且医药业也特别兴盛，便起了为爱妃治病的念头。

当地官员不敢怠慢，急忙奉旨召来了当地最有名望的郎中邙承祖。这位郎中年逾七旬，鹤发童颜，他奉旨入行宫诊病，回来后又仔细研究。他比皇宫里面的御医的医术还真高明不少，他给郑贵妃奉上了祖传秘制的乌鸡白凤丸。服用月余，郑贵妃的病情好转，脸上的黄褐斑消退，甚至看起来比生育前还艳丽几分。万历皇帝和郑贵妃都很高兴，再次召见了邳承祖，想要重金赏赐。谁知，老郎中含笑婉拒了，他说："伍仁桥年久失修，两岸百姓来往多为不便，若能赐修一座新桥，则一县之民皆可沐浩荡皇恩。"皇帝被邳承祖一颗赤诚之心感动了，当即恩准。于是，安国城外风光旖旎的磁河上就有了一座五孔石桥，并且将这座桥命名为"贵妃桥"。

乌鸡白凤丸对于女性因血虚引起的头晕眼花、睡眠不好、月经不调、经期腹痛、皮肤干涩萎黄、黄褐斑等，都有显著的疗效。说得简单一点，乌鸡白凤丸能补气养血，调经止带。乌鸡白凤丸除了能够治疗和缓解女性更年期症状之外，还能够治疗慢性肝炎、胃下垂、神经性耳鸣、脑中风后遗留的痴呆症以及秃发等常见疾病。唯一要注意的是，患了伤风感冒或者是急性病的时候应停止服药，在服药期间还要注意忌食生冷辛辣的食物。

经典的妇科圣药

乌鸡白凤丸大概算得上是最著名的妇科中成药，目前已有上百年历史。它最主要的药物是乌骨鸡，乌骨鸡是鸡的罕见品种，因此在古代被当成了珍贵药物。从阴阳五行上来看，鸡打鸣时正是五更时，太阳此时在东方，即八卦中的巽位，五行属木，因此古人认为鸡属木，但乌鸡又是黑色的，黑色五行属水，所以乌鸡得了水、木之精气，其性属阴，可以用来补血益阴。中医认为，乌骨鸡有滋补身体虚劳羸弱的作用，尤其是对改善女性气虚、血虚、脾虚、肾虚等症尤为有效。现代医学研究也证实，乌鸡中含有人体不可缺少的赖氨酸、蛋氨酸和组氨酸，能调节人体免疫功能和抗衰老。

除了乌鸡之外，"乌鸡白凤丸"中还有人参、黄芪、丹参、当归、白芍、川芎、生地、熟地、甘草、制香附、鹿角胶、鹿角霜、银柴胡、牡蛎、鳖甲、桑螵蛸、芡实、山药、天冬等十九味中药。方中的乌骨鸡补血养阴，鹿角胶益精养血，滋补肝肾，共为君药。人参、黄芪、山药益气健脾，熟地、白芍、当归、川芎养血和营、活血调经，共为臣药。生地、天冬、鳖甲滋阴清热，银柴胡清退虚热，丹参通行血脉，鹿角霜益肾，煅牡蛎收敛止血，桑螵蛸、芡实补肾固涩止带，香附疏肝调经，共为佐药。使以甘草调和诸药，共奏益气生血、滋补肝肾、调经止带之功。

乌鸡白凤丸具有补气养血的功效，女人在人流之后用它调理身体再好不过了。即便广告中将人流手术说得再"无痛"，它还是会对人体造成一定程度的损害。再加上女性来自身体和精神两方面的压力，术后常会出现面色苍白、心慌、疲乏无力等贫血症状。在多休息的同时，服用乌鸡白凤丸可以起到帮助身体恢复的效用。但是需要注意，乌鸡白凤丸具有活血化瘀的效果，所以服用时应该在出血停止之后，否则可能会延长出血的时间或增加出血量，不但起不到恢复身体的作用，还会造成更加虚弱的症状。

仔细分析乌鸡白凤丸，会发现它所适应的气血虚弱的症状多在久病后出现。比如慢性肝病、糖尿病、肾病、甲亢等，只要病人具备了面色无华，有气无力，容易疲劳，甚至动辄虚汗，盗汗的现象，舌苔也不厚腻，不论男女都可以试试"乌鸡白凤丸"。需要注意的是，本方中含有人参，鹿角胶等，所以有些人服用后可能会出现上火的症状。如果情况不太严重，诸多虚弱症状又有改善，可以稍减用量后继续服用。

有的人将"乌鸡白凤丸"当成美容药，这有一定的道理。气血虚弱的人，肯定是个早衰的黄脸婆，包括起"黄褐斑"，如果是因为血虚、肾虚导致的，这种人可以吃乌鸡白凤丸；但若是长有痤疮、大便干燥等体内实热的人就不宜服用了。

春天帮你解春困

春天气候转暖，本应是万物生长、朝气蓬勃的季节，却有许多人会无精打采，困倦疲乏、昏昏欲睡，这就是人们常说的"春困"。因为大家对"春困"太过习以为常，所以只是觉得没有睡饱，也不是十分重视。其实，"春困"的原因不是睡眠不足，而是与肝脏有密不可分的关系。

首先，初春时，阳气生发，气血偏于外行。"冬藏"消耗大量阳气，如果此刻熬夜或大脑思虑过多，就会导致肝失疏泄，阳气生发再受到限制，身体就极易疲劳、倦怠。其次，中医认为自然界的四季与人体是一一对应的。春季适逢肝经当令，因此肝气在春季最为旺盛。肝气旺盛易致脾湿，湿困脾胃，就会造成整个脾胃的运作失常，以致中气不足，人体就会出现疲劳、乏力、头昏脑涨等不适症状。

既然知道了春困产生的原因，那么如何来预防呢？

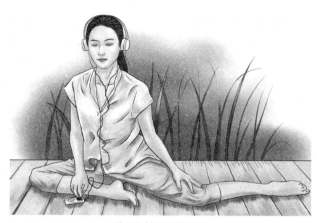

春季应调节情绪

无论男女，春天的时候都应该吃点乌鸡白凤丸，它可以帮我们摆脱春困的困扰。中医认为女性以肝为先天，以血为主，因此多将乌鸡白凤丸用于妇科病的治疗上。实际上，一到春天，所有人的气血都会跟着大自然的变化向外升发，正是肝血不足的时候，若能吃上1粒乌鸡白凤丸，补充肝血，自然就会神清气爽，不再春困。

有的人一到春天就难以入睡或者半夜突然醒来，原因是人的阳气白天行于外，晚上归于内，即归于肝。如果肝血充盈，阴阳调和，人的睡眠就会正常。但如果肝血不足，阳气晚上回不去，人就很难入睡，即使阳气好不容易回去了，等肝经旺盛的时候（1～3点），如果肝阴不足，肝经有热，就又会把阳气给顶回来，所以人才会在半夜醒来。这些情况都可以通过服用乌鸡白凤丸来调理。

除此之外，我们预防春困还要做到养肝滋阴，平时不要过度劳累，应保证睡眠，早睡早起。犯困时，可适当做头部按摩缓解症状。同时，要多做深呼吸和能增加肺活量的有氧运动，多晒晒太阳，多和大自然接触。春季应调节情绪，使肝气顺达，气血调畅，不使肝阳上亢。可适当服用西洋参、枫斗或麦冬等养阴保健品调理。并适量进食滋阴的食品，少吃羊肉等温性食物，不吃辛辣、煎炸烤食品、狗肉、酒类、火锅等热性食物。

养生要顺从人体的自然变化规律，遵守春季养生原则安排每日的工作和生活。顺应春天阳气生发、万物萌生的特点，我们的精神、情志、气血才会舒展畅达，生机勃发。起居宜早睡早起，保证一定的睡眠时间，足够的睡眠有助于消除疲劳。还要注意居室空气的流通。春天若紧闭门窗，则室内空气不流通，氧气含量减少，二氧化碳等有害气体增多，会助长"春困"的发生。

治疗气血虚型月经不调

电视连续剧《大宅门》里曾出现过这样的情节，宫里指定用白家的乌鸡白凤丸来为贵妃们调经养颜。生活中，很多女人都有这样的经验。每当月经不调、肚子难受时，总会有"过来人"建议吃点乌鸡白凤丸。甚至有人告诉爱美的女性，别瞎花钱买什么美容品，每天吃点乌鸡白凤丸，效果比什么都明显。

有一位职业女性，大家都叫她李姐。不知道什么时候开始，她的月经就不怎么准时，一般是45～55天为1次，经期持续的时间长短也是从3～7天。平时，她面色萎黄，身体很消瘦，脾胃也不好。生完孩子后，自汗、失眠、多梦的情况更严重了，脸上还出现了色斑。每次来月经的时候，李姐都十分痛苦，不仅手脚酸胀无力，就连肚子也胀痛不已。去医院看了中医后，医生给开了一个调补的药方，吃了一个半月后，情况似乎有所好转，但再过一个月，痛经的情况又再度发生。

显然，李姐的情况属于典型的气血亏虚引起的月经不调。在医学上，月经不调通常是指女性月经总出现错后、提前，或经量过多、过少等异常，且伴有脸色晦暗、心慌气短、疲乏无力、小腹胀痛、白带增多、腰酸腿软等症状。乌鸡白凤丸针对气血亏虚型月经不调很有效，该药丸由鳖甲、牡蛎、鹿角胶、黄芪、人参、香附、当归、白芍、生地、熟地、川芎、丹参、山药、甘草等二十余味中药制作而成。而起主要药物则是乌鸡，在中医上，乌鸡具有养阴、补血、健脾的功能。能有效地治疗月经不调、身体虚弱、腰膝酸软、崩漏带下等妇科急症。此外，还可以将制作乌鸡白凤丸的药材自制调经粥，做法是先煎诸药，去渣取汁，再将红花、当归各10克，丹参15克，糯米100克混合起来做成粥。服用时每日2次，空腹食用有很好的活血调经功效，特别适用于月经不调有血虚、血瘀者。

除了用药膳治疗月经不调外，还有很多其他的方法也有很好的治疗效果。比如，在经期到来的前三天，根据自己的情况适当做一些较为轻柔、舒缓、放松、拉伸的运动，像冥想型瑜伽、初级的形体操，或只是在家做一些简单的伸展动作。到了经期的第五天，逐渐停经，这时候就可以选择进行慢走、慢跑等有氧运动。通过上述运动搭配进行，可以调节人体血液流通，能够明显增强自身抵抗力，缓解月经不调带来的不适。但运动时，一定要注意避免对腹腔施压，避免将腿抬得过高。在感到疲劳或发现月经量突增或暴减，应该立即停止运动。

调经养颜要"对症"

月经不调的女性，吃了乌鸡白凤丸，确实可以解决问题；可也有的人吃药后，反倒越调越乱。这是怎么回事呢？其实，从中医的角度来看，虽然多数人月经不调的症状相似，但起因却不尽相同，可以由气虚、阴虚内热、肝热等因素导致。乌鸡白凤丸主要适用于气血亏虚的月经失调，并不能包治所有的月经病，对一些因肝郁、痰湿等因素引起的月经不调，服用乌鸡白凤丸效果可能适得其反。如果只是气虚导致，可用补中益气丸进行治疗；阴虚内热型，可用两地汤治疗；肝热导致的月经不调，则用丹栀逍遥丸来治疗。

乌鸡白凤丸存在了几百年，它的盛名和使用效果同当时的社会环境和女性的身体状况等因素不可分割。过去的医疗环境不好，避孕手段不理想，许多女性生育频繁，再加上生活条件恶劣，因此患有月经不调的妇女多属气血不足的虚证，故而在当时使用乌鸡白凤丸能取得明显的效果。这种气血两虚、阴精不足所引起的月经不调，表现主要有月经量少、颜色淡、质地稀、患者的身体瘦弱、头晕、乏力气短、面色发黄或没有光泽。

但是，现代女性的营养条件、社会条件、生活方式等与过去已不可同日而语，很多女性的月经不调并非因气血亏虚而引起，致病因素非常复杂。职场上活跃着很多女白领，她们既要工作，又要照顾家庭，这种双重压力如果得不到排解，就会出现肝郁的情况，变得情绪烦躁、易怒，而且出现痛经、经量过多、月经先后无定期等月经不调的症状。这时候再用乌鸡白凤丸显然不对症，自然就起不到满意的治疗效果。还有一些较为肥胖的女性也容易出现月经不调，中医辨证多属"痰湿"，这时如果服用乌鸡白凤丸，在补气补血后反倒会加重体内的"痰湿"，病情也会更加严重。

至于乌鸡白凤丸具有的美容作用，其实有夸大的作用。即便有，也只是服药者正好属于乌鸡白凤丸的治疗范围，比如脸上的色斑、色泽是由气虚、血虚、阴虚、阳虚所引起，那么服药后可能会通过调理体质，让肤色有所改善，达到一定的美容目的。但皮肤问题如果是其他原因导致，服药后不会有任何效果。

俗话说，是药三分毒，各位女性不能因为

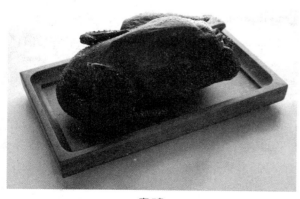

乌鸡

乌鸡白凤丸是中药，就将其当成美容保健品随便乱吃。当身体出现了问题，大家一定要到正规医院，请医生诊断后，针对个体症状，提出用药方案。

女人药也治男人病

范先生最近感到非常郁闷，刚过不惑之年的他已经感到自己的身体越来越糟糕。最近他因为小便不畅的问题去了医院，检查后才知道自己患上了前列腺炎。中医大夫为他开了几服中草药和三种中成药。不过，令范先生感到百思不得其解的是，其中竟然有女性常用的乌鸡白凤丸。难道是医生开错了药?

医生的药没有错，错的是我们对于乌鸡白凤丸的认识。乌鸡白凤丸是中医的"妇科圣药"之一，虽然过去主要用于因气血虚导致的女性问题。但事实上，男性只要有气血虚的问题，也同样可以吃乌鸡白凤丸，尤其是很多慢性病的恢复期。患者通常身体瘦弱、心慌、失眠多梦、面色苍白、头昏目眩、饮食无味、腰膝酸软、疲倦无力等。服用时，可每次服 1 丸，每天服 3 次，于每次饭前 1 小时服药，30 天为 1 个疗程。从这个角度来看，乌鸡白凤丸是不分男女的，而且最新研究证实，它对下列男性病的治疗效果也不错。

1. 精液不液化

经常服用乌鸡白凤丸可促进前列腺分泌功能，缩短精液液化时间并降低黏稠度。可以每日服 2 次，每次 6 克，疗程 30 天。

2. 男性性功能减退

该药用于男性可增强性功能，适用于阳痿、遗精等症。动物实验发现，动物在服用乌鸡白凤丸后，前列腺和精囊的重量明显增加，其提肛肌重量也得到增加。

3. 慢性前列腺炎

患者多表现为尿频、夜尿多、排尿困难、尿流变细、淋漓不尽等。中医认为，慢性前列腺炎多与肾气不足、气滞血瘀、脉络受阻有关。现代研究显示，如果患者每天口服乌鸡白凤丸，能提高肾上腺皮质功能，增加机体抵抗能力，激活和增强机体的非特异性抗炎作用。

总之，男性若有乌鸡白凤丸治疗范围的气血虚弱等症均可服用。在治疗男性病时，可用适量米醋调服，每日 2 次，每次 2 丸。需要注意，服药期间，患者要忌食辛辣、生冷等食物，有感冒或其他机型病的患者，要暂停服用。

八珍丸：开给"黄脸婆"的美容方

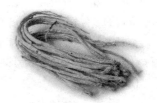

【**名方出处**】明代薛已《正体类要》。

【**使用历史**】484 年。

【**主要成分**】党参，甘草，白术，茯苓，当归，熟地黄，白芍，川芎。

【**整体药性**】温。

【**功能主治**】补气益血。用于气血两虚，面色萎黄，食欲不振，四肢乏力，月经过多。

【**典型征象**】面色苍白或萎黄，头晕眼花，食欲减退，贫血。

【**禁忌人群**】体实有热者忌用。

八珍丸是明代御医薛已专门用来治疗气血两虚问题的药物。这个药的巧妙之处，就在于它是两个名方的结合，人参、甘草、白术、茯苓合起来又叫四君子汤，当归、熟地黄、川芎、白芍这四个药加起来，叫作四物汤。这个在前文中介绍过，前者是强健脾胃，补中益气的，后者是补血的第一名方。

气血两虚在女性中更多见，所以八珍丸更多的是治疗女性常见病。另外，它还是开给那些脸色不好、过早出现皱纹、未老先衰女性的美容方，很适合帮助"黄脸婆"恢复白皙、健康的面色。

帮助黄脸婆"扫黄"

很多女性朋友虽然样子算不上国色天香，但是眼睛、鼻子、嘴巴、身材似乎也没有什么可挑剔的。仔细一看，又总觉得有些美中不足：脸总是缺少血色，黄黄的；嘴唇颜色也是淡淡的，不那么红润。除了气色不佳之外，这类女性朋友还普遍比较怕冷，手脚一年四季都是冰凉的，就像"冰山上的来客"，一个人睡时，一夜都暖不热被窝。

有一个不太好的词可以概括这样的女人——黄脸婆。哪个女人若是被这样称呼，顿时就会觉得人生惨淡，不仅漂亮谈不上，一个"黄"字害得人连精气神也没了。为了去掉自己脸上的"一抹黄"，很多人可谓是费尽心思。其实，在中医看来，"黄脸婆"很多是因为血虚造成的。气血不畅、毒素堆积是造成皮肤暗黄的根本原因，身体内部的问题会直接显现在脸上。要想解决这一问题，做表面文章是远远不够的，还要从内部调理。

中医学认为，气与血两者之间关系非常密切，认为"有形之血，不能自生，生于无形之气"，从而提出"气能生血"的观点。"黄脸婆"想要摆脱自己气色不好的命运，首先就需要补血，而补血又不能少了气的作用。中医里补气、补血的方药很多，八珍丸之所以是帮黄脸婆"扫黄"的首选，就是因为它兼顾了补气和补血，由经典补气药四君子汤和经典补血药四物汤组合而成。

血在中医里是实实在在的物质，它在人体内运行，将氧和营养物质输送到全身各处，如果血不足，人体就会因此而缺乏滋养。对于女人而言，血虚的时候，各个脏腑器官得不到滋养，人的面色自然就会呈现无血色的苍白，手脚、关节则会发麻、发酸，还会头痛。这些症状在月经后更容易发生，因为月经的失血加重了血虚，各个器官也因为无血而养出现诸多症状。因为女性有周期性失血的问题，所以更应重视补血。

虽然血对女人很重要，但仅靠补血是不够的。因为中医认为"气为血之帅，血为气之母"，如果只有血，而气不足，血就是死血，人就没有生机。所以，必须通过补气才能最终生血，气和血是密不可分的。

八珍丸因为可以气血双补，令气血上升到头面，面部的颜色因此才会摆脱萎黄，而变得润泽起来。适合八珍丸的女性，除了脸黄，气色不佳之外，月经也有问题。这种月经问题有两种：一种是经量少、颜色淡，月经过后因为肚子疼而喜欢用手按着，这是血虚加重的标志；另一种是经量多、行经时间长，颜色淡，甚至最后可能变成粉色，质地也稀，这是气血双虚引起的。血虚所以经血的颜色淡，气虚固摄不住血脉，令血妄行，别人一周结束的月经，她却可能持续八九天。这两种情况都可以将八珍丸作为基础药，再结合身体的其他状况配合其他的药物。比如，脾胃不好、吃东西不易消化的女性，可以同时服用香砂六君子丸和八珍丸，在气血双补的同时，增加补脾的力量。

给新妈妈的补血催乳汤

刘女士剖宫产下了一个女孩。因为手术时流了很多血，再加上术后那段日子天气炎热，使得刘女士食欲很差，每天吃的东西也少，所以手术的伤口愈合得很慢。在月子里的时候，家人为防止她受风，把门窗关得严严的。时间一长，刘女士便觉得头晕目眩、心慌意乱的，一整天的时间，除了在给宝宝喂奶时精神稍好些，其他的时候她都感觉身体无力，精神萎靡。而且渐渐的，她还发现自己的乳汁变得特别稀薄，宝宝虽然每天都有乳汁喝，但总是一副没吃饱的样子。而且刘女士的乳汁还会不断地从两侧乳房溢出来。家人对这种情况都很担心，一出月子，就赶忙送她去医院做检查，结果发现，刘女士的血色素、红细胞均偏少。医生最后确诊是因为她身体虚弱，导致乳汁缺乏营养，才使得宝宝总是吃不饱。为此，医生就建议她先给宝宝喂奶粉，等身体治好后再用母乳喂养。后来，刘女士的家人用八珍汤治好了她的漏乳之症。

最近几年因为奶粉的安全隐患不断出现，很多有宝宝的家庭都选择母乳喂养这种方式。古人讲"乳为血化美如饴"，母亲的乳汁甘甜可口、最具营养，是母体的气血生化而成的。有母乳喂养经历的女性通常会有这样的体会，在喂完奶后，会有心都被掏空了的感觉。这是因为乳为血化，而血又靠胃消化吸收食物而来，所以随着吃饭睡眠，乳汁又会不断增加。刘女士剖宫产后导致血气大量耗损，再加上饮食失调，导致体内气血亏虚，以至于脾胃之气统摄不住乳汁，就会让乳汁淋漓不尽地滴漏而出。这时候只有补益气血，才能从根本上让乳汁分泌重新恢复正常。

很多中医在治疗该病时多次运用"八珍汤"，均发现该法具有稳定的疗效，几乎每次都能取得令人满意的效果。八珍汤其实名气很大，因为它是由大名鼎鼎的两类名药——补气名药"四君子汤"，即党参、白术、云苓、炙甘草和补血名药"四物汤"，前文已有详细介绍。服用八珍汤既可以补气又可以生血，而养血的同时又可以益气，所以八珍汤能做到气血双补，专门用来治疗因失血过多而导致的气血皆虚等症状。而用八珍汤在治疗漏乳时，应去掉川芎，因为该药有很强的行血活血功效，服用后会耗损体内原已虚弱的气血。然后再新添入黄芪、五味子、芡实，可以加强八珍汤的补气、收摄之效。

了解了八珍汤后，女性就再也不用担心产后血虚导致的营养不足了。

女性丰胸的美容圣品

对于女人来说，乳房是最显著的第二性征，凹凸有致的身材，不仅给女人增添自信，也是吸引异性的重要条件。受时代审美观的影响和电视电影明星们的导向作用，丰胸已经成为一个平常、普遍的问题。很多希望拥有傲人双峰的女孩都在明里暗里关注着一切有关丰乳的信息和方法，只是不知道会有多少人注意到：气血不调才是产生"平胸"的根本原因。

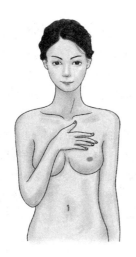

八珍丸可丰胸

乳房的生理、病理、外观与脾、胃、肝三脏之关系密切。中医认为，女子以血为本，经血为脾胃所化生，脾胃功能正常，气血化生充足，则能助养冲任二脉，使其发挥濡养乳房的作用。若脾胃功能失常，则气血生化乏源，充任二脉失其濡养，则必然导致经络气血瘀滞，使乳房正常的生理功能及外观都不能维持，从而出现乳房下垂，甚至是萎缩。

八珍丸作为气血双补的经典方剂，可谓是女性丰胸美容的圣品。在此建议正在发育的女生，可以适当服用八珍丸，因为可能超过一定的年龄段，丰胸相对就难一些。需要注意，经期中不要服用八珍丸，以免导致排血不良或排不干净。除了帮助女性补气血丰胸之外，八珍丸还有调理内分泌的效果。

有时间的女性可以每个月亲手为自己熬个美容汤，八珍汤做起来也很简单方便，几十分钟就可搞定。准备党参 10 克、炒白术 10 克、茯苓 10 克、炙甘草 10 克、熟地 10 克、当归 10 克、白芍 10 克、川芎 10 克，用不锈钢或砂锅放在炉子上，放入药材，加水后武火煮开 3 ~ 5 分钟，调成小火再煮个 3 ~ 5 分钟，停火闷上 5 分钟就可。一次喝不完的八珍汤可放入冰箱存起来，下次喝时温热一下。

为老人大补气血

老年人随着消化吸收功能的日渐衰退，对各种营养素的吸收都有不同程度的减少。因此，很多老年人都患有贫血症。就一般情况而言，老人大多都重视心脑血管类疾病，而贫血症因为比较隐蔽，不容易引起老年人的注意。殊不知，看似轻微的贫血症很可能就是心血管疾病的"引子"。因为贫血意味着血液中红细胞数量及血红蛋白含量的明显减少，这会导致红细胞携氧能力的大幅度下降，从而引起全身组织器官缺氧，加重心脏负担。同时，贫血也使心脏自身的供血下降，进一步导致心脏缺氧。对于本身已有冠心病、冠状动脉硬化的老年人而言，贫血的影响更大。此外，贫血还可能导致大脑局部缺血，认知反应能力衰退，从而引起痴呆。

赵成是一位小有名气的中医师，他有位三十几岁的女性朋友，因为经常手脚冰冷，自己帮她调理后一直在喝四物汤，气血顺畅了，人看着也更为年轻了。此后，如果遇到与她情况相似的朋友，她都会极力推荐四物汤，朋友们都开玩笑地说她简直成了四物汤的代言人。一个冬日，她给赵成打过电话，说自己的母亲最近身体不太好，总是没精神，头昏眼花，医院检查时只说是贫血，问赵成可不可以用四物汤补一补。

赵成告诉她，老年人患有贫血症的概率很大，这同气虚、血虚有很大关系，所以可以从气血双补入手调理身体。四物汤是众所周知的补血方剂，如果用于老年人贫血，最好能在此基础上加上补气名方四君子汤，这两个合并在一起能同补气血，效果更好。这个方剂其实就是鼎鼎大名的八珍汤，平时可服用中成药八珍丸，或者把它做成八珍鸡汤，喝汤吃鸡也不错。

八珍鸡汤的做法是：

准备母鸡 1 只，去除杂物后洗净备用；人参、茯苓、白术、当归、熟地、白芍、川芎、甘草各 5 克，用纱布包起来后塞入鸡腹内。然后加调料后隔水炖煮，熟后即可服食。

老年性贫血属于中医学上的"虚劳""血虚""血

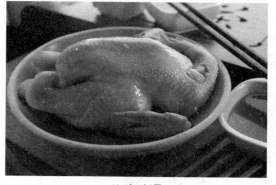

八珍鸡汤

证"范畴，因精液亏损、脾胃失调、禀赋不足等原因使骨髓生化乏源、髓海空虚、不能生血所致。《张氏医通》中记载："人之虚，非气即血，五脏六腑莫能外焉。而血之源头在乎肾，气之源头在乎脾。"归根结底，老年性贫血是脾肾俱虚导致的气血俱虚，所以治疗的时候益气补血是关键。

再来看八珍汤为何可以共补气血。方中的党参和熟地相配可以益气养血，共为君药。茯苓和白术可健脾渗湿，协助党参益气补脾。当归和白芍可养血和营，帮助熟地补益阴血。佐以川芎活血行气，补而不滞。炙甘草益气和中，调和诸药。另外，现代药理研究也证实，人参中的人参皂苷 Rb 能使正常或贫血动物的红细胞、白细胞、血红蛋白含量增加；当归和地黄具有促进骨髓造血功能的作用。

正因如此，老年人每个月喝上几次八珍鸡汤，不但能增强体质，补养气血，还能延缓衰老。

造成老年人贫血的原因比较复杂，慢性疾病和营养性贫血是最常见的两个因素。尤其是营养性贫血更为普遍，这种性质的贫血可以通过促进老人的合理膳食得到预防。饮食要多样化，切忌偏食，应该增加含高铁、高蛋白的食物。比如，牛奶、鱼类、蛋类、豆类等，对治疗贫血有良好效果。一般而言，含铁较多、吸收利用较好的食物是蛋黄、鱼肉、动物肝脏、菠菜、芹菜等，很适合缺铁性贫血患者食用。

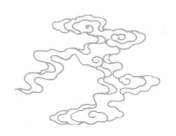

定坤丹：帝王后宫专用的养血调经药

【名方出处】清代竹林寺僧《竹林女科证治》。

【使用历史】190 年。

【主要成分】人参，鹿茸，藏红花，鸡血藤膏，三七，白芍，熟地黄，当归，白术，枸杞子，黄芩，香附，茺蔚子，川芎，鹿角霜，阿胶，延胡索，肉桂，甘草，砂仁等。

【整体药性】温热。

【功能主治】补气养血，舒郁调经。用于气虚血亏，肝郁不舒引起的经闭不行，月经不调，腰酸腹痛，通经漏下，妇女不孕。

【典型征象】痛经，气色不好。

【禁忌人群】阴虚或本有内热者慎用。

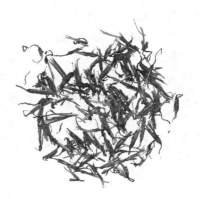

定坤丹是由清朝竹林寺僧《竹林女科证治》的"补经汤"方加减而成，具有调经活血，理气健脾，补血止血等作用，对女性出现的月经不调、痛经、经期腹胀腹痛以及颜色有异、白带过多、血崩血漏等症均有良好疗效。

定坤丹可谓是女科圣药，因在治疗妇科疾病上的功效突出，被乾隆赐名"定坤丹"。坤指女子，定坤的意思是指令女子的子宫得到安宁。1916 年定坤丹在巴拿马万国博览会中，曾获得一等优质奖。

从组方上来看，定坤丹有个特点，就是既有"人参"，又用到了"五灵脂"。按照中药的配伍禁忌，这两种药属于"相畏"，禁止一起使用，定坤丹却用了这两种药，而且在数百年的临床实践中并未因此发生不良反应。这不仅是定坤丹的组方特点，也为后来研究探索中药理论提供了实践证据。

乾隆题字的妇科良方

定坤丹也叫"定坤丸"，是著名补血、养血、调经之药。顾名思义，定坤之意为令女性的坤宫得到安宁。如何令后宫中的女子子宫安宁，也一度成为乾隆皇帝的案头商讨之事。

清代的时候，女子在 15 岁的时候就可通过选秀入宫，作为宫女则一直到 25 岁时才可出宫嫁人。很多深锁宫中的女子都有体力虚弱、精神抑郁、经血不调的症状，上至皇后贵妃，下至普通宫女，无一能够例外。

事实上，她们的病情正反映出她们郁闷的生活状况。清宫选秀之严酷，远胜过今天的模特大赛，这些女子在选秀过程中的压力也比模特们大得多。而且，好不容易通过层层选拔进入皇宫，她们却不能像现在的模特三甲一样去唱歌、演戏、拍广告，而是被安置在后宫充实秀女资源，以备候用。即便成了皇后、贵妃，日子也不见得好过。为了争夺宠爱，提高等级，妃子们不免要机关算尽，劳心伤神。皇帝一旦去世，她们的命运就更加凄惨，住进专为皇帝遗孀安排的院落，就是人们常说的紫禁城的"寡妇院"。从此，这些年轻美貌的女子便只好"伴青灯叩古馨，依经孤守"，在无尽的苦闷中度过漫长的余生。不管是宫女还是嫔妃，每一次晋升，难免有喜；竞争激烈，难免有思；夜夜独守空帷，难免有忧；伴君如伴虎，难免又会有恐。中医认为，"肝为将军之官"，喜条达，主疏泄，情志抑郁会导致肝气不能调达，脾胃受累，肝脾失和，自然难免疾病缠身。

当时，乾隆皇帝一方面担心后宫女子的身体健康，另一方面，更加担心这会影响到皇家子嗣的繁衍生息。于是，在即位的第四年，他在太医院召集全国名医编撰《医宗金鉴》的同时，也下令将妇科瘀血病的医治作为研究内容。

由于以吴谦为首的医学界巨匠荟萃，集思广益，很快他们就拟出一个处方，临床上用后效果十分显著。乾隆大喜，就把这个药命名为"定坤丹"，有医治妇女疾病的意思，也包含着对大清的坤宫从此安宁的美好祝愿。定坤丹自此被列为"宫闱圣药"，专供内廷使用。

后来，定坤丹的配方之所以流传到民间，同一个孝心的故事有关。当时，朝里有个监察御史，系山西太古人，因母亲患有有严重的妇科病，苦于找不到真正有疗效的药来医治。他为了让母亲早日康复，设法从太医院将定坤丹的药方抄了出来，后按药方所示配制，才治好了母亲的疾病，定坤丹的名号也由此在山西落地开花，成为家喻户晓的妇科良药。

最具讽刺意味的是，八国联军进军北京城的时候，慈禧太后因为避乱西逃，一路上颇受了些颠沛之苦。等到了山西太古时，她的身体终于熬不住，一时妇科病复发痛苦不堪。幸亏及时服下了当地县令送的定坤丹，诸痛方才消失，得以西行成功。定坤丹在妇科疾病上的功效，由此可见一斑。

治疗原发性痛经

患有痛经的女性每个月都会有那么几天，腰酸、腹痛、脸色煞白、冷汗直冒，既无法工作，又不能学习。痛经一般分为原发性和继发性两种。前者多是在有排卵的月经期内发生的痉挛性疼痛。后者是由不同疾病引起的痛经，又称为继发性痛经，是指生殖器官发生病变后引起的疼痛。虽然都叫"痛经"，但疼痛又有不同的特点。定坤丹对原发性痛经有不错的治疗效果。

李青是一名大一新生，18 岁本是阳光、朝气蓬勃的年龄，可她并不像别的学生那样有青春活力。原来，她自初潮后已经痛经四年，每次行经时都腹痛难忍，经色暗红，夹有少许血块。李青气色看起来一直不好，平时饮食不佳，经期还常伴有恶心呕吐、肛门坠胀及里急后重等症。每次月经来时，李青都需要请假 1 ~ 2 天。医生经过检查，发现她子宫、卵巢未见明显异常，综合诊断为原发性痛经。

原发性痛经，大多开始于月经来潮或在阴道出血前数小时，在剧烈腹痛发作后，转为中等程度阵发性疼痛，约持续半天到一天，最多不会超过 24 小时。经血外流畅通后逐渐消失，亦偶有需卧床 2 ~ 3 天者。疼痛部位多在下腹部，重者可放射至腰骶部或股内前侧。一半以上的女性伴有胃肠道及心血管症状。如恶心、呕吐、腹泻、头晕、头痛及疲乏感。偶有晕厥及虚脱。原发性痛经常在分娩后自行消失，或在婚后随年龄增长逐渐消失。

医生认为，李青的痛经源于脾肾不足，气血两虚，应以健脾益肾、补益气血原则治病止痛，给予定坤丹治疗。在经前 3 天以及经后 3 天服用定坤丹，每日 2 次，每次 1 丸，连续服用 3 个月。医生还叮嘱李青要保持快乐的心态、稳定的情绪，饮食忌食寒凉，避免剧烈运动，二诊时，她的痛经已经减轻很多，行经时不会因为痛而请假。后来，她又巩固治疗了 1 个月，诸症消失。

痛经有因虚所致，也有因实所致，阴虚所致的痛经多由肾虚、气血虚以致胞宫经脉失养，气机不畅，不通则痛。定坤丹治疗的痛经就属于因虚所致的一类痛经，药中当归、熟地黄、香附、延胡索等可养血调经舒郁之，以达到补其虚、调其气、化其瘀，使痛经缓解或消失。

提醒大家，并不是什么痛经都需要吃定坤丹。有的人非常注重身材的保持，希望通过节食减肥的方法保持苗条，这些人也常伴有痛经的症状。对她们而言，治疗痛经并不需要任何药品，注意饮食中多吃点有营养的食物就好了。通过饮食保证身体的正常活动才是健康的根本，药物只是在病后起到治疗的作用。

安然度过更年期

人们普遍认为更年期是女性生长的一个阶段，如同儿童、青年、中年、老年这些概念一样，女人到了这个阶段必然会呈现情绪暴躁、容易失控的状态，就像年轻人的"叛逆期"一样。但事实上，更年期综合征是一种病理反应，并非女人必经的一种状态。如果更年期妇女常服定坤丹，能提高体内雌激素水平，增强抵抗力，安然度过人生的非常时期。

50 岁的焦阿姨已经绝经 2 年了，最近一年她感觉身体潮热汗出，腰酸膝软，失眠多梦，心情起伏很大，时而烦躁起急，家人知道她进入了更年期，也不敢招惹她。焦阿姨每次发完脾气，心里也很难受，感觉更年期的自己变成了一个唠叨的妈妈，一个暴躁的妻子。她听朋友的意见服用了钙片及谷维素后，症状并未见减轻。后来还是在丈夫的陪伴下去医院治疗，医生诊其脉弦细尺弱，舌红，苔薄少津。于是诊断其为围绝经期综合征，属于肾虚肝郁型，治疗时应以益肾舒肝为原则，让她服用定坤丹。每天服用 2 次，每次 1 丸。焦阿姨

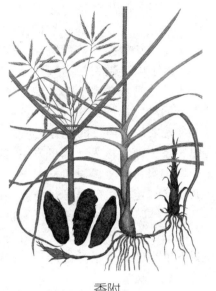

香附

在连续服用 20 天后，睡眠明显好转，潮热汗出的症状也已减轻，其他症状均见不同程度的好转。她听从医生的建议，又继续服用了两周，身体终于恢复了正常。

现代医学认为，更年期症状是人体雌激素分泌开始减少造成的，因为身体的各个器官无法迅速适应变化，于是出现了心烦、莫名其妙地发脾气、容易急躁、失眠、盗汗、莫名其妙地想哭、月经减少、性功能下降等症状。在中医上看来，更年期综合征是随着肾气渐衰，天癸将竭，冲任二脉虚衰，精血日趋不足，进而导致多个脏腑功能失调所致。由于每个人的身体情况不同，出现的症状有轻有重，反应的时间由几个月到几年不等。焦阿姨服用定坤丹后更年期诸症状得到好转，其机理与定坤丹中的鹿茸、枸杞子、熟地黄、当归等药具有滋补肾之阴阳作用相同，间接地调整了内分泌及自主神经系统，使其功能得以改善有关。

更年期女性如果像焦阿姨那样，不妨在咨询医生后服用定坤丹帮助减轻或消除身体的不适。当然，在积极治疗的同时，更年期女性还要注意保持精神愉快、心情开朗。同时，在饮食上，有头昏、失眠、情绪不稳定等症状者，应选择富含 B 族维生素的食物，如粗粮（小米、麦片）、豆类和瘦肉、牛奶。要少吃盐（以普通盐量减半为宜），避免吃刺激性食品，如酒、咖啡、浓茶、胡椒等。由于更年期时热潮红症状的发生是没有固定时间的，所以要随时准备一些小东西以备不时之需，随身带着一把小折扇和一条小毛巾。当身体发热时，可随时扇风，减轻闷热感，保持凉爽。一条棉质的小毛巾可随时解决盗汗问题，尤其在公众场合，可避免突然"汗流浃背"的尴尬。

增加女性怀孕概率

孩子是上帝给每个女人的礼物，没有孩子的一生必定会让大部分女性感到遗憾重重。定坤丹能在一定程度上调理女性的病例体质，提高怀孕概率。

贺女士，30 岁的某国家机关工作人员，与丈夫结婚 3 年，没有采取避孕措施，但一直没有生育。她曾做过妇科检查，盆腔未见异常，输卵管通液检查结果通常，她丈夫的精液检查也正常。夫妇俩都很喜欢孩子，因为一直不见怀孕，二人都比较着急。贺女士的月经周期一直不规律，两次之间相邻 30 ~ 45 天不等，经血颜色暗红，伴有轻度的痛经。平时伴随着腰酸乏力，

也没不安的症状。

后来，贺女士因缘际会认识了一位老中医，老中医诊其脉弦细，舌质淡红，舌苔薄白。诊断为月经不调，不孕症（无排卵型），辨证为脾肾不足引起的，治疗时以健脾益肾为原则，给予定坤丹治疗。每次让贺女士在月经中期服药，即月经第 10 ~ 24 天，每次 1 丸。连续服用 2 个月后，贺某自觉身体诸症好转。第一个月的月经也如期而至，没有痛经。半年后，贺女士便成功怀上了孩子。

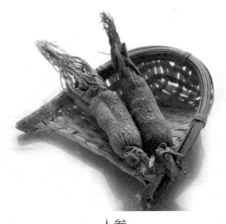

人参

医学上讲的不孕症是指育龄的妇女，丈夫生殖功能完全正常，夫妇结婚后同居两年以上，有正常的性生活且未采取避孕措施而不受孕的症状，又叫作"原发性不孕"，属中医"无子"的范畴。如果女性在生育或流产后，没有采取任何避孕措施但两年以上不再受孕，这种情况称为"继发性不孕"，也就是中医上的"断绪"。

从原因上看，女性的卵巢功能低下或卵巢内分泌障碍，以及下丘脑、垂体、卵巢之间内分泌平衡失调是常见的引起月经异常，女性不孕症的原因。中医学上认为女性的不孕症主要分肾虚、肝郁、血瘀、痰湿等证型。因为肾主生殖，女子以血为本，不孕主要与肾虚、气血失和关系密切，而定坤丹主要以补肾益气血为主，故而对女子的不孕症有治疗功效。

定坤丹的主要成分有人参、鹿茸、鹿角霜、红花、三七、当归、川芎等药，其中的人参、当归、白术、茯苓、甘草、川芎、熟地、阿胶珠等可补养气血调经；鹿茸、杜仲（炒）补肝肾，益精血；益母草、红花、三七等活血去瘀，调经止痛；柴胡、乌药等理气解郁，调经；肉桂、细辛温经散寒；鹿角霜收敛止带；黄芩清热。诸药组合，具有温阳补气，滋补肝肾，行气活血的功效。而且对于不孕的女子而言，定坤丹促排卵的效果较好。

值得注意的是，有一些患不孕症的女性怀疑自己是因为身体不好而不孕，想对身体进行一次大滋补，但是在滋补的时候一定要区别对待，无目的地服用太多保健滋补品可能会加重病情，所以一定要谨慎。

定坤丹的其他用途

作为妇科良药的定坤丹，对妇女气血瘀滞，行经腹胀腹痛以及气郁不舒、食欲不振、宫寒不孕、产后体虚等症，都有不错的治疗效果。本药不拘年龄，四季皆可服用，可令身体健康，增加抵抗力，避免杂病缠袭。随着近年对定坤丹应用的拓展，它也可以用于以下疾病：

1. 黄褐斑

黄褐斑也称肝斑，是发生于面部的一种色素沉着性皮肤病。因其发于面部，皮损常互相融合，形成蝴蝶样，故俗称"蝴蝶斑"。本病的发生主要由于情志变化，心情抑郁不舒，气血不能上荣于面；或因久病之后，或消耗性疾病以及妇女妊娠、月经不调、子宫病变等均可导致气血不和，面部失养而发此病。定坤丹有调和气血，润泽皮毛，滋润肌肤的功效。服用时 1 天 2 次，1 次 10 克，3 个月为 1 个疗程。

2. 贫血

在一般的情况下，如果身体出现了耳鸣、活动心悸、气促、头昏、乏力、眼花等的症状，在配合上血常规的检查，血红蛋白低于 110 克 / 升就可以确诊是贫血了。贫血的病人面色较普通人显得苍白，眼睑和指甲也常苍白无光。轻度贫血没有明显症状，或出现失眠、健忘、头晕、食欲减退；重者可能有毛发干枯，甚至出现贫血性心脏病。定坤丹既能健脾养血，又可养肾生血，共补先天后天，气血皆调，精血互益。服用时 1 天 3 次，1 次 10 克，2 个月为 1 个疗程。

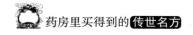

3. 脱发

脱发指头发早期脱落，临床分为脂溢性脱发、广泛性脱发和斑秃三种。中医认为，毛发主要依靠血液来补充营养，而血的运行，必然需要在气的推动下，上注于肺，行于经脉之中，然后再均匀地分布于全身。"发为血之余"，血气旺盛，则毛发也旺盛；血气虚亏，则毛发会枯萎、稀少或者脱落。定神丹可以滋补气血，精血互助，故而对脱发有一定的治疗作用。服用时1天2～3次，1次10克，1月为1个疗程。

4. 席汉氏综合征

席汉氏综合征是一种因为产后大出血所致的垂体前叶功能减退症。中医学称"虚劳"。临床上可出现月经稀少甚至闭经，并伴有外阴阴道、子宫及第二性征如乳房的萎缩，性欲减退。中医认为，本病与肾元不足、气血两虚、冲任失司、天癸不荣有关。定坤丹可温肾助阳，调节冲任，补益天癸，阴阳互助，令病人气血充盈。服用时1天2～3次，1次10克，1日2次，3个月1个疗程，坚持服用效果明显。

5. 阳痿

阳痿，是指男子在性交时阴茎不能勃起或举而不坚。临床表现：阴茎萎软不举或勃起不坚，可伴有精神萎靡、腰膝酸软、头晕目眩等症。引起本病的原因很多，而定坤丹阴药阳用，可强健身体，培元补肾，对体弱肾气不足、气血亏虚引起的阳痿有一定疗效。服用时1天2～3次，1次10克，1个月为1个疗程。

阿胶：久病体弱者的补血圣药

【名方出处】汉代《神农本草经》。

【使用历史】2000 多年。

【主要成分】驴皮，冰糖，绍酒。

【整体药性】平。

【功能主治】补血滋阴，润燥止血，主治血虚萎黄，眩晕心悸，肌萎无力，心烦不眠，便血崩漏，妊娠胎漏。

【典型征象】面色淡白无华，气短，少气懒言。

【禁忌人群】内有瘀滞，脾胃虚弱，消化不良及有表证者，均不宜用阿胶制剂。

阿胶在中医药学上已经有两千多年的历史了，其实最早制作阿胶的原料不是驴皮而是牛皮，秦汉时期的医药学著作《神农本草经》记载："煮牛皮作之。"由于阿胶在滋补和药用方面的神奇功效，因而受到历代帝王的青睐，将其列为贡品之一，故有"贡阿胶"之称。

阿胶含有丰富的动物胶、氮、明胶蛋白、钙、硫等矿物质和多种氨基酸物质，具有补血止血、滋阴润肺等功效，特别在补血方面的作用更加突出，在治疗各种原因的出血、贫血、眩晕、心悸等症状方面也是效果卓著。

补血，女人一生的必修课

血液对于女人来说，犹如蜡烛的蜡油与烛光，当一根蜡烛的蜡油减少并耗尽时，烛光将随之变得微弱，以至熄灭。女人从来月经那一天起，就面临着失血的问题，在生育时更是如此。女人以血为养，如果不注意补血，就会像枯萎的花儿一样，黯然失色，失去生机和活力。

对于人体来说，血液是生命之海。《黄帝内经》里说，肝得到血液营养，眼睛才能看到东西肝开窍于目；足得到血液营养，才能正常行走；手掌得到血液营养，才能握物；手指得到血液营养，才能抓物……

人体从脏腑到肢体，各个层次的组织都离不开血液的营养，血液是维持人体生命活动的基本物质。

有的女性认为，女人来月经之后才开始失血，那之前就不必特意补血了吧？我们暂且不论这种说法是否正确，先来说一下女人为什么会长乳房。冲脉起于会阴，然后分出一个叉沿着中线的任脉顺着两边往上走。女人由于气不足、血足，所以冲脉散于胸中，于是长出乳房。换句话说，女人的乳房其实就是血的储备仓库。中医认为，气为血之帅，是气带着血往上走。从经脉上讲，任脉主血，任脉通了，冲脉再一冲，就能够使人的气血充足。在女子的青春发育期，如果气血充足就会开始发育乳房，并有月经来潮。而且也只有气血充足，乳房才能发育正常。所以，青春期之前的女孩也要注意在日常生活中补血养血。

究竟应该如何补血呢？很多人想到阿胶，其实阿胶并不能直接补血，而是利用阿胶的固摄作用来聚拢血。阿胶是用驴皮煮制的，好奇的人可能还会问，可不可以用马皮呢？不能。驴的特性跟马的特性不同，马性为火性，主散；而驴性是水土之性，主收敛。

那么，怎样才算补血了呢？血有一种向外散布的动能，如果人体内血散得太厉害了，就会显出一种缺血或贫血的现象。出现这种情况可以用阿胶来收敛一下，让血散的动能不要太过。中医中的补首先是要稳住，保持现状，保存实力，而不是我们所认为的吃这吃那。

女性的补血良药

对于阿胶，可能大部分人都有所耳闻，知道它是一种女性的补品。但到底什么是阿胶呢？不熟悉本草药剂的人可能觉得阿胶是某种植物，实际上阿胶是驴皮经煎煮浓缩制成的固体胶质。《本草纲目》记载，阿胶甘、平，归肺、肝、肾经。能够补血、止血、滋阴润燥。用于血虚萎黄，眩晕，心悸等，为补血之佳品。尤其是女性的一些病症，如月经不调、经血不断、妊娠下血，等等，阿胶都有很好的滋阴补血之功。

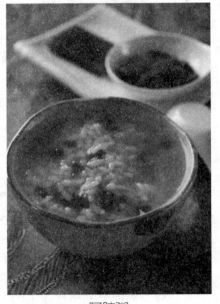

阿胶粥

关于阿胶的由来，还有这样一个传说故事：

2000 年前，有一对夫妻，阿铭和阿娇，他们的日子过得还算富裕。因为阿娇分娩后气血损失过多，身体特别虚弱，阿铭听说驴肉的营养特别丰富，就宰杀了一头驴给阿娇补养身体。可是驴肉的香味把煮肉的伙计吸引住了，他们一拥而上把驴肉吃光了。因为没有办法交差，所以他们把驴皮放入锅中煮了半天，凉了之后凝结成了胶块。阿娇吃后，脸色红润、气血充沛，不过几日，身体便奇迹般地恢复了。后来，分吃驴肉的伙计的妻子分娩也患上了和阿娇相似的疾病，那个伙计以同样的方法让妻子进食驴胶，结果身体恢复得也很快。从此，阿娇和阿铭就以出售驴胶为生，生意十分火爆。

由于阿胶在滋补和药用方面的神奇功效，因而受到历代帝王的青睐，将其列为贡品之一，故有"贡阿胶"之称。阿胶含有丰富的动物胶、氮、明胶蛋白、钙、硫等矿物质和多种氨基酸物质，具有补血止血、滋阴润肺等功效，特别在补血方面的作用更加突出，在治疗各种原因的出血、贫血、眩晕、心悸等症状方面也是效果卓著。

阿胶有养颜的功效，这一点其实根基于它的补血之功，女性气血充足，表现在容貌上，就是面若桃花、莹润有光泽。但是当今社会节奏的加快，竞争压力的加剧，很多女性过早地出现月经不调、痛经、肌肤暗淡无光、脸上长色斑等衰老迹象。只有从内部调理开始，通过补血理气，调整营养平衡来塑造靓丽女人。而补血理气的首选之食就是阿胶，因为阿胶能从根本上解决气血不足的问题，同时改善血红细胞的新陈代谢，并加强真皮细胞的保水功能，实现女人自内而外的美丽。

下面介绍一种"阿胶粥"，血虚的女性可用于日常养阴补阴。

准备阿胶 20 ～ 30 克，糯米 100 克，红糖 15 克。先将糯米洗净，入锅加清水煮制成粥，再加入捣碎的阿胶粒，边煮边搅均匀，最后加红糖服食。阿胶糯米粥能够滋阴补虚，养血止血。对于女性因阴虚血少引起的月经过多，崩漏，口干舌燥、手足心热、盗汗等，都有很好的效果。不过，脾胃虚弱病者，不宜多食用。

需要提醒大家的是，在使用阿胶时，不要服用刚熬制的新阿胶，而是应该在阴干处放 3 年方可食用；要在确认阿胶是真品后才可食用，以防服用以假乱真的阿胶引起身体不适。

血虚者的福音

很多女人在生完孩子后会变得血虚，这是生产过程中失血过多引起的。这种情况下的血虚有个很明显的症状，那就是怕冷。阳虚的人也有怕冷的症状，有的女人因为怕冷，只顾得温阳，却不知道养血，结果血液不足，无法温养四肢，最后还是会手脚冰凉，出现怕冷的症状。如果观察舌头，我们会发现这种血虚的人舌质呈淡白色，这是血液不能濡养舌体造成的。

说道血虚的危害性，不仅常使人体感到体乏无力、胸闷气短、腰膝酸软、食欲不振，而且还容易引起手足发麻、头晕眼花、心悸失眠。《黄帝内经》说："心主血，肝藏血。"所以，当女性血虚的时候，问题常常出现在心和肝上。当血液不足，不能养心的时候，人就会出现惊悸怔忡，失眠多梦的症状。此外，对于爱美的女性来说，血虚也是阻挡其在美丽道路上前进的一道障碍。尤其是现代女性，由于工作繁忙、生活压力和本身特有的生理特点，很容易导致气血不足的问题发生。这些问题直接就会反映到女性的皮肤上，使皮肤出现粗糙、松弛、色斑淤积、皱纹增多等现象。所以，很多专家都说，女性养颜美容的关键在于养气血。只有气血充足才能使五脏六腑正常运行，精神饱满，最终才能使女性获得红润的肤色、靓丽的容颜。

血虚对女性的影响既然如此之大，那么如何预防和改善血虚的症状呢？在中医里，调理方法很多，其中服用阿胶就是其中一种。阿胶在我国是最古老的药物之一，在中医最早的药物专著《神农本草经》里就有关于阿胶的论述，谓其"主心腹，内崩，劳极，洒洒如疟状，腰腹痛，四肢酸疼，女子下血安胎，久服轻身益气"。阿胶具有滋阴补血、安胎的功效，对于血虚、虚劳咳嗽、吐血、衄血、便血、妇女月经不调、崩中、胎漏等都有一定的疗效。

中医古籍中有记载：阿胶性甘平，归肺、肝、肾经，具有滋阴、养血、润燥之效果，入肺则润燥，入肝则补血，入肾则滋阴填精。因此能有效地治疗吐血、便血、崩漏、阴虚咳嗽、虚烦不眠、阴虚发热等症。时至今日，发达的药理学进一步证明了阿胶含有丰富的胶原蛋白，该物质具有促进红细胞与血红蛋白生成的作用，从而是其自身具备了显著的抗贫血、止血的作用。此外阿胶还富含钙、硫等20多种矿物质，这些矿物成分都是人体生长发育所不可缺少的营养物质和生命元素。这也就是为什么阿胶自古便作为女性养生养颜的佳品而备受称颂。

对于那些体质不好、经常手脚冰凉的人，选用阿胶、红枣和红糖一起做成的阿胶枣。大枣补血安神、健脾养胃，阿胶滋阴补血，红糖具有益气养血、祛风散寒的功效，阿胶枣可作为血虚者的零食。如果您对在外边买的阿胶枣不放心，也可以自己动手制作。

选优质的阿胶5克（约1/6片），砸碎后放入大瓷碗中，加入2小匙的水和少量黄酒（红葡萄酒和桂花陈酒也可），之后盖上盖子，将其放入锅中蒸，直到阿胶全部化开，最后加入少量红糖，待糖溶化后再滴入数滴酒就可出锅。

准备500克的金丝小枣或者肉厚核小的小枣，洗净后盛在瓷碗中，放到微波炉中加热2分钟后，上下翻动，再加热1分钟即可。将枣倒入装阿胶的大碗中，拌匀，令枣的表面裹上薄薄的一层阿胶浆。将这些枣放在盘中晾干，美味补血的阿胶枣就做成了。

对于血虚的人，还可用中药搭配食物做成可口的药膳，养血效果十分不错。此外，单从食物方面看，补血的菜肴也不少，比如，凉拌菠菜含有较多对补血有益的铁质，牛奶含有对补血有益的钙质，动物肝脏的铁质含量也很多。《本草纲目》还记载了用羊肝同枸杞根制成羹食用的食疗方。

学做阿胶黄酒

服用阿胶来养血的方法非常多，古方中就常用到阿胶。在这里向大家介绍的是一种单独服用阿胶的方法。中央电视台的《中华医药》栏目其中有一期介绍了位老奶奶，她虽然已经90多岁，但居然满头黑发，让所有人都感到惊奇不已。许多人都问她，究竟用了什么秘方，保养得这么好。老奶奶介绍的方法就是吃阿胶。

原来她在中年的时候，生完孩子后特别怕冷，身体几乎垮掉。冬天晚上睡觉时盖着鸭绒被，上面再加一床厚被子，即便这样还要穿着毛线裤睡觉。后来，一个中医告诉她服用阿胶的方法，在后来的50多年里，她一直坚持每天服用，不但身体变好了，连头发都保持着年轻时的乌黑、亮丽。这就是阿胶的神奇功效，中医认为"发为血之余"，血足了，头发也会变好。

那么，究竟要怎样服用阿胶呢？看看这位"黑发奶奶"的做法吧！

先在药店购买一盒阿胶，把包装去掉后，将几块阿胶放入一个大瓷碗里，瓷碗一定要够大。然后，往里面倒入黄酒，酒要高过阿胶。泡24小时后，阿胶有的虽然没有化开，但已经开始变软了。再将盛有阿胶和黄酒的瓷碗放到蒸锅中蒸上两三个小时，等阿胶全部化开就可以了。

阿胶可以每次多蒸一些，放冷后会变成膏状，大家可以用保鲜膜覆盖在碗上，放到冰箱中保存。每天的服用量要控制在5～10克，可在早上和中午各舀上一勺，用热水冲服。

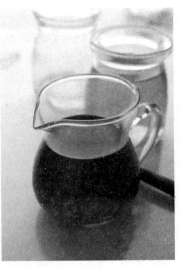

黄酒

阿胶本身虽有补血功效，但单独服用会有滞腻的弊端，不过，在用黄酒炮制后，因黄酒具有通经活络的功效，故能够解决这一问题。而且黄酒在经过加热这道程序后，它的酒性基本会消失，但是通络的功效还在。这样服用阿胶最为安全。

不过，服用阿胶还是有一定禁忌的，首先女人在经期、孕期不要服用，因为阿胶有止血功效。舌苔厚腻、体内湿气严重的人最好也慎用，否则会滞腻不清。如果你觉得自己有血虚症状，最好找医生帮忙分析确定具体情况，然后再服用阿胶。

有人问，经常熬夜是不是也可以用阿胶来补。对于这些人来说，阿胶是没有用的，因为熬夜伤的是肝血，要吃一些添精补髓的东西。枸杞菊花茶就是很好的选择，枸杞子具有补肾益脑的作用，菊花可明目，对于用眼过度、肝火过旺的人来说都很不错。泡茶的方法很简单，直接抓10克左右的枸杞子加上8朵菊花，直接用沸水冲泡，加盖焖上15分钟左右就可以。

第五章

六大补阳经典：

扶阳固本，让你阳气十足

金匮肾气丸：补肾阳的经典中成药

右归丸：温肾补阳，引命门之火归原

附子理中丸：阳虚体质者的"小火炉"

青娥丸：可以延缓衰老的补肾良品

龟龄集：古代的御用男科圣药

七宝美髯丹：阴阳同补，乌发壮骨

>>>

金匮肾气丸：补肾阳的经典中成药

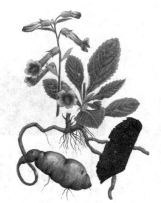

【名方出处】东汉张仲景《金匮要略》。

【使用历史】2219 年。

【主要成分】地黄，山药，山茱萸（酒炙），茯苓，牡丹皮，泽泻，桂枝，附子（炙），牛膝（去头），车前子（盐炙）。

【整体药性】热。

【功能主治】温补肾阳，化气行水。用于肾虚水肿，腰膝酸软，小便不利，畏寒肢冷。

【典型征象】肥胖，怕冷，夜尿多。

【禁忌人群】肾阴不足，虚火上炎者不宜应用。

中医认为，肾为水火之脏，有肾阴和肾阳两方面，凡是有肾虚的症状，必然会引起阴阳两虚的病理变化，有可能偏阳虚也有可能偏阴虚。金匮肾气丸又名桂附地黄丸、八味地黄丸，主要是为了肾阴阳两虚，偏肾阳虚者而设。其实，从东汉末年至今，有很多补肾名方都是由此而来，比如大家所熟知的六味地黄丸就脱胎于金匮肾气丸，明代张景岳的右归丸和右归饮也受此影响。

金匮肾气丸能够温补肾阳，长期以来主要用于治疗因肾阳不足所致的咳嗽、哮喘、阳痿、早泄、慢性肾炎等疾病。

补肾不是壮阳

金匮肾气丸经常被人滥用，首先是因为"肾阳虚"这个词被人滥用了，因为很多人将"肾虚"和性功能障碍画上了等号，只要觉得性生活不和谐了，就会求助于肾气丸。他们往往认为肾脏是影响男性性功能的最主要器官，肾虚就会性功能不好，吃了补肾药就能补肾壮阳。

实际上不是这样的。在中医理论中，肾不仅仅是一个有形的脏器，而是肾脏及与其相关的一系列功能活动的总称，如人的精神、骨骼、头发、牙齿等的病理变化都可能与肾有密切关系，其范围较西医要广。

肾的精气从作用来说可分为肾阴、肾阳两方面，肾阴与肾阳相互依存、相互制约，维持人体的动态平衡。当这一平衡遭到破坏后，就会出现肾阴、肾阳偏衰或偏盛的病理变化。肾阳虚的表现是面色苍白或黧黑，腰膝酸冷，四肢发凉，精神疲倦，浑身乏力，阳痿早泄，便不成形或尿频、清长，夜尿多，舌淡苔白，五更泻等；而肾阴虚的表现是面色发红，腰膝酸软而痛，眩晕耳鸣，齿松发脱，遗精、早泄，失眠健忘，口咽干燥，烦躁，动则汗出，午后颧红，形体消瘦，小便黄少，舌红少苔或无苔。在治疗和自我调养保健时必须对症进行，才能起到应有的效果。因此，补肾就是壮阳的观念存在一定的误区。

金匮肾气丸作为补肾阳的一个基本方，最适合治疗因为衰老肾阳不足导致的各种问题，比如怕冷、行动迟缓、体态臃肿、尿频等症。而真的因为"肾阳虚"引起的性功能障碍，如果单用金匮肾气丸，力量略显不足。而且，现在很多性功能障碍的人并没有肾阳虚的问题，尤其是年轻人。肾阴虚或肝气郁导致的阳痿、早泄等病更为多见。

总之，中医养生和治病讲究对症，性功能障碍不能自己盲目治疗，养肾的时候不能乱补，否则不仅起不到应有的作用，甚至还会适得其反。

双补肾阴和肾阳

金匮肾气丸善于补阴之虚，助阳之弱。《景岳全书·新方八阵》又说："善补阳者，必于阴中求阳，则阳得阴助，而生化无穷。"故方中重用熟地黄滋阴补肾为君药。臣以山茱萸、山药补肝脾而益精血；加以附子、桂枝之辛热，助命门以温阳化气。君臣相伍，补肾填精，温肾助阳，乃阴中求阳之治。从用量分析，补肾药居多，温阳药较轻，其立方之旨，又在微微生火，鼓舞肾气取"少火生气"之义，而非峻补。柯琴谓："此肾气丸纳桂、附于滋阴剂中十倍之一，意不在补火，而在微微生火，即生肾气也。"又配泽泻、茯苓利水渗湿泄浊，丹皮清泄肝火，三药于补中寓泻，使邪去则补乃得力，并防滋阴药之黏滞。诸药合用，温而不燥，滋而不腻，助阳之弱以化水，滋阴之金匮肾气丸由熟地黄、川附片、肉桂、车前子、泽泻、怀牛膝等药组成。

方中的熟地为主药，被历代医家奉为"滋真阴，补精血"之圣药，具有补血滋阴，益肾填精，治肾水干涸，阴血衰竭之症。山茱萸为君药，主治心下邪气寒热，温中，逐寒温痹，去三虫，久服轻身；有强阴益精、安五脏、通九窍、止小便淋漓之功；久服明目、强力长年。再配山药、茯苓、泽泻，其三者同为淡味之品，而功各异。山药性味甘平，不寒不燥，被视为物美价廉的补虚佳品。具有补肾涩精、生津止渴之功效。茯苓甘淡性平，淡渗利湿，有利水消肿，渗湿，健脾，宁心之功效，历来被视为利湿之圣药，尤善于利水通窍，亦为利水渗湿之要药。泽泻味甘淡而性寒，长于行水，善泻伏水，可去留垢，行痰饮，具有补肾泻火、利水消肿之功效。

上述药中熟地黄、山萸肉补益肾精而益精，山药、茯苓健脾渗湿，泽泻可泻肾中火邪，丹皮清肝胆火，而肉桂则补命门真火，引火归原。于是肾中真阴真阳皆得补益，然后阳蒸阴化，肾气充盈，而诸症自消。

本方配伍特点总结有二：一为补阳与补阴配伍，阴阳并补，而以补阳为主；二为滋阴之中配入少量桂、附以温阳，目的在于阴中求阳，少火生气，故方名"肾气"。此方适用于气虚弱，肾阳亦衰所致气虚不能推动，阳虚不能温化，故出现小便频数、排尿无力、尿后余沥不尽，又气虚易成中气下陷，使气机升降出入失调，造成排尿困难。主治老年肾阳虚衰，喘咳短气，水肿、心悸、气短不能平卧，小便不利等症。

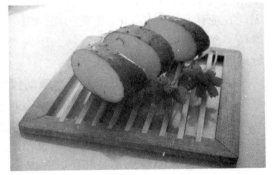

山药

肾阳虚的人更怕冷

中医认为人体的阳气发源在于肾。而肾阳又是人体一身阳气的根本之所在，所以肾阳又称为"命门之火"，就像太阳照射着大地，使人在源源不断的暖流中，保持着机体的温暖。肾阳可以起到充养人体一身阳气的作用，如果肾的阳气一伤，人就容易发生腰膝冷痛、易感风寒，或者夜尿频多、阳痿遗精等类型的疾病；肾阳气虚既影响了身体的功能，又会伤及肾阴；而肾阴不足，就会有咽干口燥、头晕耳鸣，五心发热等燥热类型的疾病发生。所以从这个意义上说，养好了人体的肾阳，就能使人百病全消、延年益寿。

我们经常见到一些特别怕冷的人，即使在炎热夏季里也不愿穿短袖吃冷饮，他们即使穿着长衣长裤也不觉得热。这些人往往都有不同程度的肾阳虚。如果肾阳就像我们身体中的太阳，那么肾阳虚就像阴云密布，五脏缺少阳光的照耀，人的体温自然就要比正常人的体温低。人体的肾阳不足、火力下降，人就容易发冷。

李彤是一位正处在更年期的女性，常常心烦意乱，总想发脾气，很久以来她的睡眠都一直不太好，就算刚刚睡醒了的时候，也会感觉身体很疲倦。整个人显得没有一点精神，面色发黑、没有光泽，而且有很严重的黑眼圈，容易手脚冰凉。她的脉象沉迟无力，身体也像缺乏热量一样没有活力。她说平时她就腰酸无力，还很容易拉肚子，不到45岁的时候就没了月经。像她这样，就是典型的肾阳虚症状，适合服用金匮肾气丸。

肾阳是人体的命门之火，如果命门火衰，就不能温煦身体，所以李彤才会总是感觉到怕冷，表现出阳虚外寒的情况。腰为肾之府，如果肾阳不足，人的腰部也就得不到足够的温养，所以李彤才会腰酸无力。肾主生殖，如果肾阳虚，那么人的整个身体的阳气都会不足，就连子宫里也是冷的，所以才会过早闭经。像她这种情况，通过食补就能够收到不错的效果。

肾阳不足的人应多吃些温热的食物，像牛羊肉、虾、鸽子肉、桂圆、栗子、生姜等都是温性的，能够使身体很好地保暖，还有补益肾阳的作用。对于李彤这样肾阳虚的人可以多吃一些。到了秋冬季节，也可以喝一些当归羊肉汤，能够温阳驱寒、补益身体。常喝此汤能补肾温阳、补血活血，对于手脚冰凉、睡眠不安、闭经等肾阳虚病症有很好的改善作用。

用于阳虚尿失禁者

76岁的王奶奶，患有脑动脉硬化多年，半年前因为脑梗死，左边的肢体活动不利，精神也不大好，她跟人说话时倒是很清醒，饮食、大便都可以，只是总忍不住遗尿。为此她膝下的五个儿女，每天轮流照顾着她，几乎每天都要为她晾晒尿垫。半年来不仅王奶奶有很多不便和精神负担，她的孩子也感觉到了压力。因为常规西药治疗效不佳，于是王奶奶的家人便带着她去看了中医。

大夫发现她舌淡、苔薄白、脉弱、尺脉尤甚，辨为因中风致半身不遂，运动减少，清窍失于精气之濡养，且年逾七旬，肾气渐衰，膀胱失约所导致的遗尿不止。治疗时应当固本补肾，因此在原用西药的基础上让王奶奶加服金匮肾气丸。服药1个月后，王奶奶尿失禁的情况逐渐好转，然后继续服用了3个月后，尿失禁基本得到控制。王奶奶和她的儿女都很高兴，医生让她继续用药3个月，尿失禁渐愈。

在正常的生理情况下，人体水液的代谢过程如下：津液先入胃，由脾上升于肺，经过肺的宣发、肃降，肾的蒸腾气化，以三焦为通道输送到全身，经过代谢后津液则化为汗液、尿液或从大便或从呼吸之气中排出的液体。尤其是尿液的生成和排泄同肾中精气的蒸腾作用有很大的关系，膀胱与肾相表里，膀胱的贮尿和排尿功都依赖于肾的气化：肾气充足，则固摄有权，膀胱开合有度，从而维持水液的正常代谢；若肾气不足气化失常，固摄无权，则膀胱之开合失度，就会出现小便不利或失禁、遗尿、尿频等病。而金匮肾气丸有温补肾阳、化气行水的功效，对于肾气不足引起的老年人尿频、尿失禁方面有其独特的效果。

金匮肾气丸在使用上并没有什么窍门，只需要按照使用说明服用即可。服用时间应该在吃饭前后，相隔一个小时左右即可。中药起效相对来说会慢一些，而且金匮肾气丸的丸剂比较小，所以需要长时间坚持用药才能看到效果。值得注意的是，金匮肾气丸虽然是补肾阳的代表方，但没有症状的人群最好不要长期服用。身体虚弱的肾阳不足的人，可以在咨询医生后再确定服用时间。另外，肾虚若以阴虚为主，尤其是兼有内热的人群，不宜服用金匮肾气丸，以免引起口干烦热、牙痛等上火症状。

治疗阳痿

男人是这个世界上"阳刚"之气的代名词，一说到男人，人们首先就会想到力量、强壮、阳气等名词。不过，也有一些人虽然看似高大、体格强壮，因为在性功能上出现了问题，精神上萎靡不振，总觉得自己底气不足。在性功能障碍中，阳痿是最常见的，它是指阴茎不能勃起，或硬度不足，无法插入阴道进行性交。因为阳痿的主要表现为阴茎痿软，所以中医又称其为阳痿。金匮肾气丸配合艾灸，对肾阳虚引起的阳痿效果不错，可帮助男人雄风再振。

中医韩大夫每天都会接诊几位阳痿患者，十月的一天，一位 45 岁的女士和丈夫走进诊室，向他诉说了自己的苦恼。这名女士姓刘，她丈夫因为生活事业压力及性格原因，出现了抑郁性精神障碍，平时情绪低落，身软乏力，兴趣减退，失眠心烦，无法应对人际交往，工作能力显著下降。后来服用了一段时间的抗抑郁药后，抑郁状态虽然得到改善，但又被新的问题所困惑。原来，服药后，刘女士丈夫的性生活能力由以前的"不感兴趣"改变为"能力明显消失"，他本人也因此拒绝抗抑郁治疗，对自己产生了彻底的否定情绪。

韩大夫发现，刘女士丈夫面色黧黑，脉象沉迟，腰膝酸软无力，畏寒，舌淡苔薄白，属于肾阳虚引起的阳痿，于是让他服用金匮肾气丸，连续服用一个月。同时，还让刘女士每晚入睡前为他艾灸至阴穴（位于任脉前、后二阴的中点）、中极穴（位于腹部正中脐下 4 寸）和关元穴（位于腹部正中脐下 3 寸），交替艾灸 20 ～ 30 分钟。

1 个月后刘女士丈夫的性功能恢复正常，后又听从韩大夫的叮嘱，继续每隔 1 日重复上述治疗 1 次，3 个月后完全停止治疗。同时，其抑郁状态改善也较为理想。

案例中刘女士的丈夫所患的属于药源性阳痿，这是精神科较为常见的药物副作用。金匮肾气丸为温补肾阳的代表方和基础方，该方组方在滋补肾阴的基础上配以桂枝、附子，可缓解各种原因导致的肾阳虚；灸法有"温热散寒、温经通络、回阳固脱"等功效，对于一切虚证、寒证，均可有效的改善。用现代医学的观点分析，温热治疗可以通过改善局部组织的微循环而有效的提升组织细胞的功能。加上所选用的 3 个穴位对性功能低和精神疾病都有一定的调理作用，故而可治疗阳痿。

右归丸：温肾补阳，引命门之火归原

【名方出处】明代张景岳《景岳全书》。

【使用历史】380 年。

【主要成分】熟地黄，山药，山茱萸，枸杞子，杜仲，菟丝子，制附子，鹿角胶。

【整体药性】热。

【功能主治】温补肾阳，填精止遗。主治肾阳不足、命门火衰引起的腰膝酸冷，精神不振，怯寒畏冷，阳痿遗精等症。

【典型征象】小便清长，肢冷怕寒，腰膝软弱。

【禁忌人群】肾虚有湿浊者不宜应用。

右归丸出自明代张景岳《景岳全书》新方八阵方，是补阳名方。在中医看来，人的左肾属水主阴，右肾属火主阳，所以"右归"的意思就是"温阳补肾，使元阳得归其原"。故此称为"右归丸"。右归丸是在金匮肾气丸的基础上制成，张景岳认为，金匮肾气丸中有泻药成分，可有的患者肾阳非常虚，根本不用泻，因此他去掉了金匮肾气丸中的茯苓、泽泻、丹皮三味泻药，又增加了些补药，这样补的力量更加专一。

凡是肾阳不足，久病滞后出现了少气无力，神疲倦怠，畏寒肢冷、阳痿、滑精、腰膝酸软等症者均可服用。因为这个药方是补阳方中的温补肾阳、填精作用较强的一种，所以选用时最好请中医师诊断一下，以舌淡、脉沉细为特点，确属肾阳不足者方为对症。

温补肾阳的代表中成药

明代名医张景岳之《景岳全书》的滋补肾阴的代表方——左归丸与其所创另一补肾代表方——温肾阳的"右归丸"，被后人并称为中医方剂史上的两颗璀璨的明珠。

关于右归丸还有这样一个故事：

张景岳是明代杰出的医学家，他和自己的父亲都爱喝酒，结果到了 40 岁以后，他的身体出现了问题。每次一喝酒，他就会闹肚子。张景岳参照古代各个医家论述的治疗酒泻的方法服用了理中丸、金匮肾气丸、补中益气汤、六君子汤等，都没有效果。他很不甘心，于是就潜心开始仔细地研究，最后认为自己的这个病是命门火不足造成的，而金匮肾气丸里有泻的成分，因此他去掉了金匮肾气丸里的茯苓、泽泻、丹皮三味泻的药，加上了些补的药物，如枸杞子可以补肾精补阴；鹿角胶可以补阴中之阳。于是，他自己创立了右归丸、胃关煎、一气丹等方子，戒酒服用了一年，最后把自己的病彻底给治疗好了。

本方是由金匮肾气丸减去"三泻"（泽泻、茯苓、丹皮），加鹿角胶、菟丝子、杜仲、枸杞子、当归而成，其增加了温补的作用，使药效更能专于温补，是一个十分著名的温补方剂。方中以附子、肉桂、鹿角为君药，温补肾阳，填精补髓。以熟地黄、枸杞子、山茱萸、山药为臣药，滋阴益肾，养肝补脾。佐以菟丝子补阳益阴，固精缩尿；杜仲补益肝肾，强筋壮骨；当归补血养肝。诸药配合，共奏温补肾阳，填精止遗之功。

右归丸的补肾作用表现在，以熟地性味甘温而补血滋阴，填精补髓；鹿角胶咸温纯阳，为血肉有情之品，补肾而温督脉，并能生精血，强筋骨；山药、山茱萸、枸杞子滋养肝肾而涩精；菟丝子温肾壮阳；肉桂、附子温肾助阳祛寒；当归、杜仲养血强筋。诸药互相配合，共奏温补元阳之功。此方善于温补肾阳。主治肾阳不足而引起的虚劳，症见形体瘦弱，短气乏力，头晕目眩，面色无华，阳痿精冷，腰膝酸软，耳鸣脱发，牙齿松动，畏寒肢冷，舌质淡胖润或有齿痕，脉沉细而尺弱等。又可治疗水肿，症见全身水肿，肿势先由腰足开始，腰以下水肿明显，两内踝尤剧，腰膝酸软沉重；阴囊冷湿，畏寒肢冷，小便量少而色清，舌质淡而舌体胖，舌苔薄白，脉沉细弱等。

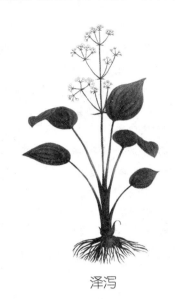

泽泻

本方系《金匮要略》肾气丸加减衍化而来，所治之证属肾阳不足，命门火衰，或火不生土所致。右归丸与金匮肾气丸均为补阳方药。金匮肾气丸补中有泻，能化气行水，适用于肾阳不振之水泛证，如面目水肿，小便不利或频数，或痰饮咳喘，宫冷不孕等。而右归丸兼养精血，纯补无泻，适用于肾阳虚弱兼精髓不足之证，如阳痿遗精，不能育子，小便失禁，或火不生土而见慢性腹泻腹痛者。即《景岳全书》卷五十一所说，"善补阳者，必于阴中求阳"之意。

现代研究表明：右归丸对肾阳虚者的脏腑有保护和功能调节作用；能调节人体性激素的含量，如男子血清睾丸素含量低者可使之升高，血清雌二醇含量升高者可降到正常水平，女子血清雌二醇过低者可使之明显上升，这对改善男女性功能都很有帮助；右归丸还可提高巨噬细胞的吞噬能力，增强免疫功能作用，同时能促进造血功能。左归丸、右归丸都可以改善大脑对丘脑—垂体—肾上腺（HPA）轴的抑制性调控作用，能降低脑内单胺氧化酶的活力，因而可以起到抗衰老的作用。

右归丸通常为大蜜丸，每丸重9克，口服每次1丸，每天3次。凡肾阴虚之中老年人及性功能低下者服之颇有益。

夜尿多了，说明你老了

有句老话说："人老肾气衰，屙尿打湿鞋。"很多老年人在出现小便无力，晚上频繁起夜时，常在心理感慨：人老了，不中用了。的确，年轻的时候可以安睡一夜，可年纪大了起夜的次数也多了起来，而且每每"不虚此行"。这意味着你老了，肾虚了，再具体一点，肾阳虚了。因为肾阳是人身的釜底之薪，如果活力不足，蒸腾水液的能力不足，将要代谢出去的水液就只好以尿的形式排出去，所以夜尿才会多，而且通常尿的质地较清，这是人体失去浓缩水液火力造成的。

张老最近就饱受这种折磨——他本来睡眠就不怎么深，经常是一有点动静就睡不实，再加上频频起夜上厕所，晚上实际的睡眠时间就更少得可怜。尤其是冬天，每次起夜都让他冷彻心扉，可是不起来还憋得难受。每每刚一进入睡眠状态，就不得不起来急着跑厕所，一夜下来小便6～7次。平时外出活动，张老一定先要找好厕所，否则稍有疏忽就会尿裤子。除此之外，他大便溏泄，舌淡苔薄白，西医检查显示：前列腺1度肥大，慢性结肠炎。他为此曾服用前列康类药物对症治疗，虽小便变得通畅，但大便的次数增加，且夜尿频的现状未能改变。经过中医辨证，他的病在脾肾，被医生以温补脾肾、益气固涩之法主治，用到了党参、芡实、山药、补骨脂、桑螵蛸、炒白术、山茱萸、制附子、熟地、金樱子、杜仲、砂仁、肉桂。服药30剂之后，他的大便基本成形，夜尿明显减少，但仍觉畏寒、腰膝酸软，后来原方去掉砂仁、党参、补骨脂、白术，加巴戟天、菟丝子、覆盆子、桑寄生后，继续服用了10剂。小便基本已能控制，夜尿 1 ~ 2 次。最后张老在医生的叮嘱下服用右归丸原方善后，终于不用再为夜尿频而烦恼了。

频繁起夜的症状多出现在老年患者上，这同肾阳虚有密切的关系。在中医看来，肾主水、司二便，能够升清降浊、调节身体的水液代谢平衡。人体尿液的生成和排泄，都是依赖于肾阳的作用。这就像把水变成蒸气需要有充足的热力一样。可是如果肾中的阳气不足，体内的水就无法汽化，也就不能很快地送达身体的各个脏腑，而只能滞留于膀胱，所以才会导致尿液的增多。尤其是上了年纪的人，人的肾阳也会慢慢地衰弱，这就更会影响人体水液的代谢平衡，再加上夜里阴气比较重，也会加重人体的阴阳不平衡，使人夜尿增多。

所以像张老这样要改善这种起夜频繁的状况，就要从补足身体的肾阳做起。可是由于中老年人的身体状况与年轻人并不相同，所以要想达到好的效果，补肾还真就不能随随便便，而是得需要遵循一定的方法才行。虽然用治疗前列腺的激素类药物能使前列腺体缩小、质地变软，改善前列腺对尿道的压迫，从而使小便通畅，但很难改善夜尿频数的临床症状。而如果能用右归丸并随症加减，可以有效地缓解症状，完善这种西药治疗上的不足。

为了减少起夜的次数，老年人还需要注意，每天晚上尽量少喝一些粥、汤或饮料，以减少夜间的排尿量。还应该养成定时排尿的习惯，就不会一有尿意就去排尿，从而减少起夜的次数。定时排尿还可以避免因为嫌起夜麻烦而故意憋尿，因为憋尿对身体的伤害甚至比睡眠不好更加严重。为了缓解尿意，还可以在临睡觉之前用热水泡一泡脚，这样既能够活跃气血使身体更加保暖，还能够起到放松人的紧张情绪的作用。尤其有的人因为起夜次数过多而情绪烦躁，每到晚上就感到焦虑紧张，这就需要注意调整自己的情绪，消除紧张感。另外，在睡觉时也要准备好保暖的衣服，以备起夜时随时披在身上，注意随时保暖不要受寒，以免加重肾阳虚。

治疗肾阳虚引起的骨质疏松

右归丸对于老年人因为肾阳虚引起的骨质疏松等也有不错的效果。骨质疏松症是由多种原因引起的单位体积内骨质量减少，易并发骨折的代谢性骨病，群体以中、老年患者为主，尤其是绝经后的妇女发病率更高。临床上常以胸背部和腰部疼痛、畸形，全身乏力为主要症状，容易并发骨折。

65 岁的王阿姨就是一名骨质疏松症患者，她常感到腰背及双侧髋关节疼痛，反反复复已有 5 年之久。疼痛发作的时候，在夜间更难以忍受，除了疼痛外，还有腰膝酸软无力的症状。她的两腿还总抽筋，晚上难以入睡，整个人看起来很瘦。医生诊断后，认为她是因虚劳（肾虚）引起的骨质疏松，认为应当温补肾阳、滋补肾阴、活血化瘀、通络止痛。后用右归丸加减服用，20 天后，王阿姨的腰背及双侧髋关节疼痛大减，两腿也不再抽筋。总共服药一月，她的各种症状就消失了，精神也变得很不错。

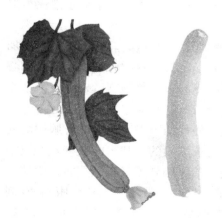

丝瓜络

为什么人老之后，骨质会疏松？《黄帝内经》中说，五脏之中，肾主藏精，主骨生髓。肾精可以生化成骨髓，而骨髓是濡养我们骨骼重要的物质基础，人过了五六十岁，阳气开始减弱，肾精不足，骨头中的骨髓就相对减弱，进入一种空虚的状态；骨髓空虚了，周围的骨质就得不到足够的养分，就退化了，疏松了。

尽管骨质疏松是人体一种正常的生理过程，但并不是说它是不可避免的。如果我们从少年开始，特别是在进入骨骼发育并逐渐定型的成人阶段，每天保证足够的身体锻炼，并至少坚持饮用 1200 克的牛奶或食用富含钙质的乳制品，那么当我们步入老年后，骨质疏松大多是能够预防的。

当然，对于那些已经出现骨质疏松的老年人，若是肾阳虚引起的，不妨在医生的指导下加减右归丸服用。右归丸有个弱点，那就是通的力量不够，如果一下子补进去，身体虚弱的人可能受不了，正所谓"虚不受补"。所以，有的医生建议那些服用后腰痛的患者，用通络的药物，桑枝10克，丝瓜络10克一起熬水送服右归丸，这就起到了补而不滞的作用。

怕冷的肾虚腰痛患者

腰痛是现在常见的一个症状，男女老少，似乎大家都有些腰酸腰疼，还都能针对自己的腰痛说出几个病名来——腰肌劳损、腰椎间盘突出等。有的男人一说自己腰痛，还会有朋友开玩笑地说，你肾虚了。

腰痛是指腰部一侧或两侧疼痛、酸楚，有的可伴以臀部或腿部疼痛，以致弯腰、转提功能障碍的一类慢性病症。现在越来越多的人因为腰痛而就诊，据统计，腰痛患者在全国各大医院的就诊数量仅次于感冒，而且，就诊人群以老年人居多。可见，腰痛已经成为危害老年人健康的一大顽疾。现代医学所称的棘上韧带损伤、腰肌劳损、腰椎间盘突出症、风湿等皆属此病范围。还有更多的人，既没有明显的内脏疾病，也没有肌肉骨骼的病变，却每天腰酸腰痛，即便略有好转，稍加劳累腰痛就又会发作或加重。对于这种腰痛，应该如何调治呢？

有的人腰痛后随便乱吃药，须知中医强调辨证论治，有的药虽是好药，如果用错了地方也会伤人。右归丸适合肾阳不足引起的腰痛，因肾阳不足，命门火衰，不能温煦，甚至火不生土，影响脾胃的受纳和运化，因此患者通常在神疲乏力，畏寒肢冷的同时，伴有饮食减少，大便不实。

右归丸相比金匮肾气丸增加了补阳的作用，使药效更能专于温补。因中医强调整体治疗，辨证论治，所以患者使用时也应根据个人体质加减应用。

如果肾阳虚的同时，伴有如下症状加减药物。

（1）气虚（体倦乏力，少气懒言）：加人参。

（2）阳虚精滑，或带浊，便溏：加补骨脂，补肾固精止泻。

（3）肾泻不止（五更泻）：加五味子、肉豆蔻，涩肠止泻。

（4）饮食减少，或不易消化，或呕恶吞酸（阳虚型）：加干姜，温中散寒。

（5）腹痛不止（寒性的）：加吴茱萸，散寒止痛。

（6）腰膝冷痛明显：加胡桃肉，补肾助阳，强腰膝。

（7）阳痿（寒性）：加巴戟天、肉苁蓉，补肾壮阳。

腰痛患者平时可以进行一些力所能及的康复锻炼。国医大师郭子光教授推荐了几种方法，比如大家可取短时热水半身浴，或者结合浴中按摩、温泉沙疗，局部还可施行热疗、泥疗、磁疗、蒸汽疗等，可因便选用，都有不错效果。对于单纯性腰痛，还可以采取局部和近处穴位按摩、拍打等手法。

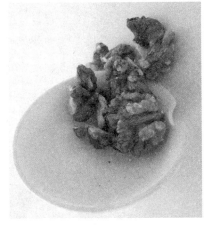

核桃肉

酉时服药效果好

中医讲"天人相应"，认为人体气机的阴阳消长同大自然的日月升落、昼夜更替相应，其病状也会跟随着自然界中的阴阳变化而变化。所以，如果想让中药达到最佳的疗效，也应该让药物的阴阳之性同人体运行的阴阳之性相协调，这样药物才能借势有效地进入体内发挥作用。

很多人有过发热的经历，有人高热不退，有人低热不断，无论如何发热都是身体疾病的外在表现。有一种发热很奇怪，它总是在下午五六点钟的时候出现低热。下午五六点是酉时，正是气血流注于肾经的时间，在这个时间段出现的问题，当然首先要从肾入手调查原因。酉时是人体"关门"收藏静养的时间，最适合收藏肾精。如果肾的精血被损耗太过，该收藏的时候不收藏，阳气浮在外面不回去，身上就会发低热。这种低热状态，在中医中称为"日晡潮热"。如果出现了低热情况，应该怎么办呢？其实可以根据身体的具体情况用补肾中成药调理一下。

正因为人体经脉在酉时（17 ~ 19 点）进入肾经，因此在这个时间段内服用调理肾脏的右归丸，效果也比其他时间服用更好。现代对肾脏的研究测量同样证实，17 点 30 分时肾小球滤过率和肾血流量达到最高值。

在十二生肖里，酉时是鸡。在民间，有一种说法认为鸡是发物。为什么鸡为发物？鸡的所谓"发物"的性质，就是它能够把热散出来。鸡里边藏着的这一点点真阳，可以把火生发出来。在日常生活中，有一个东西是跟它非常相像，就是雷电。所以中医里把肾里面的所藏的这一点点火叫作龙雷之火，而这点儿火就是我们人生的源泉，很多东西都是从这儿生发的。因为命门火力不足导致的肾阳虚，最适合在这段时间来强肾壮阳。

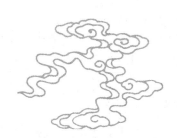

附子理中丸：阳虚体质者的"小火炉"

【名方出处】东汉张仲景《伤寒论》。

【使用历史】1900 年。

【主要成分】附子（制），党参，白术（炒），干姜，甘草。

【整体药性】热。

【功能主治】温中健脾，用于治疗脾胃虚寒，脘腹冷痛，呕吐泄泻，手足不温。

【典型征象】肚子怕冷、冷食或遇冷就泻、虚胖。

【禁忌人群】阳热体质禁用。

从附子理中丸的名称就能看出，附子为本药的君药。附子历来被称为"百药之长""回阳第一要药"，从它的生长周期来看，冬至时栽种，收获于夏至时，已然秉足天地一岁之全阳之气。理中丸，顾名思义，是调理脾胃的意思。理中丸原出于张仲景的《伤寒论》，乃主治太阴虚寒病症的主方。大家如果购得附子理中丸，会发现厂家的说明书通常只写服法："口服，1 次 1 丸，每日 2 次。"而未写"服后法"。原书为："服汤后，如食顷，饮热粥一升许，微自温，勿发揭衣被。"所以，服药稍待片刻后，可喝点热粥，以帮助更好地发挥药效。

为身体安一个"小火炉"

阳虚体质的人怕冷，尤其是背部和腹部，有的年轻女性也常见手脚冰冷。可能有的人会说，阳虚没多大危害，只要多穿点衣服，注意保暖就行了。其实不然，阳虚也给我们的身体造成很多方面的问题。

有位 30 多岁的女经理，因为平时工作压力大，经常饥饱不调，赶不上吃饭的时候，就会随便吃点生冷的东西，这样一来，脾胃就虚寒了，有了胃病。吃了东西爱吐，尤其是不能吃冷的东西，形体迅速消瘦下去，脸色也不好，怕冷，还没到冬天就会穿上羽绒服。严重的时候，甚至看到别人吃冰凉的食物，自己的胃也会痉挛疼痛。这位女经理的基本特征有 5 个：胃痛；不能吃生冷的食物；特别怕冷；面色不好；饭后恶心呕吐。这些其实就是典型的脾阳虚，脾胃虚寒证。从这位女经理遇到的情况，我们可以看到脾阳虚已经严重影响到了她的生活质量。如果在出现阳虚症状之前，她能够早做治疗就不会造成这么严重的后果。

《伤寒论》中的理中丸就是专门针对脾阳虚的一种中成药，它由四味温补阳气的药组成，其中人参补气；白术、甘草健脾益气；干姜可温补中阳。如果舌头是呈锯齿状，平时吃饭时容易咬舌头，手脚不温、常拉肚子，都可以选择使用理中丸。不过，如果手心发热、老想喝水，总是感觉口干舌燥、大便干的朋友则要慎用。

如果你是脾阳虚的，还伴有腰以下怕冷，或一条腿怕冷等症，这说明你不仅脾阳虚，肾阳也虚，也就是中医中常说的"脾肾阳虚"。原因在于脾胃虚寒后，脾阳不振不能温阳先天了，以至于肾阳的不足，最终造成脾肾阳虚。"脾肾阳虚"的患者其实是阳虚较重的一种，很多疾病的晚期也会出现一些"脾肾阳虚"的表现。

另外，阳气的不足还同人的衰老有关，生活中我们也会发现，很多老人都会有畏寒怕冷的症状。《黄帝内经》记载："女子六七，三阳脉衰于上三阳脉衰于上，面皆焦，发始白……男子六八，阳气衰竭于上，面焦，发鬓斑白。"意思是说，女子过了42岁，太阳、少阳、阳明三条经脉的功能衰退就会从面部开始，这种衰退表现为面部干枯，没有光泽，皱纹出现，鬓角头发变白。男子到了48岁同样会出现这种阳气虚衰的表现。

脾肾阳虚的患者就不能服用"理中丸"这个药了，而要在理中丸的基础上加附子这味药，即"附子理中丸"。附子理中丸专门针对脾肾阳虚，患者除了脾阳虚的表现外，通常伴有肚子疼且有冷感，四肢冰凉，或者腰部酸冷，甚至夜间脚肿等症。附子理中丸就像一个热气腾腾的小火炉一样，温煦阳虚体质者的脾肾，为他们驱走寒冷。

现代人的寒气都很重

附子理中丸的药物组成全是纯阳的热药，正因如此，它有了"纯爷们儿"的爆烈之性。那些因为阳气不足，阴气过盛带来问题的患者最适合使用，通常他们表现为极端地怕冷，尤其是腹部。年轻的女孩子中，经常有手脚冰凉的，这里强调一点，手脚发凉也是一种病，在中医中称为"寒厥证"，是脾肾阳虚的表现。

现代很多人都有脾肾阳虚的症状，这同我们的一些不良习惯有关。比如，随着空调的普遍使用，夏季广泛饮用冰镇饮品、吃冰激凌等饮食习惯，加上露脐装的盛行，使人们越来越忽视对于脾胃的保暖防寒工作，脾胃虚寒的程度及人群也是前所未有的。毕竟古代的夏季再热，人们也很少能吃到冰，顶多是喝点井下的凉水或贪吃些西瓜、哈密瓜等寒凉性的食物而已。祖国传统医学中有"冬不用石膏，夏不用麻黄"的说法。因为夏天阳盛天热，人体在炎热的环境中容易出汗，所以一般不会用到像麻黄那样辛温发汗的药物，更别说像附子、干姜那样大辛大热之品。但是，如今人们在夏季被人造的冷气伤害了，就要用这些温热的药物帮助散寒，而且越是炎热的地方可能越需要。

张大夫在给儿子开家长会时，发现儿子同桌的妈妈虽然长得很高大，却在本应穿风衣的时节穿着厚长的羊毛大衣。后来聊天时了解到，她平时很怕冷，当别人在过秋天的时候，她早已进入冬天。她以前是当地的运动员，身体素质非常好，可后来因为阑尾炎手术后，没休息好，又吃了冰凉的食物，身体就一年不如一年了。手脚一年四季似乎都是凉的，身体很怕冷，夏天根本不敢吹空调，容易流清涕。张大夫看她腰身畏缩、一派清冷的样子，判断她为脾肾阳虚之人，于是便建议她去药店买点附子理中丸吃。几天后，张大夫接到她的电话，原来吃了一盒后，她就不觉得冷了。后来张大夫嘱咐她可继续服药，但要减量，而且每天只吃1次，连吃1周，收效显著。

附子理中丸具有温中健脾的作用，在临床上，中医辨证为脾胃虚寒或脾肾阳虚的病征，都可以用它进行治疗。原方是用制附子、人参、白术、炮姜、炙甘草各三两，为细末，炼蜜为丸而制成。而现在药店里卖的中成药将人参换成了党参，炮姜替换成了干姜。这样一来，药品的成本降低了，但健脾益气的功效没有改变。只是具体到使用效果上，人参甘温益气、大补元气的功效是党参无法比拟的，干姜是大辛大热之品，温阳散寒的作用要更强一些。

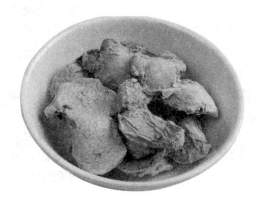

干姜

阳虚胖子的减肥药

减肥并不是一件轻松愉快的事情，尤其多数减肥方法都会提到节食，通常所节的食物又是自己最爱吃的。为了减肥不但吃不到喜欢的佳肴，还要经常忍饥挨饿，简直就是苦行僧似的减肥，似乎执意要同身体作对。而最令"胖子们"绝望的是，即便是按照减肥攻略上的节食理论做了，仍旧不可控制地变胖了。他们常常自嘲"喝凉水都长肉"，其实这个时候往往意味着身体开始衰老了。他们之所以肥肉多，身体臃肿笨重，是因为身体的代谢能力不足了，脂肪燃烧不出去，如果看中医，一般会被诊断为"脾肾阳虚"。

如果你仔细观察就会发现，在人的一生中，肥胖常常会在人生的两头出现，一是孩童时期，一是中年后。这两个时期有一个相同点，那就是肾阳不足。如果将生命看成一口冒着腾腾热气的锅，肾阳好比是那釜底之薪，肾阳虚就是作为燃料的"火"不壮了。

孩子在七八岁之前通常脸上都会胖嘟嘟的，称之为"婴儿肥"，这种胖让五官相对集中，我们会说这孩子还"没长开呢"。等孩子开始快速长个的时候，就会变瘦，五官也因此有了成人的样子。表面看起来，似乎是长个儿把身体拉长了，实际上在长个儿的同时正是人体肾阳充足的时候，"火力"壮了，有能力燃烧脂肪，"婴儿肥"自然也就被消耗掉了。

中医讲"人过四十，阳气自半"，生活中我们也能发现，40多岁的人群大多都会出现不同程度的发胖，这时人的肾阳已经衰退，"火力"差了，身体里脂肪没有被及时"燃烧"，发胖自然成了必然趋势。

正因如此，阳虚的胖人减肥时，要先扶正阳气，这样才能有效地减肥。为什么这么说呢？我们知道在没有太阳的天气里，池塘的水就难以蒸腾，如果连着再下几天雨，水就会越来越多。在我们身体里，同样也是如此，所以肾阳虚者很容易出现水肿，而且因为生命活动力不足，体内新陈代谢较慢，很容易发胖。

对于他们而言，真正的减肥方法不是泻肚，而是要补肾补脾，通过调养人的先天之本和后天之本，从根本上调理气虚的状态，从而达到减肥的目的。真正的减肥药也并不是大黄或者番泻叶等，反倒是健康人吃了会上火的附子理中丸，对他们的减肥有益。因为节食减肥或者泻肚减肥属于恶治，减肥者会因为营养吸收不良而损害健康。而服用附子理中丸的方法则是通过增加脂肪的消耗去减肥，类似焕发了青春活力，从根本上激活身体。

寒邪伤脾后的腹泻

腹泻是指排便次数增多，粪便稀薄或完谷不化，甚至如水样的一种病征。古人将大便溏薄者称为"泄"，大便如水注者称为"泻"。因此，腹泻在中医学中又被称为"泄泻"。泄泻日久不愈，历时达三个月以上，反复发作，时重时轻，即被称为慢性腹泻。中医认为，脾胃虚寒是慢性腹泻的主因。

人被寒邪伤到脾胃以后，一般都会肚子痛或者胃痛，同时还会出现上吐下泻的情况。这个泻大家要注意了，很容易和热泻混淆，很多人认为热泻的大便是黄褐色的，冷泻是泻下青白，但在临床中这不是绝对的，很多冷泻的患者泻下的也是黄褐色的大便，一定要看发病的诱因是什么。

脾胃虚弱日久又必将导致肾气亏损。所以，患者往往面色萎黄，神疲，大便稀溏或夹有不消化的食物残渣。有的人可能会有肠鸣、腹痛，痛鸣即泻，泻则痛缓等表现。而且肚子怕冷，即便患者很胖，一边出着汗，一边还觉得肚子凉，需要用手护着，在空调房里待一会儿可能会拉肚子。对于这种脾胃受寒的情况，可用附子理中丸，如果服用两丸后没有效果，那就不是这个问题。那么，一定会有人问，附子究竟是味什么样的药呢？

附子是中药里面热性最大的药物。它虽然大热，却生长在阴冷的背阴面。由于附子的热性大，所以它是火神派最重要的武器之一，不仅能驱散脾胃之寒，在温补肾阳方面的功效也非常强。不过，大家需要注意的是，附子含乌头碱，有毒，如果需要自己煎药时，需要煎煮1个小时以后，才会破坏乌头碱。因此，如果方子里面有附子，就需要先煎40分钟，再下入其他的药物，这样就安全了。附子理中丸中的附子是经过处理的，大家可以放心服用，只是孕妇一定要在医生的指导下服用。

配合四神丸可治五更泻

五更是指天刚刚露出一点光亮的时候，此时大部分人都沉浸在自己的美梦中。但有一些人，却不得不睁着惺忪的眼睛，忍着腹痛急匆匆地冲入厕所，一泻千里。中医上将这种腹泻称为"五更泻"，多发生于脾虚肾虚之人。得了五更泻，人会快速地瘦下去，严重影响到人的身体健康，也不利于工作。

60岁的张老先生，每天早上鸡鸣之时，他的肚子就发胀、疼痛，马上就要去厕所。天天早晨这样，身体渐渐就承受不住了。后来去了医院，医生建议他服用附子理中丸和四神丸，经过一段时间的治疗后，他逐渐摆脱了这个每天早晨必至的"恶魔"。

中医认为，"五更泻"主要是由于脾肾阳虚所致。人到老年，体质衰弱，阳气日衰，渐渐致肾阳不足，命门之火不能温煦脾土，助其消化吸收，以致脾胃的运化失常。而五更时分正是阴气最盛的时候，本来就虚的肾阳此时更收敛不住了，于是才会早早爬起来泻出去。如果这个人同时有腰酸怕冷等问题，那我们就更可以确定为肾阳虚的问题了。这种情况在老年人身上出现的概率更高，因为随着年龄的增长，肾阳本来就是逐渐衰微的。加之一些其他问题过度消耗了肾精肾气等引起肾虚，都可能引起"五更泻"。

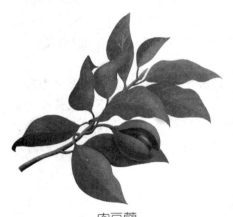

肉豆蔻

中医治疗五更泻有个方子叫"四神丸"。四神，也叫作四象、四灵，即东方的青龙，西方的白虎，南方的朱雀和北方的玄武，这四种动物代表着不同的颜色，其中东方为青绿、西方为白色、南方为赤红色、北方为黑色。"四神丸"也是由四种不同的药物构成的：吴茱萸、五味子、补骨脂、肉豆蔻，基本是温肾收敛的药物，主要针对肾阳虚。事实上，这种清晨就泻的人，往往脾的问题更严重，所以最好是配合着附子理中丸一起服用。二者虽然都为温补之药，但是组方用药上各有侧重，四神丸重在温肾涩肠，附子理中丸重在温脾补气，二者合用，温补脾肾的作用尤为加强，尤其适合病情已经持续一段时间的患者。

青娥丸：可以延缓衰老的补肾良品

【**名方出处**】宋代《太平惠民和剂局方》。

【**使用历史**】862 年。

【**主要成分**】杜仲（盐炒），补骨脂（盐炒），核桃仁（炒），大蒜。

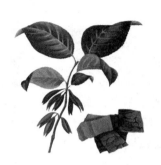

【**整体药性**】温。

【**功能主治**】补肾强腰，主治肾虚腰痛，起坐不利，膝软乏力。

【**典型征象**】腰间似有物重坠。

【**禁忌人群**】湿热或寒湿痹阻及外伤腰痛不宜；外感或湿热内胜者不宜服用；身体壮实不虚者忌服；孕妇忌服。

青娥丸是古代男人补肾壮阳的常用药，可能有些人会觉得奇怪，青娥在古代是指年轻的女子。既然这味药是为男人补肾而用，却为何在命名时用这样一个少女的称呼呢？说到这个缘由，我们不妨先来欣赏一首古诗：

三年时节向边隅，人见方知药力殊。

夺得春光来在手，青娥休笑白髭须。

这首诗中夸赞了一个药方，意思是说如果坚持服用此药，可以让人恢复青春，强壮筋骨，疏通血脉，行房的能力也会变强。即便是年轻的女子，也不会嘲笑白发人没有用处了。这个药方便是古人的古人补肾良方——青娥丸。青娥丸最初载于宋代的《太平惠民和剂局方》，主要用来治疗肾气虚、风寒湿及劳役过度引起的腰痛，对五脏虚损也有显著疗效。

古人的补肾良方

青娥丸为古代名方，最初载于宋代的《太平惠民和剂局方》，主要用于治疗肾气虚、风寒湿及劳逸过度引起的腰痛，对五脏虚损也有显著疗效。青娥丸的出现同唐朝时的一名官员有关，下面就为大家细细说下这个故事。

郑姻字文明，在唐宪宗时期，他任同中书门下平章事（即宰相），据相位四年而罢。唐元和七年，他以五旬之身，奉朝廷之命出任岭南节度使。岭南地区的生活环境十分恶劣，一个头发花白的老人哪里承受得了这种侵扰，于是上任没几天，他就身染数疾，而且病情迁延不愈。虽然他也服用了不少滋补名药，但病情总不见好转，身体也日渐羸弱。

这时，一位来自诃陵国（今印尼爪哇或苏门答腊）的船主李摩诃前来探望，并向郑姻献上一味据说可以补肾壮阳的良药。起初郑姻不信，奈何李摩诃苦苦劝他服用，于是就这样服药七八日后，他便感觉病情开始减轻，身体清爽许多，于是又接着服用，最后获愈。

3 年后，郑姻任满回京。在京城，他经常将这个药方推荐给体弱多的病人服用，结果他发现，此方不仅能有效地缓解腰痛，对膝痛、五脏亏虚、性功能减退等虚损性病征亦有治疗功效，而且常服本药还可强健体魄，有轻身耐老之功。后来人们便把这味可使人返老还童的方子取名为"青娥丸"。

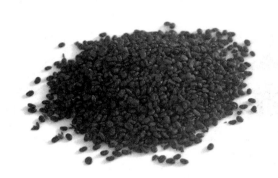

补骨脂

当时，李摩诃献给郑姻的青娥丸仅有两味药：补骨脂和核桃肉。青娥丸系温补之剂，温而不燥，气虚、阳虚之人服之大有裨益。《方外奇方》谈及补骨脂、核桃肉的配合妙用时说："破故纸（又名补骨脂）属火，使君相二火相通，故收敛神明，使元阳坚固，骨髓充实，以涩为主；胡桃属水，润燥养血，以润为主。二药有水火相生之妙。"

后来，医家又在此基础上加入了杜仲和大蒜，杜仲有补肾强腰的功效，与补骨脂和核桃肉合用益肾助阳，可谓补先天之精气的妙品。现在药店里都有青娥丸的成方出售，感兴趣的朋友也可了解一下青娥丸的制作方法：

首先，将核桃肉去皮后捣泥；其次，大蒜洗净晒干后同补骨脂和杜仲一起研成细末，调入到核桃肉泥中；最后，将药泥存入密封的瓷器中保存。

服用时，先取1勺药泥用暖酒调匀后空腹服用，服用后再食饭以压制药性。1天2次。如果需要长期服用，也可将本药和蜂蜜按照10:3的比例制成梧桐子大小的蜜丸，1天2～3次，1次50～80克，空腹时以盐汤或盐酒送服。

送给老年人的健康礼品

在商场和超市里，我们能发现各种各样的老年人保健品，每个为人子女的都希望自己选购的保健品能让父母健康长寿。我们到底应该挑哪一种礼品来送给敬爱的父母呢？其实，礼品不在乎有多么贵重，重要的是自己的一片孝心和老人的健康。青娥丸虽是一种中成药，不属于保健品行列，但也不失为送给老年人的健康礼品。

有研究表明，经常服用青娥丸可起到延缓衰老的功效，在一定程度上能防止老年人的骨质疏松症，尤其适合肾阳虚、腰膝疼痛的患者服用。青娥丸通过补益肾气达到延衰抗老的目的，可谓是当之无愧的老年人养生佳品。

青娥丸共有四味药组成：杜仲、补骨脂、核桃仁、大蒜。杜仲具有降血压的功效，可以提高人体的免疫力；补骨脂可补肾壮阳、纳气平喘、暖脾止泻，甚至还可以促进体内细胞的再生长，核桃仁更有着"长寿果"的美称，大蒜能够祛寒除湿、健脾暖胃、行气化滞。综合诸药功效，青娥丸继承了各药的优点，不但能够强身健体，其延年益寿的功效也是有目共睹的。

人们发现，青娥丸用于临床上后，不仅对膝肌劳损、骨质增生、冠心病及黄褐斑有良好的疗效，而且还可调理青壮年的阳虚腰痛以及性功能减退的症状，可谓老少皆宜。由此，青娥丸可比作是强身壮体的"催化剂"，尤其对于老年人恢复年轻活力大有裨益。

衰老是每个人必经的阶段，逐步进入人生暮年时，烦躁或者消极抵抗完全没有必要。我们其实可以通过很多方法来让衰老的速度慢一点，再慢一点。时光虽残酷、不留情面，但你依然拥有绝对的主动权来延缓它在你身上的显现时间。有研究发现：人体的整个衰老过程中，先天因素只有30%的影响力，而后天因素的影响力占70%。青娥丸一类的药物可以帮助老人延缓衰老的脚步，留住青春。除此之外，老人在平时也要讲究饮食卫生、少食多餐，平时多做一些轻松的运动，如打太极拳、散步等，不但能够活动一下自己的筋骨，也可避免长期在家闷出毛病来。

让老人"雄风再振"

《医学正印》在介绍青娥丸时提到了一个案例，文中说："董廉宪五十无子，服此一年，联举二子。"廉宪是廉访使的俗称，是宋元时期的一种官位，主管监察事务。这位姓董的廉宪已经 50 岁却仍然没有子嗣，后来他服了一年的青娥丸，便一连添了两个孩子。在这里我们能看出，青娥丸还有助于恢复男性的性能力，治疗男性不育。

房事可以说是夫妻生活中必不可少的，良好的性生活不但能增加夫妻双方的感情，对双方的身体也有好处，不过现在很多人一过 50 岁，常会有力不从心的感觉。55 岁的王先生曾经在房事生活上过得颇为压抑。因为他虽然有性方面的欲望，但每次行房的时候很不和谐，精液都不是射出来的，而是流出来的。王先生平时工作较忙，免不了出门应酬，他的妻子本就多疑，见此情景就开始怀疑他有了外遇，闹着离婚。后来好在他的一位医生朋友让他服用青娥丸，半年后，王先生恢复了正常的性生活，同妻子恩爱如初。

在青娥丸中，核桃跟补骨脂、杜仲相配，专补命门壮元阳，所以对男性肾阳虚造成的各种阳痿、早泄、遗精也有不错效果。有些老年人受传统观念的影响，认为老年人过性生活是"老不正经"，从而压抑自己的性欲望，造成性冷淡。这就需要用正确的观念引导他们，老年人仍然可以有性的要求，正常的性生活不仅可增进夫妻感情，而且还有助于延年益寿。

有些中老年男性在房事后会出现一侧或两侧腰部疼痛，疼痛的时间持续数小时至数天不等。这种因房事生活引起的腰痛，中医称之为"房事腰痛"。在出现房事腰痛后，首先应暂停性生活，适当休息。房事腰痛可分肾虚和气滞两种类型，肾虚型因肾精不足，性交后精气虚所致，气滞型则因为性交姿势不当，气滞受阻所致。对于肾虚的房事腰痛，如果患者没有明显的肾阳虚或肾阴虚，也可服用中成药青娥丸。

另外，虽然性生活不是年轻人的专利，但是老年人年龄毕竟大了，在行房事之时，有些事情一定要格外注意：

第一要注意强度。人老了，动作不宜快，更不宜猛，时间也不要太长。

第二要注意姿势。老年人过性生活时以侧位为宜，这样可以节省体力。需要注意的是，如果期间有不舒服的感觉，一定要立刻停止，躺下休息。

第三要注意饮食。老年人在性生活之前不可以饮酒，也不要吃得过饱或喝水过多，要记得排空小便。

第四要注意防意外。在进行性生活时，老年人要控制自己的情绪，避免过度兴奋。

中老年腰腿痛的良方

出自《和剂局方》的青娥丸在治疗肾虚腰痛上的功效较为显著，本方也对后世医家有一定的影响，历代医家在此基础上又衍生出一些行之有效的名方。

比如，宋代王璆将青娥丸中的大蒜去掉，新加入鹿茸和没药，命名为"补髓丹"（见《是斋百一选方》）。这种药在温肾壮阳，益精养血上的作用较强，可治疗肾阳虚衰、精血亏损、身体羸弱、神疲阳痿、腰膝酸痛。

元代许国祯也去掉了青娥丸中的大蒜，新加入萆薢，制成新药名为"胡桃丸"（见《御药院方》）。这种药加强了祛风湿、止痹痛的作用，可用于治疗肾虚而兼风湿的腰痛。

元代危亦林将原方中的大蒜去掉，加入萆薢、黄柏、知母、牛膝，也称青娥丸（见《摄生众妙方》）。这种药阴阳并补、平补肝肾之方，有滋肾、助阳、壮筋骨、祛风湿作用，可用于治疗肝肾不足、腰膝酸痛、阳痿、遗精、早泄。

直到如今，青娥丸仍是临床上治疗肾虚腰痛的常用方药。核桃味甘、性温，具有温肾助阳、滋血润燥、

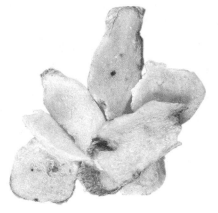

知母

益肺定喘的功效。近代名医张锡纯先生在《医学衷中参西录》中指出："胡桃为滋补肝肾，强健筋骨之要药，故善治腰疼腿疼一切筋骨疼痛，因其能补肾，故能固牙齿，乌须发，治虚劳喘嗽、气不归元、下焦虚寒、小便频数、女子崩带诸证，其性又能消坚开瘀，治心腹疼，砂淋、石淋阻塞作疼。"补骨脂也叫破故纸，温肾助阳，兼有固涩秘精之功。古代医家白飞霞在《方外奇书》中指出："破故纸属火，收敛神明，能使心包之火与命门之火相通，故元阳坚固，骨髓充实。"补骨脂和核桃肉皆为补肾助阳壮腰之品，二者合用，则补肾强腰之功益彰。杜仲补肝肾，壮筋骨，活血脉。而之所以取大蒜熬膏为丸，乃是取蒜之辛热以助阳止痛。综合诸药之功效制成的青娥丸也就成了中老年腰腿痛的良方。

需要注意的是，肝肾阴虚火旺腰痛者、外感寒湿腰痛者、下焦湿热腰痛者以及外伤瘀血腰痛者均不宜使用本方。

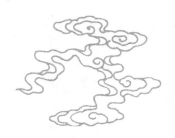

龟龄集：古代的御用男科圣药

【名方出处】佚名《何氏济生论》。

【使用历史】102 年。

【主要成分】人参，鹿茸，海马，枸杞子，丁香，穿山甲（用代用品），雀脑，牛膝，锁阳，熟地黄，补骨脂，菟丝子，杜仲，石燕，肉苁蓉，甘草，天冬，淫羊藿，大青盐，砂仁等。

【整体药性】热。

【功能主治】强身补脑，固肾补气，增进食欲。用于肾亏阳弱，记忆减退，夜梦精溢，腰酸腿软，气虚咳嗽，五更溏泻，食欲不振。

【典型征象】记忆力下降，阳痿，早泄。

【禁忌人群】肾阴虚者不宜服用。

乌龟本性迟钝，耐饥渴，寿命可长至百岁以上。龟龄集用龟龄作为方名，意味服用本药后可增寿，亦有像龟鹤长寿的美好祝愿。《抱朴子·论仙》曰："谓生必死，而龟鹤长存焉。"《抱朴子·对俗》亦曰："知龟鹤之遐寿，故效其道，引以增年。"龟龄集在《中国长寿大辞典》中列为益寿强身内服药之首，堪称"中华瑰宝"。

本药是在"老君益寿散"的基础上，加以增删，日趋完善的一种复方升炼剂。虽然以龟龄命名，但并未使用以滋阴为长的龟板及龟板胶。全方虽有少量的养阴药，但更多的是补肾助阳之物，占到了全方之半。

御用男科圣药

山西曾经是晋商的发祥地，在这里流传着这样一段民谣：内服益寿谁第一，山西太谷龟龄集。为何说龟龄集是御用的男科圣药呢？它的配方又是如何流传到的民间呢？

说到龟龄集的来历，得先从炼丹之术谈起。早在东汉末期，就有一批道学家为了寻到永生长寿而热衷于炼丹之术。魏晋南北朝时期，葛洪和陶弘景根据前人的经验，创造性地将医术和炼丹术融在一起，当时他们炼出了一味叫作"老君益寿散"的丹药，这便是最初的龟龄集。

明代中叶，朱元璋的八世孙朱厚熜做了皇帝，即嘉靖帝。嘉靖帝推崇道教，大搞方术炼丹。当时的方士邵元节和陶仲文借鉴宋代张君房所编纂的《云笈七签》中的许多滋补药品，取长补短，加以增删，并采取"炉鼎升炼"的技术，炮制出一丸据说可以使人长生不老的仙丹，取名"龟龄集"——取灵龟长生不老之意。嘉靖皇帝服用之后，果然感到身体强健异常，竟然连续生子。邵元节和陶仲文因此受到皇帝的嘉赏，龟龄集也逐渐成为"御用圣药"。

陶仲文有个义子，原籍山西太谷，他在邵、陶的指导下，为皇帝炼制龟龄集，并兼任皇帝的医药总管。后来，他在告老还乡时偷偷将龟龄集的配方带出皇宫，自家炼药服用，有时还会馈赠亲友。后来，龟龄集的处方辗转传入药店，从此它便成了山西太谷独特的方剂，在民间流传开来。

其实，所谓的皇家不老仙丹，大部分都是补肾壮阳之物，没有人会因此而得道成仙，或是

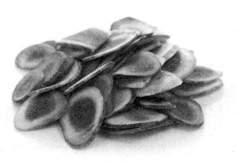

鹿茸

长生不老。龟龄集也不例外，它的主要功效还是在于促进新陈代谢、增强机体活力等，但并不会无限制延长个人的寿命，这只能是古代君王的美好意愿罢了。

龟龄集的处方严谨，配方珍奇、炮制奥妙，由人参、鹿茸、海马、雀脑、地黄、苁蓉、枸杞、淫羊藿等20多种珍贵药材组成。这些药材在炮制上可谓别具一格。例如鹿茸，一般在炮制时用黄酒，龟龄集中则用陈醋炮制；公丁香则要在椒水中浸泡，并炒至蒂头出现白点为止，等等，各种炮制辅料除陈醋、花椒外，还有黄酒、牛乳、蜂蜜、姜汁等多种。在制造工艺上更是有煮、蒸、拌、爆、土埋、露夜，等等，共99道工序。

外用可治小儿尿频

哺乳期的婴儿，因为膀胱容量小而进水量较多，每天的排尿可达20次左右，1岁时日排尿可达15次左右，至学龄前期和学龄期儿童则日排尿6～7次。如果排尿次数过多则为尿频，发生尿频的原因很多，龟龄集外用贴敷在神阙穴上，对小儿尿频和遗尿等症有不错的疗效。

闹闹是一名3岁的小男孩儿，3个月前他突然出现了昼夜尿频、尿急，每次可尿6～11次，因为没有疼痛所以并未治疗，没想到1周后他尿频的症状加重了。就医后，医生曾按照膀胱炎给予西药治疗，却无效果。此后半个月来症状加重，不能控制小便，常会因此弄湿衣裳。这次闹闹的家长带他去看了名善用外治法的中医，医生见闹闹饮食活动如常，查肾区无叩击痛，舌质淡红、苔薄白、脉细，于是取龟龄集粉0.3克，外敷在他的神阙穴（肚脐处）上，外面加张伤湿止痛膏敷盖固定。叮嘱闹闹的家长，每日换药1次。5天后闹闹的尿频症状减轻，尿能自控，又在继续使用此方10天后病愈。

在中医看来，小儿遗尿、尿频的发生大多因为肾气不足、下元亏虚，或肺脾两虚、下焦湿热等导致膀胱约束无权，同肾和膀胱的功能失调有关，其中尤以肾气不足、膀胱虚寒为多见。小儿脏腑娇嫩，形气未充，为稚阴稚阳之体，如果因先天禀赋不足，或因久病及肾，肾气必虚，肾气未充，髓海不足，元神不能自主，小便失控而自遗，肾关不固，膀胱失约则小便次数频繁。量多清长甚则失禁。

龟龄集的组方珍奇名贵，集动物药（鹿茸、海马、雀脑）、植物药（人参、天冬、杜仲等）、矿物药（大青盐、石燕等）于一炉。作为温肾补气之药，它可治疗肾亏阳弱，夜梦遗精，腰酸腿软，寒冷腹痛等证；神阙穴有回阳救逆、健脾理气之功；伤湿止痛膏含有芳香开窍之麝香，有利于药物的吸收。因而，龟龄集外敷神阙穴可治疗小儿因肾气不固引起的遗尿、尿频等症。

男药也能女用

龟龄集主要由人参、鹿茸、肉苁蓉、海马、淫羊藿等大补气血、温阳益精的药物组成，常用于治疗男性阳痿、早泄、遗精等症，素有男科"圣药"的美称。正如很多妇科用药可以用来医治男性病一样，龟龄集也在治疗妇科病方面有着奇效。它可以用来治疗多种因肾阳虚损所致的妇科疾病。

1. 痛经

痛经是冲任气血不畅造成的，对肾阳亏虚、寒滞血脉等引起的痛经，龟龄集可起补肾调冲、温经止痛功效。

一般每次服用2克，用黄酒冲服，每天1次，连服3天，痛经即止。

2. 习惯性流产

从中医的角度来讲，习惯性流产与气血、肾精有着很大的关系。肾主生殖，胞脉系于肾；母体肾气是胎儿发育的动力，因此肾气不足，是导致习惯性流产的主要病因。胎儿的成长，又要靠气血的充养，气虚不能载胎，血虚不能养胎，所以气血不足也会导致流产。龟龄集有温补肾阳、益血安胎的作用，如果女性肾阳虚弱、腰膝酸软、面色萎黄、小腹坠胀者，服用本品既可提高机体免疫力，又能增强胎元之气，同时改善胞宫的微循环，为胎儿提供足够的营养成分。

一般每次服 1 ~ 2 克，每天 3 次，根据具体情况服 3 个月或更长时间。

3. 席汉氏综合征

席汉氏综合征，是因产后发生大出血，休克时间过长，引起脑垂体缺血、坏死，以致卵巢功能减退，子宫萎缩，继发闭经，伴有毛发脱落、性欲降低、全身倦怠无力等一系列极度衰弱的综合症状。中医认为本病与肾元不足、冲任损伤，胞脉失养，天癸不荣有关，用龟龄集可达温肾助阳、激发阳气、振奋天癸、补益冲任、温暖胞宫的功效。

一般每次服 2 克，每天 2 次，3 个月为 1 个疗程，坚持服用可显效。

4. 带下

对肾阳不足、阳虚内寒等所致的带下患者，龟龄集具有温肾培元、固涩止带功效。

一般每次服用 1.5 克，用淡盐水送服，每天 2 次，一般 7 天可愈。

5. 不孕

命门火衰、肾精虚损所致的不孕症，会有阴寒腹痛，气虚咳嗽，盗汗失眠，头晕耳鸣，记忆力减退，妇女宫寒腹痛，经血不调，崩漏带下，腰酸腿软等症。龟龄集具有温肾之功效，对肾阳亏虚、冲任失调所致女性不孕患者有一定的治疗作用。

一般每次服用 0.5 克，每天 1 次，连续服用至受孕。

6. 功能失调性子宫出血

功能失调性子宫属中医崩漏范围，指的是月经量过多或非时而下，就像决堤的河流，崩泻而下，无法制止。根据中医理论，冲任两脉不固，脏腑失调是造成血崩的主要原因。因此在治疗时应着重补肝健脾益肾，调养冲任。龟龄集有补肾固冲、温经摄血之效，尤对脾肾两虚引起的出血淋漓不尽、色淡质清、畏寒肢冷、面色晦暗者，多能奏效。

一般每次服用 2 克，每天 2 ~ 3 次。

七宝美髯丹：阴阳同补，乌发壮骨

【**名方出处**】清代汪昂《医方集解》。

【**使用历史**】331 年。

【**主要成分**】何首乌，茯苓，牛膝，当归，枸杞子，菟丝子，补骨脂。

【**整体药性**】平。

【**功能主治**】滋补肝肾，主治肝肾阴虚引起的脱发、牙齿松动，腰膝酸软、肾虚不育。

【**典型征象**】须发早白，脱发。

【**禁忌人群**】脾肾阳虚者慎用。

被称作"七宝美髯丹"的方子有两张，一是载于汪昂所著的《医方集解》，引自明代邵应节的经验方；一是载于《本草纲目》，引自《积善堂方》。两方的药物组成基本相同，各药的剂量也大同小异，只是《积善堂方》多了赤茯苓一味。七宝美髯丹实际上是丸剂。之所以称"丹"，乃是含有"赤心无伪曰丹"之意，这个"丹"不同于道家所说的炼丹之丹。

七宝美髯丹有滋补肝肾、填精养血之功。肝肾亏虚者服用不仅能补肝益肾、涩精固本，还可起到美发抗衰老的作用。宜在饭前用温开水或盐汤送服，服用的剂量为 1 次 9 克，1 日 2 次。但是值得注意的是，在服药期间要忌食萝卜、藕、醋。

补肝肾，美须发

人在一定的年龄段会出现牙齿松动，头生白发的现象。但是，如果年纪轻轻就出现这些症状，这就很可能是自身身体的原因了。中医认为，要治疗肝肾虚弱，就要从补肝肾入手。而七宝美髯丹就是一剂可以阴阳双补、肝肾同补的方药。

七宝美髯丹最早出现于《医方集解》一书中，用于肾水亏损，气血不足所致的须发早白，牙齿松动，梦遗滑精，筋骨无力等症。有滋补肝肾，填精养血之功。而这个所谓的七宝美髯丹的盛传与明朝的嘉靖皇帝还有一段渊源。

相传，嘉靖皇帝在继承皇位之后，一直闷闷不乐。这和他政务繁忙没有一点儿关系，而是因为他不能生育。都知道皇帝如果生不出皇子，就意味着皇室的大统没有人去继承，这可是关系到江山社稷的大事。于是嘉靖皇帝就颁下圣旨，重金寻求得子良方，在不久之后，就有一个道士听说了这件事情，就将自己祖传的秘方"七宝美髯丹"方献给了嘉靖皇帝。这个时候嘉靖皇帝还不知道此药方到底有没有效果，但还是抱着试试看的态度服用了。令人惊奇的是，在服用之后效果显著，不但治愈了不育症，连生皇子，解除了无后之忧，而且治愈了未老先衰症。嘉靖皇帝龙颜大悦，让御医院将此方收藏。

七宝美髯丹具有补肾作用，中医认为，须发者，血之余，肾之华也。而肾主藏精，肝主藏血，食用精血充足则须发乌黑。而所谓的七宝，就是指此方中用七味药物；而美髯的意思就是指须发乌黑而润泽。而如果肝肾亏虚，精血耗伤，就会导致不能充养形体，也就不能润泽毛发，故身体瘦弱、须发早白；另外，肾主骨，肝主筋，一旦肝肾阴虚，就会使筋骨失养，所以造成腰膝酸软，牙齿松弛；要知道，肾虚而精关不固，就会出现梦遗滑精的现象。

本方中的何首乌能起到滋养肝肾、涩精固气的作用；枸杞子、当归能起到滋养肝血的作用；而菟丝子、牛膝能起到补肾益精的作用；补骨脂能补命门，暖丹田，有阴中求阳的效果，可使阴平阳秘；茯苓能健脾宁心，渗利湿浊，具有补中有泻的作用。把这些药配伍，能够起到补肝益肾、涩精固本的功效，所以可以广泛应用于抗衰老，美容美发，治男性不育等属"肝肾不足"的疾患。

在《素问·金匮真言论》有记载："失精者，身之本也。"金元时期，刘完素极为重视精的作用，认为精气神以精为本；朱丹溪《格致余论》中列举老人各种衰老征象，指出原因在于精血俱耗。宋朝陈直认为老人气血渐衰、真阳气少，精血耗竭，神气浮弱。明朝的张景岳指出治形之法，必以精血为先。上述阐述与历代将七宝美髯丹作为预防衰老的养生方颇为吻合。而七宝美髯丹的美容美发的功效早已被历代认可。

治疗斑秃

葛优曾经在电视上说过这样一句话："热闹的马路不长草，聪明的脑袋不长毛。"这算是对男人秃顶的一种自嘲吧。随着年龄的增长，男人们的智慧增加了，钱包逐渐鼓起来了，昔日顶着一头乌发的脑袋却日渐"光明"起来。脱发和斑秃对于有些男人而言，可能并不是大事，大不了留个"光明顶"。不过，并不是每个脑袋的形状都适合"光明顶"这种发型，而且在做决定之前还要做好形象气质发生大转变的心理准备。

赵先生是现代人压力大的代表，他上有老下有小，还要供房子、供车子，职场竞争压力大，忙忙碌碌的工作和生活让年过四十的他越来越感到力不从心。最近，赵先生头部左侧颞部出现了拇指指肚大小的斑秃，以至于不得不每日戴上帽子出门。赵先生经常觉得很累，腰酸腿软。在性生活上，更是令人气馁，每次都不够硬；好不容易准备充分，完事后又出一身虚汗，浑身发软。平时的大胃王现在饭量越来越小，晚上休息不好，压力大的时候失眠，翻来覆去地难以入睡。每天早晨起来，当他看见满枕头的头发，心情更是郁闷了。他的一位朋友历来喜好研究中医养生，帮他把脉发现脉非常轻微，舌质淡，舌尖红，判定肾虚而兼有心火。于是向他推荐七宝美髯丸。与此同时，还让赵先生的夫人每天用梅花针给斑秃处进行叩刺 10～15 分钟，以便给头皮"松松土"，让头发更容易长出。两个月后他就已经摘掉帽子了，斑秃处长出了乌黑浓密的头发，精气神都提高了。

如果你像赵先生一样，因为整日劳累奔波，导致肝肾亏虚出现斑秃、性生活不协调时，不妨也用七宝美髯丹调理一下。七宝美髯丸由七味中药组成，即制何首乌、当归、补骨脂、枸杞子、菟丝子、茯苓、牛膝。方中何首乌可补肝肾，强筋骨，养精血，固肾气，使白发变黑。此药所用何首乌是加黑豆九蒸九晒而制成，补肾之力更强，故为君药。枸杞子、菟丝子均入肝肾，以益肾精、养肝血，而为臣药。佐以当归补血养肝；牛膝活血脉、补肝肾，既补且行；补骨脂壮阳固精；诸药配伍，以滋阴养血为主，兼顾肾阳，而达阳生阴长之效。

除了内服的药，您还可以用外治法来帮助生发和乌发。

1. 准备川藁本 9 克，白芷 9 克，蕲艾 9 克，藿香 9 克，荆芥 9 克，防风 9 克，川芎 9 克。将这些药用纱布包好，加水 300 毫升，煎热后外洗头部，1 日 2 次，每剂可用 3 天。

2. 每天晨起用白兰地酒擦全头发根部，脱发处多擦，可有效防治脱发。

提高精子成活率

精子是男人的至阳之物，是气血之精粹。精子的外形看起来很像一个个活泼的小蝌蚪，"小蝌蚪"想要健康的成长，必然离不开它的成长环境。从这个角度上说，精液中的营养物质对于男性的生殖功能极其重要。《黄帝内经》中提到过"天癸"的概念，天癸来源于父母的精血，贮存于肾中，生殖之精正是在天癸的作用下，由精室生化而成。男人肾气充足，天癸就会充盛，促使精液的生成。顺着这条线索反推回去，假如男人出现阳痿、早泄、少精等症，肯定是由于肾气不足。对于单纯精液异常，精子成活率低，活动力差者，单用中成药七宝美髯服用数月后多能见效。

32岁的蒋先生是从事于IT行业的职员，结婚一年多了，老婆的肚子一直都没动静。这可急坏了这对夫妻，他们二人本来结婚就晚，想趁着现在还不算太晚，赶紧生一个宝宝，可偏偏老婆的肚子不争气。岳先生焦急万分，认为是妻子的问题，双方就一起去了医院。后来，经过医生的检查，蒋先生才知道原来问题并不在妻子那里，而是在自己身上。医生认为，是蒋先生的精子属于成活率低造成的不育。这个结论让他很意外，自己的精液并不少，怎么会有少精症呢？医生解释说，精液中的主要组成物质是精浆，60%来自精囊腺，30%来自前列腺，还有一部分来自尿道球腺和其他腺体，精子只占极小一部分，大约只有0.1%。所以，只要这些腺体的分泌功能正常，即便睾丸生精功能很差或没有，精液量也可能是正常的。

蒋先生精子量少，无活动力，除此之外，他本身并没有明显的不适感。医生诊断为肾虚精血不足，温养无力所致，为他开了七宝美髯丹服用。此后的多半年中，他一直配合着医生治疗，功夫不负有心人，一年后检查，他的精子成活率已达85%。

七宝美髯丹对于男性不育属于肝肾不足者，也有较好疗效。《本草纲目》说，本方"坚阳道，令人多子"。并记载，明代嘉靖初年，邵应节将此方上进，"世宗肃皇帝服饵有效，连生皇嗣。"如果病人精液清冷，精子成活率低甚至没有者，可用原方加鹿茸配丸药。

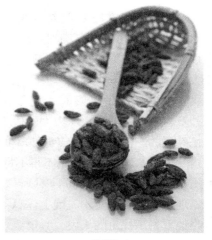

枸杞

枸杞子是七宝美髯丹中不可或缺的一味药，蒋先生在服药的同时，还每天嚼食枸杞子。

在一项临床报道中，42例患有不育的男性中，在服用枸杞子1～3个月内，只有6例无效，其他的大部分都出现了不错的治疗效果，有23人完全治愈。这说明，枸杞子除了补肾养肝之外，还具有益精的作用。大家在咀嚼的时候，要慢慢嚼，尽量享受这个过程，这样的效果最好。

中老年人的保健品

赵先生是名中医，平时很善于用一些名方调理身体。有次，他去参加一个全国范围的养生保健会议，在会议结束的前一天，一个看起来像成功人士的男人找到了他，之所以说"看起来像"是因为那人穿了一身的名牌，气质上颇有些企业老总的样子。但是，那人的脸色蜡黄，眼眶深陷，充满了年迈之人才有的苍凉和萎靡。连那人自己也说最近一段时间总是很累，上班没精神，每天浑浑噩噩的，想向赵先生请教一下调理的方法。

男人在步入更年期后，无论是成功的商业人士，还是力求上进者，大多会出现一些疲劳早衰症状，有时候一连几天都无精打采，注意力不能集中，记性差。《素问·阴阳应象大论》说："年四十而阴气自半也，起居衰矣。"说明中老年人易于出现阴气衰退的变化，并由此引起种种症状。赵先生向他推荐了七宝美髯丹，并告知本药对于有中老年早衰表现者都有不错的效果。

具体来说，中老年人伴有如下症状者，适宜服用七宝美髯丹。

（1）稍有劳动即感疲乏无力。

（2）用脑时间稍长即头晕、耳鸣。

（3）步履乏力，久立即腰膝酸软。

（4）四肢筋骨酸痛，似风湿而实非风湿等。

长期服用七宝美髯丹能滋肾养肝，调和气血，疏通经络，既可强健筋骨，又能起到预防心脑血管疾病的作用。如果用于老年养生方面时，可将方中的补骨脂替换为杜仲，使能引气下行。而且就现代药理而言，杜仲有降低血压的作用。

第六章

滋阴中药：

四十而衰，阴虚谁也逃不掉

六味地黄丸：男人的"红颜知己"

杞菊地黄丸：滋肝肾之阴，降肝肾之热

知柏地黄丸：最适宜阴虚内热者服用

大补阴丸：滋阴降火的常用方药

左归丸：益肾填精，纯补无泻

二至丸：补虚损，乌发养颜有奇效

六味地黄丸：男人的"红颜知己"

【名方出处】宋代钱乙《小儿药证直诀》。

【使用历史】890 年。

【主要成分】熟地黄，山茱萸（制），牡丹皮，山药，茯苓，泽泻。

【整体药性】温。

【功能主治】滋阴补肾。用于肾阴亏损，头晕耳鸣，腰膝酸软，骨蒸潮热，盗汗遗精。

【典型征象】头晕耳鸣，腰酸腿软，消瘦烦渴。

【禁忌人群】肾阴虚但脾胃功能不好者禁服。

六味地黄丸出自《小儿药证直诀》，是滋补肾阴的基本方，也是流传至今非常有名的方剂。本药源自金匮肾气丸，原来是八味中药材，后来到了北宋，由国家太医丞钱乙将原方减去肉桂、附子两味中药，形成了由熟地黄、山茱萸、山药（三味补药）、茯苓、泽泻、牡丹皮（三味泻药）巧妙配伍而成的六味地黄丸；三补三泻，补而不燥。

各位男士对于六味地黄丸应该是比较熟悉，前面我们也讲过肾阴虚的人才适合吃六味地黄丸。此外，一些因为慢性疾病导致的肝肾不足、肾阴亏损者也可服用。六味地黄丸之所以能够滋补肾阴，不仅因为它能养阴、涩精，还因为其中的几味药能够照顾补充到脾、肺、心、肝之精。如果感兴趣的，可以将药材制成丸剂或者汤药。觉得麻烦的，也可以直接在药店买中成药。

为小孩儿肾气不足而设

在生活中很多人一提起肾虚，第一个想到的就是"六味地黄丸"，很多人甚至把六味地黄丸看成万能的肾虚药。当然这种在没有辨证的基础上做出的结论是不对的。但也从中得知，中国的百姓对六味地黄丸的认同是非常深的。这源于本方应用的历史的久远和疗效显著。目前服用本方的人群多数是成人，很少有人知道，其实本方最早是儿科的用药。

六味地黄丸是宋代一个叫钱乙的儿科医生创造的。北宋神宗元丰二年（1079 年），当时的儿科专家钱乙，奉旨到了汴京，并治好了太子病。钱乙也因此受到了皇帝的嘉赏和重用，一时声名大噪，许多太医看在眼里甚为嫉妒，多有不服。

有一天，钱乙正带着弟子阎孝忠为病人治病，一位赵姓的太医拿着一张钱乙开的方子过来"讨教"。他略带嘲讽地问："钱太医，在张仲景的《金匮要略》中，八味丸由地黄、山药、山茱萸、茯苓、泽泻、丹皮、附子、肉桂八味组成，可你这方子只有六味，莫不是你事情太多漏掉两味？"

钱乙见他一副兴师问罪的样子，笑了笑说："并非如此，张仲景的方子是开给大人所用。但小孩子乃稚阳之体，阳气旺盛，因此减掉其中的附子和肉桂辛热燥亢之品，制成六味地黄丸，以免孩子因为原药过于暴热而流鼻血。你看我这样做可对？"

这位太医听了，深感羞愧，说道："钱太医用药灵活，酌情变通，在下佩服佩服！"钱乙的弟子阎孝忠将之记载下来，后又编入《小儿药证直诀》，流传至今。

六味地黄丸之所以取名六味，有两层意思：一是它是由熟地黄、山萸肉、山药等六味药组成；另一是方中具备酸苦甘辛咸淡六味。

肾是我们的先天之本，过去有的小孩儿一出生就先天不足，成长发育都不好，钱乙就专门用这种药方治疗小孩儿"五迟"（即今人所说的小儿发育不良）之症，表现为立迟、行迟、发迟、齿迟、语迟。但是他没有想到，六味地黄丸会在之后发扬光大，成为滋补肝肾、养生保健的千年良药。迄今为止，其适应范围已不再局限于小儿"五迟"，其可广泛应用于各种病症。主要适用于因肾阴亏虚、相火妄动而致的遗精滑精、心烦失眠、潮热盗汗、眩晕腰酸、形瘦乏力、舌红少苔、脉弦细数。一些因为慢性疾病导致的肝肾不足、肾阴亏损者也可服用六味地黄丸。

专为肾阴虚者的"补肾"药

肾里面藏着人的精气，而人的生存全靠精气，就好比鱼与水的关系一样，鱼没有水就会死去，人如果没有精气也会死亡。现代社会的多重压力下，很多男人都精气不足，因此，补肾成为当下保健的关键词。提到补肾，不得不提到六味地黄丸。六味地黄丸对肾阴虚以及由此导致的更年期综合征、神经衰弱等问题也能在一定程度上起到治疗效果，有的人还用它来"补肾"，将其作为常规补药，觉得吃了后可强身健体。其实，它只用于肾阴虚者，肾阳虚、痰热和脾胃不好者不宜用。

中医认为，肾阴是肾精作用的体现，全身各个脏腑都要依靠肾阴的滋养；是人体阴液的根本，所以又称"元阴"。人体各个脏腑失去肾阴的滋养就会发生病变，如肝失滋养则肝阴虚、肝阳亢，甚至出现肝风；心失滋养则心阴虚、心火旺、心烦失眠、心神不安；脑失滋养则眩晕耳鸣。反过来，各个脏腑的阴液严重不足时，也会导致肾阴不足，如热邪侵犯灼伤胃导致胃阴不足，进一步就会损伤肾阴，称为"肾阴涸"。

肾的阴阳之间的平衡非常重要，如果肾阴不足，阳没有阴的制约，就会跑到身体的上面，产生虚火。这样的男人常常感到上面似乎有热，下面的火也不安。比如有的男人经常失眠，半夜喉咙发干，想喝水；有的则感觉脚心发烫，一回到家就赶紧把鞋袜脱掉；有的还会出现经常性的脚跟痛，这些都是肾阴虚的表现。

肾阴虚通常表现为物质上的缺乏，比如腰膝酸软，头发晕等。年轻人的肾阴虚，常会出现早泄、遗精、烦热、失眠、心烦等。老年人的肾阴虚，则出现脱发、白发、耳鸣、耳背、牙齿松动，眼花等。如果有以下症状，确定自己肾阴虚之后才可以吃六味地黄丸。

（1）腰酸腿软。

（2）口干、烦躁。

（3）手心发热。

（4）爱出汗。

（5）头晕耳鸣。

（6）脱发，牙齿松动，记忆力减退。

（7）性欲减退，容易遗精、早泄等。

六味地黄丸之所以能够滋补肾阴，不仅因为它能养阴涩精，还因为其中的几味药能够照顾补充到脾、肺、心、肝之精。有的男人自觉肾虚，还没清楚自己属于何种肾虚，就把六味地黄丸当作保健药品长期服用，但六味地黄丸并不是包治百病的。那些肾阴虚而阳盛的人，阳亢乃至强阳不倒，坚持服用六味地黄丸能收到理想效果，但是有的人本身是阴盛阳虚的体质，如果再服用六味地黄丸，只能使阴邪更盛，而阳气更虚，外在表现就是这个人越发没有力气，做事情没有精神，爬完楼梯都要喘半天。所以，使用六味地黄丸首先要辨清是肾阴虚还是肾阳虚，肾阳虚的人绝不可用，肾阴虚的人也不可多用，以服用后收到效果为准，食用过多也会伤害身体。

肾阴虚者除了可服用六味地黄丸外，平时可以多吃些苹果、梨、香蕉、草莓、猕猴桃、番茄、胡萝卜、莴笋、菠菜、黑木耳、银耳、花生、黑芝麻、小米、黑米等有滋阴养肾功效的水果和食物，一定要忌食辛辣、热的食物，如羊肉、狗肉等。

男人过了四十多阴虚

40岁是男人一生中最鼎盛的时期，同时也是压力最大、精力耗损最严重的阶段，很多人在这一阶段出现了健康危机。男人要想在没完没了的应酬中依然具备超强的力量，就必须对自己的健康有可持续发展的规划。有的男人虽认识到进补的重要性，但是若不懂进补之法，身体可能会出现越补越差的情况。过了40岁的男人，只要不是白白胖胖的阳虚体质，很多中医都会建议他们服用六味地黄丸来调养身体，这是因为现代人的阴虚已经成为一个普遍现象。

给婴儿补肾阴、促发育的药，怎么会用到40岁以上的男人身上了呢？因为40岁以上的男人，普遍有阴虚的问题。明代名医王纶在《明医杂著》中就这样说过："补阴之药，自少至老，不可缺也。"意思是补阴的药物应当从年少吃到年老。年少就是指肾阴还不壮实的阶段，六味地黄丸创立之初本就是为了给孩子补肾阴、促发育；年老是指肾阴已经消耗的阶段，四十岁之后的男人就属于这种情况。

阴虚和阳虚是相对立的，人体的"阴"容易虚，容易不足。金元时期的名医朱丹溪有句话"阳常有余，阴常不足"，之所以"阴常不足"，就是因为人容易"上火"，这里的上"火"，不只是我们日常生活中所出现的吃了辣椒长口疮等单纯的胃火，实际上导致人阴虚的"火"是指功能的暂时过盛。中医讲"气有余便是火"，气是功能，功能过剩了，就会通过"火"的形式发散出去。

大家都有这样的体会：如果连着几天熬夜加班，坐火车出差都可能出现长口疮、嗓子痛等"上火"症状。因为熬夜和出差并不是你生活的常态，如果生活节奏突然改变了，身体在应对时就会调遣出潜能，潜能出来后，你的"功能"就富裕了，"有余"了就容易"上火"。从这里就可以看出，只要生活在这个世界上，我们每天都会遇到新的事情，身体总有机会"上火"，只是火大、火小的区别。已过40岁的男性，必然早已迎接过很多刺激和变化，阴液消耗得多了，都有不同程度的阴虚，同出生时先天不足的婴儿的肾阴虚状态是一致的，因此要用补肾的药慢慢补充。

由于男人们对"肾虚"缺乏必要的了解，往往片面地将"肾虚"理解为"性能力降低"，与西医所说的ED（即勃起功能障碍）等同，给自己增加了不必要的心理负担。这种心理表现出来，就是男人们最忌讳别人说他"不行了"。因此，一提到肾虚就让男人感到"心虚"。其实，男人们大可不必如此，有很多性功能障碍是心理压力大造成的。据统计，有相当一部分性功能障碍者，实际上他们根本没有肾虚的症状。因此，"90%的中国男人有肾虚"是一种比较夸张的说法，而肾虚作为生理功能的衰退，男人们也没必要感到"没面子""心虚"。虽然肾虚是不可抗拒的，但其进程却是可调节的。有的人刚进入不惑之年，早衰征象已现端倪；有的人虽年近花甲，却壮气未减，其关键就在于肾气的盛衰。要使肾气旺盛，就应该在日常生活中注意劳逸结合、节制房事、积极锻炼、及时治疗慢性病，并有针对性地进行滋补。如果确定自己为肾阴虚，即便没有什么慢性病，也应按时服用六味地黄丸，避免阴精的过度损耗。

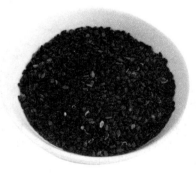

黑芝麻

慢性疲劳综合征

"累"这种状态在城市的白领阶层当中比较多见。很多人的工作虽不像体力劳动者那么辛苦，但心理上总觉得压力更大，身心长期处于疲惫状态，加上平时又不注意合理休息，以至于持续出现疲劳、失眠、思维不能集中等全身衰弱的疲劳现象。这种状态就是亚健康状态的一种表现，即慢性疲劳综合征。

慢性疲劳综合征的病情纠结缠绵，临床容易误诊为神经衰弱、更年期综合征、内分泌失调、神经官能症等。根据本病的临床症状，属于中医虚劳、内伤发热范畴。中医学认为，"脾为后天之本"，主肌肉；"肝为罢极之本"，主筋；"肾为先天之本"，主骨。如果脾胃健运则气血生化充足，肝肾得以重阳，气机调畅，阴阳调和，精力充沛。慢性疲劳综合征患者，如果有舌质红、经常口干舌燥、潮热、盗汗失眠、头晕等肝肾阴虚的表现，就可以用六味地黄丸治疗，效果也是不错的。

我们从药方的组成来看，六味地黄丸可以达到三阴同补（补肾阴、补肝阴、补脾阴）的效果，方中用熟地黄滋阴补肾，填精生髓，为方中的君药。山茱萸滋养肝肾，并能涩精；怀山药补脾益气而固精，二者用为臣药。三味药相配，共同发挥补益肝、脾、肾的作用，效力全面，且以补肾阴为主，补其不足，可治"本"。泽泻泄肾利湿，并可防止熟地黄过于滋腻；丹皮能够清泻肝火，同时可以制约山茱萸的收敛作用；茯苓淡渗脾湿，帮助怀山药健运脾胃，这三味药物为泻药，泻湿浊，平其偏盛，为佐药，是治"标"。虽然六味地黄丸是平补平泻，但毕竟是偏于补阴的药，配方中阴柔的药多一些，多吃会影响消化功能，所以那些脾胃功能不强的患者，最好间断地吃，否则就会影响胃口了

现在的六味地黄丸已经成为很多慢性病人的保养药了，像肝炎、甲亢、结核、糖尿病之类的疾病，不管男女，只要是在慢性病后期，出现了阴虚症状时都可以服用。中医有"久病无实""久病必虚"一说，慢性病到了后期多是虚证，需要滋补，尤其是像糖尿病、肝炎、甲亢一类的消耗性疾病，始终是对人体阴精的消耗，后期出现阴虚的可能就大，阴虚到一定程度还可以殃及阳气，以至阴阳俱虚。所以赶在阳虚之前服用六味地黄丸，也算是对病情的一种遏制，只是这个过程是漫长的，需要长时间服用才会显效。

杞菊地黄丸：滋肝肾之阴，降肝肾之热

【**名方出处**】清代吴谦等《医宗金鉴》。

【**使用历史**】274 年。

【**主要成分**】枸杞子，菊花，熟地黄，酒萸肉，牡丹皮，山药，茯苓，泽泻。

【**整体药性**】温。

【**功能主治**】滋肾养肝。用于肝肾阴亏，眩晕耳鸣，迎风流泪，视物昏花。

【**典型征象**】视物模糊，眼睛干涩。

【**禁忌人群**】感冒者禁服。

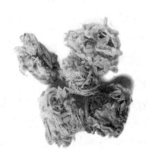

杞菊地黄丸来源于清代的《医宗金鉴》，由六味地黄丸加枸杞子、菊花而成，主要用于治疗肝肾阴亏之症，临床上常用于眩晕耳鸣，羞明畏光，迎风流泪，视物昏花。其实，六味地黄丸也有这个作用，杞菊地黄丸与它之间的区别到底有多大呢？古人在以前对肾阴虚也有细致的研究，他们认为六味适合所有的肾阴虚人的服用，不过肾阴虚的病人有时会表现出一些特别的症状，比如，很多人就会出现羞明畏光，迎风流泪，视物昏花。于是，古人就特别针对这种症状，在六味地黄丸中加入了两味明目中药：菊花和枸杞子。六味地黄丸因为这两味药的加入，被称为杞菊地黄丸，使本药更适合肾阴虚引起的视物不清，眼花等症。

从肝肾入手治眼疾

一到秋季，很多人会觉得眼睛干涩，去看医生，医生除了解释说气候干燥，人体内的水分容易消耗以外，常常说一句"肝不好"，嘱咐病人好好护养肝，听了这句话，病人心中总会疑虑：眼睛和肝有什么关系？

中医有一种说法叫"肝开窍于目"，指的是肝血对人的眼睛有滋养作用，眼睛依赖肝血的滋养才能发挥视觉功能。《素问·五脏生成篇》中也说："肝受血而能视。"《灵枢·脉度篇》说："肝气通于目，肝和则目能辨五色矣。"因此，如果肝血不足，除可见到肝失血养而身体虚弱外，还可见到双目昏花，视物不清。在临床实践中，很多眼科疾病都是从肝治疗。肝血不足，则视物昏花，或夜盲；肝阴亏耗，则双目干涩，视力减退；肝火上炎，可见目赤肿痛；肝阳上亢，可见目眩；肝风内动，可见目睛斜视和目睛上吊；肝胆湿热，可出现巩膜黄染等。

按照五行理论，肝属木，肾属水，水能生木，因此肾与肝之间其实可看作是母子关系，即肾为肝之母，肝为肾之子，母脏的病变会影响到子脏；又因肝主藏血，肾主藏精，精、血互生，因此肝与肾的关系密切。治疗眼部疾病，也常常从肝肾入手。从这个角度来讲，保护您的眼睛就是保护您的肝肾，损伤您的眼睛就是损伤您的肝肾。

杞菊地黄丸能够滋补肝肾，对肝肾阴虚引起的各种眼科疾病均有不错的治疗效果。杞菊地黄丸以六味地黄丸为主方，加枸杞子、菊花。方中熟地为君药，味甘微温，归肝肾经，甘柔补血，滋肾填精。《本草纲目》有云："增骨髓、生精血，利耳目……"臣以山茱萸，味酸涩而性温，质润而入肝肾，既可收敛固涩又滋养肝肾，《医学衷中参西录》："山茱萸，大能收敛元气，振作精神，固涩滑脱，收敛之中兼具条畅之性，故又通利九窍……"山药健脾益胃以助运化，《神农本草经》有云："……主伤中，补虚羸，除寒热邪气，补中，益气力，久服耳目聪明。"泽泻淡泄肾浊，茯苓渗利脾湿，丹皮清泄肝火，共为佐使，引浊邪下行，推陈致新，加枸杞子以滋肾润肺明目，菊花以清肝明目，诸药合用，开合相济，以补为主，以泻为辅，达到滋养肝肾、化生精血、上荣于目、晶珠混浊减轻的目的。

办公一族必备的"明目药"

现代生活工作的需要，大多白领在工作中需要经常坐在桌前盯着电脑，有时还要熬夜加班工作。电脑的确给我们的生活带来了很多的便捷，但使用电脑时间过长也会给我们的健康带来麻烦。中医中有"久视伤血"一说，是指如果一个人长时间用眼视物，不但会使视力下降，还会导致人体"血"的损伤。肝主血，人的视力有赖于肝气疏泄和肝血滋养，如果盯电脑太长时间，就会损伤肝脏，进而影响血的调节。很多文字工作者或操作电脑的"夜班族"，就常会因为阴血不足，目失所养，加上肝肾阴虚，虚火上炎，以及长时间眼疲劳，出现眼干涩、

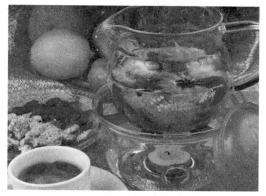

枸杞菊花茶可明目

视力障碍、目赤等症状。杞菊地黄丸善治眼疾，对办公一族常见的视疲劳也有不错的治疗作用。

钟小海是一家IT公司的新进员工，由于是毕业后的第一份工作，许多内容他只是从书本上了解，真正的实践机会几乎没有，故而相对其他员工而言，他要付出更多的努力。常常因为一个程序上的问题，忙到晚上十点多才回家。因为工作要忙到很晚，睡眠不足，他时常出现双目干涩等症，不过工作带来的充实感让他从未予理会这些眼睛上的问题。半年后，钟小海逐渐掌握了自己的工作，不再像以前那样加班忙碌，可是由于半年来长时间守在电脑前，以至于眼睛的症状加重，不得不去医院就诊。

当时，他的眼睛干涩，畏光，近距离看书时视力模糊，眼球和眼眶周围酸痛，不光是眼睛不适，他还伴有咽干口燥，头晕失眠，腰膝酸软之症。医生见他舌红少津，根据他的症状，认为应当滋肾养肝，益精明目，用杞菊地黄丸治疗。钟小海按照医生的方子，每天服用杞菊地黄浓缩丸，每次服用10丸，每天服用3次，连续服用2周后，眼睛不适的症状得到了很大的缓解，此后继续服用两周，终于告别了视物疲劳。

视疲劳大多为患者过度用眼、睡眠不足，过度疲劳等造成。从中医角度来说，肝开窍于目，五脏六腑之精气皆注于目，但以肝最为密切，肝的经脉上连目系，视觉功能有赖于肝血的滋养，肝血充足则视物清晰。而肝和肾同源，肾精能化血，肾精旺盛有赖于肝血滋养；肝血充盈有赖于肾精的化生。因此，临床上常肝肾同治眼疾。案例中钟小海服用的杞菊地黄丸有滋肾阴养肝明目，对于肝肾阴虚证所致的视疲劳等症有治疗效果。

在服用杞菊地黄丸的同时，医生还给了钟小海减轻视疲劳的措施。

（1）注意用眼卫生，不要长时间、近距离用眼。

（2）注意用眼姿势，不要躺着看书，端正写字姿势。

（3）注意看书写字时光线的强弱。

（4）保证充足的睡眠时间。

（5）均衡摄取营养，不偏食。

（6）经常锻炼身体，增强体质。

（7）正确地验光配镜，及时保养眼镜，保证眼镜清晰透光。

（8）定期复查所配眼镜的使用情况，保证镜片与眼球相对位置的正确。

（9）经常到野外呼吸新鲜空气，放松心态，减轻各种压力。

（10）当感到眼睛红肿疼痛时，应及时去医院检查。

控制复发性口腔溃疡

复发性口腔溃疡的发生，是内外因相互作用的结果。外因以热毒为主，内因多为情志内伤，饮食不节，房事劳倦所致。因为此前已经有过类似的溃疡病史，所以复发性溃疡多数是发生在原来病痛的区域内，常常疼痛难忍令患者寝食难安。杞菊地黄丸虽然多用于治疗眼部疾病，但也可在一定程度上控制复发性口腔溃疡。

李晓是诸多北漂中的一员，与其他北漂相比，他因为初到北京，没有良好的人际关系，没有积蓄所以情况更为艰苦一些。他好不容易租住到一处半地下室的出租屋，也刚找到一份在酒吧驻唱的工作来维持生计。可是，不巧的是赶上北京连续两周连降大雨。晚上加班加点唱歌，白天补觉却发现屋子里潮湿得很，衣服洗了好几天也干不透。虽然如此，但由于工作环境的关系，他的"夜生活"却挺丰富。熬夜、酗酒、唱歌、吸烟。没想到的是，口腔溃疡的困扰随之而来，而且口腔溃疡一直反复，持续发作 5 年余，每年发作 10 余次。被这种复发性口腔溃疡困扰，李晓已经把酒吧驻唱的工作辞掉，选了份白天的工作。虽然口腔溃疡有所好转，但每当发作时仍旧疼痛剧烈、寝食难安。

这次去医院就诊时，大夫为他开了杞菊地黄丸和维生素 C 片，每次服用 300 毫克的维生素 C 片，6 克的杞菊地黄丸，每天服用 2 次。治疗 15 天后，李晓的口腔溃疡已经痊愈，身体伴随的头昏、腰酸乏力症状也随之消失。

口腔溃疡是发生在口腔黏膜上的表浅性溃疡，病因不能明确肯定，维生素的缺乏是其诱因之一。维生素 C 有降低毛细血管通透性及脆性的作用，如果涂于局部可刺激腮腺分泌大量的唾液，有效接触口腔各处溃疡面。唾液中的溶菌酶具有很强的杀菌作用，而且维生素 C 是酸性很强的还原剂，能增强白细胞的吞噬作用，削弱病毒的致病力，抑制病毒繁殖，促进抗体形成，促进创面愈合。同时维生素 C 可增强羟化酶的活性，促进胶原蛋白及细胞间质合成，保护溃疡面，有利于口腔溃疡的愈合。另外，从中医的理论而言，维生素 C 性酸，具有收敛之功，可促进溃疡面的愈合。

祖国医学界早已对口腔溃疡有所记载，按照中医的理论体系，复发性口腔溃疡多属于肝肾阴虚、水亏火旺、阴虚阳亢、虚火上炎。杞菊地黄丸有滋补肝肾、养阴平肝、滋水明目的功能，

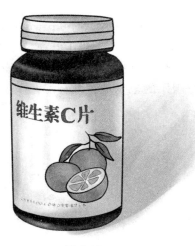

维生素 C

由六味地黄丸和枸杞子、菊花组成。费伯雄在《医方论》中评论六味地黄丸："此方非但治肝肾不足，实三阴并治之剂。有熟地之腻补肾水，即有泽泻之宣泄肾浊以济之。有萸肉之温涩肝经，即有丹皮之清泻肝火以佐之。有山药之收摄脾经，即有茯苓之淡渗脾湿以和之。药止六味，而大开人合，三阴并治。"方中的熟地滋肾阴、益精髓是为君药。山茱萸酸温滋肾益肝，山药滋肾补脾，共成三阴并补以收补肾治本之功，《素问·至真要大论》中所谓"壮水之主以制阳光"正是此义。枸杞子是滋补肝肾的良药，《本草纲目》谓其："滋肾、润肺、明目。"菊花常与枸杞子同用以养肝明目。诸药合用，共奏滋补肝肾之功，故而对肝肾阴虚所致复发性口腔溃疡有较好的治疗效果。

稳定降血压

王奶奶血压偏高已有十几年了，血压长期在 140/95 毫米汞柱之间徘徊不下，为此，王奶奶多次去医院就诊，吃了医生给开的药后，血压会下去一点，但一停药血压又会升上去。王奶奶为此非常苦恼。不仅仅是血压高，王奶奶还伴有头目眩晕、少寐多梦、咽干口燥、腰膝酸软等症。一天，王奶奶因为白内障的问题买了几盒杞菊地黄丸，持续服用了一个月，没想到再测血压时，血压降到了 130/85 毫米汞柱。王奶奶对自己的这一发现惊喜不已，并将其向亲友邻居推广。

高血压是老年群体中最常见的一种慢性病，也是对人类健康威胁最大的疾病之一。医学上在诊断高血压时，通常以收缩压不超过 120 毫米汞柱，舒张压低于 80 毫米汞柱为正常。如果舒张压超过 80 毫米汞柱或（和）收缩压超过 120 毫米汞柱就称为正常高值。舒张压超过 90 毫米汞柱或（和）收缩压超过 140 毫米汞柱，就可以直接确诊为高血压。高血压患者除了循环动脉血压增高外，还有头痛、头晕、乏力等常见症状。根据本病的临床特点，属于中医"头痛""眩晕"等病范畴。

中医认为，高血压一般分肝阳上亢和肝肾阴虚两种证型。肝阳上亢的人经常脸色发红，脾气也相对比较暴躁，特别容易着急，这种人血压的波动比较大。肝肾阴虚的人经常会觉得口渴、腰酸腿软、头晕耳鸣等，一般血压波动不大。不管是什么证型，肝阳上亢或者肝肾阴虚，都是肝肾两脏的问题，前者是实证为主，后者主要是肝肾阴虚。肝五行属木，主藏血，性升发，肾属水，水生木，肝木如果没有肾水的滋润，它就升发太过，血管的压力会加大，血压就会升高；如果肾水充足的话，就可以以柔克刚，中和肝的那份"刚性"，血管也会变得相对柔韧，血管弹性变好了，就能大大降低心脑血管发病的概率。

王奶奶的高血压属于肝肾阴虚型，因此可以将杞菊地黄丸作为治疗的基本方。杞菊地黄丸来源于清代的《医宗金鉴》，由熟地黄、山茱萸、丹皮、菊花、茯苓、山药、泽泻、枸杞子等药组成。原方常用于肝肾阴虚引起的两目昏花，视物模糊，或眼睛干涩，迎风流泪等。而现代药理研究表明，杞菊地黄丸中的六味地黄丸与枸杞子都有降压作用。因此，很多医师用其治疗高血压病。

血压的升高同患者的精神状态、工作的紧张程度关系较大，因此患者自己最好能从思想上重视预防工作，平时工作时注意劳逸结合。健身气功和太极拳等体育疗法已被证明是行之有效的方法，不管是预防还是治疗，高血压患者都可酌情采用。此外，高血压患者还有一个非常重要的禁忌，那就是不要忍便不解。因为有便强忍会令粪便中的毒素被肠组织黏膜吸收，危害机体。而且一旦排便，可能会过度增高腹内压，导致血压上升，尤其对高血压、动脉硬化者不利，很容易诱发中风病。

缓解慢性病毒性肝炎

慢性病毒型肝炎多由于急性病毒型肝炎久治不愈，或未坚持治疗，湿热病邪未彻底清降，正气虚弱，迁延复发而致。慢性肝炎反复难愈，而且很容易引起肝硬化，其症状表现为：胁痛、胁部不适、头晕失眠、倦怠乏力、食欲不振、肢体困重、恶心呕吐、腹胀便溏等。

张萍是某研究院的研究员。2007 年结婚，身体一直还行。不过，在 2009 年单位体检时，被查出患了肝炎。一开始听到这个病时，她吓了一大跳，医生说只要选择对治疗方，配合治疗，想要彻底治愈不是很难的事。张萍最初还配合着医生治疗，可是时间长了，她自觉身体并无不适之感，逐渐放松了治疗，并未继续坚持。两年后，因为胁部疼痛她又走进医院，这次检查发现她因为上次治疗不彻底，加之生活习惯等未加注意，患上了慢性病毒型肝炎。看到这样的结果，张萍再也不敢掉以轻心，生活中早睡早起，注意锻炼身体。治疗上，医生根据她的症状让他服用了杞菊地黄丸，一段时间后，她胁部不适和恶心呕吐的症状减轻不少。

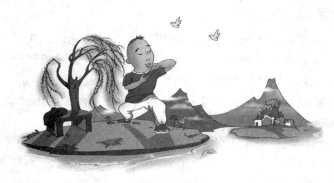

注意适当运动

慢性病毒性肝炎患病时间过长会导致肝血虚损，肝血久虚失去了对肾精的助养，就会耗伤肾阴，以至肝肾阴虚，虚热内生，筋脉失养。杞菊地黄丸可滋水涵木、育阴降火，治疗慢性病毒性肝炎可谓对症。现代研究表明，对肝肾阴虚型慢性病毒型肝炎，治疗时在抗病毒的同时若能结合调节免疫可以取得更好的疗效。动物实验表明杞菊地黄丸能够增强免疫功能，对 T、B 淋巴细胞功能有增强作用。总之，杞菊地黄丸治疗肝肾阴虚型慢性病毒型肝炎，能明显改善肝功能，并有一定的抗病毒的作用。

《黄帝内经》说"肝者，罢极之本"，具有藏血的功能，如果劳累过度，极易耗伤肝血，不利于疾病的恢复，所以慢性病毒型肝炎患者必须注意适当休息，同时也要注意调节情志和调理饮食，并进行适量的锻炼，如散步，做广播体操，打太极拳、太极剑，练五禽戏、八段锦等，以增强体力，总的原则以运动不疲劳为度。

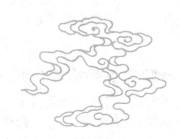

知柏地黄丸：最适宜阴虚内热者服用

【名方出处】明代张景岳《景岳全书》。

【使用历史】380 年。

【主要成分】熟地黄，山茱萸，怀山药，丹皮，茯苓，泽泻，知母，黄柏。

【整体药性】凉。

【功能主治】滋阴降火，主治阴虚火旺所致的骨蒸劳热、遗精、盗汗、咽喉肿痛等。

【典型征象】手心热，大便干，口苦咽干。

【禁忌人群】虚寒性病征患者不适用，表现为怕冷，手足凉，喜热饮。

知柏地黄丸又名知柏八味丸，它是由六味地黄丸加黄柏、知母组成（黄柏原称黄檗，因而与知母合称为"知柏"）。其独特之处是对肝肾阴虚火旺所致的腰膝酸软、遗精、血淋等症，能滋其阴，降其火。像失眠多梦、尿黄便秘、容易上火都属于阴虚内火旺的表现，这时候内火比较严重，可以服用滋阴清火的知柏地黄丸。不过，需要注意的是，方中知母、黄柏寒，泽泻本要降火比较有效，但其性以"清"字为主，缺少柔和，久服容易伤正气。脾虚便溏、消化不良者也要谨慎服用，以免伤脾胃之气。阴虚是本，火旺是标，所以降火药只能暂用，等虚热证消失后应改用杞菊地黄丸长久调养，以解决诸多不适之证。

阴虚则内热

知柏地黄丸既可滋肾阴，又可清火，所以一般阴虚内热者服用此药最为有益。

什么是阴虚内热呢？

阴，是指阴精，精为真阴，是化生元气的基本物质。精盈则生命力强，不但能适应四时气候的变化，抗御外邪的侵袭，而且还能延迟衰老；精亏则生命力减弱，抵御外邪的能力减退，而诸病所由生，机体易衰老。所谓阴虚，主要是指濡养人体的津液精血等阴液缺乏。体内如果阴液不足，就好像没有雨露滋润的春天，也像失去了灌溉的土地。所以《素问·疟论》中说："阴虚则内热，则喘而渴，故欲冷饮也。"当身体的脏腑、五官、皮肤等失去了滋润，身体就干燥，甚至以内热为主的表现。

外在表现为，口渴，喉咙干，容易失眠，头昏眼花，容易心烦气躁，脾气差，皮肤枯燥无光泽，形体消瘦，盗汗，手足易冒汗发热，小便黄，粪便硬，常便秘。

具体有下面几点，大家可以对照着判断下自己的身体状况：

（1）"五心烦热"：手心、脚心、胸中发热，但是体温正常，不耐受夏天的暑热。

（2）与常人比口唇的颜色更红，有些发暗，舌苔比较小，且易便秘或者大便干燥。

（3）使用电脑、看书、看电视时，还没看多久就觉得眼睛干涩、酸痛、疲劳或出现视物模糊的现象。

（4）皮肤易干燥，面部有皱纹，或者四肢皮肤经常有白色的皮肤屑积聚、脱落。

（5）情绪不稳定，很容易心烦气躁，睡眠时间短，但是眼睛有神，思维正常。

阴虚内热者要遵循滋阴清热，滋养肝、肾的养生原则。五脏之中肝藏血，肾藏精，同居下焦，所以，以滋养肝、肾二脏为要。此体质之人性情较急躁，常常心烦易怒，这是阴虚火旺、火扰神明之故。

在药物的选择上，知柏地黄丸是阴虚内热者的调养佳品。除此之外，一些味甘、性凉寒平的食物也是不错的选择，《本草纲目》中记载的下列食物，适合阴虚内热者选用：麦苗、醋、绿豆、豌豆、菠菜、竹笋、空心菜、冬瓜、莲藕、百合、丝瓜、番茄、胡瓜、苦瓜、紫菜、梨、柳橙、柚子、西瓜、白萝卜、椰子、豆腐、豆浆、茭白等。

性欲亢奋多是虚火所致

元代著名医学家朱丹溪在《丹溪心法》里称："相火之气，经以火言之，盖表其暴悍酷烈，有甚于君火者也。故曰：相火，元气之贼。"贼自然是来偷窃，偷窃什么？就是消耗正常的元气，或者说是干扰人正常火力的行使能力。这时候去火是为了对付这些不守规矩的"贼火"，贼火一般会导致肝肾阴虚。由此可见，肝肾部位都是易被邪火入侵的。

肝在"相火妄动"时，人就会出现眩晕头痛，视物不明，耳鸣耳聋，比如高血压病人、更年期综合征的女性等。

肾的"相火妄动"时就会出现性欲亢进、月经提前、手脚心热、失眠等问题。要用归肝肾经的苦寒药物降火，否则那种亢奋的虚火就要耗竭身体，最后进入性冷淡、性无能状态。

时下，对于内心向往更多自由，爱赶新潮的年轻人而言，性欲亢进也是一种能量发泄。在性生活中证明自身，这使不少年轻人都走入损害身体的误区中。之所以这样说，是因为无欲或者性欲淡漠的前奏，常常就是由亢奋的欲望开始的。

正常的人体之火是元阳，是"君火"。君子之火，有贵族气，守规矩，有度，只发挥生理效应，适可而止，不会为非作歹。但性冲动是神经受到刺激后会放出一种叫作神经递质的物质作用的。如果突触长时间传递兴奋，使人持续保持亢奋状态，它内部的递质就会被很快用光，或是合成递质的原料会减少，被耗空，慢慢地，神经的冲动就传播不下去了，就是我们常说的耗竭，心有余力不足了。这也是为什么不少人年纪不大就会得阳痿的原因。

为了防止性能量被耗竭，这个时候中医会建议用黄柏、知母之类的苦寒药清泻浮越的"相火"，知柏地黄丸就是好选择。这其中的道理可以从古代医书中找到依据。元代医学著作《格致余论》中记载："君火者，心火也，人火也，可以水灭，可以直折，黄连之属可以制之；相火者，天火也，龙雷之火也，阴火也，不可以水湿折之，当从其类而伏之，惟黄檗之属可以降之。"

古代智慧告诉我们的道理是上火时要依据情形选择药物，如果火气过盛可以用黄连之类的加以抑制；而阴火就要用黄柏之类的药物加以应对。抑制病人的虚性亢奋，要选用正确的药物。在知柏地黄丸，是在六味地黄丸的基础上加了黄柏和知母，是地黄丸系列里清虚火力量最大的，最能去虚火。但不管使用哪种中药制剂，即使副作用再小，也要遵循医嘱服用。

辅助治疗慢性牙周炎

一般说来，牙龈萎缩或者牙龈出血的主要原因就是牙周炎症。慢性牙周炎也是口腔科常见的多发病之一，临床上主要表现为牙龈炎症和出血，牙周带形成，附着消失，牙槽骨吸收，最后导致牙齿松动，并丧失咀嚼功能。对于牙周炎的治疗，通常选用龈下刮治等牙周基础治疗等方法。但是研究表明基础治疗的效果并不能长期维持，如果能在治疗的同时加服中药知柏地黄丸，能取得满意疗效。

刘杰是某婚纱摄影馆的摄影师。平日里大大咧咧，与客户关系相处融洽。但是由于是单身，生活中很是不修边幅，住处也是乱糟糟的。只有在有工作要出外景的时候才稍微注意下着装。但是，往往一出去就是一整天，晚上回家的时候已经很晚。由于日常的个人卫生清洁不到位，致使牙龈肿痛，出血，得了慢性牙周炎。本来工作压力就很大，可又因为牙周炎吃不下东西，这可烦坏了他。老板看到他这个样子就建议他去检查一下。他以为洗牙就能解决问题，就到一家牙科医院要求洗牙。医生发现他的牙周炎较为厉害，建议他在洁牙的基础上进行龈上洁治术、龈下刮治术，同时最好可配合服用知柏地黄丸帮助降火消肿。每天3次服用知柏地黄丸，5天为1个疗程，休息两天后继续下一疗程。3个疗程后，刘杰的牙龈充血红肿现象消失，恢复了咀嚼功能，X线片显示牙槽骨吸停止，出现了骨硬板。

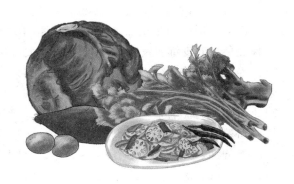

多吃新鲜蔬菜

牙周炎是由菌斑引起的牙周组织炎症性破坏，单纯的牙周基础治疗是通过现代科技去除局部的细菌和菌斑，并未考虑全身因素。其实，牙周炎是一种细菌感染性疾病，感染的发生除了于病原体的毒力和数量有关外，还与机体的整个防御能力有关，如果免疫功能降低，就会引发牙周炎的复发。在中医看来，牙周炎病因和症状是少阴肾经亏损所致，知柏地黄丸是由六味地黄丸转化而来，具有滋阴、补泻相结合的功效。在牙周基础治疗的同时加用知柏地黄丸治疗，标本兼职，疗效满意。

牙周炎患者在生活中还要注意补充高蛋白饮食，增强机体抵抗力及抗炎能力，提供损伤组织修复必需的原料。补充矿物质，注意平衡体内钙、磷、锌的比例。多食豆制品、鸡蛋、牛奶、绿豆、麦片和新鲜蔬菜、瓜果等，时常吃些肉类和全谷物。忌食油炸煎熬油腻食品以及海货、大蒜、韭菜等刺激性食品。少吃糖和精制糖，因为糖类易导致菌斑形成并阻止白细胞消灭细菌。

配合熏洗治疗老年阴道炎

阴道是月经流出的通道，是孩子娩出的路径，也是夫妻维系感情的渠道之一。由于阴道的构造非常精巧细致，女性在不同时期都应该非常细心地呵护。阴道炎是阴道黏膜及黏膜下结缔组织的炎症，多由于病原体侵入阴道引起，临床常见的有细菌性阴道炎、滴虫性阴道炎、真菌性阴道炎、老年性阴道炎，是妇科门诊常见的疾病。

61岁的张阿姨退休前是一名出版社的编辑，最近她外阴瘙痒、白带增多，小便时伴有尿道口烧灼感、还总想小便。根据症状，张阿姨主观判断自己可能患上了阴道炎症，于是就自己到药店买了一些杀菌消炎药，但是用了几天没见效果。后来她就去了当地的中医院看病，医生诊断她为老年阴道炎，在虽然在用药，但没有对症，用再多的药也是不会好的。后来医生用内服加外用的方法进行治疗，具体方法如下。

每次服用知柏地黄丸30粒，1天2次，2～3周为1个疗程；同时配合中药熏洗：黄柏20克、知母20克、苦参15克、百部20克、白藓皮20克、地肤子20克、蛇床子20克、仙灵脾20克，水煎取汁2000毫升左右，弃去药渣用药液熏洗、坐浴，1天1次，每次半小时左右，1周为1个疗程，一般连用2～3个疗程。在治疗期间。医生还叮嘱张阿姨忌食辛辣刺激性食物，禁性生活及其他外用药物。

按照这种治疗方法，1周后，张阿姨下阴瘙痒的症状很快就止住了，白带也没有那么多了。连续用了不

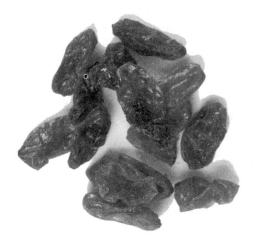

山茱萸

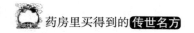

到 1 个月，她的所有自觉症状都消失了。

老年性阴道炎是由于绝经后女性体内的激素水平下降，外阴和阴道发生进行性萎缩，阴道黏膜变薄，上皮细胞减少，pH 值上升，局部抵抗力降低所致。在中医中，本病属"带下病""阴痒"等范畴。中医学认为，老年绝经后肾气不足，肝肾阴虚，精血不足，不能濡养阴道，阴虚火旺，见阴道烧灼感、性交痛，甚至阴虚火旺灼伤脉络，则会出现接触性出血或带下带血。知柏地黄丸具有滋补肝肾的作用，其中熟地黄可滋阴补肾，益精填髓，为君药。山茱萸、山药可补肾固精，益气养阴，以助熟地黄的滋肾补阴之功；知母味甘性寒，质润，可清虚热、滋肾阴；黄柏味苦性寒，泻虚火，配合熟地黄以滋阴降火，诸药合为臣药。茯苓健脾渗湿；泽泻利水清热；丹皮清热凉血，三药合用，补中有泻，补而不腻，共为佐药。诸药配合，具有滋阴降火之功效，因此可用于治疗老年性阴道炎，此外也可用于阴虚火旺导致的潮热盗汗、口干咽痛、耳鸣遗精、小便短赤等证。

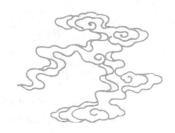

左归丸：益肾填精，纯补无泻

【名方出处】明代张景岳《景岳全书》。

【使用历史】380 年。

【主要成分】枸杞子，龟板胶，鹿角胶，牛膝，山药，山茱萸，熟地黄，菟丝子。

【整体药性】温。

【功能主治】滋阴补肾，填精益髓。主治真阴不足证，头晕目眩，腰酸腿软，遗精滑泄，自汗盗汗。

【典型征象】口燥舌干，舌红少苔。

【禁忌人群】脾胃虚弱、消化吸收功能不良者慎用；感冒者禁用。

熟悉中医的人都知道，中医讲究阴阳相对、上下相对、左右相对。前面讲了个右归丸是补肾阳的药物，而这里要讲的左归丸自然是补肾阴的。作为中医常用的著名补肾药，左归丸历史悠久。在滋阴补肾的中成药中，六味地黄丸是大家所熟悉的，对左归丸则有许多人并不了解。

右归丸与左归丸都出自明代医家张景岳的《景岳全书》。张景岳在治疗肾阳虚或肾阴虚时，说过："善补阳者必于阴中求阳，则阳得阴助而生化无穷；善补阴者必于阳中求阴，则阴得阳升而泉源不竭。"右归丸与左归丸便是这一思想的具体体现。左归丸常被应用于肝肾阴虚、精血亏损所致耳鸣盗汗、腰腿酸软、神疲乏力、口干咽燥等症，历来被视为六味地黄丸的"增强型"。

补肾滋阴第一方

在中医中，有很多滋阴的药物都是在六味地黄丸上面进行加减的，每一种加减的药物都和六味地黄丸的功效不完全一致，左归丸就是这样。六味地黄丸具有三补三泻的特点，而左归丸是一种纯补无泄的药物，具有阳中求阴的特点。

对于左归丸，还有一个很有趣的故事。

故事是这样的，在古时候有个饭馆的老板，他为了吸引顾客，便在门上挂了块牌子。写道："明天的酒饭不要钱！"在牌子挂出后的第二天就来了一位客人，他在酒足饭饱后刚想离开，就被老板拦住说："我的牌子上明明白白写着明天的酒饭不要钱，今天还得照付啊！"但是这位客人身无分文。老板想了想说："这样吧，我出十一字'上、下、左、右、前、后、天、地、三、五、心'，你要是能用它连成句，就不用付钱了。"而这位客人是位郎中，于是说出了不离本行的话："上有天王补心丹，下有六味地黄丸，左归丸、右归丸，可治掌柜你的前罗锅、后弯背，三片鲜姜、五个红枣，空心服送。"老板听后觉得没错，只得无奈地放走了郎中。

在这个趣事里面，郎中说的左归丸、右归丸可治前罗锅、后弯背，只是为了对仗的工整，而不是事实。但由此出可看出，左归丸可是由来已久了。

左归丸是张景岳由六味地黄丸化裁而成，他认为"补阴不利水，利水不补阴，而补阴之法不宜渗"，故去"三泻"（泽泻、茯苓、牡丹皮），加入枸杞、龟板胶、牛膝加强滋补肾阴之力；又加入鹿角胶、菟丝子温润之品补阳益阴，阳中求阴，这就是所说的"善补阴者，必于阳中求阴，则阴得阳升而泉源不竭"的意思。本方主治由于真阴不足，精髓亏损所导致的疾病。

中医认为，肾藏精，主骨生髓，肾阴亏损，精髓不充，封藏失职，所以出现头晕目眩、腰酸腿软、遗精滑泄等症状；我们知道阴虚则阳亢，导致迫津外泄，所以也会出现自汗盗汗的症状；另外，阴虚则津不上承，所以就会出现口燥舌干、舌红少苔的现象。在这种情况下应该以壮水为主，培补真阴。在此方中熟地可以滋肾填精，大补真阴，其为君药。而山茱萸可以养肝滋肾，涩精敛汗；山药可以补脾益阴，滋肾固精；枸杞可以补肾益精，养肝明目；龟、鹿二胶，为血肉有情之品，可以峻补精髓，龟板胶偏于补阴，鹿角胶偏于补阳，在补阴之中配伍补阳药，取"阳中求阴"之义，这些都为臣药。另外菟丝子、川牛膝可以益肝肾，强腰膝，健筋骨，俱为佐药。诸药合用，共奏滋阴补肾，填精益髓之效。

左归丸的组成药物以阴柔滋润为主，如果久服常服的话就易滞脾碍胃，所以脾虚泄泻者应慎用。另外，还要忌油腻食物。患有感冒的人不宜服用。在服药两周或服药期间症状无改善，或症状加重，或出现新的严重症状，应立即停药并去医院就诊。

治疗肝肾阴虚型骨质疏松症

当人们正竭力应对心血管疾病、癌症等顽疾时，有一种危害程度并不比它们逊色的疾病也在悄然袭来，这就是被称为"无声无息的流行病"的骨质疏松症。之所以说它"无声无息"，是因为骨质疏松症作为一种隐匿性病变，有骨痛症状者不足60%，又常常与退化性骨关节炎的疼痛发生混淆，很容易被忽视。

63岁的张老太太是街道社区里有名的热心人。在加入了社区联保之后，经常会和其他热心公益的老人们一起为社区巡逻。但是，随着年龄的增长，为社区巡逻慢慢变得有心无力了。骨质疏松的问题开始困扰她。平时，她觉得腰膝酸软，背痛，运动时筋脉会感觉难以伸展，并伴有疼痛，此外她还伴有五心烦热、头晕目眩、健忘的症状。就诊时，医生告诉她这些症状是骨质疏松引起的，属于肝肾阴虚型。建议她用温开水服用左归丸，1天3次。3个月后，她去做骨密度检查，显示骨质密度增加了0.05克/厘米，疼痛基本消失。

中医讲，肝肾同源，肝阴与肾阴互相滋生，盛则同盛，衰则同衰。肾主骨，肝主筋，久病肝肾不足或长期过用温燥，损伤肝肾之阴，使筋骨过于濡养，血虚生风，所以筋脉拘急，腰背及骨关节疼痛，阴虚阳亢，因此，患者会伴有头晕，耳鸣，盗汗，健忘等肝肾阴虚的症状。

根据祖国医学"虚则补之"的治则，肝肾阴虚型骨质疏松症的治疗当以"滋肾养肝，壮骨止痛"为治疗原则。用于肝肾阴虚不足引起的腰膝酸软，盗汗遗精等。根据左归丸中各组方的中医方解，左归丸从肾、肝、脾出发，尤其重视补肾阴，诸药综合，达到滋补肾阴的疗效。而根据其各方药的药理研究，此八味药对于治疗骨质疏松均有一定的现代药理依据。因此，对于左归丸治疗骨质疏松症的机制，小到各方药，大到左归丸整体，均有明确的疗效，需要注意的是，左归丸在实际使用过程中存在滥用的现象，有的将其作为保健品来使用。要明白左归丸用于治疗肝肾阴虚型骨质疏松症，才能更好地发挥其应有的作用。

第七章

七大理血名方：

理血通脉，活血化瘀

血府逐瘀丸：行气活血法的代表方

少腹逐瘀丸：种子安胎第一方

苏合香丸：家用急救名方

桂枝茯苓丸：妇科血瘀症的经典方

失笑散：李时珍称为"神方"的祛瘀止痛药

槐角丸：清肠疏风，治便血

一清颗粒：古典"抗生素"，传世第一方

血府逐瘀丸：行气活血法的代表方

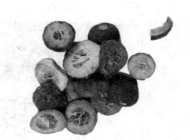

【名方出处】 清代王清任《医林改错》。

【使用历史】 184 年。

【主要成分】 枳壳（麸炒），川芎红花，当归，赤芍，桃仁，地黄，牛膝，桔梗，柴胡，甘草。

【整体药性】 猛烈。

【功能主治】 行气止痛，活血化瘀，主治瘀血内阻引起的胸痛或头痛，失眠多梦，内热瞀闷，心悸怔忡，急躁易怒，脑损伤后遗症。

【典型征象】 头痛，眩晕，冠心病，心绞痛。

【禁忌】 忌食辛冷食物，孕妇忌服。

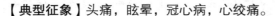

　　血府逐瘀丸取自清代名医王清任《医林改错》，后经现代医学改变剂型制成。血府逐瘀丸可活血化瘀、行气止痛。用于瘀血内阻、胸痛或头痛，失眠多梦，内热烦闷，急躁善怒，在临床上经常被广泛地应用于由气滞导致血瘀或者由血瘀导致气滞所引起的各种疾病。

　　血府逐瘀丸的主要功效是活血化瘀、行气止痛。现在主要用于治疗以下病症：缺血性心脑血管疾病，如冠心病、中风等；更年期综合征；各种顽固性头痛；痛经；颅脑损伤、脑外伤及脑外伤后遗症；各种盆腔肿块及盆腔瘀血综合征；糖尿病及糖尿病并发症；各种跌打损伤、瘀血肿胀；慢性肝炎、肝硬化。

　　血府逐瘀丸也是活血化瘀治则的基本方剂之一，对理气止痛、活血化瘀的有显著疗效。经过这几十年的观察，血府逐瘀丸疗效显著，从未发生过不良反应。

气血充足百病消

　　中医学里的有个叫气血的名词。提起气血，大家都会认为这是个很玄的东西。中医认为，气血充足是一个人健康的标准。人体的五脏六腑就像人一样，吃饱了，能量充足了，才有力气干活儿。血液就相当于五脏六腑的"饭"。那么气血究竟在人体脏器中起到了什么作用呢？气血是否正常又该如何判断？

　　当体内的所有脏器每天都能吃到充足的饭时，干劲就很大，工作做得也特别好。而给脏器减了饭量，也就是当人体的总血量不足时，虽然它们都还在工作，但是因为没吃饱饭，就容易出现无力、疲劳、抵抗力下降等症状，也就会出现大家经常提到的"亚健康"状态。时间一长，由于各脏器供血不足，身体就会生出许多疾病。

　　供血不足（心脏没吃饱）就会出现气短、心慌、胸闷等症状。这时，脏器就特别想休息，也很容易出现间歇，就连心跳的次数也会越来越少，心脏也就开始疼痛。其实这是在告诉你，它累了、饿了，你却没管它，或者只是让它吃了扩张血管的药物，但是最根本的原因依然没有得到解决。当缺血的症状进一步加重的时候，血液不能充满血管，就会造成血管闭塞，心脏梗死，最后危及人的性命。

大脑如果没吃饱，就会出现头晕、记忆力下降等症状，甚至因远端末梢的血管得不到充足的血液而变得干瘪或者闭塞，这样一来就会出现脑梗死、脑缺血，时间长了，大脑就开始变"瘦"，也会发生脑萎缩、老年痴呆症的疾病。

肝脏如果没吃饱，作为"人体化工厂"，它的工作量就开始减少，以前吃 500 克肉，都能转化成身体需要的能量。但是这时没劲干了，吃 500 克肉，只能转化 400 克，余下 100 克就会以脂肪的形式被丢弃在肝脏里，这就是常见的脂肪肝；或者堆积在血管里引发高血脂。

肾脏要是没吃饱，它负责的排毒工作就没办法保质保量地完成，因此，人体内的许多毒素也就不能及时排到体外，这些毒素堆积在体内很容易造成尿素、尿酸过高。

胰腺吃饱了就能为人体奉献充足的胰岛素。如果它没吃饱，糖不能正常进行代谢，多余的糖分就留在血管里，这自然也就增高了血糖。

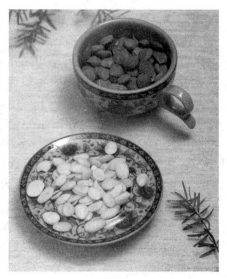

桃仁

气血不足容易招致百病侵体，那么，要想保证健康，补充气血是关键。清代名医王清任的血府逐瘀丸方子中的当归、生地、赤芍、川芎养血和调经，天红花、桃仁活血化瘀，柴胡、枳壳理气行滞，使气行则血行，桔梗开胸膈之气，牛膝引瘀血下行，促使气血更易于运行，甘草调和其他所有药物。这些药材一起作用，可以达到活血散瘀、理气行滞、调经止痛的功效。所以，血府逐瘀丸是补充气血的良药佳品。

那么如何判断气血呢？

首先看眼白的颜色，有个词语叫"人老珠黄"，其实这就是指眼白的颜色变得发黄、混浊，有血丝，这就是气血不足的标志。眼睛随时都能睁得很大，就是气血比较充足；反之，眼睛干涩、眼袋很大、眼皮比较重，是气血不足的表现。

其次，看皮肤。如果皮肤白里透红，有弹性，有光泽，没有皱纹，也没有斑就代表气血充足。反之，皮肤粗糙，无光泽，发黄、发暗、发白、发红、发青、有斑都表示身体状况不好、气血不足。

然后看头发。如果头发干枯发黄、发白、掉发、开叉就是气血不足的表现。头发乌黑、浓密、柔顺代表气血充足。

除此之外，还可以通过看耳朵、摸手的温度是否温暖，看手指的指腹是否饱满，看有没有青筋，看指甲上的半月形和纵纹，看牙龈、睡眠和运动等 12 种方法来判断气血是否充足，在此就不一一介绍了。

呵护女性健康的"保护伞"

女性在经期前后包括经期期间，经常会出现下腹部疼痛、坠胀，有时候还有腰酸或其他不适，症状严重的时候还会影响生活质量。曾经有数据表明，80% 的女性会受到痛经的困扰。严重的患者还会出现出汗、恶心、手脚冰凉，甚至晕过去的症状。有些女性在痛经那段时间，不能工作，必须躺在床上安心休息。

很多人都觉得痛经就是肚子疼痛，其实，痛经分为原发性痛经和继发性痛经两种。原发性痛经是指生殖器官没有器质性病变的痛经，一般出现在月经初潮后不久的青春期少女和未生育的年轻女性。而继发性痛经则多因生殖器官有器质性病变所致。

很多病人都是痛经严重了才去就医。大多数人都抱着"疼就疼吧，忍一忍就过去了"的想法。还有些女性是因为长辈曾说过，结婚后或是生了小孩后就不会出现痛经的症状了，因此也就没太当回事。殊不知，痛经也可能会引发大毛病，如果不及时医治，也会对健康造成很大的威胁。

张小姐长期患有痛经，每月一到经期来临，腹部就会疼得很厉害，经常会因为疼痛导致无法正常工作。最初，她只是用热水敷一敷，简单吃点止痛药，可后来她发现越来越严重，一检查才发现她患上了子宫内膜异位症。

对于继发性痛经而言，子宫内膜异位症、子宫肌腺症、盆腔炎、子宫黏膜下肌瘤、慢性宫颈炎、生殖道畸形、盆腔瘀血综合征、子宫颈或宫腔粘连等疾病，都可能是痛经的原因。所以，长期痛经的话就要及时就诊，看一看到底是正常的生理痛经，还是患上了妇科病。

有几个症状是判断是否得了妇科病的参考：

（1）如果女性月经量增多，经期疼痛越来越厉害，持续时间也越来越长，就有可能是患上了子宫内膜异位症。

（2）女性经期出现发热、下腹坠痛严重，则可能是患了盆腔炎。

（3）经血颜色为淡茶褐色，或气味发生变化。同时体温升高和下腹痛，就有可能患上了子宫内膜炎。

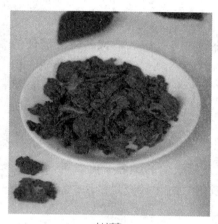

川芎

原发性痛经的病机主要是气血运行不畅。也就是大家常说的"不通则痛"。血府逐瘀丸是由传统名方《医林改错》的"血府逐瘀汤"改革而来的，这个方子用当归、生地、赤芍、川芎养血和调经。诸药一起作用，达到活血散瘀、理气行滞、调经止痛的功效。用于临床，血府逐瘀丸对气滞血瘀所引发的原发性痛经效果特别好。血府逐瘀丸治疗气滞血瘀症引发的原发性痛经有效率能够达到90.77%，具有起效快、疗效比较好的特点。并具有服用方便，没有毒副作用的优点，深受广大患者的欢迎。

一般从月经前三天开始空腹服用，每次1丸，每日2次，连续服用7天为1个疗程，连续服用3个疗程。服用期间无需加任何其他药物。

偏头痛和外伤头痛的克星

头痛病是一种常见的疾病，头痛分很多种，其中，偏头痛尤为难治。偏头痛是一种周期性发作、有家族发病倾向的疾病。具体表现为发作性的偏侧搏动性头痛，伴有恶心、呕吐的症状，过了一段时间后还会再次发病。在安静、黑暗环境内或者一段时间睡眠后头痛缓解。在头痛发作前或发生时可伴有神经、精神功能障碍等症状。

偏头疼不仅会影响人的身体健康，还会影响人的心理健康，还可能影响到患者的生活、工作和学习。偏头痛的原因有很多，久病致瘀是其中一个重要原因。这种情况多见于女性。

张女士体质较弱，气色一向不好，经期症状便更加明显。一到经前和经期那段时间就头痛得厉害，疼痛部位相对比较固定，痛起来就像针扎一样，晚上更加疼痛难忍不能入眠。张女士到医院检查，医生说她是气血不足、久病致瘀引发的偏头痛，想要根治这些症状就要补充气血。

张女士在医院看病时，还遇到了老同学赵先生，赵先生说他也是来治疗头痛的，不过他患的是外伤性头痛。同样是头痛，外伤性头痛的症状和久病致瘀引发的偏头痛就略有不同：外伤性疼痛有固定的地方，患者的舌头上有瘀点或颜色呈青色，从脉象上来看比较沉涩等。患有外伤性头痛的患者，一般都有脑外伤病史，这种头痛一般属于脑瘀血导致的。

虽然张女士和赵先生的症状和病因都不相同，可医生却给他们开了同一味药——血府逐瘀丸，这是为什么呢？久病致瘀引发的偏头痛和外伤性头痛从根本上说都是血瘀所致，也都可以服用血府逐瘀丸。《黄帝内经》中提到过"结者散之""留者攻之"和"血实者决之"，血府逐瘀丸有活血化瘀、通络止痛的功效。所以可以用血府逐瘀丸对这两类头痛进行治疗。

但是在临床应用上，应该注意辨证治疗，灵活的微变药方。比如对气血两虚并且还有血瘀的患者，应该注意补气养血，在药方中再加入党参、地黄、黄芪；有高血压、脑血管硬化和脑供血不足的患者，可以加入石决明、钩藤、杭菊花、珍珠母等平肝潜阳的药物；瘀血时间过久的患者，可以加全蝎，用来帮助打通经络。

轻松度过更年期的秘密武器

有一位刘女士，今年48岁，绝经2年，近2个月来经常觉得胸闷不舒服、急躁易怒、失眠多梦、还经常性的燥热出汗，家里人都不热，她却拿扇子扇个不停。感觉不舒服后，她就去医院就医。医生看她的舌苔发紫，颜色比较暗，脉涩，就给她诊断为气血瘀滞导致的一些病症。西医的诊断结果为更年期综合征。

更年期就是女性功能逐渐衰退最终完全消失的一个过渡时期。更年期一般是45～55岁，由于近几年工作和精神方面的压力较大，少数女性的更年期出现了提前的趋势。有一部分女性在更年期期间，会出现一些性激素减少导致的症状，其中包括自主神经失调、内分泌系统紊乱等症状，这些症状就被称为更年期综合征。

目前，西医并没有治疗更年期综合征的有效方法，主要以中医调理为主。中医给刘女士开的处方就是口服血府逐瘀丸，1天2次，1次4克。服药3天后，刘女士就觉得下身怕冷、上身燥热出虚汗的症状没有了，别的症状也减轻了许多，她就继续服血府逐瘀丸调理，并且遵医嘱保持按时作息，精神愉悦。半个月后去医院复诊，各种症状都消失了，更年期综合征也痊愈了。

《医林改错》中记载，"瞀闷，即小事不能开展，即是血瘀"，"急躁，平素和平，有病急躁，是血瘀"。血府逐瘀丸的功效是行气活血化瘀，这个药方中各种药的搭配有三个特点：

一是活血与行气相辅相成一起进行，在促进血液通畅解除瘀血的同时，又调解气血减轻郁结。

二是祛除瘀血和养血同时进行，在祛除瘀块的同时不用有耗费新血的顾虑，补气的同时又没有伤阴的弊端。

三是升降兼顾，既能升清达阳，又可降泄下行，使得气血能够相互调和。这些功效一起作用，使血活瘀化气行，各种症状就能痊愈了。

更年期综合征在治疗过程中不能只注重"补"，很多时候要进行"疏"。现在人们生活条件好了很多，精神生活比较丰富，很多疾病都表现为气血瘀滞，血行不畅。《丹溪心法》中也提到过："气血冲和，万病不生，一有怫郁，诸病生焉。故人身诸病，多生于郁。"很多中医在治疗怪病、难病的时候大都是从血液方面去治，以调血为主，他们经常用血府逐瘀丸治疗失眠、头痛、月经不调等，一般都能很快见效。

治疗老年人冠心病的福音

冠心病是老年人最常见的多发病之一，是影响人们健康长寿的主要疾病。调查研究表示，癌疾病并不是我国居民疾病死亡的最主要的原因，冠心病等心血管疾病占首位。

就全国而言，1957年冠心病等心血管疾病的死亡率为12.07%，占疾病死因的第五位，到了1985年就上升到44.4%，占疾病死因的首位。

随着生活水平的提高，冠心病的发病率和死亡率仍有逐年上升的趋势，这是值得注意的严重问题。

究其原因，冠心病和心绞痛属于瘀血阻滞心脉而导致的胸痹心痛。血运不畅，心脉瘀阻就会导致心失所养，还会发生心悸怔忡等并发症。治疗冠心病应该以活血化瘀为主要方法。血府逐瘀丸来自王清任所创血府逐瘀方，这是王清任活血化瘀诸方中应用最广泛的一方，专门用来治疗"胸中血府血瘀之症"，这个方治与冠心病心绞痛病机相吻合。

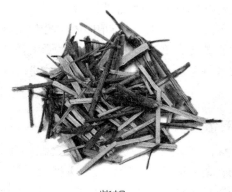

柴胡

心绞痛、冠心病是本虚标实的病症，本虚较多见的是气虚、阴虚、气阴两虚；主要表现为血瘀、气滞，其次是痰浊。不论是气滞、血瘀、痰浊，还是阴虚、气虚，冠心病的主要病机都是心脉痹阻。张晓星教授治疗冠心病和心绞痛，经常用血府逐瘀汤为主方，随症状表现加减，收到良好疗效。

在血府逐瘀汤方里边，当归和生地活血养血，能去掉瘀血又不伤血；红花、桃仁、川芎有活血化瘀的功效；柴胡、枳壳则可以疏肝理气，使气血运行；桔梗进入肺中经载药上行，使药力发挥于血府；牛膝化瘀通经络，引导瘀血下行；甘草缓急，通百脉并且可以调和诸药。这个方中有升有降，有补有泻，能活血祛瘀、行气止痛。

血府逐瘀丸能够治疗冠心病还可从"血府"理解它的方义；脉就是血府，血府也泛指血脉流通的地方。中医认为心主血脉。除了指水谷精微，通过心气生化成血的生理功能外，还认为心脏主血液的运行，比如心气不足，就可能会出现气血瘀阻，产生心痛。脉管是血液运行的通道，和心脏相连，所以说心主脉。心脏上的病可以反映在脉中，比如心阳不足那么脉就会弱，心气不匀就会出现结代脉，心血不足则会出现芤脉等。冠心病的发病机制有很多的原因，由于心阳痹阻、心血瘀塞是主要原因，所以临床用活血化瘀的方法治疗冠心病的比重也比较大。血府逐瘀丸再加琥珀安神，能够促使病人入睡，确保功效的发挥，临床发现它还具有改善心律的效果。

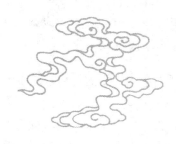

少腹逐瘀丸：种子安胎第一方

【名方出处】清代王清任《医林改错》。

【使用历史】184 年。

【主要成分】当归，蒲黄，五灵脂（醋制），赤芍，延胡索（醋制），小茴香（盐炒），川芎，肉桂等。

【整体药性】温。

【功能主治】活血化瘀、祛寒止痛等功效，用于寒凝血瘀而致的腹部积块、月经不调、痛经、闭经、慢性盆腔炎和不孕症等病症。

【典型征象】痛如针刺，固定不移，舌质暗，有瘀斑。

【禁忌】孕妇忌服。

少腹逐瘀丸是清代名医王清任创制的，王清任的 5 个最著名的方子都是和瘀血有关的"逐瘀汤"，分别能清除 5 个不同部位的瘀血，"少腹逐瘀丸"是在王清任的"少腹逐瘀汤"方药基础上改良而成的，主要用于妇科病，因为妇科问题"集散地"就是少腹这个位置。

少腹逐瘀丸对子宫内膜异位症和子宫肌瘤疾病的治疗效果最好。这两种疾病的共同点都是子宫里有实质性的病变，也是不折不扣的血瘀。内膜"异位"也就是指本该长在子宫的内膜，长到了直肠、腹腔、卵巢，甚至鼻腔，导致这些部位随月经发生出血现象，常见的"异位症"的典型症状有以下 4 种：突然出现的痛经；大便坠胀；性交疼痛；不孕。子宫肌瘤的治疗在西医上有手术治疗的方法，中医方面也可以用中药化瘀，手术对人体伤害较大，如果不适合手术或者不需要手术，保守治疗的首选用药就是"少腹逐瘀丸"。

祛除血瘀，做健康美丽女人

性发育成熟的女性经常会有瘀血，用"十个女人九个瘀"这话来说一点也不为过，瘀血通常通过各种不同的形式表现出来，其中最多见的是表现在月经问题上。常见的血瘀表现为：月经有血块、痛经、颜色发黑、时间拖后。

血瘀不仅会影响女性的月经，严重时还会引起子宫内膜异位症。有一个严重的"异位症"女孩子，一直没怀孕，有一段时间突然出现便血的症状，去医院一检查发现直肠里有异常。她几乎就要被诊断成直肠癌了，医生后来突然想到会不会是"内膜异位"呢，于是就又检查了一遍，这才避免了误诊。这个女孩的便血症状就是因为子宫内膜长到了直肠之后，引起了按月经规律出血的症状。但令人遗憾的是，虽然不是癌症，无须切除直肠，但还是因为严重的"异位症"把子宫摘除了。其实，这个女孩子要是早点儿诊断出来是可以用药物治疗的，专治女性血瘀的少腹逐瘀丸就是治疗"子宫内膜异位症"的最佳药物。

虽然不是所有异位症患者都需要切除子宫，但是有 40% 的子宫内膜异位症患者最终都会导致不孕。异位内膜在腹腔里每个月都会出血，这种症状经常会引起输卵管周围发生粘连。再严重一些，输卵管的管腔都被堵塞了，管腔被堵塞肯定就不能排卵了。

王清任曾经详细描述了少腹逐瘀丸主治的症状，"方治少腹积块疼痛，或有积块不疼痛，或疼痛而无积块，或少腹胀满，或经血见时，先腰酸少腹胀，或经血一月见三五次，接连不断，断而又来，其色或紫，或黑，或块，或崩漏，兼少腹疼痛，或粉红兼白带"。如果把这段话和现在常见的妇科病联系起来，少腹逐瘀丸最适合治疗的就是子宫肌瘤和子宫内膜异位症。

助不孕不育者"好孕"

邓女士今年 29 岁，已经结婚 2 年了还没有怀孕。平时她也经常会有痛经的症状，月经周期第一、二天腹部特别疼痛，甚至到了月经周期后期疼痛仍不见减轻。除此之外，还经常伴随着恶心、呕吐、面色苍白的症状，疼痛的时候服用止痛药也没有办法缓解，性生活也会出现疼痛症状。

随后，邓女士来到医院，经过腹腔镜、超声、血清检查后。被确诊为子宫内膜异位症。

子宫内膜异位症常见的临床表现就是疼痛。临床发现大概一半的患者有痛经症状，并且一般还都是在月经周期来潮前两天疼痛特别厉害。医生给她开了中药制剂的少腹逐瘀丸，嘱咐她每次服用 1 丸，1 日 2～3 次，用温黄酒或温开水送服，服用 2 个月后，症状果然减轻。还有一部分患者表现为盆腔慢性疼痛，疼痛经常会持续 6 个月以上。30% 以上的子宫内膜异位症患者可发生不孕，还有一些患者可出现月经周期异常。

很多子宫内膜异位症患者月经期间都有疼痛症状，但这种疼痛与痛经有别，是进行性疼痛。意思就是说随着月经周期来潮疼痛不能缓解，而是会加剧。

西医治疗子宫内膜异位症一般选择激素治疗和手术治疗的方式，然而利用中医也能治疗子宫内膜异位症。不孕之证，其实和瘀血有着密切关系。经现代医学家研究证明，活血化瘀的方法，可调节内分泌失调，并且能够促使病变组织进行修复和再生。改善血液循环，促使瘀血吸收，使已经粘连和炎变的输卵管再次通畅，所以活血化瘀的方法可治疗许多女性患者的原发性不孕症。

像医生给邓女士开的少腹逐瘀丸就是一个活血化瘀的良方。少腹逐瘀丸来自清代的王清任先生所制的少腹逐瘀汤。王清任先生在他所著《医林改错》一书中，对少腹逐瘀汤的方歌的描述是："少腹茴香与炒姜，元胡灵脂没芎当，蒲黄官桂赤芍药，种子安胎第一方。"在临床实践中，少腹逐瘀丸也治愈了不少子宫内膜异位症引发不孕症的患者。

还"血瘀女"嫩白莹润的肌肤

有些女性唇舌发暗，肤色也暗淡无光，皮肤上甚至有瘀斑、瘀点，全身的皮肤粗糙，身体偏瘦，看起来比较憔悴，这其实是血瘀导致的。要想从根本上改善自己的肤质，祛除瘀血是唯一的办法。也就是说，女人的两个通道畅顺了，才能拥有好的肤质，一是月经，二是大便。血瘀了就要采取措施进行活血化瘀。清代医者王清任的著名方药之一——少腹逐瘀丸就是专门治疗女性血瘀的良方。少腹逐瘀丸含有当归、蒲黄、五灵脂、赤芍、小茴香、延胡索、没药、川芎、肉桂、炮姜，能够温经活血，散寒止痛。

中医理论认为，气滞和血瘀经常是互为因果的，气滞血瘀最主要的患病人群是 30 岁以上的女性。以下 3 点原因会导致你成为气滞血瘀体质：

（1）受寒。寒分为外寒和内寒，本身体内寒气就特别重的女性较容易成为气滞血瘀的体质，这就是内寒。而外寒主要是指由于过早地更换衣物导致的外部寒气入侵。

（2）缺乏运动。阳气对抵御外界和体内的寒气都很

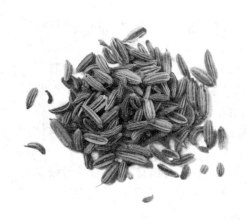

小茴香

重要，但人体活动才能促进阳气发挥作用。所以，如果保持一个坐姿长期不动，缺乏运动，就会加重气滞血瘀。

（3）压力大。很多长期处于工作压力大、快节奏环境下的女性都会有生闷气的坏习惯，这样也加大气滞血瘀体质的概率。

除了以上的原因外，以下5条是判断是否是气滞血瘀体质的标准：

（1）月经量：一般会有量少，颜色发暗，甚至呈黑色，有些还会伴有膜状物等较明显的表现。

（2）舌色：长期维持气滞血瘀体质的话，舌边和舌尖就会出现瘀斑和瘀点，发黑、发暗。

（3）刺痛：出现在身体的多个部位，最常见的有头痛、痛经、小腹痛等。

（4）脸色：容易长斑，灰暗无光。

（5）全身：会莫名的出现青斑，比如有一天偶然地发现腿上有一两块青斑，但自己并没有意识到是什么时候磕碰造成的。

少腹逐瘀丸几乎是为气滞血瘀型体质定做的滋养药。这个药里有温热的干姜、肉桂、茴香，药方本身就是通过温暖血液来祛除瘀血的。改变瘀血体质和治疗子宫内膜异位症等急迫问题的服药目的不同，量也不同。想要改善血瘀体质的人，可以间断地服用"少腹逐瘀丸"，1周吃3～5丸，坚持一两个月。切记一定不要受凉，不然瘀血反而会加重，平时可以喝少量的红酒或者黄酒，用酒的温性来帮助身体里的血液运行起来。

让她轻松度过每月那几天

孙琼今年27岁，在一家公司做人力资源经理，每个月来月经那几天，她都会痛苦不堪，腹部的疼痛甚至会一直延伸到腰部、大腿，四肢无力、发冷，有时还会呕吐。严重的时候，她甚至只能躺在床上，没法工作，以前她还以为这是正常现象，以为女人在月经期间都要经历这种痛苦。后来偶尔跟一位医生朋友说起，才知道痛经是部分女性才有的症状，严重时甚至会发生病变导致不孕。

中医认为，痛经的病位在子和、冲任，主要病机是"不通则痛"和"不荣而通"。具体来说是由寒凝血瘀、气滞血瘀、湿热瘀阻导致子宫气血运行不通畅引起的，"不通则痛"；身体虚弱的人主要由于气血虚弱、肾气亏损导致子宫受损，缺乏滋养，"不荣而通"。经过临床观察，痛经一般虚证和热证比较少，实证和寒证特别多。经期经前受到了寒气，或者吃了太多的生冷刺激性食物，就会导致气滞血瘀。经前、经期冒雨、涉水、游泳或居住环境太过潮湿，就会由湿气和寒气共同致病。

寒凝血瘀的病理机制和现代医学的研究成果也是相吻合的。按照中医的诊断标准，寒凝血瘀证和它的症状是：主要见于经期或经前、经后（一周以内）出现下腹部周期性疼痛。寒凝血瘀的症状一般表现为：经血呈红色或者黯红、有血块；月经期间身体常感觉到冷，四肢无力，脸色苍白。

少腹逐瘀丸刚好能够治疗这些症状，是经过临床验证的祛瘀止痛的重要方药。药方中的肉桂、小茴香和干姜都是温经散寒的药品；当归、川芎、赤药则有养血活血的功效，再加上蒲黄、五灵脂、没药、延胡索化瘀止痛。整个药方有温经散寒、化瘀通经止痛之功效。《血证论》中曾经说过："若无瘀血，则经自流通，安无恙。"当然，方药也要根据具体的症状有所增减。要是还有湿气过重的症状，可以再加一味苍术来祛除湿气，加茯苓

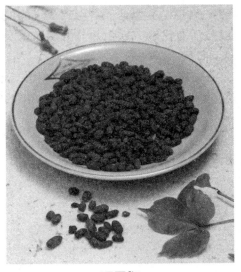

五灵脂

来健脾并且吸收湿气；痛胀的症状特别明显的话就加香附、乌药来疏肝理气；经期感觉发冷并且疼痛的，就再加艾叶、吴茱萸来增加温经散寒的功效。

拆除体内隐形炸弹——子宫肌瘤

32岁的陈小姐，在一家外企公司做行政工作，几年前，她就发现自己出现月经经期异常的情况，但是也没太在意。在去年单位体检时，她被查出患有子宫肌瘤，由于肌瘤还比较小，医院就没给她治疗。最近一段时间，陈小姐经常觉得小腹疼痛难忍，腰酸不能久坐，偶尔还会出现阴道不规则流血、分泌物颜色发白并且有异味的症状，这才慌了神。

陈小姐的病可以用少腹逐瘀丸进行治疗。少腹逐瘀丸改良自清代王清任的"少腹逐瘀汤"，王清任在论述"少腹逐瘀汤"的时候曾说："不知子宫内，先有瘀血占其地，胎至三月再长，其内无容身之地，胎病靠挤，血不能入胎胞，从傍流而下，故先见血。血既不入胎胞，胎无血养，故小产。"这个描述其实就是现代"子宫肌瘤"的症状，而肌瘤的治疗要选择手术还是中药化瘀，这要视肌瘤的生长位置和大小而定。子宫肌瘤正好是发生在少腹的症结，属于典型的血瘀。

子宫肌瘤是妇科的常见病和高发病，由于子宫肌瘤的初期症状不明显，病情严重到一定程度时才会被发现，而发现后再治疗，往往已错过了最佳治疗时机，所以被称为女性健康的隐形炸弹。女性朋友们一定不能忽视体检，特别是妇科检查。

虽然子宫肌瘤前期的症状并不明显，但是根据子宫肌瘤引起相应的临床症状，我们还是可以通过一些方法来进行自我检查的：

（1）月经。月经突然增多或者绝经后出血、接触性出血等，经常是由宫颈或宫体发生肿瘤导致的。所以，除正常月经以外的出血，都要究其原因，检查是不是子宫肌瘤。

（2）白带。脓性、血性、水样白带等都是不正常的。正常白带应该是少量略显黏稠的无色透明分泌物，随着月经周期会有轻微变化。

（3）疼痛。腰背部、下腹部或骶尾部等部位感觉到疼痛，就要引起注意，要到医院检查。

（4）肿块。早上，空腹平躺在床上，两个膝盖略弯，腹部放松，用两只手在下腹部按触，由轻浅到重深，如果体内有较大的肿物是可以发现的。

子宫肌瘤的危害极大，严重时会导致不孕甚至需要切除子宫。西医治疗子宫肌瘤的方法一般是手术，医生在患者的腹部切开10厘米甚至更长的切口，给病人带来很大的损伤，恢复时间也长，有的手术甚至留下了永久性创伤。

其实，子宫肌瘤还可以利用中医疗法，用药物进行治疗。在祖国医学中子宫肌瘤属于"症瘕"范畴，主要是子宫受到寒气的侵入，气血发生瘀结，脉络不通导致的。中医的治疗方法一般是活血化瘀，软化并分散瘀血以及温经散寒。中医推荐用药是专门活血化瘀、调理女性气血的少腹逐瘀丸。

少腹逐瘀丸可以起到活血化瘀、温经止痛的作用，主要用来治疗血瘀有寒（宫寒血瘀）引起的子宫肌瘤等症状。在近200年的临床实践中，少腹逐瘀丸受到了临床医生和患者的肯定。

苏合香丸：家用急救名方

【名方出处】宋代《太平惠民和剂局方》。

【使用历史】862 年。

【主要成分】苏合香，安息香，冰片，水牛角浓缩粉，麝香，檀香，沉香，丁香，香附，木香，乳香，荜茇，白术，诃子肉，朱砂。

【整体药性】温。

【功能主治】芳香开窍，行气止痛。用于脑卒中，中暑，痰厥昏迷，心胃气痛。

【典型征象】中风痰厥，突然昏倒，不省人事，牙关紧闭，口眼歪斜。

【禁忌人群】孕妇禁用。

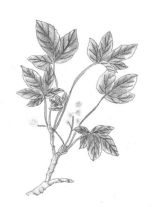

苏合香丸从宋代以来就一直是"芳香温通"的代表性药物。但是到底是古代哪位医家创制了苏合香丸，至今也无法查证；同时，有争议的还有方药最早见于哪本医籍。据沈括《梦溪笔谈》记载，于唐玄宗开元年间的《广济方》一书中有一个名为"吃力迦丸"的药方和苏合香丸十分相似。虽然《广济方》中的"吃力迦丸"的功效主治和药物组成与苏合香丸完全相同，但第一次被命名为苏合香丸是在《太平惠民和剂局方》中，并且药量也改了，所以，目前公认苏合香丸的出处是 900 年前的《太平惠民和剂局方》。

苏合香丸是著名的温通开窍药，具有行气解郁、芳香开窍、散寒化浊的功效，对于中风所致的神志不清、牙关紧闭、半身不遂等重症有明显疗效，同时，还能治疗中暑、嗜睡症、心胃气痛等症。各味药混合在一起可以温中行气、辛香通窍、醒脑。只要属于闭证属寒的，不论中风、中气或中寒，都可用苏合香丸来治疗。

关键时刻的"救命稻草"

苏合香丸是救治"闭证"属寒邪、痰浊为患的常用方剂。闭证是中风或热病邪入营血内闭时出现的症候。闭证的主要特征是牙关紧闭，两手握固或昏迷不醒、身热肢厥。

寒邪则是中医病因之一。冬天的主气是寒。寒邪致病一般也出现在冬季。寒邪分为内寒和外寒。外寒就是人体受到外界寒气的侵犯而发生疾病的病邪，只对人的肌理有伤害的叫伤寒，直中脏腑的则称中寒。内寒就是人体功能衰退，阳气不足而致的病征。内、外寒不同，但可以相互影响。

中医说"六淫致病"，风寒暑湿燥火六种外邪，其中最厉害的是寒邪伤人。阴盛阳衰容易引发中风，真阳虚损。"冬至小寒，阴盛阳微，莫饮贪杯，静之以待，内敛生机"之说是道家养生的一部分。意思就是说冬季天寒地冻，阳气衰微而阴气旺盛，需要静养，收敛生机。然而，正因为阴盛阳衰，很多中老年人不仅不能静养生机，反而很容易受到寒邪之气的侵扰，引发疾病。

因为西药大多属于寒性，寒邪之症病就是受寒引起的，再加上老年人本来就体虚气弱，经过寒邪的侵袭，元气大伤，便更不能利用西医治疗。所以身体虚弱的人，特别是老年人还是慎

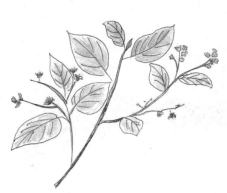

安息香

选西医为好。其实受寒邪所伤后阳气突然变得衰竭而引发的晕厥，在中医中的说法是"轻则渐苏，重则即死，最为急候"，意思就是说轻则自己慢慢会自然苏醒过来，重则很快死亡的危症。

苏合香丸的方解中提到，病人因感受寒邪，或痰湿，或秽浊不正之气，以致闭塞气机，蒙蔽神明所致。因此苏合香丸是治疗寒邪的方药。方中苏合香、麝香、安息香、冰片开窍辟秽；荜茇散寒开郁；木香、檀香、沉香、丁香、乳香、香附六味药能行气解郁，散寒化浊；朱砂可以安定心神；水牛角解毒辟秽；白术补气健脾祛湿；诃子温涩敛气，防止辛香耗气。

治疗老年人中风的法宝

67岁的张大爷，从单位退休在家已经6年了，他本打算退休后好好地享受安静祥和的晚年生活。可惜天不从人愿，退休半年后，张大爷患上了中风，右半身失去知觉，吃饭喝水都难以下咽。这6年来，老人因中风间断发作而多次入院，威胁着张大爷的生命，由于行动不便，一向好强的张大爷心情也受到了极大的影响，家人为此十分着急。

后来，一位老中医为张大爷介绍苏合香丸，连续服用几个疗程之后张大爷病情有所减轻，麻木了6年的手脚开始有了知觉。看到张大爷的症状一天天减轻，张大爷的儿女们也十分高兴。

中风也叫脑卒中，它的主要症状是猝然昏倒，不省人事，伴发口角歪斜、语言不利并且出现半身不遂。"脑中风"是危害老人身心健康的头号"杀手"，由于本病存在高发病率、高致残率、高死亡率、高复发率以及多并发症的特点，所以医学界把它同冠心病、癌症并列为威胁人类健康的三大疾病之一。每21秒钟我国就有一人死于脑中风，即使幸存下来1/4 ~ 3/4的病人有可能在2 ~ 5年内复发，并且有75%左右的脑中风患者有不同程度的残疾，如偏瘫、吞咽困难、失语、大小便失禁等，"苏合香丸"是治疗中风的常用药物。

苏合香丸出自宋代的《太平惠民和剂局方》，是著名的温通开窍药，主要成分为苏合香、安息香、冰片、水牛角浓缩粉、人工麝香、檀香、沉香、丁香、香附、木香、乳香（制）、荜茇、白术、诃子肉、朱砂，辅料为蜂蜜。

苏合香丸方中，苏合香、安息香透窍开闭，是两味醒脑力量最强的香药；沉香、丁香、香附、木香、檀香、熏陆香则具有行气降逆，宣窍开郁，温中散寒的功效；荜茇配合诸香药，增加温中祛寒、破气开郁的作用；龙脑、麝香味道芳香辟秽，能够打通全部经络，用于疏通全身各窍；朱砂、犀角宁心安神，镇惊解毒；白术安中益脾，诃子肉收敛，用来防止各味香药窜散太过，耗伤了真气。所有的药合在一块儿具有辛香通窍、温中行气、醒脑的功效。

苏合香丸为蜜丸，每丸重3克，治疗中风的用法一般为口服，1次1丸，每日1 ~ 2次，温开水送服。

清凉度夏的小妙招

中暑是夏天常见的急性热病，当外界气温超过35℃时，就有中暑的可能。在高温环境下工作或者劳动，稍有不慎便会大量出汗、四肢乏力、口渴、恶心、明显疲劳、头昏眼花、胸闷、注意力不集中、四肢发麻，这些都是中暑的先兆。轻度中暑者一般会同时伴有发热，体温高于38℃，皮肤灼热，面色潮红，或面色苍白，血压下降，皮肤湿冷，恶心呕吐，脉搏细弱等症状；如果症状非但不见好转，还出现昏迷、痉挛或皮肤干燥无汗、持续高热者，那就是重症中暑了。颅脑疾患的病人，老弱及产妇等耐热能力差的人，更容易发生中暑。

虽然中暑是夏天的常见病之一，但若不及时进行治疗，中暑的后果十分严重。中暑是一种能够威胁生命的急证病，如果不给予迅速有力的治疗，严重的可能会引发抽搐甚至死亡，有些中暑患者也会出现永久性脑损害或肾脏衰竭等症状。一般来说，人的核心体温达41℃是预后严重的体征；体温如果再略升高一点就有可能导致死亡。老年人、体弱的人和酒精中毒者可能还会加重预后。因此，决不能小瞧中暑。在治疗上，中医一般使用苏合香丸。

苏合香丸中含有的苏合香、安息香、冰片、水牛角浓缩粉、麝香、檀香等各种香都能够芳香开窍，可以治疗中暑，痰厥昏迷等病症。因为苏合香丸中的各味药合在一起具有辛香通窍、温中行气、醒脑的功效，所以对治疗中暑疗效十分显著。

中医认为，中暑属于阴证，在治疗上可以用苏合香丸口服或鼻饲，每次1丸，每日2次，经过大量临床验证，疗效良好。此外，还可以化开1丸苏合香丸，并配合三仁汤、甘露消毒丹使用，通过鼻饲给药，并以此来治疗中暑的重症患者。历代医家一般认为苏合香丸辛香温解，并不适合邪热所引发的疾病。因此，这一临床新用法证实了苏合香丸的治疗范围更大。

轻松养出好"胃"道

现在有很多年轻人都有胃痛的毛病，他们大部分是因为不良的生活习惯引起的胃病所致，还有的是因为精神压力所致。

董小姐是一家房产公司的一名销售经理，她在经理这个职位两年多的时间里，每天都要承受各种压力。同时，因为频频不断的应酬，她一个月几乎没有几天能在家好好地吃上一餐饭。去年元旦的时候，董小姐参加完应酬回家后，准备洗漱睡觉时感觉到阵阵的反胃、嗳气，最后，董小姐还连吐几口血，家人及时把她送进了医院。

由于胃痛是个慢性病，医院并不建议董小姐通过西医治疗，最后董小姐在医生的建议下服用了苏合香丸，同时尽量遵守医嘱，保持健康的生活习惯。服用一段时间后，董小姐发现她胃部舒服了许多，反胃的症状基本上消失了，食欲也有所增强。

苏合香丸组方理论的渊源可以追溯到两千多年前，《黄帝内经》提出了冠心病的治则："芳香温通法……痛痹，心痛，有寒故痛，温则消而去之"。用温热性的药来祛除寒气，消散凝滞的血液，使血管通畅。苏合香丸就是根据这一治则研制而成，成为"芳香温通"的代表方药。

心胃气痛，使用苏合香丸，一定程度上能够减轻胃痛的症状。寒邪客胃、饮食伤胃、肝气犯胃和脾胃弱等都有可能引发胃痛。胃主要能接受并容纳一些五谷，如果寒邪侵入并滞留在胃中，寒凝不散，阻滞气机，就会导致胃气不和而疼痛，或因饮食不节，或吃过量的油腻食物和甜食，不容易消化，饭量不规律，气机受阻，都会引发胃痛。著名的温通开窍药——苏合香丸，出自宋代的《太平惠民和剂局方》，具有芳香开窍、行气解郁、散寒化浊的功效，对缓解胃痛有一定的疗效。

让你睡个健康觉

由于生活节奏加快、生活压力过大，失眠成了现代许多人的困扰。对失眠者来说，轻松入睡是一件特别幸福的事，但对另一群人来说却并非如此，他们就是嗜睡症患者。

嗜睡症是一种神经功能性疾病，它能引发不可抑制性睡眠。这些睡眠阶段会经常发生，且多发生在不合时宜的时间内，比如说话、吃饭或驾车时。尽管睡眠可以发生在任何时间，但一般是在不活动或单调、重复性活动阶段，当发生在从事活动的时间段，就会有发生危险的可能性。

目前现代医学对本病没有很好的治疗办法。一般会采用心理治疗加小剂量的精神兴奋药物。在临床实践中，根据中医学理论，辨证论治，用苏合香丸治疗本病，对许多患者都取得了非常良好的疗效。

苏合香的药物组成有白术、青木香、犀角、香附子、朱砂、诃子、白檀香、安息香、沉香、麝香、丁香、荜茇、冰片、苏合香油、乳香。其中苏合香、安息香透窍开闭，是诸香药中醒脑力量最强的两味药。再加上其他诸药合为辛香通窍、温中行气、醒脑之剂，正好可以用来治疗嗜睡症。

在中医理论中，因为"阳"主动，"阴"主静。阳气不足、阴气旺盛时就会出现嗜睡症与发作性睡病。《灵枢·寒热病》篇中称"阳气盛则瞋目，阴气盛则瞑目"，说明嗜睡症的病理主要在于阴盛阳衰。《脾胃论·肺之脾胃虚论》曰"脾胃之虚怠惰嗜卧"，《丹溪心法·中湿》称"脾胃受湿，沉困无力，怠惰嗜卧"，也有病后或年龄大了之后阳气虚弱，营血不足困倦无力而导致的嗜睡症状。苏合香丸是著名的温通开窍药，主治寒邪侵体导致的阴盛阳衰，因此可以用苏合香丸来治疗嗜睡症。

苏合香丸可以用前面药方中提到的十五味药配制而成，除苏合香、冰片、水牛角粉、麝香外，朱砂水飞或研极细粉；其余的安息香等十味药粉碎成细粉；把冰片、麝香、水牛角粉、研细与上述粉末调配在一起研成粉末，过筛之后混匀，再把苏合香熔化，加适量炼蜜和水制成水蜜丸，阴干；或者加炼蜜制成大蜜丸，就制成了苏合香丸。

苏合香丸用于治疗嗜睡症时，服用方法是每日早晚各 1 丸，研碎吞服，配合温胆汤加减，有较好的疗效。

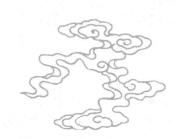

桂枝茯苓丸：妇科血瘀症的经典方

【**名方出处**】东汉张仲景《金匮要略》。

【**使用历史**】2219 年。

【**主要成分**】桂枝，茯苓，牡丹皮，白芍，桃仁。

【**整体药性**】温。

【**功能主治**】活血化瘀，缓消癥块，用于妇人宿有块，妊娠后漏下不止，胎动不安，或血瘀经闭，行经腹痛，产后恶露不尽，血色紫暗，而有腹痛拒按。

【**典型征象**】子宫肌瘤，月经不调，痛经，产后恶露不尽。

【**禁忌人群**】孕妇慎用。

桂枝茯苓丸是汉代医圣张仲景所著《金匮要略》的《妇人妊娠病脉症并治》一篇中的方剂，主要用于"妇人宿有癥病"者。

桂枝、茯苓、牡丹皮、白芍、桃仁药物组成了桂枝茯苓丸。《本经疏证》一书中曾经说过："桂枝利关节，温经通脉？其用之道有六：曰和营，曰通阳，曰利水，曰下气，曰行瘀，曰补中。其功最大，施之最广，无如桂枝汤，则和营其首功也。"这段话的主要意思就是桂枝能温通经脉，也就是和营、通阳、行瘀等功能的体现。现代药理学研究证明，桂枝有缓解血管平滑肌痉挛的作用。因此，调和气血就是通过桂枝扩张血管、调整血液循环的方式来促进炎症的消散吸收。

桂枝茯苓丸最初用于治疗因包块引起的妊娠胎动不安。女性月经、怀孕、生产等方面的疾病，只要属于血瘀引起的，都能用这个药方治愈。现在常用于治疗血瘀引起的妇科疾病，比如妇女月经不调、闭经、痛经、子宫内膜炎、附件炎、子宫肌瘤、卵巢囊肿等。

血瘀是影响女性健康的幕后黑手

张仲景在他所著的《金匮要略》中描述道："妇人素有病，经断未及三月，而得漏下不止，胎动在脐上者，为癥害。妊娠六月动者，前三月经水利时，胎也。下血者，后断三月血不（音胚，指的是凝聚的血）也。所以血不止者，其不去故也，当下其，桂枝茯苓丸主之。"这段文字就是有关桂枝茯苓丸的记载。从整体来看，这段文字表达了以下 3 个意思：

（1）腹腔中有包块的疾病引起的妊娠胎动不安，漏下不止的患者，应当用此药方进行安胎。

（2）患有"下血不止"病症的患者。

（3）桂枝茯苓丸具有活血化瘀、消散症块的功能。

桂枝茯苓丸一直以来都是活血化瘀、消（包块）的名方。它是治疗瘀血肿块的一个行之有效的方药。

中医有一个理论是：瘀则不通，不通则痛。血瘀证的症状主要以阴部剧烈疼痛为主，最明显的表现就是舌上有瘀点、瘀斑，甚至翻起舌头，还能看到舌下的静脉曲张。

女性所患的许多疾病都和血瘀有些关联，多种妇产科疾病之中血瘀证普遍存在。妇女月经不调、多囊卵巢综合征、崩漏、痛经、闭经、更年期及绝经后综合征等，妊娠高血压综合征、胎儿宫内发育迟缓等，产后恶露不尽等产后疾病、妇科肿瘤、子宫内膜异位症、卵巢囊肿、不孕等其他妇科杂病，以及感染性疾病如慢性盆腔炎等疾病的发生发展过程都与血瘀证有关，治疗以上病症的有效且可靠方法是活血化瘀。月经不调、产后恶露不绝等既是导致女性血瘀的常见原因，又是血瘀证的基本表现。

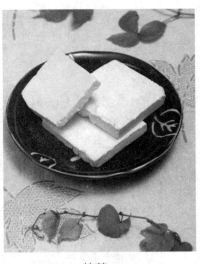

茯苓

桂枝茯苓丸是中医临床常用的活血化瘀传统名方。原方由桂枝、茯苓、丹皮、桃仁、芍药等五味药组成，现代常用的性状为大蜜丸，每丸重 9 克。桂枝茯苓丸具有活血化瘀，缓消肿块的功能。该药对以上提到的由血瘀引起的妇科疾病有很好的疗效。

血瘀的症状主要有以下几种，女性朋友们可以进行自查：

（1）有便秘的症状。

（2）月经周期不规律，经痛特别严重。

（3）肌肤干燥，出现明显的黑眼圈。

（4）小腹突出。

（5）经血量很多。

（6）头跟脸特别热，但手脚却冰冷。

子宫肌瘤不能一切了之

子宫肌瘤是女性生殖系统常见的良性肿瘤，患者一般为 30 ~ 50 岁的妇女，子宫肌瘤一般出现在子宫平滑肌细胞，多呈球形，可单个或多个存在，大小不一，形态各异。因其发病率居高不下，子宫肌瘤被人称为妇科第一瘤。统计数字表明，子宫肌瘤在适龄女性中的发病率已经高达 25% ~ 30%。由于肌瘤的大小、数量、位置、生长速度以及年龄等因素的不同，患者的症状表现也不一样。重者很有可能导致不孕甚至最终摘除子宫。

医圣张仲景的名方桂枝茯苓丸对子宫肌瘤的治疗有非常好的疗效。或许有些患者习惯选择西医，但西医的非手术治疗一般利用激素治疗的方法。原理是应用雄性激素治疗对抗雌性激素，因其具有一定的副作用并且严重影响女性正常生理功能，不少患者特别是青年女性难以接受。很多子宫肌瘤患者不愿选择手术和微创治疗，担心手术后复发。因此，中医药对该病的治疗效果的研究，对女性生殖卫生保健意义十分重大。

由于子宫肌瘤的病变和机制主要是阴阳失调，劳伤过度，气血亏损所致。用桂枝茯苓丸，辅以中药汤剂治疗，能软坚散结，活血化瘀，提高机体免疫力，调气活血，改善血液循环。经血液生化检测，桂枝茯苓丸对肝、肾均无损害。

桂枝茯苓丸中，桂枝有扩张血管、调整血液循环的功能，以促进炎症的消散吸收；牡丹皮性味辛寒，本药方善通血脉中热结，桂枝配丹皮，寒温相济，性较平和；且桂枝配芍药调理阴与阳，茯苓配丹皮调理气与血；至于桃仁，尤能消散凝血，溶化血块，桃仁有"阻止血液凝固的作用"是经现代实验证明了的。

需要注意的是，由于方中的桃仁，对消散凝血、溶化血块作用特别明显，所以桂枝茯苓丸不适合孕妇使用，有可能会导致早产。

血瘀型痛经的终结者

小林从大学时代就有了痛经的毛病，症状都已经出现 2 年多了，近 2 个月来，小林发现居然有明显加重的趋势。

经前10来天，小林便开始感觉到小腹胀痛、两乳胀痛结块。月经来潮之后，两乳胀痛的症状会逐渐缓解，但小腹胀痛会一直持续甚至会加重。

1个月前的那次月经来潮，症状特别明显，无奈之下，小林在月经来潮的第2天去了医院。医生通过仔细询问，对小林的症状进行了梳理：

小腹疼痛难忍，拒按，经量少，痛如针刺，色紫暗有血块，且淋漓不畅，血块消失以后，小腹疼痛可以缓解。例假期间，常伴有心情烦闷，精神抑郁，胸胁胀满不舒，面色青黄，舌质暗苔薄白，脉沉弦的症状。

医生认为小林属于气滞血瘀，经行瘀阻导致的痛经。治疗适宜从疏肝理气、祛瘀止痛入手，就建议她服用活血祛瘀的桂枝茯苓丸。服用过后，症状果然有了好转，几个疗程过后，小林欣喜地发现，困扰了自己两年多的痛经已经消失了。

痛经在中医中属于"经行腹痛"的范畴，最早见于张仲景《金匮要略·妇人杂病脉证并治》："带下，经水不利，少腹满痛，经一月再见。"张仲景创造性地提出瘀血是痛经的基本病机，并且创立了活血止痛的治疗法则，桂枝茯苓丸就是张仲景活血逐瘀的主要方药。

由于女孩一般比较贪凉，吃太多的冰棍、冰激凌等寒凉食物，因寒导致瘀血并引起痛经，这种情况一吃桂枝茯苓丸，疼痛症状很快就能缓解。

在对痛经的治疗上，医生建议尽可能不依赖一些激素类药物，因为长期地依赖外源性激素的话会导致体内激素分泌减少。中医一般是对痛经进行辨证治疗，比如说血海空虚，就补气血，等到经期的时候血海满了，月经就自然来了。中医还认为痛经是湿症，这个时候就要用去湿、理气、活血的药物，比如桂枝茯苓丸，使痛经腰酸这些症状改善。

治疗月经不调有良方

月经不调实际上是一个临床的症状，最常见的病因是热、寒、湿，其实最主要导致妇科疾病的还是寒、热、湿，肝脏的失常会导致气血的失常、气虚，这些因素都可以导致妇科疾病，女性朋友的第一大疾病就是月经不调。

月经病是女性的一个基础病，也是最大的一个病。它可以引发许多疾病，例如不孕和盆腔肿瘤，等等。月经没有规律，可能是提前，也可能是紊乱，所以月经不调又有经早、经迟、经乱等症状。月经量过少，可能是因为子宫内膜非常薄，月经量过多，如果不及时治疗，便会发展成为崩漏；所以月经量少也要治疗。此外还有一些月经周期的改变，包括待经时间长等。再有就是伴随着月经不调而发生的一些疾病，比如行经腹痛，或伴随着盆腔的器质性的病变。治疗月经不调并没有立竿见影的药物，只能通过长期调理。汉代张仲景的方药桂枝茯苓丸就是调理月经不调的良方。

中医认为经血来源于肾，并指出月经病和肾功能有关，和脾、肝、冲脉、任脉、气血、子宫也相关。引起月经不调的原因主要有两种：一是虚证，也就是"不荣则痛"，这一般是由于气血虚弱或肝肾亏损造成的，这类患者平时应该注意调补，补气养血或滋补肝肾。二是实证，也就是"不通则痛"，是由于气血运行不畅造成的，这类人宜祛瘀止痛，活血通气。

桂枝茯苓丸能活血祛瘀，养血生血，是调节气血，治疗妇科疾病的良方，可以治疗月经不调。

解决产后隐患，让你安心做妈妈

恶露指的就是孕妇产后排出的血水，一般会在3周内排干净。因为每个人的身体素质不同，也有一些产妇会延长到6周才排干净。如果超过6周仍然淋漓不断，这就是恶露不尽了。恶露不尽大多数是由于寒气凝滞、血瘀不通造成的。症状产生时，经常伴有腰酸痛、下腹坠胀冷痛、恶露排出不畅等现象。恶露不尽会影响子宫的恢复，甚至会影响到整个身体。流产后也常出现恶露不尽的症状。

传统中医对于产后恶露不尽的症状早有研究，产后恶露不尽是由气血运行失常和气滞血瘀引起的，可以服用具有活血化瘀功效的药物进行治疗，中医理论治疗产后恶露不尽的主要原则是补虚和祛瘀，补虚以补充气血为主，因为中医理论中有"气行则血行"的观念，所以祛瘀一般配合理气的药物。

桂枝茯苓丸的主要成分是赤芍、茯苓、桂枝、牡丹皮、桃仁。药用炭是辅料。方中桂枝性温味辛，能够打通血脉消除瘀血，同时还能利小便、助气化而行津液。能够促进炎症渗出物的吸收和血肿包块的消散。对治疗产后恶露不尽有很好的疗效。

谭女士在某医院顺产生下女儿，3天后孩子出院，但是出院后谭女士就发现阴道不断有出血情况，她还经常感觉到腰酸痛、下腹坠胀冷痛。3个月后她在另一家医院做了检查，诊断的结果是宫腔内有胎盘组织残留而导致的产后出血。医生建议她服用桂枝茯苓丸，服用了2剂之后，她就觉得症状减轻了许多。

桂枝茯苓丸的制作方法是把赤芍、茯苓、桂枝、牡丹皮、桃仁粉碎成细粉，过筛，把这些药粉混匀。每100克粉末加炼蜜90～110克制成大蜜丸即可。

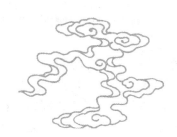

失笑散：李时珍称为"神方"的祛瘀止痛药

【名方出处】宋代《太平惠民和剂局方》。

【使用历史】862 年。

【主要成分】五灵脂、蒲黄各等份。

【整体药性】平和。

【功能主治】活血祛瘀，散结止痛。治小肠气及心腹痛，或产后恶露不行，或月经不调，少腹急痛。现用于心绞痛、崩漏、痛经、产后腹痛、宫外孕等属于瘀血停滞者。

【典型征象】绞痛，胸闷气短，经期疼痛，胃部刺痛。

【禁忌人群】孕妇慎用。

失笑散出自宋代《太平惠民和剂局方》，是治疗血瘀引发疼痛的常用方，五灵脂、蒲黄各等份组成。失笑散在《苏沈良方》卷八一书中被叫作断弓弦散、《妇人大全良方》卷二十引《产乳》中则被称为紫金丸。

不通则痛，痛则不通，这是中医认识痛证的高度理论概括，也是临床用药的理论依据。失笑散中五灵脂散瘀止痛、利血脉，蒲黄能行血、止血，二药配用，不仅能活血，而且能止血，共奏祛瘀止痛，推陈致新之功。

"失笑散"中的"失笑"可理解为"忍不住、不自禁地笑了"，即病人心腹剧痛难忍无以名状，但一经服用本方，其痛即可霍然而失，既痛已止，病人自然会情不自禁地笑了。对"失笑散"，李时珍屡用屡验，称其为"神方"。

多年的临床实践证明，失笑散主要用来治疗冠心病，心绞痛，月经不调，痛经，产后腹痛，宫外孕等一些疾病。

血瘀引发的疼痛不容忽略

本方所治疗的各种疼痛，都是瘀血停滞在身体内血行不畅导致的。药方中五灵脂、蒲黄两味药一起使用，可以活血化瘀，通血利脉，从而达到遏制瘀痛的目的。在服用的时候，可以酽醋煎熬，从而达到活血脉，行药力，加强活血祛瘀止痛的功效。古代在描述这种病的时候说患者是"心腹痛欲死"的人，服了这个药以后，"不觉诸症悉除，只可以一笑而置之矣"，所以称它为失笑散。

现代人因为生活形态的改变，运动量不足，又经常营养过剩，吃太多油腻的东西或者甜食，血液浓稠度增高，流动性下降。严重的时候，如果形成血栓，就会造成心脑血管的疾病。

西医认为血液与体液在人体内循环主要依靠心血管系统与淋巴系统。而中医则认为在体内循环的物质有气、血、水三种，这些物质负责带走代谢的废物，运送人体所需的养分（中医把这些养分称为水谷精微）与氧气，因此保持流动通畅是最重要的。一旦流动缓慢甚至停滞，就会产生各种病理现象。如果血的循环停滞称为"血瘀"，气的运行发生阻滞则叫作"气滞"，水液停滞就会聚湿成痰称为"痰湿"。这些症状一出现，便会引发各种各样的疾病。在西医的角度来看，"血瘀"，就是因为中性脂肪、胆固醇或糖分含量过剩，造成血液黏稠难以流动，从而可能导致高脂血症、动脉硬化、高血压、糖尿病等疾病，血瘀状态也会因此变得更加严重，形成恶性循环。

许多在血瘀症初期时的症状，是不容忽视的警讯，其中就包括疼痛。

大家对"通则不痛，不通则痛"耳熟能详，血液没办法流通，缺血都会引发疼痛。女性的经痛、子宫肌瘤、经血过多；心肌梗死时引起胸闷痛；肌肉缺氧造成乳酸堆积，引起酸痛；关节疼痛、头痛等多种症状都是血瘀的初期症状。

因此，祛瘀止痛就成了现代医学急需解决的问题。《古今名医方论》中对失笑散的描述是："是方用灵脂之甘温走肝，生用则行血；蒲黄甘平入肝，生用则破血。佐酒煎以行其力，庶可直扶厥阴之滞，而有其推陈致新之功，甘不伤脾，辛能逐瘀，不觉诸证悉除，宜可以一笑而置之矣。"因此，失笑散是治疗血瘀的良药。

去除心绞痛，让你身"心"健康

周大妈最近总感觉上腹部疼痛，胃部不舒服，有时还恶心呕吐，甚至还出现了腹泻的症状，如果劳累、情绪激动或者睡眠不好，这些不适症状就更容易出现。她以为自己的胃出了问题，就一直在小区门口的诊所当胃病治疗，可是她吃了很多养胃护胃的药物后并没见好转。这才急忙赶到医院就诊，医生检查后，说她得了冠心病心绞痛，周大妈这时候还很纳闷："原来不是胃病，居然是'心'在痛啊！"

医生详细询问后，总结了周大妈的症状：胸痛如刺，绞痛，胸闷气短，心慌，口唇、舌质瘀斑或暗，脉细涩或结代，并说这属于气滞血瘀引发的心绞痛。随后，医生给周大妈开了失笑散，并嘱咐她每次服用 6 ~ 9 克，用布包煎服，每天服用 1 ~ 2 次。两个疗程以后，周大妈到医院复查，医生说她的症状已经减轻了很多。

现代医学认为，不同程度的冠状动脉粥样硬化是心绞痛的主要病理改变。引起的冠状动脉粥样硬化的危险因素主要有血脂代谢紊乱、糖尿病、高血压、肥胖、吸烟、高尿酸血症、高纤维蛋白原血症、遗传因素，等等。其中前五项在我国发病率高、影响严重，是我们的主要控制对象。另外，男性、老年人、不爱运动的人更容易发病。

中医认为，心绞痛大多数都因为气虚血瘀、心脉痹阻而发病。"气者，血之帅也，气行则血行，气止则血止"，因此，心绞痛的发生一般都和气虚血瘀密切相关，"不通则痛"。针对病因病机，应活血化瘀、散结止痛，因此失笑散是治疗心绞痛的常用中成药。

《金匮要略·胸痹心痛短气病脉证治》里对心绞痛描述道："胸痹"的主要表现为胸中气塞，心痛，短气，心绞痛的病理主要是胸部的"阳气"极虚所致；所以在临床上经常表现出本虚标实的症状。本虚以脏气亏虚多见；标实以血瘀痰阻为主。脏气亏虚的表现多以心气虚为主。

针对心绞痛本虚标实的病机，应该把补与通作为总治则，实证就以通脉为主，虚证就尽量平衡一下心肾阴阳气血不足。中医在临床上一般都采用辨证治疗的疗法。心绞痛在临床上可以分为寒凝心脉、心血瘀阻、痰浊内阻、心肾阴虚、心气虚弱、心肾阳虚等六型。

按照中医对心绞痛病机分的这些类型，我们可针对其分型大致采取以下几种治疗方法：益气养阴法、活血化瘀法、益气活血法、温阳补肾法、化痰通络法。

前面提到的周大妈就是由心血瘀阻引发的心绞痛，因此

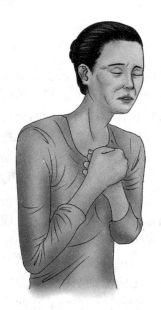
气滞血瘀可致心绞痛

采用的是活血化瘀法治疗。我国传统医学中有一些能够"活血化瘀""芳香温通""宣痹通阳"的中草药，有缓解心绞痛的作用，五灵脂和蒲黄就是活血祛瘀、通利血脉的中草药，而二者合二为一就成了周大妈服用的失笑散。

拒绝痛经，不做带刺的玫瑰

公务员戴女士有着轻松的工作，体贴的老公和可爱的儿子，在别人眼里她无疑是一个幸福的女人。可是外人并不知道她内心的痛苦，像恶魔一样的痛经每个月如期而至，身体上的痛苦还是小事，更严重的是她每每到了痛经的时候，连心情也会跟着一落千丈。疼起来恨不得在床上打滚，每次痛经都让她坐卧不安。雪上加霜的是，张女士的月经期出血量过多，而且出血时间也比一般人长，这导致她严重贫血，时常感到头晕，她的日常生活因此也有了极大的不便。她也尝试服用过一些药物，但效果并不怎么样，有的还产生了副作用，吓得她连忙停止了用药。每回痛经的时候，戴女士都希望能有一种神药来化解她的痛苦，但是她对于长达16年的痛经，已经感到无可奈何了。后来一位中医朋友给她推荐了失笑散，没想到疼痛竟然缓解了不少。

中医认为痛经和气血运行不畅有着密切的关系，五灵脂和蒲黄两味药都能行气、活血、止痛，能够大大缓解子宫平滑肌痉挛引起的疼痛。

其实失笑散制作起来也特别简单：蒲黄（炒香）、五灵脂（酒研，淘去砂土）各等份上药研末。在月经前三天或正值月经时，先用30毫升酽醋把药熬成膏状，再将上述两味药加150毫升水，煎至100毫升，分2次服用。关于失笑散治疗痛经的由来还有一个美丽的传说。

相传，在北宋开宝年间，京郊钱员外家里的独生女儿出嫁，花轿来到家门口的时候，小姐正好痛经发作，小腹痛得如刀绞一般，一家人顿时慌得六神无主。就在这个时候，恰好有一个姓蔡的郎中路过他们家，蔡郎中说他有妙药可以治疗小姐的病症。说完，他就从葫芦里倒出一勺黄褐色的药粉，并吩咐钱员外家的下人拿半碗香醋调匀给小姐喝下去。大概过了半个时辰，钱小姐的疼痛症状消失了，展颜一笑，转身进屋里更衣去了。钱员外拜谢了蔡郎中并询问道："所用为何药，如此灵验？"郎中道就说："此药可令失笑者转笑，就称'失笑散'吧。"

当然，这只是关于失笑散的一个民间传说，失笑散是记载于《太平惠民和剂局方》的一个活血化瘀、散结止痛的方药。刘学俭认为"失笑散"原名叫"失笑膏"，他曾经考查核实过失笑散的来源，他表示此方实际源于华佗所写的《华氏中藏经》，《中藏经》的成书比《太平惠民和剂局方》至少早了400年之久。《中藏经》卷八中有对失笑膏的描述："失笑膏治妇人产后血不快刺痛等证。"经过后世医者的运用，证明这个方子确实是活血散瘀止痛的灵药，所以被宋代太医局收编在《太平惠民和剂局方》里，《太平惠民和剂局方》卷九治妇人诸疾中曾经说："失笑散治产后心腹痛欲死，百药不效，服此顿愈。蒲黄（炒香）、五灵脂（酒研，淘去砂土）各等份为末。先用酽醋调二钱，熬成膏，入水一盏，煎七分，食前热服。"失笑散从汉代传到现在，已经经历了1000多年的临床验证，确实是治疗痛经的良方。

让女性远离崩漏痛苦

崩漏是妇女月经期之外阴道出血的总称。来势急并且出血量多的就叫崩；出血量少或者淋漓不断出血的就叫漏。西医的功能性子宫出血，女性经常得的一些妇科炎症和肿瘤等阴道出血症状，也属于崩漏范畴。

崩漏是妇女月经病中一个比较复杂的症状，对身体危害也特别大。青春期女性、更年期女性中患者比较多。崩漏的病因一般包括血热、气虚、肝肾阴虚、血瘀、气郁等损及冲任气虚不摄等。血瘀是引发女性崩漏的重要原因。中药失笑散是治疗血瘀型崩漏的常用药。

血瘀型崩漏一般是因为经期或者产后余血未净，或者是被情志所伤，肝郁气滞形成瘀血，或者是受到寒邪侵袭，寒邪积聚在胞中，经脉中产生瘀血停滞的现象。瘀血不去，新血就很难运行，血不归经就很容易引发崩漏。血瘀型崩漏的症状一般是经血量突然增多或者经血淋漓不断，有时候会表现为闭经一个月后又突然流血，血色暗紫有瘀块，小腹疼痛拒按，血块排出后疼痛症状减轻，在治疗上应该从活血行瘀入手，失笑散就是治疗崩漏的常用方药。

《重修政和经史证类备用本草》中对失笑散的描述是："生蒲黄性滑而行血。五灵脂气燥而散血。皆能入厥阴而活血止痛，故治血痛如神。"可见失笑散由五灵脂和蒲黄共同作用，活血祛瘀，通利血脉，从而来祛除瘀痛。用酽醋来煎药，可以活血脉，行药力，加强活血祛瘀止痛的功效。《得宜本草》中对失笑散也有记载："得蒲黄，治心腹疼痛，产后恶露刺痛。"

祛瘀止痛才能彻底治胃病

大家经常能够看见年轻漂亮的办公室女性们出入各类高级办公场所，她们一般都穿着入时、举止优雅，薪水也比较高，应该算是城市中比较令人羡慕的一族了。但是，人们往往只能看到的她们风光的一面，却不知道她们中的一大部分人，身体都处于"亚健康"状态了，年轻白领中患有胃病者就更不在少数了。

人们以前往往用"朝九晚五"来形容上班族，但是如今不同了，不论人们是在学习中还是在工作中，"朝九晚五"这个时间段已经很难保证了。这些白领们往往能够做到"朝九"，但是"晚五"可能就比较困难了。她们伴随着快节奏的都市生活，工作经常加班加点，每天忙忙碌碌，有时候甚至还要通宵工作。

虽然她们也经常去一些健身房，每天都服用很多的维生素药片。但是，还是会出现疲劳、胃痛、头晕目眩的等症状。

胃痛的具体原因说起来很复杂，根据胃痛患者的不同症状、体质、病因，中医将其归纳为

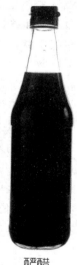

酽醋

四种类型：肝胃不和型、脾胃湿热型、脾胃虚寒型、瘀血停滞型。作为活血化瘀、散结止痛的名方，失笑散对治疗血瘀型胃痛疗效非常显著。瘀血停滞型胃痛一般症状是：患者胃痛如刺如割，进食后疼痛加剧，痛处拒按不移，有时候还会出现吐血、黑便，经常发生在溃疡病并发出血的患者身上。

《素问·举痛论》中说过："百病生于气也，怒则气上，喜则气缓，悲则气消，恐则气下，寒则气收，炅则气泄，惊则气乱，劳则气耗，思则气结。"这也就是说许多疾病都是由气产生的，"气为血帅，血为气母，气滞则血瘀，不通则痛"。气滞血瘀导致的胃痛在临床上极为常见。

失笑散中的五灵脂和蒲黄都有活血祛瘀、通利血脉和止痛的功效，用黄酒或醋冲服，可以加强活血止痛的作用，并且还能调制五灵脂的腥气。本方药性比较平和但是药效特别好，服药的人经常在没什么感觉的情况下各种症状都消失，不禁欣然失笑。

槐角丸：清肠疏风，治便血

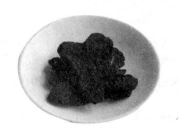

【名方出处】宋代《太平惠民和剂局方》。

【使用历史】862 年。

【主要成分】槐角，地榆，黄芩，当归，枳壳，防风。

【整体药性】凉。

【功能主治】清肠疏风，凉血止血。

【典型征象】肠风便血，痔疮肿痛。

【禁忌人群】孕妇慎用。

槐角丸最早记载于《太平惠民和剂局方》。槐角丸具有清肠疏风，凉血止血的功效，主要用于治疗肠风便血，痔疮肿痛，疗效确切。槐角丸服用也非常简单、方便，1 次口服 1 丸，1日 2 次，通常服用 3 ~ 5 天就可以见效了。

肛肠问题刻不容缓

从槐角丸的命名可以看出，这个方药的主要成分是槐角，而槐角则能加快血液凝固的速度，使血管壁的渗透性降低。另外，槐角丸的主药还有地榆和槐花。地榆通过炭煎可以明显缩短凝血、出血时间，除此之外，它还能收缩毛细血管；槐花则能减少血管通透性，保持毛细血管的抵抗力，可恢复毛细血管正常的弹性，可以治疗毛细血管因脆性增加而出血，并有抗炎、解痉等诸多功效，因此，槐角丸具有清肠疏风，凉血止血的功效，对治疗肛肠疾病特别是痔疮疗效显著。

肛肠疾病通常有肛门和腹部疼痛、便血、肛门部有物脱出、黏液血便、肛门部流黏液或血水、肛门部肿块突起，肛门直肠异物感、排便困难、腹泻、便秘、大便外形改变、恶寒发热、腹部包块、腹满、恶心呕吐、贫血等症状。

目前患有肛肠疾病的患者特别多，但很多人并不重视肛肠疾病，他们认为肛肠没有五脏六腑的病痛那么可怕，其实这种想法是错误的。肛肠疾病不仅发作起来非常痛苦，而且会引发贫血、妇科病、皮肤湿疹甚至引发直肠癌。

祖国医学中用中医药治疗肛肠疾病已经有非常悠久的历史，《黄帝内经》对肛肠疾病的记载较早。至今，传统的挂线疗法和结扎疗法仍然被认为是复杂性痔瘘无法替代的方法，并由此衍生和发展临床治疗肛肠疾病的许多术式，中医肛肠科在肛肠疾病的诊疗中做出了宝贵贡献，是最具有中医特色的学科之一。

据《庄子》记载："秦王有病召医，破痈溃痤者，得车一乘，舐痔者，得车五乘。"提出痔疮这种疾病，后广泛应用于医学界。而在《淮南子》也有"鸡头已瘘"这一关于肛瘘的记载。

最早记载于《太平惠民和剂局方》的槐角丸至今已经有 862 年的治疗历史。从医术的记载来看，槐角丸在古代主要用于治疗内痔、脱出、便血、肠风下血、热证便秘。在现代医学中，医生又发现性寒的槐角还可以降血压，并通过临床实践证明槐角丸可以治疗高血压。

用对药才能解除难言"痔"隐

如今，大便出血已经是人们生活中常见的症状了，痔疮是其中最常见的一种，特别是内痔。内痔的主要症状是出血和脱出，家住泉州泉港区的刘女士就是一个例子，因为刘女士多年来对便血的忽视，引发了她长期的贫血，身体因此受到了很大的伤害。患了内痔疮该怎么办呢？肛肠病专家提醒，内痔患者一定要趁早治疗，不然会引发一系列问题，严重影响身体健康。

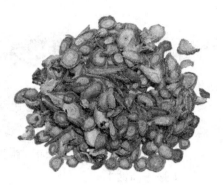

黄芩

患了痔疮以后，刘女士心里非常担心，便来到附近一家医院的肛肠科进行咨询，经过医院专家郭主任对刘女士进行指诊及肛门镜检查后，给她确诊为Ⅲ期内痔，由于长期出现便血的现象还引发了缺铁性贫血。内痔怎么治疗？医院肛肠科的专家介绍，刘女士的突然晕厥正是由于长期贫血造成的。服用过槐角丸之后，刘女士便血的情况就很少出现。

内痔长在齿线以上和肛门3厘米的位置，这种痔疮叫作内痔。《外科大成·痔疮》中曾经提到："内痔在肛门之里，大便则出血如箭，解毕用手按，良久方入。"指出内痔的主要症状是出血和脱出，一般会长出无痛的软性肿块。内痔是各种痔疮中发病率最高的常见病。

中医认为脏腑本虚是痔发病的主要原因，《丹溪心法》中对此有详细描述："痔者皆因脏腑本虚，以致气血下坠，结聚肛门，宿滞不散，而冲突为痔。"所以，痔疮的主要病因是吃太多的烧烤食物、肥腻、辛辣、吃饭不规律、过量饮酒。另外，久泻久痢，久坐久站，负重远行，便秘，情志郁结，思虑太过，气血下坠，湿热风燥之邪流注等也会引发痔疮。

槐角丸主要的成分是槐角（炒制）、地榆（炭）、黄芩、枳壳（炒）、当归、防风。这些药物总体来说能够控制病人伤口由于热毒下侵引起的便血情况，主要能够治疗的不仅仅是痔疮或者是内痔，还能够用来清凉疏风、凉血止血，还对痔疮的肿胀、疼痛等有比较好的缓解作用。经验证，槐角丸治疗内痔出血的效果还是很好的。

清肠疏风——肠道舒畅，一身轻松

肠风也是便血的一种，它一般是指因外感得之，血清并且颜色鲜艳，一般出现在大便前，肠风是从大肠气分而来的便血。在临床实践中大多为实证，临床上，一般使用凉血泄热，息风宁血的方法来治疗。

槐角丸有疏风凉血、解热润燥的功效。一般用于治疗肠风便血，腑脏实热，大肠火盛，湿热便秘，痔疮漏疮，肛门肿痛。因此可以用来治疗肠风下血，达到清肠疏风的功效。

中医学认为，肠风下血一般是由风热滞留在肠胃或湿热蕴积在肠胃引起的，时间久了就会损伤阴络，导致大便时出血。据《杂病源流犀烛·诸血源流》记载："肠风者，肠胃间湿热郁积，甚至胀满而下血也。"就是对湿热引起肠风下血的介绍和分析。

《黄帝内经》中对肠风便血的描述是："久风入中，则为肠风飧泄。"这句话的意思就是，风从经脉侵入肠胃，或外部受到淫风的侵袭后，到达肠胃内部导致的。在便时见血，随感随发。需要指出的是，肠风便血和内痔的症状差不多，很容易判断错误，在临床上需要仔细鉴别。

便血对人的身体危害非常大，它容易使体内丢失大量的铁，从而引起缺铁性贫血。肠风下血一般发展比较缓慢，早期症状轻微，甚至没有症状，贫血较重时就会出现面色苍白、倦怠乏力、心悸、食欲不振、心率加快、水肿等症状，一些患者甚至会出现易激动、兴奋、烦躁等神经系统症状。同时便血也是肠恶性肿瘤的早期信号，由于便中带血的情况和痔疮出血特别像，一般人很难区分，加上很多人对此并不重视，早期恶性肿瘤就很容易被忽视从而酿成悲剧。

槐角丸中的槐花、地榆有清肠凉血止血的功效，黄芩则可以清大肠湿热，当归有活血化瘀之效，炒枳壳、防风可以宽肠利气。整个方子可以清肠止血，疏风利气。槐角丸的用法也特别简单，一般是口服。由于槐角丸分为水蜜丸、大蜜丸和小蜜丸3种，所以一般是水蜜丸1次6克，小蜜丸1次9克，大蜜丸1次1丸，1日2次，一般服用3～5天就可以见效了。

治疗便秘的小秘密

马先生是一位52岁的设计师，最近几天，他因为"便秘"而到门诊就诊。马先生说他的便次逐年减少为每周1～2次，早些年，他一般是每周4～5次。粪便的性质发生了改变，现在的粪便在变硬，并结成了球块状。他经常在排便时很用力，但是有没有肠绞痛或肛门区疼痛的症状。马先生说这些年他的饮食并没有出现什么变化。随后马先生服用了槐角丸，大概1个疗程之后，他的便次便增加到了每周3～4次，并发症也有所减轻。

槐角是一种性寒、味苦的植物，它有泻热、凉血止血的作用。马先生的便秘主要是由肠热引发的便秘，因此服用槐角丸可以泻热通便，减轻便秘症状。经临床应用，大多数病人服用1个疗程或者2个疗程症状就会有特别明显的减轻。

便秘在临床上的表现经常是：便意少，便次也少；排便不畅；排便艰难、费力；大便干结、硬便，排便不净感；便秘伴有腹痛或腹部不适。部分患者还伴有失眠、多梦、烦躁、抑郁、焦虑等精神、心理障碍。

中医学上把便秘归结为大便秘结不通，排便时间延长或欲大便而艰涩不畅的一种病征。

程钟龄所著的《医学心悟·大便不通》一书中将便秘分为以下四种类型：实秘、虚秘、热秘、冷秘。

现代中医内科著作中，也一般把便秘分为实秘与虚秘，实秘又有肠胃积热、气机瘀滞、阴寒积滞三种类型；虚秘有气虚、血虚、阴虚、阳虚四种类型。

《御药院方》卷八中对槐角丸主治的症状描述为："肠风痔疾，大便涩滞，气结不通，饮食衰少，面黄肌瘦，或下血不止，或在便前，或在便后者。"可见槐角丸主要用来治疗胃肠积热型便秘。

中药降压，拥抱健康

高血压患者一般都会感受到，只要患上了高血压就要做到"药不离身"，血压高的时候，一吃药血压就会迅速降下来，可是药效一过，血压又会忽然升高。这种忽高忽低的状况对人身体危害极大，极易引发脑梗、脑出血、中风偏瘫甚至心衰猝死。那么有没有一种方法可以缓慢地从根本上降低血压呢？高血压患者可以试一试槐角丸。

有些患者朋友可能会说槐角丸是中医治疗痔疮便血的常用药，怎么能用来降血压啊？临床实践证明：槐角丸不仅能治痔疮便血，而且还能对属实证、火证、内风、痰阻、出血等高血压病有异病同治的功效。

槐角丸的降压作用是因为各组分药物发挥作用，槐角能降低毛细血管脆性，增强毛细血管的抵抗力，这就可以用来防治高血压病引起的脑出血；黄芩浸剂、煎剂均能直接扩张血管，呈现降压作用；地榆有降压作用，槐角丸所含的黄芩苷水解产生的黄芩苷元又有利尿作用；当归本来就有降血压和降低血脂作用，其

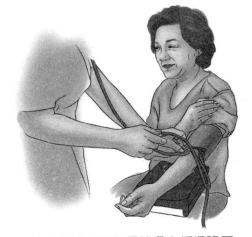

高血压患者可以用槐角丸缓慢降压

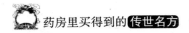

流浸膏能降低心肌的兴奋性，对实验性心房纤颤有治疗作用。所以槐角丸对高血压病具有一定的防治效果。

一本书上还提到，科学家在一项对24位高血压或者高血脂肪患者进行的研究中，发现饮用槐豆泡的茶汤1～2个月后，在高血压、血脂方面获得改善的病人比例占了83.9%。

中医在用槐角丸为高血压病人治痔疮时，也发现在停用降压药的情况下，高血压症状也发生了明显好转。于是产生用槐角丸治疗高血压病的新思路，并大胆进行了尝试。尝试后发现，槐角丸对高血压的治疗也有一定的疗效。

据中医理论和临床实践证明：高血压属热证，槐角和槐花性寒，而槐角和槐花均为槐角丸的主药，以寒克热，能自然调节人脑正常温度和脑神经，使脑血管正常工作。因此，槐角丸可有效地控制血压升高。

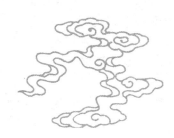

一清颗粒：古典"抗生素"，传世第一方

【名方出处】东汉张仲景《金匮要略》。

【使用历史】2219 年。

【主要成分】黄连，大黄，黄芩。

【整体药性】凉。

【功能主治】清热、泻火、解毒。用于治疗火毒血热所致的
身热烦躁，目赤口疮，咽喉、牙龈肿痛，大便秘结，咽炎，扁桃体炎，牙龈炎症状者。

【典型征象】咽喉肿痛、发炎、目赤口疮。

【禁忌人群】绞窄性肠梗阻患者及结、直肠黑变病患者禁用。

一清颗粒出自汉代张仲景所著的医学名著《金匮要略》的"泻心汤"，是泻火剂中的代表方，被称为古典抗生素。张仲景称泻心汤可以泻火解毒，化湿清热，所以可以清除三焦实热。

张仲景在《金匮要略·惊悸吐衄下血胸满瘀血病脉证治第十六》对泻心汤做了详细的描述："心气不足，吐血，衄血，泻心汤主之。大黄二两，黄连、黄芩各一两，右三味，以水三升，煮取一升，顿服之。"

药方中的黄芩具有泻上焦火的功效。同时，黄连能泻中焦火，大黄能泻下焦火。三焦实火大都是实火。因为三黄的药性苦寒，苦能燥湿，寒能清热，所以能主治三黄对湿热在体内积聚而引发的黄疸。

绿色"抗生素"消炎更安全

一清颗粒是一种中成药，它的主要功效是清热、泻火、解毒，化瘀、凉血、止血。用于火毒血热所致的身热烦躁、目赤口疮、咽喉肿痛、牙龈肿痛、大便秘结、吐血、咯血、衄血、痔血等；咽炎，扁桃体炎，牙龈炎见上述症候者，被称为"古典抗生素"。

抗生素类药一般是指由细菌、真菌或其他微生物在繁殖过程中产生的，能够杀灭或抑制其他微生物的一类物质和它的衍生物，一般用来治疗敏感微生物（经常是细菌或真菌）所致的感染。

一般来说，清热解毒的中药都具有一定程度上的消炎作用，从中医上来说，血热证指的是脏腑火热炽盛，热迫血分之后所表现出来的症状。一般是由烦劳，多食辛热，恼怒伤肝等因素引起。

中医理论认为，血液的运行，有它一般的规则，五脏内府有火，内迫血分，脉络受伤，血不按常规的循环走从而引发外溢。所以血热证的主要特征是出血和热象。

所以，一清颗粒就是古代的抗生素，它可以治的病症主要是慢性咽炎、扁桃体炎、口腔溃疡、牙龈炎等因上火引发的炎症。

大家都知道抗生素可以消炎杀菌，但对人体的危害也较大。过早或者过量地使用抗生素，当机体再受到病菌侵袭时，就无效了，还有就是对肝肾的损伤、对婴幼儿的耳朵以及其他造成危害。干扰人体的正常菌群平衡，如胃肠道、呼吸道、皮肤以及生殖道，容易造成有害细菌感染人体。因此，中成药一清颗粒是治疗慢性咽炎、扁桃体炎、口腔溃疡、牙龈炎等发炎症状的最佳选择。

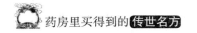

一招让你告别慢性咽炎

王先生是一名歌手，他的慢性咽炎犯了，唱歌久了以后，声音就有一点哑，喝温开水一段时间之后，就会慢慢地恢复。前段时间，他又感觉到嗓子灼热，痒，有异物，早上刷牙恶心，不仅影响了他的身体健康，还严重影响了他的工作。病情加重之后，他就到医院去看病。医生建议他吃一清颗粒来治疗，并嘱咐他用开水冲服，1次1袋，1日3～4次，服用2周之后，他的症状就有所减轻。

一清颗粒的主要成分是黄连、大黄和黄芩。其中的黄芩具有泻上焦火的功效。同时，黄连能泻中焦火，大黄能泻下焦火。三焦实火大都是实火。因此一清颗粒对于火毒血热所致的慢性咽炎症状的疗效非常显著。

从中医学的角度讲，咽就是呼吸吐纳出入的关口，和外界的关系非常密切，容易受生活环境、饮食等多种因素影响。

咽喉和肺相通，外感风热邪气容易对肺形成危害。中医的治疗办法就是清热解毒，由于寒凉药性的药服用过度，容易造成郁热壅于上焦，所以一般用清透的办法来治疗，这也就是所谓"火郁发之"的意思。

慢性咽炎，在西医学里就是咽部黏膜、黏膜下及淋巴组织弥漫性炎症。致病常见因素为口、鼻等部位的慢性炎症，有害气体、粉尘等刺激，以及全身性疾病致机体抵抗力下降。据国内统计，慢性咽炎在城镇居民中的发病率占咽科疾病的10%～20%，农村发病率则较低。虽然大家不是都像王先生一样靠嗓子生活，但慢性咽炎对患者身体健康和对生活的影响也是不可忽视的。并且，现代西医学对本病暂时还没有特殊有效的疗法。

而在中药的疗法中，一清颗粒无疑是最佳方药。传统医学把慢性咽炎称为"喉痹"，慢性咽炎主要的临床表现一般有咽部不适，比如干燥、发痒、灼热、微痛或者有异物感。因此，中医认为痰热蕴结是引发慢性咽炎的重要原因，而一清颗粒的主要功效则是清热去火，因此可以用来治疗慢性咽炎。

扁桃体发炎是孩子生病的"罪魁祸首"

一清颗粒出自汉代张仲景所著的医学名著《金匮要略》的泻心汤，作为清热泻火解毒经典方药，泻心汤是泻火剂的代表方，一清颗粒也常被用来治疗扁桃体发炎。

扁桃体位于口腔内部，有时候扁桃体会由于一些病毒感染而发生肿大现象，这时候很多人会认为只是小小的炎症，就没有去重视它。其实随着病情的发展，扁桃体肿大会诱发鼻窦炎、鼻炎之类的疾病，而且儿童也很容易患上扁桃体炎，主要症状是睡眠打鼾、鼻塞等。

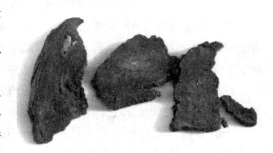

大黄

在临床诊断中，扁桃体炎的高发人群是儿童和青少年，这主要和扁桃体炎的症状等有密切的关系。扁桃体发炎时，隐窝内上皮坏死脱落，细菌及炎性渗出物聚集在其中，隐窝可以产生小溃疡及瘢痕形成造成引流不畅的现象，这种状况适于细菌生长繁殖，所以感染不易消除。扁桃体炎的发病机理目前尚不清楚，但基于免疫学的观点，近年来一些医生认为引起扁桃体的重要机制是自身变态反应。

不少儿童因为过度劳累、着凉、营养不良以及感冒等的影响，很容易出现扁桃体炎的症状并反复发作，从而出现鼻子堵塞，导致扁桃体部位的细菌大量繁殖而发病。本病的主要致病菌为链球菌和葡萄球菌。

扁桃体炎分为急性和慢性两种，扁桃体发炎的症状一般表现为：

急性：扁桃体充血，恶寒及高热，有假膜。

慢性：喉咙有异物感、时有咽干、发痒等，常有急性发作史。

古代中医药文献对扁桃体炎的论述特别多，涉及的病名也较多。宋代《太平惠民和剂局方》卷六中把扁桃体炎称为"单蛾""双蛾"，这是对该病最早的论述；金代张子和在《儒门事亲》卷三中正式提出"乳蛾"的病名。历代医家都认为扁桃体炎的病因病理从外因来说，主要是风寒侵袭、风热侵袭、饮食不节，内因则是脏腑失调，从而导致痰火积热上攻、水亏火炎、虚阳上攻等，和肺胃肾等脏腑病变有着密切的关系。

一清颗粒的主要成分是黄连、大黄、黄芩。其中黄芩主治上焦引发的赤口疮，咽喉、牙龈肿痛，咽炎，扁桃体炎等。黄连主治中焦的肠胃湿热引发的呕吐、烦躁等。大黄主治下焦引发的大便秘结、痔血等症状。三种药结合起来，三焦共治，配伍构成相当合理，可以用来治疗扁桃体炎。

牙好胃口才能好

万女士前几天吃了一些牛肉和荔枝，结果吃完第二天，左边几颗后槽牙就开始隐隐作痛，左边太阳穴也痛得厉害，而且发热一直在38℃左右，整个脸都肿起来了，刷牙或者吃苹果等食物牙龈都会出血，还疼得厉害。牙龈痛的这几天，万女士什么东西也吃不下，脸色也变得憔悴起来。无奈之下，万女士只好向单位请假到医院看病，医生说万女士是上火引发的牙龈炎，吃点儿一清颗粒就好了。

随后万女士就遵从医嘱，1次吃1袋，1日吃3～4次，2天后她的脸就不肿了，也能吃东西了。一清颗粒是古代流传下来的泻火经典方剂，已经有2000多年的用药历史了。一清颗粒的主要功效是清热泻火解毒，化瘀凉血止血，而她的牙龈炎就是上火引起的，所以她才会逐渐痊愈。

牙龈就是我们所说的牙床，而牙龈炎也就是牙床发炎了，牙龈炎是一种最常见的疾病，成年人及青少年都可能会发病。该病和全身代谢障碍及局部牙石的机械刺激和中医学中所说的"上火"关系十分密切。

另外，口腔卫生不良，导致牙菌斑、牙结石及软垢在龈缘附近牙面沉积，也是牙龈炎的中药诱因。牙龈炎若得不到及时治疗，就会逐渐发展为牙周炎，最终甚至会引发全口牙松动及丧失。

火热为患就会引发身热烦躁，目赤口疮，咽喉、牙龈肿痛等症状，由于一清颗粒的主要成分是具有清热泻火解毒，化瘀凉血止血功效的黄连、大黄和黄芩，所以对万女士的病疗效显著。

扑灭你口腔的"火"

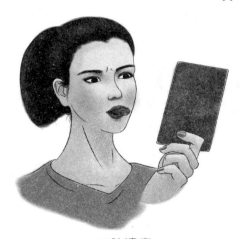

口腔溃疡

小张前几天跟朋友聚会吃了一顿火锅，吃完之后第二天就发现舌头上出现了溃疡。虽然伤口不大，但是吃东西的时候特别疼，这也让他感觉特别烦躁。不仅如此，他还时常感觉到阵阵疼痛，一个星期过去了还不见好。后来他当医生的朋友送他一盒一清颗粒。他朋友说，一清颗粒就是专门清热泻火解毒的，吃了保管有用。吃了两天之后，小张就发现溃疡还真有所好转，顿时心情也变得愉快起来。

生活中，我们往往会碰到各种各样的小疾病，口腔溃疡虽然不是什么大病，却也给我们的生活增添了不少的痛苦和烦恼，口腔溃疡就是其中的一种。相信有不少朋友们都知道它的滋味，吃饭的时候影响特别大，连说话的时候都很痛，真的是不好受啊。

从中医理论上说，口腔溃疡发生的原因是阴血不足，脾失健运，蕴化不足，复感风邪，风湿停留在肌肤纹理里边，凝滞于血分或因肝肾不足，阴虚内热，虚火上引发口腔发炎导致的。治疗口腔溃疡的方法一般是要从滋阴补血，通气润肠入手，从而达到通则不痛的目的。而一清颗粒的主药刚好都是清热泻火解毒，化瘀凉血止血的，所以小张吃了之后才会见效那么快。

正如李杲在《脾胃论》中说过的"既脾胃气衰，元气不足，而心火独盛，心火者，阴火也，起于下焦，其系于心，心不主令，相火代之"，"胃病则气短，精神少而生大热，有时胃火上行独燎其面"。口腔溃疡可以选择用中成药来治疗，一清颗粒是治疗口腔溃疡的首选中成药。

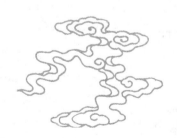

第八章

清热中药：

去火解毒，过不上火的生活

>>>

牛黄解毒丸：家庭常备的清火名方

【名方出处】明代王肯堂《证字准绳》。

【使用历史】411 年。

【主要成分】人工牛黄，雄黄，石膏，冰片，大黄，黄芩，桔梗，甘草。

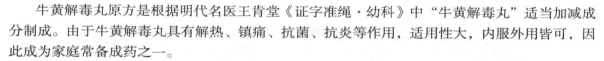

【整体药性】偏寒。

【功能主治】泻火解毒、清热消肿。

【典型征象】头晕目赤，咽干咳嗽，风火牙痛，大便秘结，牙龈肿痛，口舌生疮，目赤肿痛。

【禁忌人群】孕妇禁用。

牛黄解毒丸原方是根据明代名医王肯堂《证字准绳·幼科》中"牛黄解毒丸"适当加减成分制成。由于牛黄解毒丸具有解热、镇痛、抗菌、抗炎等作用，适用性大，内服外用皆可，因此成为家庭常备成药之一。

牛黄解毒丸由人工牛黄、雄黄、石膏、冰片、大黄、黄芩、桔梗、甘草等八味药组成。其成分相辅相成，使其具有泻火解毒、清热消肿等作用，特别是针对因内热而出现的咽喉肿痛、牙龈肿痛、口舌生疮、目赤红肿刺痛等具有非常明显的疗效。对于一般意义上的口腔炎症、红肿热痛，如咽炎、牙龈红肿、扁桃体炎、口腔溃疡兼便秘者最为适用。目前市场上除了丸剂，还有片剂和胶囊剂等剂型，但其成分基本一致。

体内有毒，要及时清除

"牛黄解毒丸"，顾名思义，具有解毒之功效。当我们的身体内出现毒素时，身体功能自然就有所反映。那么，什么是"毒"，又如何判别自己身体内有"毒"呢？

在古代，人们把危害人类之物称之为毒，因此，无论是著名的《黄帝内经》，还是张仲景的《伤寒杂病论》，常将"毒"作为病因概念。在近代，一些医学名著也将一些疾病称之为温热"病毒"所致。而人体之"毒"，是指邪气在人体内蕴结不解，在机体之外的表现。对此，清人尤在泾曾说："'毒'邪气蕴结不解之谓。"邪结部位不同，热毒所表现出来的症状也就各异，具体有以下几个方面：

当邪毒蕴结，堵塞人体经络时，导致人体气血凝滞不畅，就会出现局部红肿、疼痛甚至破溃糜烂，临床上常见的有大头瘟、痄腮、发颐、烂喉痧、痈疔等病症。

"四肢九窍，血脉相传、垂塞不通"，窍有两种，体窍与脏窍。体窍在体表，是人体与外界相沟通的孔窍。脏窍即脏腑之窍，多与体内各脏器相连。道，就是通道，既与体窍相通，也与内在脏器相通，是沟通内外之通道。窍、道、脏三者构成一个完整的系统，共同维持着人体气息正常的升降出入，从而保证人体正常的生命活动。当邪气阻塞人体窍道导致其闭塞时，出现种种危重症候，如腑气不通而高热不退、多汗、身体疼痛、烦躁、发狂、尿短赤、舌红、苔黄、脉数有力等火毒症状。

以上两种情况都出现时，就会出现血热炽盛的现象，出现发热、口渴、头痛、心情烦躁、大便秘结、肌肤长斑、吐血、舌绛苔黄、脉数等，称为气血两燔或毒燔气血。

而我们身体最常见的，是温邪从口鼻而入，蕴结于经络、凝滞气血的现象。此时身体一般会出现咽喉、颈项、颌下等部位红肿疼痛，甚至破溃糜烂。

身体有毒，多与环境、气候、饮食等密切相关。具体而言，生活中判断自己身体是否有毒，可从以下几个情况进行对照：

（1）上火：生活中我们经常有上火的症状，如头痛、嗓子痛、口舌红肿、牙龈肿痛、口干、口腔有异味等，这些状况都是有毒的表现。

（2）便秘：当体内沉积了很多的宿便和脏东西时，也就是我们常说的便秘，几乎就可以断定身体会有很多的毒素。

（3）皮肤粗糙、暗沉、长痘痘：青春期内分泌失调，也可能引起长痘痘，因此并不一定是因为有毒，而皮肤粗糙、暗沉一定是身体有毒的原因。

（4）经常烦躁，易发火：体内毒素淤积，影响生理健康，当然会让我们的情绪受到影响，导致烦躁、发火。

无论出现以上哪一种情况，我们的身体无非都是在告诉我们，体内有毒，该排毒解毒了。解毒，即清火泄热，化瘀通络，以解热毒。有时候单纯祛邪或单纯清热，不一定能达到解毒的目的。病位不同，邪气蕴结部位不同，通常选择的解毒方法也有所不同。很多时候，身体一出现有毒症状，许多人就开始加大排毒清泄药品的剂量，如重用银翘散中的金银花、连翘、牛蒡子等，治疗后却发现没有作用。所谓要对症下药，方能祛毒。

牛黄解毒丸方中的人工牛黄、雄黄、石膏、冰片、大黄、黄芩、桔梗、甘草等8味药各司其职，取长补短，组成了解毒清火的良方。牛黄味苦而性凉，功能主善于清热凉心解毒，是牛黄解毒丸配方的主药；生石膏味辛能散，性大寒，用于清热泻火；黄芩、大黄均性味苦寒，黄芩清热燥湿，泻上焦肺火；大黄重在清下焦湿热，泻下通便，它们助清火解毒，功不可没。雄黄、冰片具有清热解毒、消肿止痛的功能；桔梗味苦而辛，宣肺利咽，共为佐药。甘草性味甘平，调和诸药，为使药。这八味药相配，具有清热、泻火、解毒之功效，可以及时给身体排毒，保证人体功能不因毒素入侵而损害健康。

但值得注意的是，牛黄解毒丸虽然有清热、泻火、解毒等功能，但也只是在症状出现时方可服用，不可长期服用。牛黄解毒丸的配方中，大黄、黄芩、桔梗、甘草、生石膏基本没有毒性；牛黄、冰片毒性也较低，且用量较小；但是雄黄毒性比较强，其主要成分为三硫化二砷，含砷约75%、硫24.9%，遇热易分解氧化，变成有剧毒的三氧化二砷，也是俗称的砒霜，其毒害作用可影响到神经系统、消化系统、造血系统和泌尿系统等，因此不宜久服。长期或者过量服用牛黄解毒片可能导致慢性砷中毒，表现为毛发脱落、皮肤角化、变黑，肝脏损害和神经感觉异常，严重时会出现四肢瘫痪、肝硬化和皮肤癌。此外，雄黄加工时切忌火煅，因为硫化砷经火烧可变成三氧化二砷，毒性剧增。

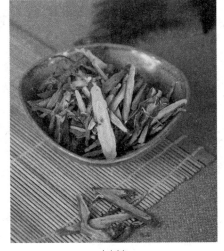

甘草

胃肠实热、肝火旺盛者的"灭火剂"

日常生活中，我们经常听到有人说"上火了"，那么何为上火呢？"上火"是中医的说法，即是一种致病因素，有外感、内生之分。中医认为邪火太盛，大部分原因还是由于自身机体内部原因，外界因素可以是一种诱因。说到底，其实是人的身体阴阳失调引起的。中医理论认为，自然界没有火邪，只有热邪，火热同性，只是轻重程度不同，热为火之微，火为热之极，热邪多为外感，火邪多属内生。"上火"分为实火和虚火，引发"上火"的具体因素很多。实火是过度食用让人"上火"的食物如油炸或火烤的食物，大蒜、辣椒等刺激性食物，热性水果如荔枝、桃、龙眼、番石榴、樱桃、椰子、榴梿、杏等，中药补品等，此外情绪波动过大、中暑、受凉、伤风、嗜烟酒、贪食羊肉、狗肉等肥腻之品和缺少睡眠等都会"上火"。

虚火多因内伤劳损所致，如久病精气耗损、劳伤过度，可导致脏腑失调、虚弱而生内热、内热进而化虚火。

当温邪入口鼻而出现头昏、咽喉肿痛等，中医把偏上部位的火热症状叫"上焦火"，把烦热口渴、胃脘痛等中间部位的叫"中焦火"，把便秘、尿赤等偏下部位的叫"下焦火"。又按脏腑开窍，把目赤肿痛称"肝火"，鼻扇气喘称"肺火"，口舌生疮称"心火"，等等。结合内在情况，这些火还可统分"虚实"两大类，症状重，来势猛的属实火；症状轻，时间长并伴手足心热、潮热盗汗的属虚火。

虚火具体表现为心悸、失眠多梦、舌尖痛、口舌糜烂、尿黄灼热等。实火多由邪热内蕴、痰火内郁或情志所伤而致。若劳累过度，耗伤心之阴血，形成阴阳失衡，阳气偏亢则会出现虚火。

所谓胃火，是指胃热炽盛化火的病变，通常表现为牙龈肿痛、口臭、烦热、口渴、牙疼、牙龈肿烂、牙宣出血、颐肿、面赤、易饥、便秘等，《校注医醇剩义·胃火》："胃火炽盛，烦渴引饮，牙龈腐烂，或牙宣出血，面赤发热，玉液煎主之。"《类证治裁·火证》："治六腑火，胃火牙疼，颐肿，清胃散"。胃火可分虚实两种，"虚火"表现为轻微咳嗽、饮食少、便秘、腹胀、舌红少苔，"实火"表现为上腹不适、口干口苦、大便干硬等。

肝火是指肝炎亢盛的病理现象，可表现为头晕胀痛，面红目赤，口苦咽干，急躁易怒，舌边尖红，脉数，甚则昏厥、发狂、呕血等，有时还会感到心烦易怒、睡眠欠佳。常因肝气郁结日久，或过食辛温之品，或热内蕴化火上逆所致。总之，是生理功能失调而致上火症状，如咽喉干燥疼痛、牙龈肿痛、眼睛红赤干涩、鼻腔热烘火辣、嘴唇干裂、口舌生疮、食欲不振、大便干结和小便发黄等。

临床应用表明，各科疾病出现以上病症，对症使用牛黄解毒丸皆能取得较好的效果。

带状疱疹、阴囊湿疹的克星

带状疱疹是临床上较常见的急性疱疹样皮肤病，是由水痘、带状疱疹病毒引起的。这种病毒是由呼吸道感染侵入体内，潜伏到脊神经后根神经节或其他发病部位的神经细胞中。这种病毒有一定的潜伏期，平常无任何异状，当机体免疫力下降时（例如：创伤、劳累、感冒、癌症、免疫系统疾病等），潜伏的病毒就会大量繁殖，使神经节发炎、坏死，引起病人疼痛，同时病毒沿神经下侵，到该神经支配的区域引起节段性疱疹。临床多呈现数个簇集疱疹群，排列成带状，沿周围神经分布，常呈单侧性，一般不超过体表正中线，多呈不规则带状分布，常见于胸腹、腰背及颜面部，局部皮肤有灼热感，伴有神经痛。发病之初，主要表现为全身疲倦无力，食欲不振，轻度发热，很快发病部位感觉灼热，疼痛有跳感，当溃烂之后，可随渗出的液体感染其他部位。如果发生在胸部或腰部，常误诊为心脏病或急腹症等。中医的"缠腰火丹""蜘蛛疮""蛇串疮""火带丹""甑带疮""蛇丹""飞蛇丹"等，与带状疱疹有相同之处，俗称"缠腰龙"，一年四季都可发病。带状疱疹如果不及时治疗和治疗方法不当会遗留后遗症。

当机体出现带状疱疹时，可取牛黄解毒丸4丸，加入浓度75%酒精100毫升浸泡，不断搅拌至药物充分溶化于酒精。然后将患处清洗净，干燥后用上述药物涂敷患处。第一天一定要多涂药，以保持患处湿润为度，第二天用生理盐水洗去疱面上的药物，重新敷上新的药物，以灭菌纱布覆盖。每天换1次药，4天为1个疗程，一般1个疗程即可痊愈。

阴囊湿疹是阴囊最常见的皮肤病，属于过敏反应，也是男子常见的性器官皮肤病，俗称"绣球风""胞漏疮"等，病情十分顽固，是一种严重影响性欲的疾病。表现为阴囊表皮发红，长出密集分布的小丘疹，奇痒难耐。患者常因搔抓、不适当刺激引起疼痛或继发感染，如果受细菌感染化脓，就会引起局部炎症，发炎肿痛，阴囊皮肤增厚等症状。一旦得病，不仅男性身体不适，还会令双方性欲全无，也可能将疾病传染给女性。

阴囊湿疹有急性和慢性之分，这里我们主要说说急性阴囊湿疹。它主要表现为阴囊皮肤弥漫性发红、肿胀、有剧烈瘙痒，可同时出现许多针头至米粒大小的丘疹、水疱，经搔抓或摩擦后，红斑、丘疹、水疱破裂，显露出大片湿润糜烂，有大量淡黄色浆液渗出，部分凝结成淡黄色痂。一般持续 2 ～ 3 周，红肿减轻，渗液减少，逐渐完全愈合，但此病非常容易复发。症状包括如下几点：

（1）阴囊部可发现密集分布的小米大小的丘疱疹或小水疱，基底潮红。

（2）由于瘙痒引起搔抓，将丘疹、丘疱疹、水疱等皮损抓破，不断有浆液渗出，常浸湿内裤，形成糜烂面，细菌繁殖，反复感染。

（3）外界刺激，过热过冷的水及洗衣粉、洗洁精等都会刺激患处，容易导致病情恶化。

出现此种病症，可口服牛黄解毒片或牛黄解毒丸，每次服 4 片，1 天 3 次。连服 3 天症状明显改善后，可减药量每次 3 片，1 日 3 次。

身体处处消炎忙，就找牛黄解毒丸

牛黄解毒丸的主要功效是泻火解毒、清热消肿。药理实验表明，它具有解热、镇痛、抗菌、抗炎等作用。对扁桃体炎、急性咽炎、中耳炎、鼻前庭炎、单纯性毛囊炎、睑腺炎、阴道炎等都有较好的疗效。

炎症，就是平时人们所说的"发炎"，经常见于机体各部位的组织和各器官，例如毛囊炎、扁桃体炎、肺炎、肝炎、肾炎等。急性炎症平时具有红、肿、热、痛、功能掩藏等变化，还有可能伴有发热、白细胞增多等全身反应，是机体对于刺激的一种防御反应，表现为红、肿、热、痛和功能障碍。炎症有感染性炎症和非感染性炎症之别。通常情况下，炎症是有益的，是人体自动的防御反应，但是有的时候，炎症也是有害的。

以中耳炎为例，中耳炎是由于中耳内发生了细菌感染，医学上全称是"急性化脓性中耳炎"，又称"耳朵底子"，发起病来，头昏脑涨，有时还从耳内流出脓水，给人带来无尽的痛苦。很多小孩子耳痛，多为中耳炎。

8 岁以下儿童最易患中耳炎，通常情况下是因为普通感冒或咽喉感染等上呼吸道感染所引发的疼痛并发症。中耳炎又分为急性与慢性中耳炎，急性中耳炎如果及时就医的话，可以痊愈并不再复发。这时可先将患耳用 3% 过氧化氢清洗干净，再用棉签擦干，然后取牛黄解毒丸适量，研为极细末，用纸筒吹入耳内，1 日换药 1 次，3 次为 1 个疗程，一般用药 1 ～ 3 个疗程即治愈。

再如急性咽炎，很多人因感冒或其他因素患过此病。引起急性咽炎的原因有很多，全身抵抗力下降，如疲劳或者饮酒过度；鼻部疾病累及；扁桃体炎症累及；生活环境欠佳；工作环境中存在刺激性物质，如制革厂、卷烟厂等；有毒化学制剂，包括氯、氨等刺激；上呼吸道感染前驱症状；全身慢性疾病导致呼吸道抵抗力下降；过敏因素导致；胃食道反流等都可以引起急性咽炎，一般多见于细菌和病毒感染。

当发生急性咽炎时，可取牛黄解毒片 2 ～ 4 片研成细末，用 75% 酒精或普通白酒调为糊状，敷于喉结一侧，12 小时后敷另一侧，然后用胶布固定。一般敷药后约 20 分钟，患者咽部即感舒适。用药 1 ～ 2 次即可取得明显效果。对于治疗急性化脓性扁桃体炎，这个方法同样有效。

牛黄上清丸：适合于感冒高热患者

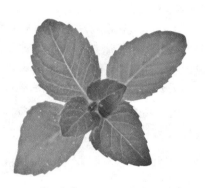

【名方出处】明代李梴《医学入门》。

【使用历史】389 年。

【主要成分】牛黄，薄荷，菊花，荆芥穗，白芷，川芎，栀子，黄连，黄柏，黄芩，大黄，连翘，赤芍，当归，地黄，桔梗，甘草，石膏，冰片。

【整体药性】微寒。

【功能主治】清热泻火，散风止痛。

【典型征象】头痛眩晕，目赤耳鸣，咽喉肿痛，口舌生疮，牙龈肿痛，大便燥结，风火牙痛。

【禁忌事项】忌烟、酒及辛辣食物，孕妇慎用。

牛黄上清丸药方，源于明代李梴的《医学入门》，其中内含十九味中药，具有清热泻火，散风止痛的功效，用于里热上攻，热毒蕴蓄导致的头晕耳鸣、目赤、鼻窦炎、口舌生疮、牙龈肿痛及大便秘结等证。牛黄是药物中的寒凉极品，冰片有开窍醒神的作用，所以牛黄上清丸适合治疗高热伴有昏昏沉沉甚至神志不清的重度感冒患者。现代研究表明，牛黄上清丸具有解热、抗炎、镇痛、利尿及降压的作用，广泛用于高血压及各种实火所致的炎性患者。

牛黄上清丸除了丸剂，市场上还有胶囊和片剂，身体抵抗力低下，容易风邪入侵的患者可以常备。由于其凉性较大，年老虚弱、大便溏薄者不能服用，又因牛黄有攻下作用，泻下之力较强，易致孕妇流产，故孕妇要慎用。由于太多的寒凉药，饭前服用容易损伤脾胃，所以，在饭后服用较合适。

风邪入侵，祛风去头痛

春天到了，患感冒的人也多了起来。老李最近发热、头痛、流鼻涕、打喷嚏，浑身无力，脑袋晕乎乎的，眼睛灼热，布满血丝，耳朵也老是嗡嗡作响。服用感冒灵等药物后，病情非但没有好转，连喉咙也肿了起来，只能天天喝稀饭。后来一名中医给他重新配了药，连服两天后，感冒就好多了，其中有一种药，就叫牛黄上清丸。

感冒，是生活中人体常见的疾病。西医认为是由细菌或病毒感染而致，而中医则认为感冒是因为风邪闭塞在体内引起。感冒症状之一就是头晕头痛，"头为阳位，风为阳邪"，头部更容易被风邪侵入，从而引起头晕头痛。

所谓风邪，是指因为风导致人体生病的因素。每年春季来临，感冒病患就突然增多，因为风为春季主气，因此风邪致病多见于春季。"虚邪贼风，避之有时"，说的就是对自然界中能使人致病的外邪都要及时躲避，这里就明确提到了"风"。而《黄帝内经》里"风者，百病之长也"，进一步说明在众多引起疾病的外感因素中，风邪是主要致病因素。

生活中我们经常听到"伤风"这个词，其实伤风就是感冒，是风邪入侵人体而引起的疾病，症状表现为头晕、头痛、鼻塞、流涕、喷嚏、恶寒、发热、脉浮等。风邪入侵是经肺进而有所表征，肺是人呼吸的主要器官，气体通过人的鼻子、皮肤和毛囊与外界进行交换，是最容易受到风邪所侵的。当人的体质虚弱、营养不良、睡眠不足、过度疲劳，或者身患一些慢性疾病从而降低机体抵抗力时，风邪就会入侵，皮肤毛孔就会闭塞，肺气郁遏，就会有流鼻涕、咳嗽的症状，伴之而来的有恶寒、发热、头痛等表卫特征，治疗起来时间较长。体质较强的人，一般仅侵袭于肺卫，治疗较易，收效较快。而年老体弱者，抗邪能力较差，外邪也可由表入里，则症状加重，甚至发生它病，即西医说的并发症。

因此在冬天，很多人戴帽子以避风从而避免感冒，是有道理的。而当风邪入侵引起感冒时，首先要做的就是祛风散寒。牛黄上清丸具有散风止痛的效果，因此当风邪入侵，表现为头晕头痛、恶寒、发热时，可口服牛黄上清丸或牛黄上清片，辅用板蓝根效果更好。

感冒高热、风火牙痛者的首选

风邪入侵，从而引发感冒。感冒又分为风寒感冒和风热感冒，当风热感冒引发高热时，此时最佳选用就是牛黄上清丸。那么如何区别风寒感冒和风热感冒呢？

从西医的角度分析，风寒感冒多为普通无并发症的感冒；而风热感冒，则为上感合并有鼻、咽、喉或气管、支气管细菌感染，引发较明显炎症的一类感冒。

而中医的区别相对要细一些，风寒感冒是风寒之邪外袭、肺气失宣所致。起病较急，发热，畏寒，甚至寒战，无汗，鼻塞，流清涕，咳嗽，痰稀色白，头痛，周身酸痛，食欲减退，大小便正常，舌苔薄白等。风热感冒主要表现为发热重，但畏寒不明显，鼻子堵塞、流浊涕，咳嗽声重，或有黄痰黏稠，头痛，口渴喜欢喝水，咽红、干、痛痒，大便干，小便黄，检查可见扁桃体红肿，咽部充血，舌苔薄黄或黄厚，舌质红，脉浮而快。

风热感冒一年四季均可发生，多发生于气候温暖的季节，如春季、初夏和初秋等，是感受风热邪气引起的疾病。风热感冒的形成，是由于气候突变，寒暖失调，风热之邪侵袭肺卫，致卫表不和，肺失清肃而出现的症候。风热感冒也可由风寒感冒转变而成。风热感冒的症状表现为发热重、恶寒轻、有汗或少汗、头痛鼻塞、咽喉肿痛、舌红、脉数（即脉搏跳动较快）。

因此当出现风热感冒而引发的高热时，应以辛凉解表及肃肺泻热为主。有时在秋冬季节的感冒常为里有积热，外感风寒，又称表里双感。病人多会出现壮热憎寒，头昏目眩、口苦口干、咽喉肿痛等上火的表现，此时可以选用牛黄上清丸配合板蓝根冲剂。牛黄是方剂中的主药，因为它不仅具有清热降火、解毒的功效，而且具有清心、开窍、镇静、安神的功能，是治疗上焦火旺或心火炽盛所致神经症状如头晕、目眩、烦躁失眠、怔忡、头痛等症的主药。黄连、黄芩是清中上焦火的主药，大黄、栀子能清心火而除烦躁，并泻大肠实热以通便，使表热得解，里热下泄，表里双解；连翘能清热解毒，生石膏能清肺热而除烦，菊花能清肝火而明目。合而用之，共奏清火散风，通便泄热之功。

同时，当风热感冒时，卫表所反映的另一特征就是牙疼，俗称"风火牙"。常言道：牙痛不是病，疼起来真要命。一旦患了牙病，特别是牙龈肿痛，叫人痛苦异常。最让人痛苦的是，眼瞅着美味佳肴不敢轻易举筷，因为食物稍一碰到痛牙就会使人痛彻心扉。风火牙是急性牙髓炎或根尖周炎导致的急性疼痛，遇类似风与火这样的冷热刺激会加剧痛，有时可能会导致半边脸都疼，甚至头疼。风火牙痛主要表现为：牙龈红肿、淋巴肿痛、牙根钻心的疼、牙齿碰不得，远远超过蛀牙和牙周炎引起的牙疼。一般伴有舌苔黄厚、口苦、发热、便秘或大便不畅等全身症状，此时大剂量地服用中成药中牛黄上清丸效果极佳，当天就能缓解症状。

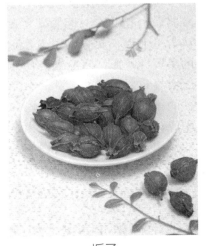

栀子

牛黄上清丸，主治上焦

上清丸种类很多，牛黄上清丸、黄连上清丸、芎菊上清丸、明目清心上清丸等。"上清丸"是常用的治感冒中成药。其中的"上"，是指中医认为的上焦（包括肺脏、上呼吸道等），所谓"上清"，即对上焦清热去火，对心脏、上呼吸道上火有益。那么，具体该如何选择药物对症下药呢？牛黄上清丸与黄连上清丸又有何区别呢？

首先从配方上来看，黄连上清丸是由黄连、黄芩、栀子、大黄、连翘、芥穗、菊花等中药组成，方剂中黄连、黄芩、栀子和大黄虽然也是起着清热降火、解毒、通便的作用。但由于缺少牛黄，则清热降炎除烦及镇惊的功能不如牛黄上清丸强。方剂中配以菊花能清肝明目，配以芥穗以理头风而止头痛。因此，黄连上清丸在临床上常用于治疗一般火盛所致的头痛、头晕、目眩、口舌生疮、咽喉肿痛、牙龈红肿、便干口燥等症。

牛黄上清丸在黄连上清丸的基础上，增加牛黄和冰片。牛黄是寒凉之品，冰片有开窍醒神的作用，所以，感冒高热甚至伴有昏沉者尤其适用。牛黄上清丸主治三焦火盛，主清头火，如头痛目赤，口舌生疮，咽喉肿痛，牙痛，大便秘结。其清热散风力强，长于治疗上焦风火；又可清三焦火盛，泻火止痛，主治热毒内盛，风火上攻所致的头痛眩晕，目赤耳鸣，咽喉肿痛，口舌生疮，牙龈肿痛，大便干燥。

什么是"三焦火"？在中医里，三焦分为上焦、中焦和下焦。上焦火是指上焦（心肺部位）有火，表现为口干、舌烂、唇裂、目赤、耳鸣及微咳。孩子可表现为不肯吃饭，烦躁不安，甚至不愿进水，口腔疼痛；起病时有发热，多数为高热，在口腔内可见单个或成簇的小疱疹，周围有红晕，破溃后易形成溃疡，有黄白色纤维素分泌物覆盖。中焦火是指中焦（脾胃部位）有火，表现为时而胃火亢盛，食不知饱，时而呃气上逆，脘腹胀满，不思饮食。孩子则表现为胃肠功能紊乱，诉说腹部饱胀不适，或腹痛、呕吐、腹泻等症状。下焦火是指下焦（肝、肾、膀胱、大小肠等部位）有火，表现为大便干结，小便短少，尿色黄赤、浑浊有味，阴部时痒，妇女白带增多，甚至带黄。宝宝则眼屎多，头面部长红色疹子。灭上焦之火，成人可在医师指导下选服牛黄清心丸（片），小儿可服珠黄散等。

牛黄解毒丸其性寒凉，偏重于解毒、清泄内火而不是风火。用于火热内盛所致的牙痛，牙龈肿痛，口舌生疮，咽喉肿痛。这两种药虽然都有"去火"作用，但使用却各有所偏重。牛黄上清丸与黄连上清丸同属清热泻火类中成药，都有散风止痛的作用，但处方来源、组成和功效不尽相同。因此，辨证用药非常重要，去火药不可盲目使用。

虽然风邪入侵导致感冒、大便秘结，可口服牛黄上清丸，但是对于老年人来说，一定要慎服。

老年人便秘比较常见。有相当一部分原因是肠胃功能薄弱，摄入食物消化缓慢，肠胃蠕动减弱而引起的。由于牛黄上清丸有清火通便的功效，有相当一部分老年人一旦出现便秘，就自认为是上火，便服用牛黄上清丸、牛黄解毒丸等来治疗，其实这并不可取。因为牛黄上清丸中的牛黄性寒凉，寒凉类药物会使胃寒而抑制食欲，使得虚弱的身体更加虚弱，反而加重便秘，还会导致胃肠功能紊乱。牛黄上清丸或者牛黄解毒片则只适用于每周排便少于2次，同时有强烈的排便不适感的大便干燥者。中国中医科学院西苑医院肛肠科主任医师李东冰说，由于这些中成药由大黄和清热类药物组成，多属寒凉类药物，对于祛火虽有帮助，在短期内能起到通便的作用，但是吃多了会损伤老年人的胃肠。因此，牛黄上清丸、牛黄解毒片只能治疗偶然性的大便干燥，不能长时间服用。

败"火"辅治脑缺血

季节变换了，容易上火；辛辣食品吃多了，容易上火；工作压力大，睡眠不足，容易上火……生活中，让我们上火的事儿实在是太多了。上火了，吃牛黄上清丸，不仅能去火，还可以治疗脑缺血症状。

春季是极容易上火的时候，在中医看来，春分节气平分了昼夜寒暑，人们在保健养生时应注意保持人体阴阳平衡状态。有经验的北方人都知道，春天风多易燥，风燥外邪侵袭人体，易入里化热。人体难以保持"平衡"，失去平衡后，最常见的情况就是"上火"。"上火"常见症状包括：口腔溃疡、咽喉干燥疼痛、眼睛红赤干涩、牙龈肿痛、声音嘶哑、吞咽困难、口臭、长青春痘、心跳加快、颜面潮红、全身燥热、心绪不宁，食欲下降、小便发黄、大便秘结，还有些人的嘴唇、口角甚至脸部起疱疹、鼻腔热烘火辣、嘴唇干裂、食欲不振等。

牛黄上清丸是中医治疗实热证的经典方剂之一，首载于明代李梴的《医学入门》，具有清热泻火、散风止痛之功效。用于治疗热毒内盛、风火上攻所致的头痛眩晕，目赤耳鸣，咽喉肿痛，口舌生疮，牙龈肿痛，大便燥结。本方偏重于在清热泻火解毒的基础上，疏风清热，泻火通便，故主要用于具体"上火"，兼头痛眩晕，大便燥结等症状者。此药在群众中享有盛誉。

当出现以上情况上，可口服牛黄上清丸或者自制牛黄上清汤，制法如下：

牛黄 2 克、薄荷 30 克、菊花 40 克、荆芥穗 16 克、白芷 16 克、川芎 16 克、栀子 50 克煎汤服用。但老年体弱、大便溏薄者忌用。

除此之外，现代医学研究表明，牛黄上清丸对急性咽炎、急性扁桃体炎、急性结膜炎、急性口炎、复发性口疮、急性智齿冠周炎有较好疗效，此外对镇痛、抗肿胀、抗渗出也有一定的作用。

同时，在 2007 年 10 月的《中国中药杂志》期刊上，登载过题名为《牛黄上清丸对脑缺血保护作用的研究》一文，通过试验证明，牛黄上清丸对实验性脑缺血有保护作用。

短暂性脑缺血是一种常见的急性脑血管病。病人突然发病，类似脑出血或脑梗死的表现，一般在 24 小时内完全恢复正常，常使家人虚惊一场，但可以反复发作。此病常常表现为突然发作的头晕、眼花、眩晕、耳鸣、走路不稳，严重时意识模糊、双目失明或复视、单侧或双侧肢体无力与感觉异常、莫名其妙地摔倒、说话不流利等。

经过医学家多次的研究和临床试验，牛黄上清丸可明显降低患者脑梗死范围，提高脑组织中抗氧化酶的活力，能够改善血瘀证模型大鼠的血液流变学指标。也就是牛黄上清丸对实验性脑缺血具有保护作用。

脑缺血患者可口服牛黄上清丸或者自制牛黄上清汤剂：牛黄 2 克、薄荷 30 克、菊花 40 克、荆芥穗 16 克、白芷 16 克、川芎 16 克、栀子 50 克、黄连 16 克、黄柏 10 克、黄芩 50 克、大黄 80 克、连翘 50 克、赤芍 16 克、当归 50 克、地黄 64 克、桔梗 16 克、甘草 10 克、石膏 80 克、冰片 10 克煎汤服用。由于有太多的寒凉药，饭前服用容易损伤脾胃，所以，该药适合在饭后服用。

菊花

白虎合剂：伤寒派的清热名方

【名方出处】东汉张仲景《伤寒论》。

【使用历史】1900 年。

【主要成分】石膏（碎），知母，甘草，粳米。

【整体药性】寒凉。

【功能主治】清热生津。

【典型征象】用于高热大汗，口干舌燥，烦渴引燥，脉洪大有力。

【禁忌事项】脉沉、不渴、不出汗者禁用。

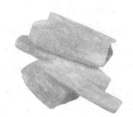

白虎合剂原配方名为白虎汤，最早记载于东汉末年张仲景的名著《伤寒论》一书。白虎汤问世以后，其良好的药效被历代中医奉为解热退热的经典名方。中医认为"白虎"是西方金神，对应着秋天凉爽干燥之气。以白虎命名，比喻本方的解热作用迅速，就像秋季凉爽干燥的气息降临大地一样，一扫炎暑湿热之气。因此，外感热病，清热泻火，当推白虎汤。

白虎汤虽然只有 4 味药，却互相配合，在充分体现了中医配伍特色的基础上，成为清热泻火的经典名方。本方以"四大"（即大热，大汗，大渴，脉洪大）典型症状为依据，但实际使用中遇有脉数有力，高热，大汗，烦渴者即可使用。现代药理研究表明白虎汤除了具有解热作用外，还有增强机体免疫的作用。

后人根据白虎汤一方，制成白虎合剂，服用方便，是夏季常备的家庭用药。

快速去除伤寒，定用白虎汤

有一句民间谚语"若是他人母，定用白虎汤"，很多人都知晓。据说这句谚语的来历与清代苏州名医叶天士医治母病有关。

叶天士是清代苏州名医，因医术精湛、医风严谨、医效卓著而声名远扬。有一次，叶天士八十高龄的母亲重病（后疑是伤寒），虽然他精心诊治，但母亲的病一直没有痊愈。其实母亲发病的时候，叶天士就想用白虎汤治疗，但又害怕母亲年迈，难胜药力，所以犹疑不决，迟迟未用。后来侍药的弟子无意给他母亲服用白虎汤之后，母亲的病竟然有了起色。叶天士这才立即配药煎好让母亲服，叶母服药后很快就康复了。叶天士知道自己由于身为人子，犹豫不决而致贻误用药，侍药弟子没有这种顾虑反而令叶母好转。于是，"若是他人母，定用白虎汤"这一句民间谚语，也就流传至今。

方剂歌诀"白虎汤清气分热，石膏知母草米协"说的就是中医名方白虎汤的功效及药物成分。白虎汤在中医之祖张仲景《伤寒论》中首次出现。为何取名白虎汤还有一个引人深思的故事。传说那是在汉代，由于封建迷信活动猖獗，巫医、巫婆、神汉、方士、道士到处胡乱行医。张仲景四处奔走，呼吁生病后不要找巫医大神、不要找方士、道士，不要求神拜佛，但在强大的封建迷信势力面前，他深感无能为力。有一天，张仲景的弟子卫讯告诉他，有人说有个道士给一个高热不退的病人捉"鬼"后，配了一副"白虎大仙"送的"仙药"，结果病人服用后，病很快就好了。据说这个道士已用此"仙药"治愈大量病人。这件事情被传得沸沸扬扬，四面八方的病人都去找他治病。凡是找他"治病"的人都说他的"仙药"灵验，药到病除。张仲景听说后，深感疑惑，于是他让卫讯装作病人的样子去治病取药。卫讯装病去道士那里弄来"仙药"，放在张仲景面前。他俩人把药物一一分开，发现这四种药物分别是：石膏、知母、甘草、粳米。这些药物中竟没有香灰、土面等成分。为了看到疗效，张仲景将这四味药在临床中给一些高热的病人特别是伤寒病人应用，结果治愈大量病人，并挽救了不少危重病人。

后来张仲景把这个药方写进它所著的《伤寒论》中，将此药方称作"白虎汤"。

中医里的伤寒，是指的外感热病。伤寒多发于秋冬日，人们经常会被伤寒感冒所侵袭，如头痛脑热、流鼻涕，高热不退。典型伤寒发病初期会出现低热、周身不适、头痛、咽痛、咳嗽、恶心、口渴、食欲不振等症状。体温呈梯形上升，1周左右升至 39 ～ 40℃。伤寒症状还可出现昏睡、精神错乱，腹痛、腹泻、便血、肝大、脾大、肝功能异常等表现。伤寒病人特征性的表现是高热的病人并不是脉搏加快反而是脉搏缓慢，据统计有30% ～ 40% 患者出现相对缓脉。部分病人还会在前胸和上腹部出现2 ～ 5毫米大小、红色的玫瑰疹，数目常不到20个，2 ～ 4天后消退，但可再发，由于持续 2 ～ 3 周的 39℃ ～ 40℃ 的高热，病人极度虚弱，神情淡漠，反应迟钝。自然病程 4 ～ 5 周，而不典型伤寒则病程长短不等，轻型 1 ～ 2 周可愈，重症患者症状重、并发症多，如不及时抢救，可能在 1 ～ 2 周内死亡。

因此如果确诊为伤寒，可服用白虎合剂或自制白虎汤，可解除病患。

具体做法：石膏30克，知母9克，炙甘草3克，粳米 15 克，先煮石膏数十沸，再投药米，米熟汤成，温服。但表未解而恶寒无汗，或发热而不烦渴者，不宜用本方。

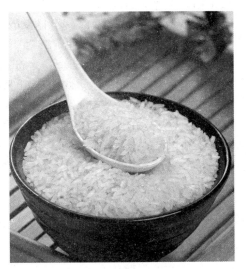

粳米

外感热病，辅助退热

白虎合剂除了能够治疗伤寒感冒以外，还能够解热退热。特别适用于里热证，里热证是由于病邪内传或脏腑积热所致。证见身热汗多，渴欲引饮，心烦口苦，小溲短赤刺痛，舌红苔黄，脉洪数或弦数。里热证有外感六淫，入里化热和内伤七情，《景岳全书》卷一："热在里者，为瞀闷胀满，为烦渴喘结，或急叫吼，或躁扰狂越。"服用白虎合剂或白虎汤之后有明显的清热退热的疗效。

虽然白虎合剂或白虎汤只有四味药，但是却互相配合，相辅相成，充分体现了中医配伍特色，奠定和遵循了治疗里热实证的治疗原则——清热泻火，因此成为清热泻火的经典名方，能迅速地解热退热。

白虎合剂中的石膏味辛、甘，性大寒，能胜热，有清热泻火、除烦止渴的功效；知母味苦、甘，性寒，质润，能清热泻火、滋阴润燥，泄肺火；石膏、知母相须为用，相得益彰，使清热泻火、除烦止渴之力更强。甘草和粳米养胃生津，气味温和，既有益于止渴除烦，又可防大寒之药伤胃。四药配伍严密，同时起到清热泻火、生津除烦作用。《伤寒来苏集》记载：煮汤入胃，输脾归肺，水精四布，大烦大渴可除矣。

临床医疗曾经报道，白虎汤加减方主要用于治疗高热、流行性乙型脑炎、流行性脑脊髓膜炎、流行性出血热、大叶性肺炎、流感、肠伤寒、夏季热等疾病过程中临床表现出属于伤寒阳明热盛，或温病热在气分证者。临床用时很少保持原方不动，常根据临床具体情况，加减药味。一般来说，治疗外感热病，常加清热解毒药，如银花、连翘、板蓝根、大青叶等。

另外，用本方加减，在治疗糖尿病上也取得一定的临床疗效。

虽然白虎汤确有良好的解热作用，但并不是所有发热都是本方的适应证，因此最好在医生的指导下服用。如果发热有以下几种情况时，不得使用白虎汤：轻按既感觉到脉搏跳动，且脉搏紧绷如按琴弦为浮弦脉、脉沉、不渴、不出汗。《医方考》曾有记载："石膏大寒，用户以清胃；知母味厚，用之以生津；大寒之性行，恐伤胃气，故用甘草、粳米以养胃。是方也，惟伤寒内有实热者可用之。若血虚身热，证象白虎，误服白虎者死无救，又东垣之所以垂戒矣。"

清热泻火，夏季的解暑药

《医方集解》曾记载过两例典型的临床用药：

病例一：某儿，8岁，中暑，身灼热烦渴，四肢懈惰，一医与白虎汤，二旬余日，犹不效，先生曰：某医之治，非不当，然其所不效者，以剂轻故也，即倍前药与之（贴重10钱），须臾发汗如流，至明日善食，不日复故。

病例二：史某某，女性，38岁，农民。急诊时病人已陷入昏迷3小时。发热已2日，急性热性病容，体质营养良好，全身多汗，皮肤湿润，体温40.5℃，手足微冷，心跳急速，口腔干燥，白色薄苔，脉滑而有力，腹诊腹壁紧张度良好，无抵抗，压痛。来院后静脉注射25%葡萄糖100毫升，为处白虎汤原方。6小时后病人诉口渴，给饮凉开水少量，次日神志清楚，诉头痛乏力，体温38.5℃，续服前方，病情续有好转，第3日恢复常温，又5日痊愈。

这两例临床医疗事件证明，白虎汤确有清热生津，解暑毒，解内外之热，清肺金，泻胃火实热的功效。白虎合剂中的石膏和知母都性属寒，可以清热泻火、降炽热。石膏具有解肌清热，除烦止渴、清热解毒、泻火的功效，知母具有清热泻火，生津润燥的功效，有治疗外感热病，高热烦渴，肺热燥咳，骨蒸潮热，内热消渴，肠燥便秘等作用，二者相用，清热泻火，与甘草和粳米相配，成为夏季必备的解暑药方。

夏季，在高温（一般指室温超过35℃）环境中或炎夏烈日曝晒下从事一定时间的劳动，又没有足够的防暑降温的措施，常易发生中暑，有时气温虽未达到高温，但由于湿度较高和通风不良，也可发生中暑。体弱、疲劳、肥胖、饮酒、饥饿、失水、失盐，穿着紧身、不透风的衣裤以及发热、甲亢、糖尿病、心血管病、广泛皮肤损害、先天性汗腺缺乏症和应用阿托品或其他抗胆碱能神经药物而影响汗腺分泌等常为中暑的发病因素。一旦发现有中暑症状，即可口服白虎合剂或者自制白虎汤，效果甚好。因此在夏天，可常备一点白虎合剂，以备不时之需。

治疗乙型脑炎，白虎合剂疗效高

自白虎汤问世以来，其显著的疗效很快被广泛应用于临床上，特别是针对外感热病人。古代研究外感热病有以张仲景为首的伤寒学派和以叶天士为首的温病学派。虽然伤寒温病两大学派由于辨证论治的理论不同，但伤寒学派和温病学派都用白虎汤来治疗，将其视为治疗热病的经典名方，并在白虎汤基础上根据临床具体情况加减变化出很多名方。如治疗流感、肺炎、急性热病、脑膜炎、乙型脑炎、麻疹后期、流行性出血热、大叶性肺炎、败血症、糖尿病、急性肾小球肾炎、风湿性心肌炎、风湿性关节炎、眼科外障、妇科经闭等症均可酌情使用。

生活中我们可以根据具体病症，加入不同的药与白虎合剂合用，可以达到不同的效果。比如与连翘合用，可以治疗乙脑，大大降低本病的死亡率，提高疗效。

1954年暑天，石家庄很多人患上了流行性乙型脑炎，用西药治疗均没有疗效。后经中医辨证属暑温，用白虎汤治疗取得了很好的疗效。此后，在北京、南京、沈阳、天津、上海等地均有大量的报道，用白虎汤治疗乙型脑炎的疗效得到进一步肯定，病死率控制在10%左右。

乙脑是流行性乙型脑炎脑炎的简称，发病后死亡率非常高。乙脑的病死率和致残率高，是威胁人群特别是儿童健康的主要传染病之一。夏秋季为发病高峰季节，流行地区分布与媒介蚊虫分布密切相关，我国是乙脑高流行区，在 20 世纪 60 年代和 70 年代初期全国曾发生大流行，70 年代以后随着大范围接种乙脑疫苗，乙脑发病率明显下降，近年来维持在较低的发病水平。近几年全国乙脑报告病例数每年在 5000 ~ 10000 例，但局部地区时有暴发或流行。而全世界病例数每年高达 50000 例，死亡数 15000 例。

乙脑相当于中医学"暑温"等范畴。其病是因感受暑湿疫毒之邪，致使暑伤正气，邪陷心营，夹湿蔓延三焦。临床常见的有以下几种症状：

病人常突然起病，有发热、剧烈头痛、呕吐、嗜睡的症状。约经 3 ~ 4 天，病情加重，体温高达 40℃以上，出现意识障碍，甚至昏迷惊厥；呼吸变浅、变慢、不规则，或呼吸暂停。颈项强直、肢体强直性瘫痪，甚至角弓反张。严重者可死亡。发病后 8 天左右体温下降，神志逐渐清醒。少数人在病愈后可留有智力减退、失语、痴呆、瘫痪等后遗症。病程 6 个月后仍遗留神经精神症状者称为后遗症。治疗上可采取中西医结合治疗的措施，加强护理、降温、止痉、控制继发感染、消除脑水肿是关键措施。患上乙脑后可口服白虎合剂，每次口服 20 ~ 30 毫升，1 日 3 次，症状可得到缓解。

除口服白虎合剂之外，也可自制白虎汤。由于该病来势凶猛，传变迅速，发病季节也比较集中，治疗上应具有"疫证"的概念。在临床治疗时一般不会单独卫分症候，主症高热、昏迷、抽搐，而高热是造成后两种病症的主要因素，因此迅速退热是治疗本病的关键。如果病症一旦确诊，即可大剂服用白虎汤剂加银花、连翘进行治疗。

也可加入其他中草药，治疗不同的病症。

用白虎汤加味：生石膏 3 ~ 300 克，知母 12 克，甘草 10 克，粳米 10 克，发病期加双花、连翘、板蓝根、大青叶；低血压期加人参、麦冬、五味子、丹参；少尿期去粳米，加玄参、生地、寸冬、大黄、芒硝；多尿期石膏减量，加生地、山药、山萸肉、麦冬、五味子、菟丝子、党参等；恢复期用竹叶石膏汤加减，水煎服可治疗流行性出血热

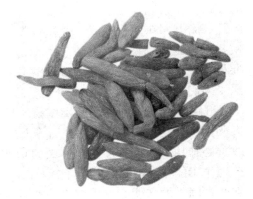

麦冬

用本方加味：石膏、知母、粳米、银花、防己、木瓜各 25 克，连翘 20 克，甘草 10 克。温重加苍术、苡仁、厚朴；热重加栀子、黄柏、连翘；心前区间痛加瓜蒌、薤白、丹参、桃仁。

白虎汤加减配合验方治疗糖尿病：生石膏 30 ~ 120 克，知母 12 克，玄参 30 克，生山药 30 克，石斛 15 克，麦冬 15 克，天花粉 15 克，苇根 30 克，甘草 6 克，体质差者可加党参或太子参 15 克，煎成 800 ~ 1000 毫升，徐徐服下或者分次服下。本方对糖尿病多饮、多食、多尿者效果较好。

六神丸：清火解毒的名方

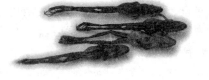

【名方出处】康熙年间，名医雷允上配制。

【药用历史】250 余年。

【主要成分】牛黄，珍珠（豆腐制），麝香，冰片，蟾酥，雄黄（飞），百草霜。

【整体药性】微寒。

【功能主治】清凉解毒，消炎止痛。

【典型征象】咽喉肿痛，单双乳蛾，喉痹失音，烂喉丹痧、痈、疖、猩红热。

【禁忌事项】孕妇忌服，运动员慎用。

六神丸是驰名中外的中成药，于康熙年间发明配制，沿用至今已有百年历史。由于其显著的疗效，在民间享有盛誉，成为传统的家庭常备良药之一。它是由牛黄、珍珠、麝香、雄黄、冰片、蟾酥六味中药组成，因其功能神效而且神速，故得名"六神丸"。后来裹上糖衣百草霜，使其药性更加完善，具有清热解毒，消肿止痛之功效。对咽喉肿痛，单双乳蛾，喉痹失音，烂喉丹痧，痈疽疮疖，无名肿毒等症有良好的治疗效果。加之它有易服、高效、速效等特点，故深受人们青睐。

近年来，六神丸在医药领域新的疗效逐渐被人们熟知，其治疗病毒感染性疾病、免疫功能失调性疾病、心脏病、恶性肿瘤等方面的独特疗效，显示出在抗病毒感染、调节人体免疫功能、改善心肺功能、抗肿瘤等多方面的功效，引起人们的关注，在海内外掀起了新一轮研究六神丸药理作用的"六神丸热"。许多人在出国时，都常常购买许多六神丸作为赠送国外亲友的礼品，那些在国外的亲朋好友也把六神丸看作贵重礼品而倍加珍惜。

清热解毒、抗炎消肿

相传，在康熙年间，有个叫雷允上的走方郎中从江西来到苏州，在观街摆了个草药摊。恰逢江苏一带生疮的人很多，并有传染蔓延之势。雷允上凭着自己多年的行医经验，用蟾酥、麝香等药制成药丸，并声称是靠神仙指点制成的。因天神有六路，又因为是用六种药材制成，所以取名"六神丸"。当地生病之人服用六神丸之后，病情很快好转起来，疗效神速，只要是热毒疔疮，一吃就好。于是，六神丸就在民间广泛传播开来，名扬四方。后来雷允上在周王庙弄口开起了雷允上中药店，生意越做越大。他的子孙又在上海开设雷允上南号、北号、支店等中药铺，六神丸甚至远销东南亚各国。

六神丸是由麝香、牛黄、珍珠、冰片、蟾酥、雄黄组成，是水丸，百草霜为衣。具有解毒、消肿、止痛的作用，主治由热毒引起的烂喉丹痧、喉风、乳蛾、咽喉肿痛、咽下困难等症。

现代药理研究证明，六神丸具有抗炎消肿、镇痛、对抗内毒素的作用。方剂中的牛黄能清心开窍、清热解毒。具有治疗咽喉肿痛、口舌生疮、痈疔疮毒的作用。珍珠含碳酸钙及多种氨基酸，与牛黄合用（珠黄散）具有抗真菌感染、解毒生肌的作用，能治疗口疮咽喉肿痛及糜烂等症。

六神丸除了具有清热解毒、抗炎消肿的作用外，还有强心、抗惊、镇静、增强免疫力等作用。强心以蟾酥为主，能促进心肌能量代谢中必需蛋白激酶的生物合成；麝香对中枢神经系统具有调节作用，并可强心利尿、促进腺体分泌；牛黄也有加强心脏收缩的作用，对毛细血管通透性有显著的抑制作用。牛黄、蟾酥、麝香三药配伍，强心、兴奋呼吸中枢作用显著增强。故六神丸实为一种集抗炎、抗癌、抑制细胞代谢、强心利尿和抗真菌感染等复合作用的成药。

当由热毒引起咽喉肿痛、齿龈疼痛、长疮、痈、疖时，可口服六神丸，达到清热解毒、消炎镇痛的效果。

六神丸，完胜青春痘

提起青春痘，很多人真是恨得牙痒痒，虽然已过了青春期，但脸上依然镌刻着青春痘留下的印迹。有碍美观且反复无常，是不少爱美女士的"切肤之疼"。

"青春痘"又叫痤疮，长发于青春期的男性和女性，男性略多于女性，但女性发病早于男性。引起痤疮这一疾病的因素有很多，其发病原因主要与性激素水平、皮脂腺大量分泌、痤疮丙酸杆菌增殖，毛囊皮脂腺导管的角化异常及炎症等因素相关。有 80% ~ 90% 的青少年患过痤疮，青春期后往往能自然减退或痊愈，个别患者也可能延长到 30 岁以上。

虽然痤疮是有自愈倾向的疾病，但是痤疮本身以及痤疮治疗不及时导致的瘢痕会严重影响患者的生活质量，造成患者的精神压力和经济负担，因此长青春痘时要引起关注。痤疮好发于面颊、额部、颊部和鼻唇沟，其次是胸部、背部和肩部。痤疮皮损一般无自觉症状，炎症明显时可伴有疼痛。

痤疮是一种容易复发的疾病，且本身病情轻重波动不定。很多人长了痤疮之后到市面上自行购买一些药膏来涂抹，由于不能对应病症，所以不仅起不到治疗的效果，反而会加剧病情。

痤疮一般包括以下 3 种病情：

粉刺包括白头粉刺和黑头粉刺，是与毛囊一致的圆锥形丘疹，不发红也不隆起于皮面，数量少所以不易察觉，用手可以触及含在皮肤中的米粒大的皮损。可为闭合性的，也可为开放性的。开放性粉刺顶端呈黄白色，也可因色素沉积形成黑头粉刺。可挤出头部为黑色而其下部成白色半透明的脂栓。粉刺是痤疮的早期损害，加重时可形成炎症丘疹。

丘疹是粉刺发展而来的炎症性丘疹，皮损为红色丘疹。

脓疱可在丘疹的基础上形成绿豆大小的脓包。

如果炎症继续发展，可形成大小不等的暗红色结节或囊肿，挤压时可有波动感。

如果患有痤疮，早期服用六神丸，每天早晚各服 6 粒，待病愈后每天服半量，巩固疗效 7 ~ 10 天即可。但切不可治病心切超剂量服用。女大学生周玲因脸上出现难看的"小痘痘"而苦恼不已，听同学说口服六神丸效果很好，她便跑到药店购买了 2 盒回来服用，由于驱"痘"心切，一下服用 1 支（10 粒），结果造成严重不良反应。

因为六神丸中蟾酥的有效成分为蟾毒素，过量会中毒。服药后仅需 20 分钟，慢者 0.5 ~ 2 小时，有时可在 12 小时以上就可出现过敏反应，主要表现为药疹，也有出现喉头水肿，表现为咽部充血、咽喉梗塞、呼吸不畅等。严重者会出现胸闷、心悸、呼吸急促等。因此，应严格控制适应证与药量。

囊肿性痤疮、玫瑰痤疮、药源性痤疮以及虫咬性皮炎、颜面播散性粟粒性狼疮、湿疹、毛囊炎等均可表现为面部的丘疹、脓疱，所以，在服用六神丸的时候，一定要鉴别清楚方可服用。

内服消炎抗病毒，增强机体免疫力

由于其特殊的药材，六神丸既可内服也可外敷，具有良好的抗菌消炎抗病毒的作用，适用于热积毒火所至的急慢性扁桃腺炎、口腔炎、齿冠周炎，腮腺炎，急慢性咽喉炎。也可用于无名肿毒，小儿高热抽搐以及各种内科疾病等，以享誉百年的祖传秘方、神奇疗效闻名于世。

经过不断地在临床上的应用，近年发现了不少六神丸的新用途，对治疗病毒感染性疾病、免疫功能失调性疾病也有较好的疗效。

六神丸可治疗流行性感冒。当患上流行性感冒时，每次口服 10 丸，1 日 3 次，可退热，解热镇痛，有明显抗病毒作用。一般服至次日体温可降至正常，周身乏力等症明显好转。若能合用复方氯苯那敏片，则效果更佳。

睑腺炎俗称"偷针眼"，是眼睑腺体急性化脓性炎症。常因葡萄球菌感染所致，根据受累腺组织不同而分为外睑腺炎和内睑腺炎。外睑腺炎系睫毛毛囊及其所属皮脂腺发炎，内睑腺炎为睑板腺的急性化脓性炎症，眼睑出现睑腺炎硬结，或致脓栓。口服六神丸每次 10 粒，每日服 3 次。一般 3 日可消肿治愈。

当患上病毒性肝炎、慢性活动性乙型肝炎或者机体免疫力降低时，服用六神丸可增强免疫力，从而促进病愈。每次服 10 粒，每日服 3 次，连服 2 ~ 4 周，有益于肝功能逐渐恢复正常。

带状疱疹又叫蜂珠疮，多由热毒感染，西医诊断为病毒感染，每次服 10 粒，每日 3 次，或同时加服维生素 B_1，每次服 20 毫克，每日 3 次，可提高疗效。另外，也可以将六神丸研为细末，与醋调和，涂擦患处。每日 1 次，3 ~ 7 天可以治愈。

当患上支气管炎时也可服用六神丸，蟾酥有消炎、抑痉挛作用，提高 T 淋巴细胞免疫活性，增强抗病能力。另外麝香有抗菌消炎作用，可抑制干咳。

六神丸有很好的抗血癌作用，用六神丸治白血病，单用为每日 90 ~ 120 粒（270 ~ 400 毫克），分 3 ~ 4 次用温开水冲服，连用 7 日；也可与化疗一起用，合并感染需用抗生素同时治疗。六神丸抗血癌因用量大，有一定副作用，应在医师指导下进行。

六神丸还有一定的抗肿瘤作用，可增强网状内皮细胞的功能，抑制肿瘤细胞生长，对食管癌、胃癌、结肠癌、膀胱癌的早期患者，服用有抑制功效。也可用于治疗低血压，六神丸中蟾酥成分有升压、强心的作用，促使周围血管收缩，可酌量服用。

除此之外，可利用六神丸来做食道镜检查表面麻醉，又能抑制毛细血管通透性，减少炎症渗出，有益于消肿，用于镇痛可与哌替啶相媲美。

六神丸虽然功效卓著，但也不可以滥用。应用时需辨明症候属性，辨证施治才能发挥其疗效。若外邪束肺郁而发热，或肝肾阴亏、虚火上炎，或肝气郁结之咽喉疼症，不宜服用本药。若遇气血虚衰、脾胃不足之体质即使患热毒之症，也不宜用本药。

除此之外，六神丸的用量，是经过反复试验分析确定的，量多量少不可随意改变。六神丸中雄黄是有毒的砷化物，长期或大量服用会发生慢性砷中毒，致肝、肾损害，皮肤严重角化、皲裂、色素沉着。所有小儿、新生儿和过敏者禁用。六神丸含麝香等成分，能引起子宫收缩，故孕妇禁用。需要指出的是，六神丸还不宜与多酶片、胃蛋白酶合剂、富马酸铁片等同服。因为六神丸含有雄黄，能抑制酶的活性，若与酶制剂、亚铁盐、亚硝酸盐等西药同服，可发生化学反应，降低疗效，增加对身体的损害。此外，它更不宜与硫酸阿托品、山莨菪碱等合用，不然会促使雄黄氧化，增加毒性反应。

《本草经疏》告诫人们，服六神丸时谨记"若欲内服，勿过三厘"（150 毫克）。可见，服用六神丸在剂量多少方面是不可大意的。

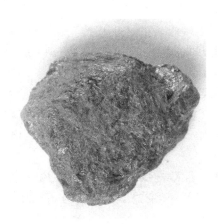

雄黄

外用止痛、生肌、抗炎效果好

六神丸既可内服，也可外用。中医《圣济总录》书中曾有记载，将牛黄与珍珠配伍研细末制成珠黄散，吹于咽部可治疗咽喉肿烂、口腔溃疡等症，冰片具有清热、止痛、解毒的功效，蟾酥有消肿、止痛及解毒除秽的功能，雄黄具有解毒杀虫、燥湿功能，麝香具有通络、消肿、行瘀、止痛的功效，在外科与其他消肿、化瘀、止痛药合用，因此，除了内服，它的外用效果也非常明显。

近年来通过大量研究与应用，发现六神丸还具有强心、增强免疫力等作用，随之在治疗支气管哮喘、病毒性肝炎、流行性感冒、寻常疣等症上开拓了新的用途。

六神丸可治疗流行性腮腺炎。方法是每次服六神丸 5 ～ 8 粒，1 天 3 次。同时取十粒左右的六神丸研碎成粉末状，加上适量的食醋调和均匀，涂于患处，可超过肿胀范围 0.5 厘米，然后再用纱布固定，每天换 1 次，大多 3 天可以痊愈。

六神丸可外敷治疗静脉炎。方法是取六神丸用白酒调糊状外敷，对因注射引起的静脉炎尤佳；治疗腮腺炎或带状疱疹，用六神丸 100 粒左右（视皮损大小而定）食醋调糊状外敷，1 日 1 次，一般 3 日显良效。此外，治牙痛可研碎敷痛处；治寻常疣研细末敷疣面；治疗鸡眼可用食醋调敷患处，均有佳效。外用：取 10 粒用温开水适量，或米醋少许调成糊状，每日敷擦数次。

利用六神丸的抗炎、止痛、生肌、收口、抗病毒等功效，外涂治疗口腔溃疡及牙痛效果良好。其方法是：取六神丸 1 支（30 粒），碾碎成粉末状，加入 2 毫升凉开水搅拌均匀成为稀糊液备用。用药时先清洁口腔，然后用细长棉签蘸上六神丸液涂于溃疡面或牙痛部位，在餐前 10 ～ 15 分钟用药为佳，每日 3 次，睡前加用 1 次。此法对白血病、中毒性休克、口腔外伤、高热、脑梗死、化脓性扁桃体炎等疾病并发的口腔溃疡、牙龈肿痛有较好的效果。

六神丸可治疗静脉炎。方法如下：取六神丸 30 粒，粉碎研成细末，用 40℃或 50℃白酒调成糊状，均匀涂在消毒纱布上，敷于患处，并用胶布固定，为保持一定湿度，可多次持续地滴白酒于纱布上，24 小时换药 1 次。另外，再每日口服 3 次六神丸，每次 6 ～ 10 粒，视病情轻重而酌情用量。连续用药 7 ～ 10 日，可使局部炎症消失，逐渐治愈。

寻常疣是一种常见的病毒性赘生物，中医称"疣目""千日疮"等，多见于儿童及青年。寻常疣的病原体是人体乳头瘤病毒，人是它的唯一宿主，宿主细胞是皮肤和黏膜上皮细胞，病毒存在于棘细胞层中，并可促使细胞增生，形成疣状损害。其主要由直接接触传染亦可通过污染器物损伤皮肤而间接感染。中医认为因忧怒伤肝，肝虚血燥，筋气失荣，复感外邪，凝聚肌肤而成；或由皮肤外伤，毒邪入侵所致。患上寻常疣时，可局部用少量 75% 酒精，以棉签蘸之将患处消毒，用消毒小镊子将花蕊状乳头小棘拔掉，力求拔尽，或用消毒手术刀将表面角质刮破，再将六神丸压碎研末涂敷患处，用消毒纱布、胶布固定。一般 5 ～ 7 日可结痂，待痂自行脱落即愈。

治疗丘疹性荨麻疹方法：每次取六神丸 2 粒，粉碎研末，置于凡士林或护肤霜内调匀，涂擦患处，轻者 1 次可愈，重症涂 3 次可痊愈。治疗腮腺炎可取六神丸 10 粒，粉碎研细末，用米醋调成糊状，涂敷患处，2 ～ 3 日见效。治疗滴虫性阴道炎可先用 0.2‰高锰酸钾溶液坐浴，之后取六神丸 15 ～ 20 粒塞入阴道，随之入睡，每日 1 次，连用 5 日即可见效。软组织损伤时可取六神丸 90 ～ 180 粒研碎，用白酒适量调匀，涂于患处，每天 3 ～ 5 次，约 1 个星期痊愈。治疗蛲虫病：患儿晚间入睡前，用温开水清洗肛周，取六神丸 5 粒纳入肛内，再将六神丸 10 粒用水研磨溶解，涂搽于肛周，连用 3 ～ 5 天即可治愈。治疗带状疱疹，可取本品 30 粒研细成粉状，用大青叶煎液调匀成糊状，涂敷于患处，每日 3 ～ 4 次，以全部淹浸疱疹及皮损为度，至疱疹干涸、结痂后停用。一般用药当天可见肿痛减轻、疱疹萎缩；对于溃烂流水者，可将研细的药粉直接撒于患处，2 ～ 3 天即可干枯结痂。

清胃散：胃火牙痛就找它

【名方出处】元代李杲《脾胃论》。

【使用历史】764 年。

【主要成分】升麻，生地黄，当归，川黄连，牡丹皮，石膏。

【整体药性】微凉。

【功能主治】胃火牙痛，清胃凉血。

【典型征象】胃有积热，上下牙痛，牵引头脑，满面发热；其牙喜寒恶热，或牙龈溃烂，或牙周出血，或唇口颊腮肿痛。

【禁忌事项】牙痛属风寒及肾虚火炎者不宜。

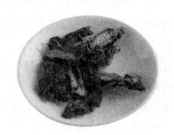

"清胃散"记载于元代中医药大家李杲的于《脾胃论》卷下，是用于治疗"牙痛不可忍、牵引头痛"的方剂。清胃散主治胃火牙痛，牙龈红肿溃烂，牙龈出血；或唇舌颊腮肿痛，或口气热臭，口干舌燥，舌红苔黄。用于治疗牙龈炎、牙周炎龈脓肿、口炎、舌炎等多种口腔牙科疾病，亦用于治疗小儿发热、小儿唇风、痤疮、胆囊炎、细菌性痢疾等，主要有抑菌，免疫，抗炎，镇静，镇痛，止血等作用。

清胃散可以清胃凉血，清胃热是核心。黄连是主药，可以清胃泻火，燥湿；升麻可以清热解毒，疏散郁热，引经；辅药生地，凉血，养阴；丹皮，凉血，清血分的郁热，养血，活血散瘀；佐药当归，活血止痛。黄连升麻的配伍意义，是方解的重点。药味虽少，体现出清胃凉血，特别是清胃热。凉血是它的主要作用，也兼顾到胃热伤阴。

目前临床常用治三叉神经痛、口腔炎等病见有胃火上攻的症候。本方为治牙痛的常用方剂，凡胃热证，或血热火郁者均可使用。

清胃热，去口臭，接近彼此的距离

经常听中医讲到胃火重、肝火重，要清热泻火。但何为胃火？有什么具体的症状呢？

胃热，即是胃火。中医分为热郁胃中、火邪上炎和火热下迫等。多由邪热犯胃；或因嗜酒、嗜食辛辣、过食膏粱厚味，助火生热；或因气滞、血瘀、痰，湿，食积等郁结化热、化火，均能导致胃热（胃火）；肝胆之火，横逆犯胃，亦可引起胃热（胃火）。

胃火是指胃热炽盛化火的病变。胃火炽盛，可延足阳明胃经上炎，表现为牙龈肿痛、口臭、嘈杂易饥、便秘等。判断自己是否胃火炽盛，可根据具体表征来诊断。如果症见烦热、口渴、牙疼、牙龈肿烂、牙宣出血、颐肿、面赤等，多半是胃热引起的。

胃热，中医认为是胃受了邪热，或过量食用煎炒燥热的食物，出现口渴、口苦、口臭、口干、口腔糜烂、牙龈肿痛、咽干、小便短赤、大便秘结等症状；胃热病人平常喜欢吃冰冷的食品，不喜欢吃热的食品，常常在大量饮食冰冷食品后有舒适感；胃热疼痛时，多伴有胃内糟杂感。部分胃热患者会感到胃胀、没食欲，而某些胃热患者则由于胃部过度活跃、蠕动加快，表现为胃口大开，不断进食。

引起胃热的原因有很多，嗜酒、嗜食辛辣、过量食用肥腻食物等饮食不当问题都可能引起胃热；而气滞、血瘀、痰、湿、食积等也会郁结化热、化火，导致胃热（胃火）；此外，肝胃不和，也会引起胃热（胃火）。

胃热化火，就会出现一系列的病症，表现于机体之外，例如出现口腔炎症的病理。最常见的就是口臭。

日常生活中，口臭往往给我们的社交带来尴尬，频繁地刷牙看似可以缓解一定的症状，但是不能根治，又特别是因为胃热而引起的口臭。去除口臭的第一步，就是清胃热。

清胃散看似药味少，量轻，但配伍非常精当，黄连苦寒，直泻胃府之火为君药。升麻为臣，清热解毒，升而能散，可宣达郁遏之伏火，与黄连配伍，则泻火而无凉遏之弊，升麻得黄连，则散火而无升焰之虞。胃热则阴血必受损，故以生地黄凉血滋阴，牡丹皮凉血清热为臣药，当归身养血活血为佐药，升麻兼以引经为使，五味合用，清胃凉血。如果确诊是因为胃火炽盛引起的口臭，可以按规格服用清胃散。也可以自制清胃散汤剂。方法如下：

在原方的基础上，增加牛膝 6 克，川芎 3 克，意在引血下行，活血祛风，止痛。有的病人胃火上攻，也会引起头痛等症状，为了更好地止痛，也可以增加白芷 5 克，细辛 3 克，加这两味药时，黄连用 9 克，生地黄用 9 克以防燥热。煎汁每天服用 3 次，连服 10 剂，效果显著。也可以把以上几味药共碾成粉末，装成小袋，温水吞服，每日 3 次，疗效好，服用方便。

解除牙痛的困扰，就用清胃散

"牙痛不是病，疼起来要人命"，这句话说的就是牙疼给人们生活带来的痛苦。引起牙痛的原因有很多，如牙周炎，牙痛常见的是有风火牙痛，胃火牙痛，肾虚牙痛。风寒也可以引动牙痛。清胃散针对的是胃火牙痛。而且胃火牙痛还是以实证为主的。

《诸病源候论》卷二十九："牙齿皆是骨之所终，髓气所养，而手阳明支脉入于齿脉湿髓气不足，风冷伤之，故疼痛也。"形成牙痛的原因有很多，其一就是因于火者，系阳明伏火与风热之邪相搏，风火上炎致牙齿疼痛。患牙得凉痛减。治宜疏风、泻火、解毒。用清胃散、玉女煎等方加减治疗。

口腔炎指的是口颊、舌边、上腭、齿龈等处发生溃疡，周围红肿作痛，溃面有糜烂。中医认为由脾胃积热，心火上炎，虚火上浮而致。

无论男女老少，都有可能患上口腔溃疡，其中与饮食习惯、睡眠习惯有密切的关系，所以多发于中青年。同时，发病时多伴有便秘、口臭等现象。一般人认为，口腔溃疡会在 7 天至 10 天内自行痊愈，问题是，许多病人的病情往往显得反反复复，时好时坏，因而影响饮食和起居，令患者感到困扰，甚至影响情绪。要改善复发性口腔溃疡应注意排便通畅，保持睡眠充足，尤其是大便通畅是复发性口腔溃疡治疗过程中不可轻视的一部分。如若患上口腔溃疡，可口服清胃散，达到清脾胃、泻火的目的。一般情况下，口服清胃散后，一天就可以改善症状。同时要多吃新鲜水果和蔬菜，可以清理肠胃，由于口腔溃疡也可能因缺乏维生素 B_2 引起，可多吃蔬菜和小麦胚芽，并补充 B 族维生素、维生素 C 和锌。

造成牙痛的另一病症就是牙周炎，牙周炎又称牙周病，是牙周组织的疾病。牙周病早期一般并无任何症状，可能会出现牙龈红肿及口臭。到了病情严重时，会出现牙齿松动、牙缝增阔、牙龈萎缩，到最后更可能整颗牙齿松脱，严重影响口腔咀嚼功能。牙周炎就是口腔的常见病、多发病，它不仅是导致牙齿脱落的首要原因，如果得不到有效治疗，还容易引发胃病反复发作。

60 岁的王奶奶 4 月因齿龈肿疼就诊。医生查验：齿略松动，牙龈红肿，齿缝触之出血。左上下两边盘牙疼痛难忍。中医四诊：舌质红绛、苔黄厚腻、头巅疼、唇干咽燥、便秘尿赤、纳差，口气热臭，脉洪而数。平日嗜食辛辣之品。辨证为胃火上炎，故口臭难闻，牙龈红肿疼痛。火热灼伤脉络导致牙龈出血；火伤津液，故唇干咽燥。兼有湿热则苔黄厚腻并胃纳差。牙齿松动乃肾气虚弱、不能融润骨髓、骨萎齿摇，治当清胃泻火、凉血止血、培补肾元、固齿止疼。

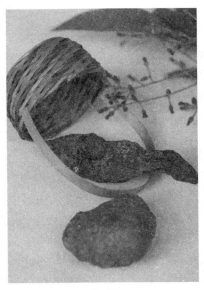

生地

针对以上症状，医生给出药方：升麻 6 克，黄连 6 克，甘草 6 克，当归 10 克，柴胡 10 克，藁本 10 克，石膏 20 克，大黄 10 克，牛膝 10 克，杜仲 10 克，丹皮 10 克，生地 15 克，水煎服，每日 1 剂，每剂煎服。王奶奶在服用 1 剂之后，症状迅速缓解，3 剂服毕症状消失，病情痊愈。后来停药后也没有复发。

如果有以下几种情况，皆可以自行配制清胃散进行治疗。

药物组成：升麻 6 克，黄连 6 克，当归 10 克，生地 15 克，丹皮 10 克，黄柏 6 克，胆草 6 克，柴胡 10 克，桔梗 10 克，白术 6 克，石膏 20 克，甘草 6 克，细辛 2 克后下。

牙疼兼偏头疼、巅顶疼者上方 13 味加白芷 10 克，藁本 6 克。

牙齿松动、出血、便秘尿赤者验方 13 味加大黄 10 克，牛膝 10 克，杜仲 10 克。

牙疼并发腮腺炎患者验方 13 味加公英 30 克，制桃仁 10 克，全蝎 5 克。

服法：水煎服，每日 1 剂，连服 3 剂。

注意事项：每剂煎服 3 次，分早、午、晚各服 1 次，饭后 1.5 小时左右煎服最宜。用文火煎开锅后再煎 20 分钟即可，煎药量 400 ~ 500 克为宜。服药期间忌酒、辛辣、茶水、绿豆之物，最少忌 7 天为好。

轻松解决三叉神经痛

王先生几个月前因为不堪忍受牙痛到医院治疗，医生拔除了让他疼痛的牙齿。本以为这下可好了，不用再受牙痛的折磨了，谁知，牙齿是拔了，可是疼痛并没有缓解。于是又一次到医院检查，诊断为三叉神经痛。医生开了一些药，其中就有清胃散，服用后病情很快好转，疼痛也消失了。

三叉神经痛是最常见的脑神经疾病，以一侧面部三叉神经分布区内反复发作的阵发性剧烈痛为主要表现，国内统计的发病率约为每 10 万人中有 52.2 人，女人略微比男人多，发病率可随年龄而增长。三叉神经痛多发生于中老年人，右侧多于左侧。该病的特点是：在头面部三叉神经分布区域内，发病骤发、骤停、闪电样、刀割样、烧灼样、顽固性、难以忍受的剧烈性疼痛。说话、洗脸、刷牙或微风拂面，甚至走路时都会导致阵发性时的剧烈疼痛。疼痛历时数秒或数分钟，疼痛呈周期性发作，发作间歇期同正常人一样

三叉神经痛的发作常无预兆，而疼痛发作一般有规律。每次疼痛发作时间由仅持续数秒到 1 ~ 2 分钟骤然停止。初期起病时发作次数较少，间歇期亦长，数分钟、数小时不等，随病情发展，发作逐渐频繁，间歇期逐渐缩短，疼痛亦逐渐加重而剧烈。夜晚疼痛发作减少。间歇期无任何不适；说话、吃饭、洗脸、剃须、刷牙以及风吹等均可诱发疼痛发作，以致病人精神萎靡不振，行动谨小慎微，甚至不敢洗脸、刷牙、进食，说话也小心，唯恐引起发作痛。

三叉神经痛常误诊为牙痛，往往将健康牙齿拔除，甚至拔除全部牙齿仍无效，方引起注意。牙病引起的牙痛和三叉神经痛的不同之处在于，牙病引起的疼痛为持续性疼痛，多局限于齿龈部，局部有龋齿或其他病变，X 线及牙科检查可以确诊。

引起三叉神经痛的原因很多，脾胃火盛致使血热，上袭头部经络，可自制清胃散汤剂。黄连可以泻心火，也泻脾火，脾为心子，而与胃相表里。当归养血和血，生地、丹皮凉血，以养阴而退阳。石膏泻阳明之大热。升麻不仅清胃火、解热毒，而且升阳散火，寓"火郁发之"之意。五药配合，共奏清胃凉血之功，可治疗由胃热引起的三叉神经痛。

加减清胃散，疗效看得见

清胃散主治胃火牙痛，但根据具体的病情，可适当加减药材，在治疗其他病症的功效也是显而易见的。

清胃散可治脾胃实热。中医理论认为，脾胃虚弱是正气不足导致的，是疾病发生的内在根源。《灵枢·百病始生》说，"风雨寒热，不得虚，邪不能独伤人"。脾胃湿热证的形成，虽然病因病机有多种，但脾胃功能状态是决定因素。临床所见有的患者因外感或某餐"多吃了一口"，即引起胃脘胀满，泛泛欲呕，不思饮食，或大便失常，舌苔即变得黄腻，说到底，是脾胃虚弱引起的，正是因为脾胃虚弱，不能正常运化谷物水液，水反为湿，谷反为滞，湿和滞久则化热，可形成湿热；同时各种疾病因素很易引发虚弱之脾胃功能失调而生湿热，产生痤疮等病症。

林芳是一个典型的四川人，喜食辣，平日饮食多重口味。近段时间发现自己胃胀，牙龈肿痛，最重要的是脸上出现了很多痤疮，后来服用中医开的清胃散以后，很快恢复了美丽的容颜。林芳就是典型的脾胃实热证状。治理脾胃实热，可选用大黄 30 克，升麻 10 克，黄连 20 克，当归 10 克，生地 20 克，牡丹皮 10 克，蒲公英 100 克，桃仁 10 克，水煎服，每日 1 剂，分 2 次服下。

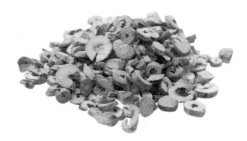

牡丹皮

《保婴撮要》卷一：加味清胃散，在《脾胃论》清胃散的基础上加柴胡、山栀，可以治疗小儿脾胃实火作渴，口舌生疮，或唇口肿痛，齿龈溃烂，娆连头面，或恶寒发热，或重舌马牙，吐舌流涎；因乳母情欲厚味，积热通过乳汁传递给孩子，致使小孩内热，小便不通。因此哺乳期小孩出现这种情况，母亲应该先行去内热。

导赤丸：引火下行，去心火

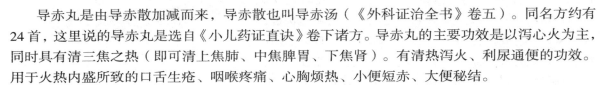

【名方出处】宋代钱乙《小儿药证直诀》。

【使用历史】890 年。

【主要成分】生地黄，木通，生甘草，淡竹叶。

【整体药性】微寒。

【功能主治】清心利水养阴，清热泻火，利尿通便。

【典型征象】心经火热证，症见心胸烦热，口渴面赤，意欲饮冷，口舌生疮；或心热下移于小肠，小便赤涩刺痛，舌红，脉数。

【禁忌事项】忌烟、酒及辛辣食物。

　　导赤丸是由导赤散加减而来，导赤散也叫导赤汤（《外科证治全书》卷五）。同名方约有24首，这里说的导赤丸是选自《小儿药证直诀》卷下诸方。导赤丸的主要功效是以泻心火为主，同时具有清三焦之热（即可清上焦肺、中焦脾胃、下焦肾）。有清热泻火、利尿通便的功效。用于火热内盛所致的口舌生疮、咽喉疼痛、心胸烦热、小便短赤、大便秘结。

　　导赤丸是清心利水养阴的中成药，应用广泛，由于剂量小，也相对适宜小儿服用。本方主解心经热盛或移于小肠所致的病症。心火循经上炎，表现为心胸烦热、面赤、口舌生疮；火热内灼，阴液被耗，就会出现口渴、意欲饮冷等症状。本方也经常用于口腔炎、鹅口疮、小儿夜啼等属心经有热者；急性泌尿系感染属下焦湿热者，亦可加减使用。服用方法既可按导赤丸的剂量服用，也可以自制，由生地黄、甘草（生）、木通各等份研成细末。分成等份，每次服用前加入竹叶同煎至5分钟左右，食后温服。

导赤丸，清心火的利尿药

　　心火分虚实两种，虚火表现为悸烦不宁，寐少梦多，手足心热，盗汗，口干舌燥或舌疮频发等，舌红少苔，脉细数。实火表现为心悸阵作，烦热、躁动不安，寐多噩梦，面红目赤，口干苦，喜凉饮，口舌糜烂肿痛，小便短赤灼热，舌尖红绛，苔黄，脉数有力。心火旺盛，对全身都有影响，脾胃实热、小肠热证，从而出现一系列的身体表征。导赤丸可以去心火，若出现上述症状时，选择导赤丸可以起到良好的效果。

　　导赤丸是由黄连、栀子（姜炒）、黄芩、连翘、木通、大黄、玄参、赤芍、滑石、天花粉组成，主要用于清热泻火，利尿通便。特别是用于火热内盛所致的口舌生疮、咽喉疼痛、心胸烦热、小便短赤、大便秘结。剂型规格：丸剂每丸重3克，导赤丸是由导赤散加减而来，以泻心火为主，兼清三焦之热（即可清上焦肺、中焦脾胃、下焦肾），既可利尿又能通便，使火热之邪有外泄之路，则使诸热皆可清消。治疗实热病症，最好的治疗方法是清心养阴、利水通淋为治，可以服用导赤丸，也可以自制导赤汤剂。饮食宜清淡，忌肥腻辛辣之物。还要注意个人卫生，不憋尿，多饮水。

　　导赤丸药方主症心经热盛或移于小肠所致。心火旺盛，循着人体经脉向上窜，可导致人体心胸烦热、面赤、口舌生疮；火热内灼，阴液被耗，所以有口渴、意欲饮冷的现象；心与小肠相表里，心热下移至小肠，泌尿系统受到影响，就会出现小便赤涩刺痛；舌红、脉数，均为内热的表现。心火上炎而又阴液不足，所以治法不宜苦寒直折，应该清心与养阴两者都要兼顾，利水以导热下行，使体内的蕴热从小便排泄而出。方中生地甘寒而润，入心肾经，凉血滋阴以制心火；木通苦寒，入心与小肠经，上清心经之火，下导小肠之热，两药相配，滋阴制火而不恋邪，利水通淋而不伤阴，共为君药。竹叶甘淡，清心除烦，淡渗利窍，导心火下行，为臣药。生甘草梢清热解毒，尚可直达茎中而止痛，并能调和诸药，还可防止木通、生地寒凉伤胃。四药合用，共收清热利水养阴的效果。

如果心火过重引起的症状，可自制导赤汤剂。自制导赤散的方法如下：连翘 120 克，黄连 60 克，栀子（姜炒）120 克，关木通 60 克，玄参 120 克，天花粉 120 克，赤芍 60 克，大黄 60 克，黄芩 120 克，滑石 120 克，加入竹叶煎汁，每天饮用 3 次。由于里面黄连、大黄等苦寒之物易伤胃，所以应在饭后温水服用。应用时，须有实热所致的病征，才能使用，小便不黄，大便不秘者不用，若大便溏泻次数多者应为禁忌。

另有记载，导赤散还可以治荨麻疹。荨麻疹是一种常见的皮肤病，系多种不同原因所致的一种皮肤黏膜血管反应性疾病。表现为时隐时现的、边缘清楚的、红色或白色的瘙痒性风团，中医称"瘾疹"，俗称"风疹块"。出现荨麻疹时，可口服导赤丸，辅以氯苯那敏（扑尔敏）、赛庚啶、特非那定（敏迪），同时可自制汤剂，对患处进行擦洗。

巧治腋下汗出症，轻松解决你的烦恼

夏季来临，正是挥汗如雨的季节。可火热的夏季却带给很多人烦恼，特别是那些汗腺发达又热爱运动的人。还有些人即使不动，腋窝下渗密的汗珠也常常打湿衣服，汗臭扑鼻。于是市场上出现了很多治疗出汗的药，更不乏手术治疗的病例。爱出汗，出汗多的原因有很多，比如爱运动，汗腺发达，或者与遗传有关等。如果是生理原因引起的出汗，一般可以不用担心，可是还有一些原因也可能导致腋下出汗，比如心火旺盛，湿热或肝热，自主神经紊乱，缺钙，结核，甲亢等，此时就建议配合中医辨证用中药治疗。

有一年轻男子着实为出汗苦恼不已，他腋下出汗非常严重，常常见其衣服两侧如水泼过一般，这样的症状已持续了 1 年，期间看了很多医生，吃过不少益气固表、滋阴清热、疏肝解郁、调理阴阳、调和营卫的药，可病症依然没有缓解。后来一位老中医给他检查后发现，他舌质偏红，苔薄且黄，于是边切脉边询问症状，得知他有时会出现口干症状，经常会出现口腔溃疡、舌头痛等症状，于是给他开了导赤丸。拿到这个药之后，病人非常疑惑，这药丸上写的是"清心利水养阴，清热泻火，利尿通便"，可没说可以治汗多的症状啊，看着他疑惑的样子，老中医没有解释，让他连服导赤丸 1 周试试。1 周过后，这男子又来到医院，说出汗情况基本止住了。医生告诉他，诊断出他口干，时有舌质溃疡，舌痛，舌质偏红，苔薄黄，主要的兼证都表现在舌上，这主要是心经有热导致的，心经有热，也就是我们常说的心火，心火顺着人体经脉上冲，心开窍于舌，所以判断他为心火旺盛。那么，心火旺盛与腋下也汗二者之间有什么联系呢？

《黄帝内经》里曾这样记载："手少阴心主之脉，起于心中，出属心系，其支者，从心系上挟咽，系目系，其直者，复从心系却上肺，下出腋下，下循月需内后廉……"说的是心脉与手太阳小肠经交接。手少阴心经在腋下有一穴叫"极泉穴"，之所以称为泉，就是因为这地方能够排水，排出人体的汗液。为什么叫"泉"？

病人心火旺盛，循经上冲于舌，所以有舌质糜烂、舌头疼痛的症状，这是心火旺盛的表现，也是心火外泄的一种表现方式。因为心火实在太旺，于是蒸心液外泄，从腋下排出。

心火，在中医里同样被称为毒邪所侵，既然是毒邪侵入人体，当人体免疫力下降时，正不胜邪，邪就从不同渠道出来。如出汗，或泄，或吐，心与小肠相表里，用导赤散清热利尿，使心火从小便而泄，这就是所谓的引火下行。

让"夜啼郎"不再啼哭

现在独生子女很多，由于年轻的爸爸妈妈没有育儿经验，所以经常会出现宝宝喂养不当、饮食不节，偏食甘甜油腻之品居多的趋向，容易引起小儿脆弱的脾胃功能失调、积滞，日久蕴郁生热上火，而出现了口舌生疮、咽喉红肿、心烦口渴、尿黄便秘等症状出现夜啼。夜啼是指小儿在夜间常常啼哭不止或时哭时止，多见于半岁以下婴儿。时间久了，会影响小儿健康，又会影响家长的工作和学习。小儿夜啼在生理上，多与饥饿、口渴、太热、太闷、尿布潮湿、白天过度兴奋等有关；至于疾病，则多见于发热、佝偻病、蛲虫病、骨和关节结核，或经常鼻塞、扁桃体过大妨碍呼吸等。小儿每到夜间即高声啼哭，呈间歇发作，甚至通宵达旦啼哭不休，白天却安静不哭，中医认为本病的病因多为脾寒、心热、惊骇、积滞四类。患儿一般全身情况良好，与季节无明显关系。小儿表现为入夜啼哭，尤其上半夜哭得厉害，面色红、嘴唇发红，烦躁不安，口鼻出气热，一惊一乍，喜欢仰卧，见灯火啼哭更厉害，大便干，小便颜色深。

导赤丸可用于幼儿夜啼症，小儿因心经积热者，症见夜间啼哭不止，哭声大，眼泪少；尿黄、大便干结者也可选用本药。那么如何判断小儿是不是因为心经积热而导致的夜哭呢？心热是泛指心的各热性病征，又称心气热。火气通于心，而心主血脉，藏神，故心气亢盛表现火热之证，影响神志及血脉。可以观察小孩的眨眼，心热可导致心中烦热，睡眠不宁，喜笑不休或神志昏聩，面红，口渴，小便黄，舌红等。心热还可以引起五脏积热。《小儿药证直诀》："视其睡，口中气温，或合面睡，及上窜咬牙，皆心热也。导赤散主之。"《证治准绳·幼科》："心热者，额上先赤，心烦心痛，掌中热而口秒，或壮热饮水，巳午时益甚，宜泻心汤、导赤散、安神丸。"意思是说观察孩子的眨眼，如果孩子呼出的气热，咬牙等症状，都是心热的表现。

如果确诊孩子是因为心热引起的夜啼，可给小孩服用导赤丸，每日 2 次，新生儿每服 1/3 丸；乳儿每服 1/3 ~ 1 丸。温开水化开送服。

尿血多因火旺，导赤丸疗效好

实热内盛是因为人体本身阴阳失衡，阴虚阳亢时形成的热是虚热；人体阴阳基本均衡或相差不大，而感受自然界六邪之热邪而发病是实热，热邪在表形成的病变多表现在外，多侵犯肺，但若热邪入人体内影响到脏器的话，就会形成内实热证，热邪壅滞体内，即形成实热内盛。最常见也最普通的可见到尿黄色，并且可伴疼痛，有便秘等，严重的可能出现尿血。

尿血在古代又称溺血，是指小便中混有血液，或伴有血块夹杂而下，多数病人并无疼痛之苦，尿血与血淋相似而有别，若小便时不痛者为尿血，小便时点滴涩痛，痛苦难忍即为血淋，所谓"痛为血淋，不痛为尿血"。西医认为，正常人的离心尿沉渣中镜检每高倍视野不少于 3 个红细胞时，即称为血尿。凡泌尿系统疾病、尿路邻近器官疾病、全身性或其他器官疾病，都能引起尿血。中国传统医学则认为，无论何种疾病引起的尿血，都是因为热扰血分所致，热蓄肾与膀胱是尿血的主要病理机制。常见病症表现为心火亢盛，膀胱湿热，肝胆湿热，肾虚火旺，脾肾两亏等。膀胱湿热表现的症状为尿血，尿频，尿急，尿道灼痛，腰痛，少腹胀满。舌质红，舌苔黄腻，脉滑数。

尿血多因火旺，但有实火与虚火之分。实者多属暴起，尿血鲜红，尿时一般都有尿道灼热感觉；虚者多属病久不愈的慢性尿血之人，尿血淡红，尿时亦无灼热之感。实热者宜吃具有清心泻火、凉血止血作用的清淡食物；凡是尿血之人，无论虚实，均忌吃辛辣刺激性食物，忌吃肥甘油腻、荤腥温热性食品，忌吃海鱼虾蟹等发物。

由于导赤丸中的生地黄、木通、甘草有抗炎作用，木通对革兰氏阳性菌及阴性杆菌有抑制作用，甘草醇提取物及甘草酸钠体外亦有抗菌作用，木通煎剂给兔静脉注射或灌胃均有利尿作用，生地黄亦有利尿作用，所以如果出现因实热内盛引起的尿血，可服用导赤丸，每服 20 ~ 30 丸，食后用温热水吞下，即可起到很好的疗效。

龙胆泻肝丸：泻肝火，去湿热

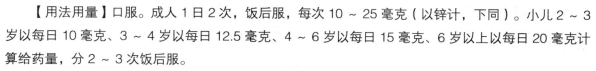

【名方出处】清代汪昂《医方集解》

【使用历史】331 年

【主要成分】龙胆草，黄芩，栀子，泽泻，木通，车前子，生地黄，当归，柴胡，甘草。

【整体药性】寒凉。

【功能主治】清肝胆，利湿热。

【典型征象】肝胆实火上扰，症见头痛目赤，胁痛口苦，耳聋、耳肿；或湿热下注，症见阴肿阴痒，筋痿阴汗，小便淋浊，妇女湿热带下等。

【用法用量】口服。成人 1 日 2 次，饭后服，每次 10 ～ 25 毫克（以锌计，下同）。小儿 2 ～ 3 岁以每日 10 毫克、3 ～ 4 岁以每日 12.5 毫克、4 ～ 6 岁以每日 15 毫克、6 岁以上以每日 20 毫克计算给药量，分 2 ～ 3 次饭后服。

【禁忌事项】忌烟、酒及辛辣食物，孕妇慎用。

龙胆泻肝丸来源于《医方集解》，本方成分有龙胆草、黄芩、栀子、泽泻、木通、车前子、生地黄、当归、柴胡、甘草。方中龙胆草大苦大寒，上泻肝胆实火，下清下焦湿热，是中医治疗肝胆实火、三焦湿热的重要良药。

龙胆泻肝丸可以泻肝胆实火，清肝经湿热。同时还可以治肝胆实火引起的胁痛、头痛、目赤、口苦、耳聋、耳肿，以及肝经湿热下注之阳痿、阴汗、小便淋浊、阴肿、阴痛、妇女带下。在现代临床上常运用于治疗顽固性偏头痛、头部湿疹、高血压、急性结膜炎、虹膜睫状体炎、外耳道疖肿、鼻炎、急性黄疸型肝炎、急性胆囊炎，以及泌尿生殖系炎症、急性肾盂肾炎、急性膀胱炎、尿道炎、外阴炎、睾丸炎、腹股沟淋巴结炎、急性盆腔炎、带状疱疹等病属肝经实火、湿热者。由于方中药多苦寒，易伤脾胃，所以脾胃虚寒和阴虚阳亢之证，不宜服用龙胆泻肝丸。

泻肝胆实火、利温热的经典药方

龙胆泻肝丸一方中龙胆草大苦大寒，上泻肝胆实火，下清下焦湿热，是中医治疗肝胆实火、三焦湿热的重要良药。

实火是一种病征名。指阳热亢盛之火邪，邪火炽盛引起的实热证。实火多由于外感六淫（风、寒、暑、湿、燥、火）所致，此外，精神过度刺激、脏腑功能活动失调亦可引起。以肝胆、胃肠实火为多见。实火患者表现为面红目赤、口唇干裂、口苦燥渴、口舌糜烂、咽喉肿痛、牙龈出血、鼻衄出血、耳鸣耳聋、疮疡乍起，身热烦躁、尿少便秘、尿血便血、舌红苔黄，可有芒刺、脉实滑数。在治疗上宜采用苦寒制火、清热解毒、泻实败火的原则和方法。实火也是中医所说的外邪入侵。治疗实火，首先要泻火，若邪已伤阴就要同时虚火为阴虚所致阴不制阳，此时滋阴则可，不需要泻火，但如果因为由阴损而导致阳热，此时就应该阴阳共补之，然以滋阴为要。

除了可以泻实火引起的肝胆症状以外，龙胆泻肝丸还可以清三焦湿热的病症。中医认为，三焦分为上焦、中焦、下焦。膈以上为上焦，包括心与肺，中焦包括脾与胃，脐以下为下焦，包括肝、肾、大小肠、膀胱。上焦病征表现为心火旺盛，肺气不宣而致的口齿生疮、咽喉肿痛、口臭等症状；中焦病征表现为温病顺传到中焦，则见脾胃之证。胃喜润恶燥，邪入中焦而从燥化，则出现阳明经（胃、大肠）的燥热症候；脾喜燥而恶湿，邪入中焦而从湿化，则见太阴（脾）的湿热症候。中焦病征的临床表现为阳明燥热，则面红目赤、发热、呼吸俱粗、便秘腹痛、口干咽燥、唇裂舌焦、苔黄或焦黑、脉沉实；太阴湿热，则面色淡黄、头胀身重、胸闷不饥、身热不扬、小便不利、大便不爽或溏泄、舌苔黄腻、脉细而濡数。中焦病征的治法，阳明燥热，则通腑泄热。下焦病征表现为温邪深入下焦，多为肝肾阴伤之证。临床表现为身热面赤、手足心热甚于手背、口干、舌燥、神倦耳聋、脉象虚大；或手足蠕动、心中憺憺大动、神倦脉虚、舌绛苔少甚或时时欲脱。

龙胆泻肝丸中具有多种抗病毒和改善肝脏功能的有效成分，为人们所熟知。该药价格相对低廉，为不同经济状况的患者所接受。但因为龙胆泻肝丸成分中含有关木通成分，长期使用会造成肾功能损害、肾衰竭甚至死亡的严重药物不良反应。因此，有些人对目前市售龙胆泻肝丸的安全性问题较为关注。实际上龙胆泻肝丸中所用的木通实为马兜铃属植物关木通。在一些医药书籍中，龙胆泻肝汤的木通剂量较大，多为9克。而近期国内有临床报道说，使用关木通10克1次即可引起肾中毒。这一令人震惊的结果也得到了国内的一些相关性研究的证实。《中华人民共和国药典》1995年版和2000年版收载了龙胆泻肝丸的水丸和大蜜丸两个品种。龙胆泻肝丸水丸1次口服3～6克，1日2次，其中所服用的关木通量每次为0.21～0.42克，1日为0.42～0.84克。虽然现在市场上的龙胆泻肝丸已经把关木通改成木通，但依然不能长期服用。

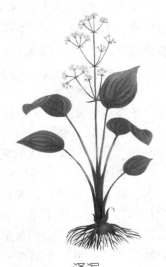

泽泻

龙明泻肝丸方中的龙胆草大苦大寒，上泻肝胆实火，下清下焦湿热，为本方泻火除湿两擅其功的君药。黄芩、栀子苦寒，有清热燥湿，导热下行之效，为臣药。泽泻、木通、车前子清热利湿，可使湿热从水道排除；生地黄、当归滋阴养血；柴胡是为引诸药入肝胆而设，甘草调和诸药之效，以使标本兼顾。龙胆泻肝丸泻肝而不伤肝，利湿而不伤阴，其配伍相辅相成，疗效为医家和患者所称道。该药除用于高血压、急性眼结膜炎、急性中耳炎、尿路感染等症的治疗外，现在也常用于乙型病毒性肝炎及其他一些慢性病的治疗。

治疗湿热下注的良方

龙胆泻肝丸方中的龙胆草具有抗炎、抗过敏作用，其抗过敏是通过神经系统激动垂体促使肾上腺皮质激素分泌增加而实现的；柴胡、生地、当归、泽泻、黄芩均具有增强免疫功能和抗炎、抗病毒作用；甘草能解百毒，具有类固醇样和抗病毒作用。药物的配伍作用，也被西医师认同。

因此，龙胆泻肝丸也可用来治疗湿热下注所引起的一系列病症。

湿热下注，指湿热流注于下焦。主要表现为小便短赤、身重疲乏、舌苔黄腻、脉濡数等。临床多见于湿热痢疾、湿热泄泻、淋浊、癃闭、阴痒、白带、阴囊肿痛、下肢关节肿痛、湿脚气感染等症。治疗大法宜清热利湿。根据所患的病位，有如下数种原因：

肝胆湿热证，有黄疸出现，口苦，胁肋胀满不适等；脾胃湿热证，多表现为脾胃的症状，不想吃饭，大便稀溏等。

膀胱湿热证，有尿频、尿急、尿疼，小便赤涩灼热的感觉，相当于西医的泌尿系感染（即膀胱炎、尿道炎）。

大肠湿热证，大便黏滞不爽，时有里急后重的感觉，多为泄泻或湿热痢疾。

湿热下注常表现为下部的症状，如膀胱湿热或肝经湿热下注所致的男子阴囊湿疹瘙痒，女子湿热黄带腥臭、下肢丹毒、下痿证等皆是湿热下注的具体表现。

龙胆泻肝丸功效清肝胆实火，同时也泻下焦湿热。肝胆湿热下注证，湿热下注膀胱（如尿淋）引起的小腹急痛、小便混浊、生殖器瘙痒肿痛、妇女白带异常、舌红苔黄腻等症。龙胆泻肝丸可用于治疗湿热引起的带下病。湿热引起的带下病多发病为春夏季，由于体内湿热重，致使表现为妇女带下黄臭。但是带下病种类很多原因引起的，不是所有的带下病龙胆泻肝丸都可以治疗的。如果确诊是由湿热引起的带下病，吃龙胆泻肝丸效果好很好。成人每次 15 克，每日 2 次，儿童慎用。

龙胆泻肝丸也适用于肝经湿热型早泄，本型表现为房事时阴茎虽能勃起，但勃起后很快射精、性欲亢进，频频射精，伴有口苦咽干，小便黄赤，舌红苔黄腻，脉弦数。本方只适用于肝经湿热的实热证，不能应用于虚证和阴虚阳亢者。对此型患者，亦不能应用补肾固涩剂，妄用温补，会闭门留寇，使病邪无从排除。

辅助治疗高血压、胆囊炎、乙肝

47 岁的王大姐患有高血压病，半个月前，她因工作过度劳累而致血压升高，并出现尿频、尿急、尿痛等症状，故到某医院中医科就诊。中医师诊断为肝阳上亢（高血压的一种证型）伴"尿淋"，开给她中成药龙胆泻肝丸口服。王大姐服用 2 天后症状基本缓解。

龙胆泻肝丸为什么能治疗高血压呢？是因为其配方中含龙胆草、山栀子、黄芩、柴胡、当归、生地、泽泻、车前子、木通、甘草，具有清肝胆湿热之功效，主治肝胆实火（如肝阳上亢）引起的头痛、目赤、口苦、胁痛、耳肿痛；以及肝胆虚火，症见眩晕耳鸣、面白无华、两目干涩、潮热盗汗者。因此，肝阳上亢引起高血压的患者，可以适当服用龙胆泻肝丸以缓解症状，但是，龙胆泻肝丸不能长期服用，因此，它只是起辅助作用，并且只针对肝胆实火引起的高血压。

龙胆泻肝丸除用于高血压、急性眼结膜炎、急性中耳炎、急性盆腔炎、尿路感染、外生殖器感染等症的治疗以外，现在也常用于急性胆囊炎、乙型病毒性肝炎及其他一些慢性病的治疗。其临床疗效确切，深受国人青睐，已使用了几百年。

胆囊炎是细菌性感染或化学性刺激（胆汁成分改变）引起的胆囊炎性病变，为胆囊的常见病。龙胆泻肝丸的作用是清肝胆，利湿热。用于肝胆湿热，头晕目赤，耳鸣耳聋，耳肿疼痛，胁痛口苦，尿赤涩痛，湿热带下等症状。龙胆泻肝丸方中药物分别含有龙胆苦苷、龙胆碱、黄芩素、黄芩苷、栀子素、泽泻醇等主要成分。研究证明药理作用广泛，无明显毒副作用。本方具有抗菌、

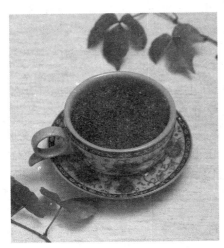
车前子

抗炎、增强免疫功能、抗过敏等作用。方中龙胆草大苦大寒，上泻肝胆实火，下泻下焦湿热，为君药；黄芩、栀子具有苦寒泻火之功，与龙胆草配伍为臣药；泽泻、术通、车前子清热利湿；肝经有热易耗伤阴血，故加用生地黄、当归滋阴养血，以使标本兼顾；方用柴胡，是为引诸药入肝胆；甘草有调和诸药之效。

综观全方，龙胆泻肝丸只是起到泻中有补，利中有滋，以使火降热清，湿浊分清的作用，因此，龙胆泻肝丸可以辅助治疗胆囊炎。

龙胆泻肝丸的成分中有增强机体免疫力等作用。在乙肝治疗方面，乙肝患者使用龙胆泻肝丸能够起到一定的病情缓解作用，这是因为该药有提高患者的免疫力，保肝护肝，减轻乙肝患者症状的有效作用。

但是有关资料显示，龙胆泻肝丸虽然对乙肝患者可以起到保肝护肝的作用，但是并不具备抗病毒的作用。因此，龙胆泻肝丸治疗乙肝只能作为一种辅助用药，并不能彻底地使乙肝患者实现康复。并且，龙胆泻肝丸可能会造成肾功能的损害，引发肾衰竭，情况严重者还可导致尿毒症。因此，建议患者一定要慎重使用，最好在医生的指导下服用。

治疗多种疾病，实用性强大

龙胆泻肝丸不同于其他种类的药物，它具有治疗多方面疾病的功能。它能清肝胆，利湿热，用于治疗肝胆湿热，头晕目赤，耳鸣耳聋，耳肿疼痛，胁痛口苦，尿赤涩痛，湿热带下。从多种角度上来说，出现上述症状的患者可以适当地服用些龙胆泻肝丸，有助于病情的恢复。同时，若出现以下病症，也可以适当服用，以达到辅助治愈的目的。

患了尿路感染的病症也是可用中医中药的方法来治疗的，常用的中药是龙胆泻肝丸和八正颗粒，或者龙胆泻肝丸和复方石韦片。

龙胆泻肝丸还可以治疗流行性腮腺炎。如患上流行性腮腺炎，可内服龙胆泻肝丸口服液，每次 2 支，每日 2 次。外用龙服泻肝丸以凉开水调成糊状，外涂患处，每日换药 2 次。一般用药 2 ~ 7 天可获良效。

龙胆泻肚丸可以治疗带状疱疹。如患上带状疱疹，可内服龙胆泻肝丸，每次 6 克，早、晚各 1 次；外用龙胆污肝丸水溶化后涂患处，每日 1 ~ 2 次，用药 4 ~ 7 天可治愈。其治疗机理是龙胆泻肝丸可使排出液量增加，对组织胺反应明显减轻，故能治疗因湿邪、热邪而引起的带状疱疹。

龙胆泻肝丸可以治疗流行性结膜炎，内服龙胆泻肝丸 6 ~ 9 克，每日 2 次；外用抗菌消炎服药水点眼。

龙胆泻肝丸可以治疗慢性中耳炎。内服龙胆泻肝丸，每次 6 ~ 9 克，每日 2 次，一般用药 7 ~ 10 天内获得治愈。方中柴胡、黄芩、栀子均能退热，柴胡、黄芩合用可抗菌、排脓、解毒，从而消除病因而达到治疗目的。

龙胆泻肝丸可以治疗急慢性肝炎。内服龙胆泻肝丸，方中柴胡、黄芩可抗菌、排脓、清热解毒等，有助于患者病情的恢复。

龙胆泻肝丸是治肝胆实火上炎，湿热下注的常用方。临床应用以口苦溺赤，舌红苔黄，脉弦数有力为辨证要点。若肝胆实火较盛，可去木通、车前子，加黄连亦助泻火之力；若湿盛热轻者，可取黄芩、生地，加滑石、薏苡仁以增强利湿之功；若玉茎生疮，或便毒悬痈，以及阴囊肿痛，红热甚者，可去柴胡，加连翘、黄连、大黄以泻火解毒。

由于最新的研究发现长期服用"龙胆泻肝丸"可引起严重的不良反应，主要表现为肾衰竭，因此对于服用过龙胆泻肝丸的患者，建议最好查一下肾功能，因为肾功能损伤是不可逆的，一旦真的有损伤，即使停药也不会自行恢复，必须进行治疗。因此，龙胆泻肝丸一定要注意按要求服用，切不可滥服滥用。

虽然如此，但并不表示龙胆泻肝丸不可以使用，不能用于临床。针对病症，龙胆泻肝丸的作用是有目共睹的。但如果患者属于肾功能不良者，就不能服用该药。针对龙胆泻肝丸有严重的不良反应，专家建议：一是患者不要自行购药，一定要在医生指导下使用；二是不要自行加减药，任何药物只要有治疗作用，同时也就有不良反应，服用过量、服用不足量、任意缩短疗程对治疗效果都是有影响的，重要的是在治疗期间注意肾功能监测，一旦发现不良反应，马上停药。

葛根芩连丸：清热止泻，治疗腹泻的经典方

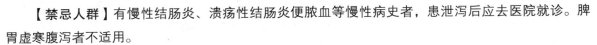

【名方出处】东汉张仲景《伤寒论》。

【使用历史】1900 年。

【主要成分】葛根，黄芩，黄连，炙甘草。

【整体药性】寒凉。

【功能主治】解肌透表，清热解毒，利湿止泻。

【典型征象】用于湿热蕴结所致的泄泻腹痛、便黄而黏、肛门灼热，及风热感冒所致的发热恶风、头痛身痛。

【用法用量】口服。1 次 3 克；小儿 1 次 1 克，1 日 3 次；或遵医嘱。

【禁忌人群】有慢性结肠炎、溃疡性结肠炎便脓血等慢性病史者，患泄泻后应去医院就诊。脾胃虚寒腹泻者不适用。

葛根芩连丸处方出自名医张仲景《伤寒论》中的千年古方"葛根芩连汤"，是现代药学技术挖掘古方潜能的中药成果，被誉为中药抗生素，具有抗病毒、抗菌、清热、止泻、提高免疫的作用，对流感引起的鼻塞流涕、咳嗽、发热、头痛、喉咙痛等症状有很好的疗效。由于具有抗病毒、起效快的特点，葛根芩连丸多次在国家发生大的疫情时，被国家指定为诊疗用药。

葛根芩连丸的中成药剂型包括片剂、胶囊剂、口服液、颗粒剂、微丸五种，能快速崩解、吸收，起效迅速。它多效合一，产品具有抗病毒、抗菌、免疫力增强的作用，而且可以同时治疗风热感冒和各种痢疾腹泻。最重要的是葛根芩连丸安全性高，是纯中药制剂，不会像抗生素那样导致肠道菌群失调、肝肾损伤等。

拉肚子别怕，葛根芩连丸来解忧

葛根芩连丸为暗黄色的丸剂，由葛根、黄芩、黄连、炙甘草组成，具有外解表邪，内清热燥的功效。葛根是葛根芩连丸中的主药，甘辛凉，入阳明经。阳明外主肌肉，内主胃腑，外解肌表之邪以散热，内清阳明之热，还能升发脾胃清阳之气，止泻生津。葛根的成分药理在于，葛根总黄酮、葛根素能扩张冠状动脉，增加冠脉流量，改善脑循环作用。其中的黄连、黄芩是辅药，苦寒清热燥湿，厚肠止痢。炙甘草甘缓和中，调和诸药。几种药配合在一起，充分起到解肌清热，止泻止痢的作用，特别用于泄泻痢疾，身热烦渴，下利臭秽，同时治疗外感表证未解，热邪入里。症见身热下利、胸脘烦热、口干作渴、舌红苔黄脉数。

《伤寒论》里曾说道，当邪热内陷于三阳经之里，阳明之腑。必须以芩连直接从里之腑而清泄，又恐怕残邪不能全部被清除出来，所以大量使用葛根透发邪热，让它发于表，由表而解。葛根与麻桂皆能辛散走表，而葛根辛而不热、不燥，既能升津液输于太阳，又可清解内陷之邪热。葛根与石膏共味辛而清凉，能生津止渴。而葛根是"出而清之"，石膏则"入而清之"。故本方证表邪未解，误下致邪陷阳明引起的热利，当以葛根为主，输津解热；配用苦寒之黄芩、黄连，清胃肠之热，燥胃肠之湿，如此表解里和，身热下利诸证可愈。所用甘草，意在护胃缓中，协调诸味，共为解表清里之剂。

此方可治疗各种痢疾，如细菌性痢疾、病毒性痢疾等。症见有发热腹痛，下痢浊秽。热灼肛门，里急后重者，下痢脓血，苔黄脉数，可加清热解毒之品治之。但功能重在"清热"，用于急性肠炎、细菌性痢疾、肠伤寒、胃肠型感冒等证属阳明里热甚者。

方中葛根可解肌退热、生津止渴，配黄连、黄芩二味能泻火、清湿利热，所以该药有较强的清热功效，善治实证、热证之泄泻或菌痢。如果泄泻的同时有"脐腹凉痛"，中医认为多与脾肾阳虚有关，宜温补脾肾。如果误用苦寒清热的药，会加重腹泻。所以本药不适宜寒性泄泻者服用。

曾有医生记录过自己为病人诊治的经历：王大姐36岁，发热腹痛后1天，下痢脓血、里急后重持续8日，病势越来越严重。家人说最近两天发热，并且每天排便次数增加，虽量少但皆有脓血。病人恶心呕吐，已水食不进。医生诊断后发现病人面色焦黄，两目深陷，神倦懒言，舌面干燥，脉微而数。医生诊断后认为这是噤口痢之重症，津液胃气大伤，且表邪不解，漫热毒邪内盛。后来医生开了以清里解表生津的葛根芩连汤，葛根24克，川黄连6克，黄芩12克，炙甘草6克，急令水煎温呷服，饮药未吐。服用1剂后，身热渐退，后重亦轻，便次明显减少，诊其脉象细略数，又给予仓廪汤以益气解表，败毒养胃，1剂后，诸证好转，以能稍量进食。后继以仓廪汤冲服香连散数日，症状消失。

妊娠泄泻不困扰，治疗中暑有绝招

除治疗各种因湿热等引起的痢疾外，葛根芩连丸还可以治疗因热邪入侵而造成的孕妇妊娠泄泻病症以及中暑。

妊娠泄泻，病征名。出自于《妇人大全良方》卷十五。此种病症多因孕妇脾肾素虚，或外感风寒暑湿之邪，内伤饮食生冷；或肾阳不足，不能温煦脾土，脾失健运；或木横侮土，肝气乘脾而致腹痛泄泻。

伤暑湿者，腹痛泻下黏滞不爽，心烦口渴但不想喝水，小便赤涩，这时治疗时应该选择清热利湿的药，可用葛根芩连丸或者用葛根芩连汤；如果感觉吃下的食物不容易消化，泻下秽臭，腹痛肠鸣，吞酸胀胞，治宜消食导滞，佐以健脾助运，可以加用保和丸；如果是风寒造成腹泻，泄泻如水一样，同时伴有肠鸣腹痛，此时不宜使用葛根芩连汤，治宜散寒化浊，可以用藿香正气散。

什么是伤暑呢？伤暑也就是我们说的中暑，属五邪之一。炎炎夏日，气温高，天气热，假若身体虚弱，抗病能力低下，对炎热的气候不能很好适应，体温调节中枢就会发生紊乱，散热功能就会发生障碍，这个时候是最易发生中暑，中医称之为"伤暑"。炎热的夏天，耗伤元气。所以生病后一定会感觉非常倦怠，脉弱，身热自汗，烦躁，面垢唇青。有这样一种说法，如果因为动而中暑，称之为中热，有时安静不运动也会中暑，此种称为伤暑，热阳反之暑阴，其实这种说法不是完全正确的。从字面上看，暑字从日，暑就是热，没有必要把名字分得那么详细，但动静二字，是阴阳分别。

什么是因动而中暑呢？长时间在太阳底下劳动，或者超负荷运动，因而致病。就会造成伤暑而发热、头痛，症状与伤寒证同，但伤寒脉浮而紧，伤暑脉洪而虚，可以用此方法辨别。伤暑有阴、阳之分，"动而得之者为阳暑"，我们平时所指的中暑大多指的是这个。患者多在烈日下劳作，或长途行走，或因在高温、通风不良、湿度较高的环境下长时间劳作所引发。这种中暑往往病情重而危急。而"阴暑"是因为过于避热贪凉而引起的，即所谓"静而得之者为阴暑"。

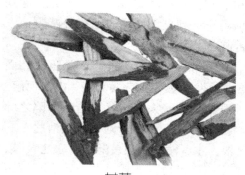

甘草

由于天气炎热，人们毛孔开张，腠理疏松，人们睡眠、午休和纳凉之时，若过于避热趋凉，如夜间露宿室外，或坐卧于阴寒潮湿之地，或在树荫下、水亭中、阳台上乘凉时间过长，或运动劳作后立即用冷水浇头冲身，或立即快速饮进大量冷开水或冰镇饮料，或睡眠时被电扇强风对吹，均可导致风、寒、湿邪侵袭机体而引发"阴暑"。出现身热头痛、无汗恶寒、关节酸痛、腹痛腹泻等症。正如明代大医学家张景岳指出："阴暑者，因暑而受寒者也……故名阴暑。"特别是老人、儿童、孕产妇、体弱及患有宿疾者，容易诱发此症，尤应加强防护，不可过于避热贪凉，避免寒湿侵袭而引发"阴暑"。

一旦出现伤暑症状，可口服葛根芩连汤，1次3克；小儿1次1克，1日3次，或者可以自制葛根芩连汤，葛根20克，黄芩12克，黄连6克，炙甘草9克，煎制成汁，温水服用，即可起到很好的疗效。

葛根芩连丸，让肥胖不再是噩梦

生活节奏越来越快的今天，人们常常因吸收高热量、高脂肪的食物而又缺乏运动导致肥胖。肥胖，不仅仅是女孩子的担忧，如今已成为威胁人体健康的一种病症。

肥胖不仅影响形体美，而且给生活带来不便，更重要的是容易引起多种并发症，加速衰老和死亡。难怪有人说肥胖是疾病的先兆、衰老的信号。肥胖是健康长寿之大敌，据报道超重10%的45岁男性，其寿命比正常体重者要缩短4年，据日本统计资料表明标准死亡率为百分100%，肥胖者死亡率为127.9%，易发冠心病及高血压肥胖者脂肪组织增多，耗氧量加大，心脏做功量大，使心肌肥厚，尤其左心室负担加重，久之易诱发高血压，等等。如果是青少年患肥胖症，会导致上课容易疲倦和注意力不集中，学习成绩下降；第二性征发育不正常（如男孩乳房发育异常，女孩初潮和青春期提前）；导致慢性病发病年龄提前（如脂肪肝、高血脂、2型糖尿病高血压等）；导致青少

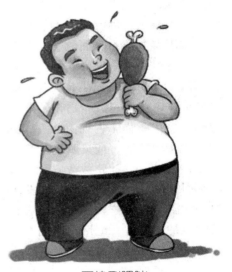

胃热型肥胖

年情绪低落，自卑心理及抑郁症，自闭症发病率增高；超过2/3的肥胖青少年成年后也肥胖，会给以后的生活带来困扰和不便；14岁以下儿童的糖尿病患者（青春晚期糖尿病）急剧增加，其易并发心脏病，中风、肾功能衰退发病率提高。

葛根芩连丸对治疗胃热湿阻症型肥胖有较好的疗效。胃热湿阻型（湿阻不化，郁久化热）的肥胖者主要表现是头晕、消谷善饥、肢重困楚、怠惰、口渴喜饮。脉滑稍数、舌苔腻微黄。

中医认为，胃热即是胃火，一种胃热是胃炎，会感到胃胀而没食欲，唯一与胃寒不同的地方是胃热者会感到口苦兼有口臭。另一种胃热的情况则完全不同，这种情况多发于身强力壮的年轻人，患者胃口大开，好像永远吃不饱，原因是他们阳火过盛伤津，胃部过度活跃，蠕动加快，所以食欲增加，体重大增。胃热，多由邪热犯胃；或因嗜酒、嗜食辛辣、过食膏粱厚味，助火生热；或因气滞、血瘀、痰湿、食积等郁结化热、化火，均能导致胃热（胃火）；肝胆之火，横逆犯胃，亦可引起胃热（胃火）。

胃热型肥胖人群的临床特征是：食欲旺盛，有些人群喜欢辛辣油腻食物，喜欢喝冷饮，小便黄，大便会有干结便秘现象，舌红，苔黄，脉滑数，睡眠质量较佳，个别人会有口臭现象，做事比较急躁，办事效率比较高。

胃热型肥胖病人需要在操作过程中调整机体的各种代谢功能，促进脂肪分解，达到减肥降脂的效果。主要是抑制胃肠的蠕动，并有抑制胃酸分泌的作用，从而减轻饥饿感，达到减肥的

目的。在调理过程中，可能会出现厌食、口渴、大小便次数增多、疲劳等反应，这些均属于正常现象。这样的人减肥的关键是清热，只有这样，身体的代谢功能才会恢复正常。机体的内在功能不断调整，促使新陈代谢加快，能量不断消耗。

葛根芩连丸中葛根、黄连、黄芩有很好的清热利湿的作用，可以清胃热，以达到减肥的目的。服用方法每次 9 克，每日 3 次口服。

葛根芩连丸，轻松治湿热头痛

湿热不仅能使人体的肝胆脾胃等新陈代谢的功能失调，还能因热邪上升而引起头痛。湿热头痛多发于高温酷热后，接连阴雨绵绵，人体极易感受外来湿邪的侵袭，出现浑身无力、舌苔浊腻、脾胃不和、食欲下降、心烦焦躁、头身困重、口渴恶心等，中医称此为"夏日伤寒"或湿热病。

湿就是我们通常所说的水湿，它有外湿和内湿的区分。外湿是由于气候潮湿或涉水淋雨或居室潮湿，使外来水湿入侵人体而引起；内湿是一种病理产物，常与消化功能有关；所谓热，则是一种热象。而湿热中的热是与湿同时存在的，或因夏秋季节天热湿重，湿与热合并入侵人体，或因湿久留不除而化热。湿热是温病的一种，表面发热、头痛、尿黄而短、身重而痛、苔黄腻。易引发黄疸、膀胱炎、痢疾等病症。湿热的一般表现为：肢体沉重，发热多在午后明显，并不因出汗而减轻，伴有舌苔黄腻。

而湿热引起的头痛是临床常见症候，简单来说就是因湿热引起脾胃失调，从而导致头痛。湿热头痛主要临床表现为：头痛沉重或昏闷不爽，犹如被包着一样，并且反复发作，或头痛连项，或颈项拘紧，或见胸闷脘痞，口苦口干，口渴，小便黄赤，大便不爽或溏垢，或闭结，舌质红，苔黄腻，脉弦数或濡数，或滑数。湿重者则大便多偏溏，或胶着黏腻而滞下不爽。并且湿热引起的头痛发病时间长。还有可能出现湿热夹痰证，湿热与痰热病人皆可见出现胸闷脘痞、口中黏腻、舌红苔黄腻等临床表现，痰热病人常见咯吐黏痰，甚则头晕、头昏、目眩，或伴有精神、神志异常，记忆力减退。

治疗湿热引起的头痛，应以清热利湿，通络利窍为主。可选用葛根芩连丸或自制葛根芩连汤。选用葛根 30 克、黄连 5 克、黄芩 20 克、炙甘草 5 克，煎汁服用。如果湿热并重，可以加入白鲜皮 15 克，苦参 9 克，栀子 9 克；湿重于热，选加佩兰 12 克，防风 9 克，猪苓 15 克，茯苓 15 ~ 30 克；热重于湿，选加连翘 30 克，滑石 20 克，栀子 9 克；心烦失眠，选加竹叶 9 克，滑石 15 克；恶心呕吐，选加旋覆花（包煎）15 克，竹茹 15 克，芦根 15 ~ 30 克；口干口渴，选加天花粉 15 克，北沙参 15 ~ 30 克；湿热夹痰证，上方加半夏 9 克，牛蒡子 15 克，瓜蒌 15 ~ 30 克，以清化痰热；湿热夹瘀证，上方加丹参 15 克，川芎 12 克，僵蚕 15 克；湿热夹郁证，上方加郁金 15 克，川贝母 9 克，香附 15 克；湿热伤阴，加石斛 15 克，天花粉 15 克，生地 15 克。若患者胁肋不适或胀痛，心烦易怒，则为肝胆湿热，宜合用茵陈蒿汤、白头翁汤或大柴胡汤加减。此外，还要随证加入理气、醒脾、化湿的药物。

六一散：清暑利湿，最简单实用的消暑佳品

【名方出处】金代刘完素《宣明论方》。

【使用历史】841 年。

【主要成分】滑石，甘草。

【整体药性】微寒。

【功能主治】清暑利湿。

【典型征象】用于感受暑湿所致的发热、身倦、口渴、泄泻、小便黄少；外用治痱子。用于暑湿、湿温、湿热证，以及砂石淋和皮肤湿疹、湿疮、痱子等症。症见身热、汗出、口渴、心烦、小便短赤涩痛或砂淋等。

【用法用量】散剂：30 克 / 包，每次 6 ~ 9 克，每日 1 ~ 2 次，泡服或包煎服汤。

【禁忌事项】若阴虚，内无湿热，或小便清长者忌用。孕妇忌服。

中药六一散出自《宣明论方》，由于其明显的清暑利湿的作用，自问世以来受到许多人的青睐，成为夏季家庭必备的解暑药品之一。六一散原名叫益元散、天水散，后人通称为六一散。六一散的功能主要是清暑利湿。主治感受暑湿，症见身热心烦口渴，小便不利，或呕吐泄泻，或下痢赤白；亦治膀胱湿热所致之小便赤涩，癃闭淋痛，砂淋，石淋。本方所治证属感受暑湿所致。暑为阳热之邪，又多挟湿，治当清暑热，利湿邪。方中滑石味淡性寒，重镇而滑，淡能渗湿，寒能清热，重能下降，滑能利窍，所以能清暑利湿。

夏天，你可以不受暑气伤害

热和潮湿一起造成了闷热的暑伏天，这段时间，由于气温高，人们常会感到身热口渴，心烦，小便不畅，有时还会有呕吐、泄泻等中暑症状。而且中暑后，通常是几天才会缓过神来，所以一到夏天，很多人就开始为如何防治中暑做准备。金代名医刘河间创制的六一散，由滑石、甘草二味药物组成，主要用于感受暑湿之身热、心烦口渴、小便不利；或呕吐泄泻；亦治膀胱湿热所致的小便赤涩淋痛，以及砂淋等症，有清暑利湿的功效，效果明显，是夏季不错的选择。

所谓中暑，中医认为是邪夹湿所致。暑气就是阳邪，暑气通于心，所以被暑气所伤的人，多数都会出现身体发热、内心烦躁的症状；而且暑热伤津，所以同时会表现为口渴的症状。中暑病除了阳邪所侵的人，体内基本都有湿气，湿气被外邪所阻碍，所以会造成膀胱气化不利，出现小便不利；湿走肠间，就会出现泄泻。因此，治中暑病症，重在清暑利湿。

《生命时报》记者曾采访过山西省中医内科专业委员会副主任委员胡兰贵教授，他向记者介绍道，六一散治疗暑湿外感病症疗效非常明显，被誉为"凡人之仙药"。六一散中滑石甘淡性寒，体滑质重，既可清解暑热，用来治暑热烦渴，又可通利水道，使三焦湿热从小便而泄，以除暑湿所造成的小便不利及泄泻，所以在六一散中，滑石为君药。生甘草甘平偏凉，能清热泻火，益气和中，与滑石相搭配，一方面甘寒生津，使利小便而不会伤津液；另一方面可以防止滑石的寒滑重坠以伤胃，所以甘草为臣药。滑石和甘草一起，可以清暑利湿，能使三焦暑湿之邪从下焦渗泄，于是热、渴、淋、泻这些病症都可以痊愈。六一散的配伍特点是药性平和，

清热而不留湿，利水而不伤阴，具有"清热而不留湿，利水而不伤正"的特点，是清暑利湿的著名方剂。

张秉成《成方便读》卷三中记载："六一散……治伤暑感冒、表里俱热、烦躁口渴、小便不通、一切泻痢、淋浊等证属于热者，此解肌行水，而为祛暑之剂也。滑石气清能解肌，质重能清降，寒能胜热，滑能通窍，淡能利水。加甘草者，和其中，以缓滑石之寒滑，庶滑石之功能彻表彻里，使邪去而正不伤，故能治如上诸证耳。"说的就是它的功效。

那么，具体什么情况下可以服用六一散呢？根据六一散"清热而不留湿，利水而不伤正"的特点，如果出现发热，口渴，小便赤黄短涩、淋漓不尽（如若小便清而长则不宜用）以及吐泻（呕吐和腹泻是中暑患者的常见症状，中医认为这是因为暑湿侵袭人体胃肠导致功能异常而出现的）这些症状的时候，可以服用六一散，疗效明显。

若暑热较重，可以酌量加淡竹叶、西瓜翠衣等以祛暑；伤津而口渴舌红者，可加麦冬、沙参、石斛等养阴生津止渴；心火较旺而舌红心烦者，可加竹叶、灯芯、黄连等泻火除烦；气津两伤可加西洋参、五味子等益气养阴，小便涩痛或有砂石诸淋者，可选加白茅根、小蓟、车前草及海金沙、金钱草、鸡内金等利尿药物。

六一散还可用于膀胱炎、尿道炎等属湿热者。每次服 9 ~ 18 克，包煎，或温开水调下，每日 2 ~ 3 次，也可常加入其他方药中煎服。入汤剂时按比例酌情减量。

六一散，让宝宝不怕痱子痒

夏季除了容易中暑外，痱子也是令人烦恼的问题，那红红的疹子让人又痒又痛。特别是有宝宝的家庭，看到宝宝细嫩的皮肤上那一团团痱子扰得宝宝不时啼哭，家人看了也心疼不已。

痱子是因小汗腺导管闭塞导致汗液潴留而形成的皮疹，是夏季最常见的一种皮肤病。夏天气温高，汗液分泌多，汗液蒸发不畅，导致汗孔堵塞，阻塞的汗腺还在分泌汗液，这样淤积在表皮汗管内的汗液使汗管内压力增加，导致汗管扩张破裂，汗液外溢渗入周围组织，在皮肤下出现许多针头大小的小水疱，就形成了痱子。

痱子有白痱、红痱、浓痱和深痱四个层次，代表了四个不同的阶段。一般情况下痱子处于白痱和红痱的阶段。所谓的白痱，是指细小、清亮、非常表浅和无炎症反应的水疱。因发热而出汗增加或衣物阻碍热量和湿气散发如被包裹的小儿，可出现白痱。皮疹无症状，轻微摩擦即容易破裂，因而存在时间很短。红痱是最常见，表现为散在分布、极痒并伴刺痛、烧灼或麻刺感的红色斑疹和丘疹，顶部可见针帽大的水疱或脓疱，皮损可融合。可在暴露于炎热环境数天至数周起病。好发于间擦部位，如肘前窝、腘窝、躯干、乳房下、腹部和腹股沟。

宝宝皮肤娇嫩，汗腺发育还不全，非常容易长痱子。稍大一点的孩子天性活泼好动，天天蹦蹦跳跳一刻不停，加之体内新陈代谢旺盛，非常容易出汗，汗多又没有及时擦干，造成汗毛孔堵塞，因此孩子特别容易长痱子。除了手心、脚底以外都可长痱子，常发生在头皮、前额、颈、胸、臀部、肘弯等容易出汗的摩擦部位。

如果出现痱子，切不可乱擦药，可以选择六一散进行治疗。宝宝局部宜用温水清洗，冷水及热水均不宜。冷水洗澡，虽然开始在皮肤感觉上非常凉爽舒服，但会引起毛孔收缩，不利于汗腺分泌通畅；热水澡会对有炎症的痱子产生刺激。洗完澡后，待孩子身上的水分全部干了以后，可以把六一散粉末涂在孩子身上，每天 2 ~ 3 次。也可以自制六一散汤剂，

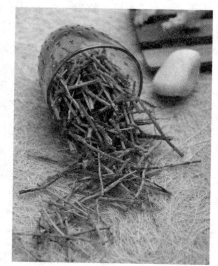

白茅根

方法是将滑石和甘草煎汁，待药汁温度适宜时，用六一散汤剂兑水给宝宝洗澡，或者直接用药汁涂抹宝宝患处，每天 2～3 次，可起到明显的改善和治疗作用。

六一散显神奇，治疗婴儿红臀

经常听到年轻的妈妈们在一起交谈宝宝的护理，特别是宝宝的红臀。那娇娇嫩嫩的小屁股上，红红的一大片，有的还出现水疱，看得妈妈们心疼不已。

婴儿红臀现代医学称尿布疹或臀部红斑。是臀部、外阴及大腿内侧皮肤，因受潮湿、尿布浸渍过久而发生丘疹、红斑、水疱及渗出、糜烂的一种病变。轻者受刺激的皮肤粗糙起红色，重的可出现糜烂，是 3 个月以内婴儿最常见的皮肤病。宝贝的皮肤非常薄，含水量比较多，尤其是与尿布接触区域的皮肤比身体其他部位更加薄，受到摩擦时很容易破损，受到一点刺激很容易发生过敏，导致小屁屁发红。那么尿布疹是怎么形成的呢？

一方面，随着生活节奏的加快，现在的年轻父母习惯用尿不湿代替传统的尿布。由于尿不湿不透气，容易造成婴儿红臀。尿布是宝宝的好伙伴，但是尿布也会给宝宝带来一些麻烦。如果妈妈没有及时更换宝宝的湿尿布，宝宝就会得尿布疹，俗称"红屁股"。

另一方面，宝贝皮肤的汗腺排汗孔仅有大人的 1/2 大，但排汗量却和大人几乎一样。加之皮肤的免疫及体温调节等功能没有发育完善，抵抗力较弱，在环境温度增高时屁屁很容易变红。宝贝的新陈代谢非常活跃，尤其是水代谢，加之膀胱又小，因此每天要尿好多次。年龄越小，尿的次数越多。如果护理不及时，小屁屁经常处于潮湿的状态。

便后不清洗也是造成宝宝红臀的原因之一。宝宝大便量多，次数多（母乳喂养的宝宝每天大便 4～5 次），大便稀，会粘满整个臀部。有的父母图省事，只将宝宝臀部的大便擦去，而没有清洗臀部，这会使得许多刺激性物质还沾在臀部，当尿布再次被尿湿时，臀部在潮湿的环境中便会发生尿布疹。

便后清洗不彻底，同样也会造成宝宝红臀。有的父母每次给宝宝换尿布时都为宝宝清洗小屁股，可是宝宝还是发生尿布疹了，这让父母感到很委屈，觉得自己的辛苦都白费了。宝宝的臀部褶皱较多，不易清洗，必须仔细清洗，否则褶皱处就会留下粪便残余，刺激臀部皮肤，发生尿布疹。有的父母为宝宝换尿布的动作比较粗暴，便容易损伤宝宝的皮肤，继而在潮湿的环境下更容易发生尿布疹。

尿布疹如果不及时采取措施治疗，会导致皮肤破损，细菌通过破损处进入血液，引起败血症。所以，妈妈一定要细心护理宝宝的小屁股，发现尿布疹，应该及早采取措施，如勤换尿布、保持臀部干燥等，避免发生危险。给宝宝换完尿布、清洗完小屁股后，如果发现宝宝已经出现红臀，可以选择六一散来进行治理。用法是可以直接在患处扑撒六一散粉末，或者也可以将粉末包成小包煎汁进行擦洗，1 天 3 次，两天宝宝红臀就可以消失。

灵活的药性，自由搭配

六一散除了可以清暑利湿、治疗痱子和宝宝红臀外，它的应用还非常灵活。它还可以治疗夏季感冒、泌尿系感染、尿路结石等属湿热下注者。而且六一散加减治疗各种病症，效果也非常好。如果有非常严重的心烦不安症状，可加上少许朱砂调服，就成了"益元散"；如果同时肝火旺盛，可加少许青黛，名为"碧玉散"。若兼有轻微的外感（发热、头痛等）症状，可用鲜薄荷叶煎汤或捣汁少许同服，名为"鸡苏散"。这些方剂，都是夏季治疗暑病的良方。

益元散利小便，宣积气，通九窍六腑，生津液，去留结，消蓄水，止渴宽中，补益五脏，大养脾肾之气，安魂定魄，明耳目，壮筋骨，通经脉，和血气，消水谷，保元，下乳催生；久服强志轻身，驻颜延寿。

碧玉散由滑石（36 克）、甘草（6 克）、青黛（10 克）组成，以上三味，分别粉碎成细粉，过筛。各取净粉，混匀，就成了碧玉散。碧玉散清煮热，平肝火。用于煮热蕴积，烦渴引饮，肝火旺盛，小便短赤等症状。

治疗尿道炎，可用滑石 30 克、甘草 5 克、竹叶 10 克、木通 5 克、陈皮 10 克、黄柏 10 克、败酱草 15 克、扁蓄草 10 克、双花 15 克、茯苓 10 克、黄连 10 克煎汁，每日 1 剂。水煎服，每日 2 次，不久可痊愈。

用龙胆草、山萸肉、丹皮帮各 10 克，白茅根 20 克，生地 15 克，金银花 10 克，车前草 20 克，生石膏 30 克，六一散 30 克，水煎服，每日 2 次，6 天为 1 个疗程，可治疗急性湿疹治。

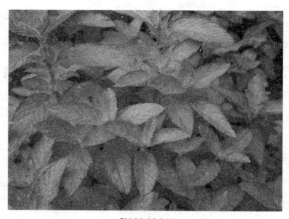

鲜薄荷叶

除此之外，六一散还可以治疗膀胱炎、热证晕厥等。

林大爷 69 岁，有一天突然感觉尿意急迫，排尿频繁，量少，滴沥难下，小腹部灼痛，医生诊断为急性膀胱炎。唇口红甚，舌苔黄浊，脉数有力，于给六一散 100 克，冲开水 600 毫升，澄清，分 3 次服，每日 1 剂，连服 4 天痊愈。

张师傅在一家餐馆当厨师，1 年前用鳍刺刺伤右手示指，第二天开始出现全身不适，此后常出现无规律晕厥。就座时面容憔悴，神情恐慌，右背及右腿外侧均见大小不等之绀斑十余块，大者如掌，小者似卵，质硬压痛，舌红有瘀点，诊为破伤中毒，毒瘀血分。遂予六一散 200 克，每次用绿豆水冲服 10 克，1 日 2 次，10 日后诸症缓解，又连续服用 10 日后，所有病症都好了。

六一散制作简单，按照滑石和甘草 6:1 的比例可自行配制，可制成粉剂，可煎成汤剂，非常方便。再加上它强有力的清暑利湿、去痱止痒等功效，是夏季必备的良药。特别是夏天出门在外，随身带点六一散，会让你的旅途更加轻松。

第九章

七大祛湿名方：

远离湿邪，阳气十足身体暖

五苓散：能治口渴的利尿药

二妙丸：燥湿清热的首选药物

藿香正气水：祛暑湿，夏日常备消秽浊

平胃丸：祛湿运脾的经典方剂

黄疸茵陈颗粒：治黄疸，除肝胆湿热

小活络丸：祛风除湿，缓解关节不利

独活寄生丸：治疗风湿、类风湿的千古名方

五苓散：能治口渴的利尿药

【名方出处】东汉张仲景《伤寒论》。

【使用历史】1900 年。

【主要成分】猪苓，泽泻，白术，茯苓，桂枝。

【整体药性】温。

【功能主治】温阳化气，利水渗湿，用于膀胱气化不利，水湿内聚引起的小便不利，水肿腹胀，呕逆泄泻，渴不思饮。

【典型征象】面容臃肿，想喝水，更喜喝热水，小便过多或者过少。

【禁忌人群】若汗下之后，内亡津液而便不利者，不可用五苓散，以免重亡津液而益亏其阴也；所有阳虚不化气、阴虚而泉竭，导致小便不利者，若再用五苓散以劫其阴阳，祸如反掌，不可不慎。

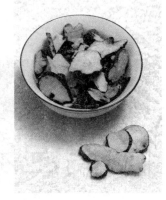

五苓散，源自东汉张仲景所著的外感专著《伤寒论》，是由猪苓、茯苓、泽泻、白术、桂枝等 5 味中药组成的。传统上一直应用于外感风寒、内停水饮所导致的头痛发热、烦躁、口渴、喝水即吐、小便不畅，或水湿停聚所引起的水肿等病症。

五苓散证的病机为"三焦气化不利"，作为通阳化气的利水之剂，五苓散运用的范围也非常广泛，所治疗的病症非常多。比如由于水邪内停而引起的心下痞满；或因水湿停于肌表，所引起的自汗、盗汗，以及风湿疼痛等病征，也可以用五苓散随症加减进行临床治疗，都有良好的效果。

历代的伤寒医家，也对五苓散的病机和作用，进行了不同的探索和阐述。近年来研究发现，五苓散可以用来治疗高脂血和多汗症，也有较好的疗效。在现代临床上，已经把此方制成了丸剂和片剂，全国各地的大中型药店都有出售，是一种物美价廉的常用中成药。

口渴饮水、喝水则吐是水逆之症

水逆之症，是指胃有停水，水气不化，口渴想饮水，水入即吐的一类病变。《伤寒论·太阳篇》中说："中风发热，六七日不解而烦，有表里证，渴欲饮水，水入则吐者，名曰水逆。"发热口渴，喝水就吐，这就是水逆。柯琴在《伤寒来苏集》中说："邪水凝结于内，水饮拒绝于外，既不能外输于玄府，又不能上输于口舌，亦不能下输于膀胱，此水逆所由名也。"水逆的病名就是由此而得来的，精确揭示了五苓散行水散湿的功效："五苓因水气不舒而设，是小发汗，不是生津液，是逐水气，不是利水道。"

这种病征在临床上属于常见疾患，但也并不是伤寒中风所独有，在各种杂病中也是屡见不鲜，其患病的过程也有长有短。凡是由于脾胃的阳气不足，不能消化水湿，或者由于饮水过多而不能下行，致使胃内停水，胃中不舒服而呕吐清水，或者口渴而饮水，喝水则吐的症状，都属于五苓散可以治疗的范围，这些病征都以"水逆"而称之。这是由于气化不行，津液不能上布于口中，所以才会烦渴欲饮。但是胃中早已水邪充斥、不能下行，已经再无容受之地，水入被拒，所以就会上逆而吐。以五苓散为主，治疗此类病征，临床效果很好。

有一位中年女性，四年来经常心烦不已，还常常呕吐，伴有纳呆、口干却不怎么想饮水、胃脘烦闷、全身倦乏无力，尤其在每夜的晚十二点左右，发作得最为严重。发作时烦闷至极，反胃恶心、头晕、心悸，汗出后感到特别焦渴想喝水，可是稍饮几口，就全都吐出，呵欠连连，2小时之后，病情自己就缓解了。除去这些症状之外，还伴有小便不利、下肢微微水肿的症状。她的脉沉而弦，舌质发红且有老苔。几年来经过多方辗转治疗，却从未见到丝毫的效果，以至于身体变得越来越衰弱。用五苓散加陈皮、半夏进行调治，先后一共服用了十余剂，身体的各种病状才渐渐消失。后继续服用健脾补气之类的中药进行调养，以巩固疗效。

腹胀难忍，原来是脾失健运

在临床上，腹胀是一个比较常见的症状。由于发病的原因很多，所以治疗的方法也是丰富多样。由于机体气化失常、水湿停滞，或者由于脾失去健运的功能，导致气机运行不畅、湿浊不化，而滞留于中焦，所引起的这类腹胀病状，如果用五苓散进行治疗，一般来说，效果都是很好的。凡是此一类型的腹胀，临床表现一般为：腹部胀满、肠鸣矢气，尤其在午后病情会有所加重。而且食欲不振，每每吃过食物之后，就会觉得肚子的胀满感更为严重。不喜欢饮水，小便少而短，有的大便溏稀，觉得自己身体很重，疲倦乏力。到了阴雨天气，病情显得比平常更重。有的患者下肢会有轻微的水肿，脉象沉，舌胖、舌苔腻。

有一位身体肥胖的中年男性患者，在每年的秋冬之即，总会感到腹部满胀。尤其是午饭后，或是每次遇到阴雨天气，发现腹胀的感觉比平时更加厉害。而且大便也时常稀薄，下肢出现水肿，身子沉重、全身乏力，总是没有什么食欲。这位男子的脉象沉数，而且在整个舌头上面，还厚厚布满了鲜黄细腻的舌苔。一直要到每年春暖花开的时节，病情才会逐渐地好转起来，就这样连续病了3年。

开始的时候，服用一些理气、消满、渗湿之类的中药进行治疗，效果却很不明显。医生经过认真地分析患者的病征，发现虽然他的脉数苔黄，但是他同时还有食欲不佳、大便稀薄、身重乏力，以及下肢水肿等症状。显然，这是脾失健运、气化不行造成的水湿阻滞，于是改用五苓散，并且加重了桂枝和白术的用量，以温阳、化气、渗湿，同时又加了有渗利湿热功效的薏苡仁和木通：茯苓60克，泽泻16克，猪苓、白术、桂枝各15克，薏苡仁60克，木通10克。连续服用5剂之后，似乎没有太明显的效果，但黄腻的舌苔已经从舌尖开始，消退了1/3。于是再服用了5剂，患者的舌苔继续消退，食欲也开始好转起来，下肢水肿的病状也消失了，可是腹胀的状况却依然没有明显的好转。于是再服5剂五苓散，这时，黄腻的舌苔终于完全消退，恢复了正常的舌象。而且腹胀之证，一下子就彻底痊愈了，以后也再未曾发作。

这位患者全舌布满鲜黄细腻的舌苔，这种舌象充分表明，他的病征是水湿内蕴于胃肠，时间一久，化为燥热之气，所以在临床治疗上，一直用利水渗湿的五苓散加减，来实施救治。在连续服用了十余剂之后，虽然主要的病征腹胀没什么好转，可是舌苔却有了明显的变化，所以才会继续用前面的方剂利湿，直到最后，黄腻的舌苔全都退去，腹胀的病征才豁然而愈。在治疗这一病征的整个过程中，完全依据患者舌象的准确变化，来进行治疗，以患者的舌苔作为有没有效验的唯一标准，来确立用药方剂。而这充分显示了观察舌象变化的重要性，也说明中医舌象的诊断，对病征的分析有着重要的作用。

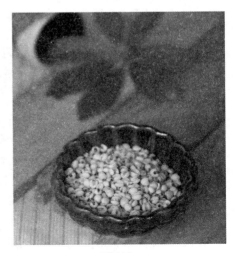

薏苡仁

水湿停滞在哪，哪里就会患病

临床上"悬饮"的病例很多，很像现代的"渗出性胸膜炎"，是人体的气化功能失常，导致水湿停留在肋骨间，造成的胸部疾患。人体水液的正常运行依赖于肺、脾、肾三脏，尤其脾阳的温煦功能非常重要。如果三脏出现阳虚，就会使气化功能难以正常运作。如果脾发生阳虚，运化功能就会上不能输精养肺，下不能助肾制水，致使水液不能遵循常规排顺利出体外，就会发生潴留。水湿停滞在哪，哪里就会患病。

《金匮要略》对悬饮病这样描述："饮后水流于肋下，咳唾引痛，谓之悬饮。"解释胸腔大量积液，压迫到肺脏，使肺的正常呼吸功能受到影响，出现咳嗽、气喘，呼吸困难，不能平卧的病征。三脏阳虚、运化失职，加之水饮乃阴邪之物，所以在治疗中需要温运脾阳、健脾利水，临床上大多选用五苓散加减进行治疗，往往就会收到令人满意的效果。对于这个病征，虽然《金匮要略》中有十枣汤之方，却更适用于气盛邪实的患者。如果患者稍有气血虚衰，恐怕就不适合了。五苓散的药性平和，用于久病体衰的患者也有利无弊。

有位60岁的老妇人，患悬饮病1个多月了。她觉得胸满难受、呼吸急促，很难平卧。通过医院确诊，患的是"渗出性胸膜炎"，用抗菌药、利尿药治疗了20多天，也没什么效果。由于胸腔积水太多，影响了肺部的呼吸功能，医院就进行胸腔抽液。可是随抽随生，不几日胸中就又满了。由于病情越来越危险，只好改投中医进行治疗。

患者的脸上泛着白光，而且身形虚弱、言语低微，坐在那不断地连咳带喘，一阵阵心悸汗出，好几日都吃不下食水，所以也不解大便，小便似浓茶色，每天只有200～300毫升。下肢水肿，一按一个凹坑。舌苔白腻，脉数无力。尤其她的右胸呼吸已经消失，全身处在衰竭的状态中。这属于虚中挟实的脉证，为脾阳不运、水湿内停，肺脾肾气化运行不利，造成三焦之水壅闭，得不到宣散，蓄而成饮。水饮上犯胸肺，就是悬饮。用五苓散进行治疗，就能健脾利湿、通阳化气，完成化气行水的功效。为患者开出的方剂为：茯苓30克，猪苓15克，泽泻15克，白术10克，桂枝15克，桑皮10克，杏仁10克，木通15克。服了两剂药之后，患者一天一夜竟排出小便3000多毫升，胸水顿时消去大半，人也精神多了，开始有了食欲，呼吸也平稳下来。继续服用五六剂以后，胸满咳喘的病征基本消除了，夜间也能酣睡，不再咳喘。最后用补脾利湿药进行缓补。

悬饮病虚证实证都有，此病例属于虚中挟实之证，水湿大量停留是实，形体衰弱、脾失健运是虚。在治疗时，要在祛邪的同时还需扶正。如果只一味地追求利水，服十枣汤、控涎丹之类的竣剂，必然会致使正气受伤。假如单纯进行滋补，就会因饮邪困脾，脾运恢复不了，水邪不能排出体外。所以采用五苓散温补脾阳、利水渗湿，来扶正祛邪，疾病得愈。

全身水肿的女孩，终于痊愈了

水肿病，在现代医学中属于肾病综合征，临床上多见于儿科常见的病征，患儿全身高度水肿、高胆固醇症、高蛋白尿和低蛋白血症，三高一低为此证主要的临床表现。中医认为水肿的病理机制，主要是因为脾虚不运和肾阳不足，肺气失去清降之权，使三焦气化不行所造成的。该病在临床中表现为水肿明显，伴有一系列的脾虚诸证，比如食少便溏、腹胀肠鸣，全身倦怠无力，舌苔白脉虚弱等。用五苓散对该病进行治疗，能有一定的效验，但是需要根据病情进行适当的加减，在原方的基础上，可以酌情加入一些健脾、温肾、利水之品，效果会更好。

一位全身高度水肿的14岁女孩，十多天来很少排尿，曾服用利尿剂等药，都没有效果。女孩当时全身高度水肿，下肢重度水肿。颜面肿得两眼都不能睁开，腹胀如鼓，恶心、纳呆，没有大便，尿量也非常少，每日只有100～200毫升，舌质淡，苔白腻。经医院内科确诊，为肾病综合征。后转中医诊断，为脾肾阳虚水肿证，于是用五苓散加减进行治疗。开出的方剂为：

茯苓 15 克，猪苓 15，泽泻 15 克，白术 15 克，桂枝 6 克，肉桂 6 克，薏仁 30 克，腹皮 15 克，木通 10 克。一连服用了 4 日后，女孩的尿量开始增多，每日可达十多次，水肿很快消退，食欲也大大增加。后来根据病情的好转，利水药也逐渐减少，并以补益之品来取代，就这样，前后共服了十余剂后诸症消失。后经化验已恢复正常，疾病痊愈。

经常口渴，原来是气化不利

清朝柯琴在《伤寒来苏集》中，对五苓散做了深入的探索："若发汗后，脉仍浮，而微热犹在，表未尽除也。虽不烦而渴特甚，饮多即消。小便反不利，水气未散也。"对此病征，柯琴继续论述："小便由于气化。肺金不化，金不生水，不能下输膀胱；心气不化，离中水虚，不能下交于坎。必上焦得通，津液得下。"对此，五苓散中的"桂枝色赤入丙，四苓色白归辛，丙辛合为水运，用之为散，散于胸中。必使上焦如雾，然后下焦如渎，何有烦渴癃闭之患哉？"对于这类病症，五苓散可以药到病除。

1. 五苓散用于治疗水饮停积膀胱经络

对于水饮停积膀胱经络而引起的各种病征，临床上经常用五苓散来进行治疗。成无己在他的《注解伤寒论》中这样解释说："里热少，则不能消水，停积不散，饮而吐水也。"有一位面色白皙、身体清瘦中年患者头痛多年，久治无效。他经常感到后脑不舒服，还伴有双目流泪，头痛一发作起来非常难受。尽管小便时有不畅，但小腹并无胀满感，常常口干舌燥，总想喝水。他的舌体胖大而舌苔薄白，脉微弦。根据他的脉证，应当属于水饮留滞太阳经脉。用五苓散汤剂，加羌活、独活，服用 3 剂后，头痛症状消失，后脑部不舒服和双目流泪的症状也随之消失，困扰多年的疾病彻底痊愈了。

2. 五苓散可助膀胱气化

五苓散可以帮助膀胱实施气化功能，这是《伤寒论讲义》中的观点。《伤寒论讲义》认为，五苓散证的主要病机是：表邪不解，邪气随经入腑，膀胱气化不利，而导致蓄水。在临床上确实有这种病征。一位慢性前列腺炎轻度增生的中老年男性患者，经常感到口渴、想喝水，小腹胀满，还伴有尿等待的症状，后背连同脖子也经常发凉。他的舌体胖大、舌苔薄白，而且脉沉弦涩。连续服用 5 剂五苓散合桂枝茯苓丸汤剂之后，项背发凉的感觉便消失了，尿等待和小腹胀满的状况也明显减轻。后来继续服用金匮肾气丸和桂枝茯苓丸进行调理。

3. 五苓散能够促进脾气转输

五苓散有助于脾气转输，对此，张令韶在《伤寒论在解》中这样阐述到："以脉浮在表，故微热；以脾不转输，故小便不利而消渴；宜五苓布散其水气。散者，取四散之意也。"一位小女孩感冒痊愈之后却开始腹泻，每天要拉十几次，稍微吃一点东西就吐，却总是感到口渴，想喝水。用了各种办法，打针输液、中药汤剂，等等，都没有好的效果。改用五苓散原方汤剂，1 剂汤药还没服用完，患儿就不再拉、吐，小女孩很快恢复了健康。

有效治疗风寒感冒

伤风感冒的季节多发于早春、晚秋及冬天等气温较低或者换季的季节，伤风感冒是由病毒引起的，是季节性自限性疾病，早在 1000 多年前的汉朝，张仲景就在《伤寒论》里对伤风感冒这一病症有过阐述，但仍然有很多人在科学发达的今天迟迟不能治愈感冒病症，归根结底，主要原因是没有找到正确的治疗方法和有效药物。

五苓散中的茯苓能增强人体免疫功能，且具有利于消水、健脾、化痰、安神、败毒抗癌等功效，茯苓药性平和不伤身体，且可作为春夏潮湿季节的调养品而适量服用。

肉桂则具有止痛的功能，还能使人食用后发汗、舒缓人体肌肉和经脉，主要用于治疗胸口腹部冷痛、身体虚寒上吐下泻、痛经等病症。

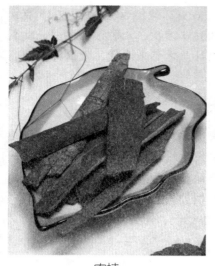

肉桂

白术可健脾益气、燥湿利水、止汗、安胎，治疗脾虚、腹胀腹泻、水肿。

猪苓有利尿治水肿之功效，泽泻能治疗血脂异常、脂肪肝及糖尿病等。这五种中药成分良好搭配，对调节人体水分和免疫功能十分有效。

风寒感冒患者大多气虚汗多，身体羸弱，其症状为"发热、汗出恶风、脉缓；此症治疗，用汗法无效，过汗则变"；当今感冒，医生多不辨证，造成患者得不到及时治疗，小病变大病。

22岁的徐小姐经常会在换季的时候患上感冒，据徐小姐讲，感冒从她9岁开始就一直伴随，尤其是在每年的秋天都会患上感冒，先是咳嗽不止，无论吃什么止咳药都没有用，若没有得到及时的治疗，小咳嗽则会很快演变成发热、风寒、头痛剧烈、干呕等症状。徐小姐每年秋天感冒都十分痛苦，自己的身体不但不得好转，还影响生活学习，以至于每当觉察到自己要感冒的时候，都会提前打电话给父亲，父亲会从家里给她带上中药，徐小姐就从小一直喝中药才会痊愈，这就是由茯苓、肉桂、白术、猪苓、泽泻等中药配制而成的中成药——五苓散，但由于煎药太费时间，又费精力，后来徐小姐的父亲在中医药店里找到五苓散的散剂中成药，这一问题才得以解决。

二妙丸：燥湿清热的首选药物

【名方出处】出自《丹溪心法》。

【使用历史】666 年。

【主要成分】苍术（炒），黄柏（炒）。

【整体药性】苍术性温而燥，黄柏性寒。

【功能主治】燥湿清热。用于湿热下注所致的下肢痿软无力，足膝红肿热痛、脚气，湿热带下、淋痛，阴囊湿痒等。

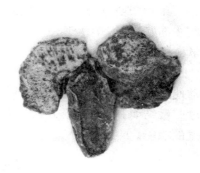

【典型征象】湿热相搏、着于下肢，足膝灼热红肿疼痛；湿热不攘、筋脉弛缓，则为痿证；如湿热下注前阴，则病带下浑浊，或下部湿疮；小便短黄、舌苔黄腻，皆为湿热之象。

【禁忌人群】饮食宜清淡，忌烟酒、辛辣、油腻及腥发食物。高血压、心脏病、肝病、糖尿病、肾病等慢性病患者，应在医师指导下服用。过敏体质者慎用。儿童、孕妇、哺乳期妇女、年老体弱者应在医师指导下服用。

二妙丸是由黄柏、苍术两味中药组成的常用中成药，方名出自元代朱丹溪的《丹溪心法》，最早见于元代危亦林所著《世医得效方》"脚气"门中的苍术散，朱丹溪将苍术散改名为二妙散。书中载："二妙散，治筋骨疼痛因湿热者，有气加气药，血虚者加补药，痛甚者加生姜汁，热辣服之。黄柏（炒）、苍术（米泔浸、炒）。右（上）二味为末，沸汤，入姜汁调服，二物皆有雄壮之气，表实气实者，加酒少许佐之。若痰带热者，先以舟车丸，或导水丸，神芎丸下伐。后以趁痛散服之。"

清代林佩琴在《类证治裁》中，将苍术散改作丸剂，名二妙丸。苍术散自创立以来，虽几经增补易名，但以苍术、黄柏二药为主的配伍法度，以及清热燥湿的功用原则都始终未变，至今仍是治疗身体下部湿热病变的要方。现代临床运用本方，主要用于治疗下肢丹毒、结节性红斑、慢性湿疹、皮炎等下肢皮肤病，以及风湿性、类风湿性、痛风性关节炎等，也有用以治疗慢性前列腺炎、梨状肌综合征，和其他一些病征。

慢性前列腺炎，中医疗法有奇效

慢性前列腺炎，是常见于青壮年男性之间的多发病、难治病，有些病人的病情缠绵不去、很难治愈，还伴有比较明显的精神压力，常常是多处求医治疗，却没有明显的疗效。病征多是下腹部隐痛，有时伴有热感，排尿灼热不畅，尿后余沥，患者大多舌质发红、舌苔黄腻，脉滑主证。中医辨证认为，一般病因主要是湿热蕴结下焦。

在临床治疗中，多以二妙散加味为主方。药物组成：黄柏、苍术、海藻、薏仁。随症加减。临证时，只要辨证准确、药量精当，就能发挥小方治大病的奇妙疗效。用中医治疗慢性前列腺炎，能够标本兼治，有攻补兼施的优势，因此见效快，而且不易复发。

一位不到 40 岁的男性患者，在十几年前就患了慢性前列腺炎，病情时轻时重，曾经多方久治也未能治愈。近来由于饮用了少量白酒，使下腹部一直隐隐作痛，午后下腹部还有热感，小便灼热、尿后余沥，感到口干咽燥，而且便秘。7天后病情更加严重，患者的情绪也越来越紧张。患者的舌质发红、舌苔微厚黄腻，脉滑数略细。患者在发病后曾经使用过抗生素进行治疗，未见好转，于是改求中医治疗。

患者曾进行前列腺液镜检，结果是白细胞（+++）、红细胞（+）。B超显示，前列腺稍增大。直肠指诊，为前列腺体稍微肿大、质稍硬且有压痛感，表面光滑，中央沟尚存在。经中医辨证，患者为湿热蕴结下焦、阴虚内热。就应清利下焦湿热、软坚散结，还应滋阴，所以用二妙散加味，合增液汤。所开的方剂为：黄柏15克，苍术12克，海藻、薏仁、公英、地骨皮各30克，生地、麦冬、玄参各15克，败酱草20克，知母10克，甘草6克。早晚煎服，每日1服，连服3剂好转，守法再服5服，病情明显好转。渐减黄柏、苍术的用量，同时调养情志、节制性欲，以避免前列腺充血。调理2月后患者病愈，慢性前列腺炎再未复发。

此方中的主药为黄柏，它的药性苦寒，能够清除湿热；苍术的性味苦温香燥、燥湿健脾，能够使脾的健运功能恢复，使湿去则热无所附，而且湿生无由。海藻药性苦寒、清热消痰，能够软坚散结而利水，薏仁健脾、利湿还能清热，这两味中药，能够助黄柏、苍术加强清热健脾利湿的功能。

用掉脚气，真的可以很简单

脚气的学名为"足癣"，是皮癣菌侵入了皮肤表皮层，造成足部感染，轻则引起皮肤脱屑，常常令人瘙痒，重则剧痒、足部大面积脱皮等，有些人还会起水疱，脚很臭。如果脚癣被抓破，化脓菌侵入就可能造成皮肤感染，继续发展，可能变为脓疱疮或是丹毒；也可以引起淋巴管炎，俗称红线；还能造成淋巴结发炎。再严重的，就会引发败血症，危及生命。

脚气有一定传染性，可以传染到手，引起手癣或灰指甲，也可以传染给共同生活的人。这种病在夏季最多见，南方的发病率相对较高一些，这与闷热、潮湿的气候有直接关系。脚气的平均发病率高达到1/3，在一些高发地区，甚至可以达到60%。尤其在一些群体中，比如运动员、矿工、军人等，足癣的发病率竟可高达80%。为什么会有这样多的人患有脚癣？主要有三个因素：

（1）湿热体质会导致病情缠绵难愈。如果不清除体内湿热，只是口服或外用抗真菌一类的药物，在短时间能取得效果，可是再次进入潮湿的环境，或者鞋袜的透气性不好，就会又导致脚癣复发。

（2）交叉感染。生活在一起的人有人患有脚气，如果治疗不及时，就可能会造成传染。所以在公共浴室洗澡时，尽量不要使用公共拖鞋。

（3）还有的人因病情较轻，就不把脚气当回事，或者忙起来无暇顾及。因此而错失治疗的最佳时机。

常见的脚癣一般有三种类型：

（1）鳞屑角化型：一般出现在脚跟的侧边，皮肤干燥脱屑，呈逐渐扩大趋势，冬季加重，还可能形成足跟部的皲裂。到了夏季，反而会减轻一些。

（2）水疱型：多见于夏季，是在足部侧缘或脚掌，出现成堆或分散的水疱，有的在脚趾间也有较多分布。水疱很厚、很痒，慢慢自行干涸、脱皮，如果处理不当，可能会继发细菌感染，形成化脓性皮疹，患者会有疼痛的感觉。

（3）趾间糜烂型：比较常见，常表现为足癣的首发。足趾间的皮肤浸渍发白，有瘙痒感，常常搔抓，导致表皮剥脱，露出新鲜红嫩的薄皮肤。一般夏天较重，如果是汗脚，冬季也可以发生。长期不愈的趾间糜烂，往往会继发为链球菌感染，最后可能变成丹毒。趾间糜烂是下肢丹毒的常见病因。

很多人在遭遇脚气时，往往立马会想到涂抹各种外用软膏，其不知清除体内湿热，才是治愈此病的关键所在。出自《丹溪心法》，由苍术、黄柏所组成的二妙散方，最早见于元代危亦林所著的《世医得效方》第九卷的"脚气"门中，名为苍术散。原文是："一切脚气，百用百效。苍术，米泔浸一日夜，盐炒。黄柏，去粗皮酒浸一日夜，炙焦各四两，右（上）锉散，每服四钱，水一盏，煎七分，温服，日进三、四服。"在治疗脚气上，古人所运用的，就是清除体内湿热之论。体内的湿热一旦祛除，疾病的源头也就根除掉了，再配用西药清除表面的炎症，杀灭真菌，疾病也就自然痊愈了。如果脚气已令你瘙痒难忍，或者脚部溃疡使你不能再穿高跟凉鞋的时候，不妨试用一下二妙丸，就会发现甩掉脚气，真的很简单！

痛风患者不要急，内服外敷可治愈

痛风也叫"历节风"，好发病于四肢的关节处，最常见的是足部的跖趾关节处，主要的临床表现是，关节处的皮肤发红、发烫，疼痛难忍、肿胀，出现功能障碍、行走困难，严重的就会形成痛风结节，给患者造成极大的痛苦。《世医得效方》中说："苍术散治一切风寒湿热，令足膝痛或赤肿，脚骨间作热痛，虽一点，能令步履艰苦及腰膝臀髀大骨疼痛，令人痿顿。"苍术散就是二妙散的前身，在临床应用中，将二妙散加减内服外敷治疗痛风，疗效非常显著。在临床诊断中，如果发现患者肢体关节处有不明原因的红肿、发热而疼痛难忍，甚者关节发生变形，并且还有发亮的痛风结节凸起，这种情况下，患者的血尿酸指标也会明显增高。这种病痛，常常发生在吃过辛燥的饮食之后。

痛风之病征，在中医里属于痹证的范畴，临床表现上，一般是以关节处的反复红肿、热痛为主要特征，是体内的尿酸代谢异常，所导致的全身性疾病，在化验检查中，是以血尿酸指数增高为主要的诊断依据，西医通常用秋水仙碱类药物进行治疗，弊病是用药时症状得以缓解，一停药之后，很易复发。而且秋水仙碱类的药物，对肝肾功能的不良反应和损害很大，如果长期服用，就会顾此失彼，给治疗带来更多的困难，所以不适宜选择。

如果应用中医中药的辨证疗法进行施治，整体调整后，就会疗效显著，又能够避免西药所造成的不足。所以在发病的早期，采用内外兼治的办法，疗效最佳，大多病例可以治愈，而且不容易复发。

痛风病，本是由于湿邪侵入人体关节、阻滞经脉，导致气血不通、郁而不散，滞留在骨节经络中，蕴久化热发而为病，正如古人所言"寒湿郁痹阴分，久则化热所致"。朱丹溪也认为："因虚受热、其血已自沸腾，或加之以涉水受湿，热血得寒，污浊凝滞，不得运行，所以作痛，夜则痛甚，行于阴也。治以辛温，监以辛凉，流散寒湿，开通郁结，使血行气和。"是说痛风的形成是因湿邪下注，或者风寒湿邪搏击关节、郁而不散，或是湿热瘀滞阻滞经脉、郁而化热，使患者的关节红肿热痛、邪郁阴分，所以在夜间的痛感更加强烈。

在望诊时，会发现患者的舌红脉弦、舌苔黄腻。在诊治中，应当清利湿热、活血通络、利湿排浊，所以方中首选就是以黄柏、苍术清热燥湿为主之药，黄连可清三焦湿热，栀子能清泻三焦之火，可使邪俱消、肿止痛，二药相辅，清热燥湿的功力倍增。元胡、牛膝能够活血通络，猪苓、泽泻、车前子、薏苡仁相辅相成，以增强利湿之功效，可以使污浊顺着小便排出。甘草则有清热解毒的作用，起到调和诸药之功效。所以，患了痛风不要急，及早用二妙散加减内服与外敷，即形成夹击之力，使贼邪病患难逃法网。

在治疗中，一般采用内服中药二妙散加减方：黄柏、苍术、栀子、延胡、猪苓、泽泻各 15 克，薏苡仁、车子

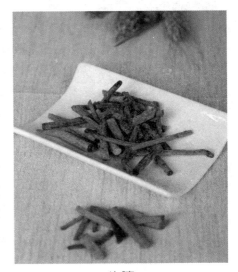

牛膝

各 20 克，牛膝、黄连各 12 克，甘草 6 克。先将药物浸泡 30 分钟，然后煎服，每日服 3 次。

外敷二妙散加减散剂：取生黄柏 3 克，苍术 1 克，生栀子 3 克，大黄 2 克。按比例将上述材料研细，用适当沸水调匀，加点蜂蜜调敷患处。

需要注意的是，在治疗期间要适当卧床休息，节制房事，"更能慎口节欲，无有不安者也"，多饮水，禁食辛辣烟酒，不要吃富含嘌呤、高蛋白的饮食，比如海鲜、动物内脏、豆类、蚕蛹等。

二妙丸的衍生方，治疗湿疹有奇效

二妙散就是苍术与黄柏二味中药，原名苍术散，最早见于危亦林《世医得效方》，治 "一切风寒湿热令足膝痛，或赤肿脚骨间作热痛，虽一点能令步履艰苦，及腰膝臀髀大骨疼痛令人痿痹，一切脚气，百用皆效"。《丹溪心法》将此方名改为二妙散，治 "筋骨疼痛因湿热者"。此二方名字不一样，功效主治所述基本一致。"二妙" 之名非常形象也更容易记诵，所以被后世医者广泛流传。二妙散治疗湿热下注引起的脚膝无力，或足膝红肿、筋骨疼痛，以及下部湿疮、带下黄白和湿热致痿等病征，普遍应用在内外妇儿伤等各科。

到了明朝，虞抟在《医学正传》中，加入一味牛膝，取名为三妙，主治 "湿热下流，两脚麻木，或如火烙之热"，这是二妙散最早的加味应用。在《医宗金鉴·外科心法·脐痈》中也有三妙散方，加的是一味槟榔，"共研细末，干撒肚脐，出水津淫成片，止痒渗湿，又治湿癣，以苏合香油调擦甚效"。这个三妙散是外用的。

在《全国中成药处方集》中，又加入薏苡仁，制成丸剂，称为四妙丸，治疗湿热下注造成的两脚麻木、下肢痿弱，筋骨疼痛、足胫湿疹痛痒等。二妙、三妙，都是标准的中成药，用来治疗丹毒、流火、带下，以及阴囊湿痒等，其疗效卓著，经得起临床检验。而四妙，较之二妙、三妙的功效而言，就更妙了。用四妙散加味，治疗身体下部的疾病，也不应全以脉象为依据，如果舌红或黯，或大而厚腻、留有齿痕，只要看见舌根生苔，就可以取用。再加入土茯苓、地肤子，就叫作五妙、六妙，只要应用合于法度，总有一个 "妙" 字可言。

有一个到南方打工的小姑娘，得了慢性湿疹，病了很久。虽然病情并不复杂，但是治疗上还是有点棘手，因为这个女孩是在一家电器厂打工，对接触的东西发生过敏，一开始是全身发痒，皮肤上起了很多的风水疙瘩，也就是平常所说的荨麻疹。吃了一些抗过敏的药，又打了几针解毒敏就好了。可是工作的环境并没有改变，所以导致发病的因素还在，致使病情反复发作，一年多也不能够彻底好转。所以对于这种情况，单一方法已经不能完全入扣，需要动点脑筋才有可能治好。

如果慢性发作的时候，也就成了急性，这就看是在病程的哪个阶段。这个女孩的痒疹慢慢地集中到腰臀和腿上，而这些地方更容易被手抓到。于是瘙痒、挠抓、结痂，使病情反反复复，皮肤上既留有好了的瘢痕，也有正在奇痒难受的红疙瘩，还有被刚刚抓破，正在流血、流着黄水的湿毒疮，这种病状已经持续 1 年多了。为她诊脉，稍有滑象，舌质暗红，舌的前半部薄苔，后半部就像撒了一层豆腐渣，是积粉苔。这种状况，毫无疑问，是属于湿热下注。要想完全治好，就要花些时日，需要长时间服药，所以量不能太大，不然可能会损害胃，所以要开小剂量的处方。

有湿就要利，燥湿药可以帮助化湿，取薏米克、土茯苓、地肤子各 10 克，苍术 6 克；有热就要清，又加黄柏 6 克；由于久病，血分受之，再加赤芍 6 克、丹皮 6 克，以凉血消瘀；因热久有火，有火就燥，所以加入生地黄 12 克滋阴养血，

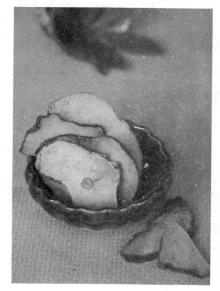

土茯苓

下部的疾并以川牛膝 6 克即可引经，再以白癣皮 10 克祛风止痒，最后用甘草 15 克调味清热、抗过敏。就这样由十一味药共同组成了一个处方，是为了能够达到清热利湿败毒、祛风养血润燥之功效的复方。每日煎服 1 剂。

皮肤的痒疮也要采取措施，很痒的疙瘩，可以用凡士林再加一点清凉油，调入新青吹口散进行擦抹；结痂的地方，用蛋黄油调入吹口散润肤；流黄水的地方，可以直接用粉子扑上收湿。用这种办法内调外治，真是又经济又实惠。就这样，没用上 1 个月，女孩子患病的部位都变得光滑了。为了确保病状不再复发，又做了一料丸药为其收功。这个四妙散的加味复方，用来治疗身体下部有关湿、热、毒、瘀、肿、痒等疾病，效果是相当显著的。

私处湿疹，二妙丸为你解忧愁

如果阴囊的皮肤表面并无任何变化，却出现潮湿多汗而发凉、瘙痒等异常的感觉，就是阴囊潮湿瘙痒。由于阴囊的皮肤中有大量的汗腺，而且具有一定的舒缩功能，可以正常调节局部的温度。如果阴囊分泌的汗液过多，而又不能及时散发掉，就会导致温度升高，阴囊的汗液分泌就会增加，所以才会感到阴囊总是湿湿的。时间一长，汗湿的阴囊就容易产生炎症，出现外阴瘙痒难忍。阴囊潮湿和瘙痒，常常是自主神经功能紊乱，导致慢性前列腺炎的病兆，也以此作为慢性前列腺炎典型的临床表现。

肛周湿疹多在肛门周围皮肤发生，也有蔓延到臀部、会阴及阴蒂的病状。出现红疹、红斑，甚至糜烂、渗出，之后慢慢就会结痂、脱屑，病状会反反复复出现，所以病程较长，使肛门周围的皮肤增厚，颜色变得灰白或暗红、粗糙，经常皲裂、渗出，非常的瘙痒。

阴囊潮湿和肛周湿疹这两种症状，在临床中比较常见，虽然算不得什么大病，可是却会令人极不舒服。很多人都为其所苦，却不知道如何进行治疗。很多患者还会有心理压力，碍于情面而不好意思向人诉说，只好暗自受罪。

有一位出租车司机病人，由于常年坐在温度较高的驾驶室里，特殊的环境，使他患上阴囊潮湿和肛周湿疹已经很久了，却一直都不好意思到医院去看，结果一拖再拖，使瘙痒的症状越来越严重。经望诊发现，患者的舌苔较厚而色黄，体质属于阴虚火旺。患者还说自己的病情每每遇上火的事情，症状就会更加严重。依据中医理论进行药理分析，认为该患者的阴囊潮湿和肛周湿疹，都是由于湿热下注引起的，所以用二妙丸为他进行清热利水。如果病情好转，就服用一个月的知柏地黄丸善后，彻底调理阴虚火旺的病因。

可喜的是，患者服用二妙丸，第一天就有了效果，数日后，一盒用完，症状随着也彻底消失了。接着开始服用滋肾阴降虚火的知柏地黄丸，一段时间后，患者感觉到身体非常舒适，心情也变得平和安定。这两种药在前期后期分别服用，是因为急则治标，缓则治本，所以病症得以顺利痊愈。

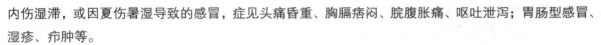

藿香正气水：祛暑湿，夏日常备消秽浊

【名方出处】出自《太平惠民和剂局方》。

【使用历史】862 年。

【主要成分】苍术，陈皮，厚朴（姜制），白芷，茯苓，大腹皮，生半夏，甘草浸膏，广藿香油，紫苏叶油。辅料为：乙醇，矫味剂。

【整体药性】微温。

【功能主治】解表化湿，理气和中。用于外感风寒、内伤湿滞，或因夏伤暑湿导致的感冒，症见头痛昏重、胸膈痞闷、脘腹胀痛、呕吐泄泻；胃肠型感冒、湿疹、疖肿等。

【典型征象】胃口差，舌苔腻。

【禁忌人群】高血压、心脏病、肝病、糖尿病、肾病等慢性病患者，以及儿童、孕妇、哺乳期妇女、年老体弱者应在医师指导下服用。严格按用法用量服用，本品不宜长期服用。

　　历史回溯到近 1000 年前的宋代。《太平惠民和剂局方》中有一个非常有名的方剂就是"藿香正气散"。藿香正气可以解暑祛湿，多用于外感暑湿导致的发热、胸闷、腹胀、吐泻等。也可和胃止呕，多用于湿浊过盛而引起的恶心呕吐。同时还可芳香化浊，在临床上常用于脾湿胃浊引起的食欲不振、舌苔厚腻、腹泻等症。现代医疗研究表明，藿香正气水在治疗皮肤病方面也有较好的功效，在现代临床的内、外、妇、儿等科的疾病中得到广泛的应用。

　　市场上有关藿香正气散的中成药有很多类型，除了藿香正气水外，还有丸剂和软胶囊等。它们的基本药物成分都是一样的，按照说明书上的用法用量服用即可。

盛夏贪凉易感冒，当成中暑难治愈

　　藿香正气水是很多家庭常备的中成药，尤其在入夏之后，人们防暑祛暑首先想到的就是藿香正气水。但藿香正气水真的是防暑祛暑的万能特效药吗？其实，藿香正气水并不是防暑祛暑的特效药。但是在夏天中暑，如果只是觉得恶心、发热，只要舌苔厚腻，就是可以吃的，效果也不错。所以大家都以为藿香正气水是祛暑的药，很多人甚至以为只是在夏天吃，其实这种认识是错误的，因为藿香正气水并不是用于治疗中暑的药品。

　　在夏至之后，人们常常感受暑邪而中暑，这是因为暑热内侵的缘故。中暑的人的主要表现是高热、大量出汗和疲倦乏力，严重的可能还会虚脱。依据中医理论，治疗应以清热泻火、养阴解暑为主。而藿香正气类的药物药性偏温，可能会加重中暑的不适症状。而且在烈日曝晒之下，人体往往会缺水，而藿香正气具有"除湿"的功效，所以在此时应用，反而会"火上浇油"。

　　体质较虚的孙女士为了解暑，天天都要喝一支藿香正气水，每天午饭半个小时之后喝半支，晚饭以后再喝半支。因为孙女士觉得自己在夏天特别容易中暑，最严重的时候只要在太阳下走上一圈，必然会高热发汗，好似中暑。她每天都喝绿豆汤，作用却不是很大。后来发现只要喝上藿香正气水，症状立时就能减轻很多，病也好得很快。

孙女士就想了个办法，只要一进入暑期，每天都要喝一支藿香正气水。虽然味道不好，但是效果还不错。你别说，从这以后，孙女士觉得自己的体质果真改变了不少，即使去太阳底下转转，也没什么大问题，就算犯病，症状也没有那样严重，很快就会恢复正常。

但是，孙女士身边的人认为是药三分毒，再好的药也不能天天喝，而且长期喝下去，再灵的药也会不灵的，身体的平衡也会被改变。而且藿香正气水中的酒精含量也不少，孙女士自己还常常需要开车，喝了它也会受到影响。

按照中医理论，每年夏至之前的温热性疾病，都称为温病，到了夏至之后得的温热性疾病，就称为中暑。这两者都是因为热毒入侵人体导致发热症状。中暑的主要表现是高热、大量出汗、疲倦乏力，严重的就会出现虚脱。这种症状与那些一向脾胃功能虚弱，或是长期在潮湿的环境中工作，体内以寒湿为主的人，感冒的症状非常相似，但是治疗却是完全不同的。

中暑的治疗，应以清热泻火、养阴解暑为主，而藿香正气水具有辛温解表、散寒、除湿的功效，属于温热药，所以并不完全适合用来治疗中暑。而且炎炎夏季所发生的感冒多有热邪，更不应使用温热的藿香正气水，不然就会加重病情。只有体内寒湿的人患了感冒，才适合使用藿香正气水。这些患者的症状通常是腹胀、食欲不振、舌苔白腻。在受到热邪侵袭的时候，发热也不明显，出汗也不是很多。还有人是因为空调温度过低造成感冒，也可以使用藿香正气水，因为这类患者经常忽冷忽热，使身体失去平衡，很容易受寒邪的侵袭。

由于体内寒湿之人受热邪侵袭时所发生的感冒，通常与中暑的症状非常类似，所以孙大姐所谓的中暑，其实就是这种类型感冒，所以她喝藿香正气水肯定是管用的。孙大姐一直认为自己容易中暑，却从来没有认真找大夫诊断一下，自己的病究竟是不是中暑。

其实藿香正气水在四季都可以使用，只要舌苔厚腻就可以服用。而且藿香正气水比藿香正气胶囊的效果好，因为正气水里面有温性的酒，可以帮助蒸化、驱除寒湿。有时只是胃口很差，或者是"胃肠型感冒"，即使没有发热也可以吃。两天后舌苔就会变薄，胃口也好了。有时只是感冒发热，或是扁桃体化脓，吃消炎药之后好了，但舌苔还是很腻，不喜欢吃东西，就可以用"藿香正气水"去除内湿。如果内湿不去，脏东西就要留在体内逐渐化热，导致很多人"上火"，其实就是因为湿邪没清出去转化来的火气。

防风防寒莫贪凉，免得湿寒伤脾胃

在很多居民家中常备的中成药中，总是少不了藿香正气水。藿香正气水的原方是藿香正气散，最早收录在北宋官方修订的《太平惠民和剂局方》一书中，沿用至今已经有900多年的历史，可以说是久经考验、屡用屡效的一剂上好良方。这个方子原为丸药或汤剂，现今已改进为片剂和水剂。尤其是藿香正气水，更成为四季不可或缺的，治病与保健的常用良药。

藿香正气水的成分，是由中药藿香（多为广藿香）、紫苏、白芷、大腹皮（槟榔果皮）、茯苓、白术（或苍术）、半夏曲、陈皮、厚朴、桔梗、甘草、生姜、大枣等组成的。是以味辛、微温的藿香（广藿香或土藿香）为主药。藿香入脾、胃、肺经，具有发散风寒、芳香化湿、行气解暑、中止呕吐和防治泄泻等功效。再配以紫苏、白芷辛香发散，有助于藿香外解风寒，化尽湿浊。而半夏与陈皮能够降逆止呕、燥湿和胃，白术（如今改用燥湿之力更大的苍术）、

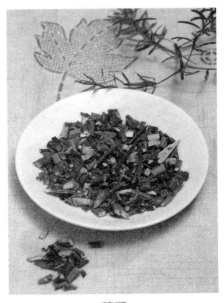

藿香

茯苓能够健脾运湿、和中止泻，厚朴、大腹皮可以行气化湿、畅中除满，桔梗宣肺利膈、解表化湿，姜、枣能够调理脾胃，并使药性趋于和缓。以上诸药互相调和、相得益彰，既能解表祛暑，又能化湿和中，所以在临床上经常用于外感风寒、内伤湿滞，或是夏伤暑湿、头痛昏眩，胸腹胀痛、呕吐泄泻等，疗效都很不错。

由于藿香正气水在生活中的运用非常广泛，所以已经成了稍懂医药的家庭中，一剂常备不辍的药物，经常用来治疗因湿伤脾胃而外感风寒，所造成的急性胃肠炎，也适合在外出旅游时，因水土不服造成的脾胃不调，以及因饮食不和，而导致的头昏目眩、肢体乏力、恶心呕吐、食少纳差、腹胀泄泻等病症。

每到春夏季节，人们都喜欢追风纳凉，喜爱冷饮冷食，或是在夜晚睡眠时不盖被子，有时就会引起腹泻，只要服上几次藿香正气水，就会立竿见影收到效果。其具体的服用方法是：每次服 10 毫升，1 日 3 次，如果病情较重，可以加倍服用，一般只需一两天就能解决问题。这是因为，在藿香正气水中，藿香（不论是广藿香或土藿香）所含有的挥发油，具有多种有效成分，能够对肠胃道起到镇静作用，还能扩张血管，促进胃液的分泌，以帮助消化。

如果明确诊断为胃肠型感冒，一般都应用藿香正气水来进行治疗，效果非常明显。可以让患者躺在床上，打开一支藿香正气水，将半支滴到医用的敷料上，贴在患者的肚脐，另一半让患者喝下去，一般来说，患者在 15 分钟内，症状就可以大大缓解或者痊愈，听诊时，肠鸣音也恢复到正常状态。当然，也可以不必贴在肚脐上，效果是一样的。需要注意的是，对酒精过敏的成人与儿童，都不能口服藿香正气水。如果皮肤对酒精过敏，也不要外用。

还可以用来治婴幼儿腹泻。取一块干净的纱布，折叠成 4 ~ 6 层，放在患儿的肚脐处，然后将藿香正气水先放在水中预热，等到药温适宜的时候，把藿香正气水倒在纱布上，直至充盈不溢为度，然后用塑料布覆盖在纱布上，再用医用的胶布固定 2 ~ 3 小时后取下来，每日做 2 ~ 3 次，一般 2 日内即可见效。但是对于腹泻较重、中度以上的脱水患儿，还应及时地进行补液。

难治的慢性荨麻疹患者不用愁了

藿香正气水方剂，最早源于《太平惠民和剂局方》，是由藿香、大腹皮、紫苏、茯苓、白芷、陈皮、白术、厚朴、半夏曲、桔梗、甘草 11 味中药组成的。该方中的主药藿香辛温，具有理气和中、辟秽止呕、外散表邪、内祛秽浊，兼治表里的功效；其中的紫苏、白芷、桔梗能够散寒利膈，可以辅佐解除表邪；厚朴、大腹皮行可以气利水消满；陈皮、半夏有逆燥湿祛痰的作用，而且能疏里滞；茯苓、白术、甘草可以健脾祛湿、扶助正气，这样就会使表里同治，寒热胀满自然可以消除，升清降浊恢复了正常，那么呕吐泄泻便可以止住。邪气一去，正气自然安和，正气足了，就可以抵御风、湿、寒邪。

在近年来的临床实践中，不断地扩大藿香正气水的应用范围，发现这种方剂还可治疗某些变态反应性疾病，比如对药疹、春季结膜炎也有较好的疗效。患者用药后最初的表现为，口唇血管性水肿和风团持续的时间大大缩短，程度也减轻了，痒感随之消失。然而最为有意义的是，藿香正气水对寒冷性荨麻疹的疗效很好。

慢性荨麻疹是皮肤科较为常见的疾病，它的致病因素较多，发病的机制也很复杂，病机多因先天禀赋不耐，又吃了鱼虾等腥荤动风之物，或是由于虫积脾胃，而造成饮食不节、卫表不固，又外感风热或风寒侵入机体，郁结在肌肤而发生的皮肤病。也就是说，慢性荨麻疹的致病原因，是与风、寒、湿邪，和身

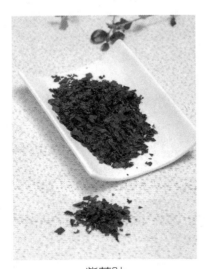

紫苏叶

体的正气亏损相互交锋有关。

在临床中，采用藿香正气水来治疗慢性荨麻疹，取得了较好的疗效。主要是得益于藿香之芳香正气的辟秽功效，扶正祛邪，使体内清升浊降，从而发挥散寒除湿的作用。在藿香正气水的作用下，能够清除慢性荨麻疹患者体内的风、寒、湿之邪气，这样就会增强身体的修复功能，进而使正气恢复、风团消退，瘙痒自然而止。

现代医学证实，藿香正气水方剂中的多种中药，比如紫苏、陈皮和甘草等，都具有一定的抗过敏作用，而且全药方能够稳定肥大细胞膜，从而阻止导致发病的炎症继续释放；而且藿香正气水对真菌尚有抑制作用。患者可以口服藿香正气水 10 毫升，每日 3 次，连服 2 周为 1 个疗程。但是，伴有喉头水肿、休克及发热的患者，以及在 2 周内用过皮质激素进行治疗的患者，和阴虚火旺的人，都不宜采用这种方法。

外用藿香正气水，消疖除疹抑菌

皮肤病很难治愈，所以过去有种说法，叫作"外科不治癣"，其中的原因，就是和体内湿邪的纠缠有关。如果病症里带有湿邪，就会使人感到身体沉重和黏腻，就是缠着病人很难迅速痊愈，尤其皮肤的湿性疾病更是如此。而藿香正气水清利湿热的本事，比起其他专门治疗皮肤病的用药，要有效得多，所以常常会有意想不到的良好效果。

一般情况下，内服藿香正气水可以清除内湿，这个多数人都了解。如果外用藿香正气水，也可以去外湿外邪，对许兰毛癣菌等多种致病的真菌，以及钩端螺旋体等，都能起到抑制作用。比如夏天很多人老是起湿疹、痱子，这些夏季皮疹，一进入夏天就开始起，直到秋风起时才能下去，究其原因，都是湿邪造成的。

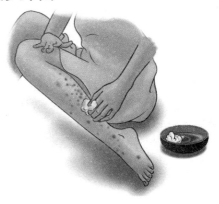

藿香正气水可以用来治疗湿疹

（1）治疗疖及疖病。疖肿一般分为暑疖和多发性疖病，中医认为是由于内郁湿热、血热，或是因为外受风热暑邪而形成的，现代医学则认为是葡萄球菌感染。而在藿香正气水的方剂中，紫苏等成分就有抑制葡萄球菌的作用，方中的藿香能够芳香化湿；白芷起到发表、祛风、胜湿的功效，所以，蘸藿香正气水能散郁除湿，治疗疖病。具体用法是，用棉签蘸饱，每日多次涂擦患部。

（2）治疗外阴瘙痒。患有外阴瘙痒的患者，可以用 50 倍的凉开水稀释藿香正气水，用以清洗外阴，男女都可以使用这种方法。清洗之后，不但瘙痒的症状很快得到缓解、消失，而且还有清爽的感觉。

（3）治疗湿疹。成年人可以内服二陈丸加二妙丸，外用藿香正气水，每日用温水清洗患处，擦在有皮疹的地方，等其自然吸收。每天涂抹 3 ~ 5 次，连续使用 3 ~ 5 天。或者倒入洗澡水里洗浴，洗完澡之后再直接用藿香正气水外涂抹患处。

（4）治疗足癣。将患了足癣的脚用温水洗净擦干，之后再将藿香正气水涂在足趾之间，和其他所有的患处，每天早晚各涂 1 次。在治疗期间，最好穿着透气性较好的棉袜和布鞋，以保持足部干燥。5 天为 1 个疗程，一般 1 ~ 2 个疗程就可见效。

（5）治疗外痔。取藿香正气水 20 毫升，加凉开水 50 倍稀释后，用药棉蘸药水擦洗，每日 2 次，具有消炎止痛的作用。

（6）预防晕车晕船。在乘坐车、船之前，可以用药棉蘸取藿香正气水敷在肚脐内。或者在乘车的前 5 分钟，口服一支藿香正气水。

（7）治疗小儿痱子。痱子多发于夏季，是婴幼儿及小儿的常见病，如果不及时治疗，痱子融合后就会导致脓疮，继发感染。取藿香正气水 1 支，用凉开水或生理盐水进行稀释。不满3 个月的宝宝，药液与水比例为 1：3；4 ~ 12 个月的宝宝，药液与水比例为 1：2；超过 1 岁的宝宝，药液与水比例为 1：1。在用药之前，先用温水将患处洗净擦干，然后用消毒药棉蘸稀释后的药液轻轻涂擦患处，很快就能止痒止痛，每日 2 ~ 3 次。

（8）治疗蚊虫叮咬。如果在夏季被蚊虫叮咬，甚或发生皮炎，都可以用藿香正气水外涂患处，半小时左右就可以减轻或消除瘙痒。

（9）可去头癣、手足癣和灰指甲。藿香正气水中的藿香、紫苏、白芷、桔梗等成分，对多种致病真菌有较强的抑制作用，经临床验证对头癣、手足癣、灰指甲都有较好的疗效。可用藿香正气水涂擦患处，每日 2 次以上，5 天为 1 个疗程，一般 2 个疗程即可见效。

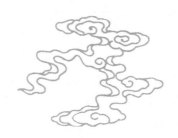

平胃丸：祛湿运脾的经典方剂

【名方出处】 宋代《太平惠民和剂局方》。

【使用历史】 862 年。

【主要成分】 苍术，厚朴，陈皮，甘草，姜枣。

【整体药性】 温燥。

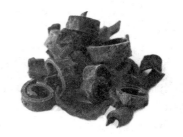

【功能主治】 具有燥湿运脾、行气和胃之功效，主治湿滞脾胃。湿困脾胃，胸腹胀满，不思饮食，口淡无味，呕吐恶心，肢体沉重，怠惰嗜卧。

【典型征象】 舌苔白，腻而厚。伤食，嗳气有腐食气，泄泻。

【禁忌人群】 孕妇不宜。脾虚无湿或阴虚之人，症见舌红少苔，口苦而渴，或脉数者禁用。

平胃丸是由祛湿良方"平胃散"衍生过来的中药，后者出自宋代皇家组织编写的《太平惠民和剂局方》，是其中非常精到的一个方子，古人说它是"治脾圣药"，后世有许多健胃方剂，都是在此方的基础上加味而来的。平胃散组方简练、寓意明确，是历代医家常用的古代名方。

《删补名医方论》说："名曰平胃，实调脾承气之剂。"可见平胃散也是治脾的良方，临床应用当然会更为广泛。应当注意的是，这个方子是用来治病攻邪的方剂，需要在医生的指导下，按照说明书上的用法用量服用才能使用。而且效果非常快，如果两天内见效才可以继续使用，否则，就说明治疗的方向不对，需要停用。还要配合姜枣来保护脾胃之气。有的中成药的说明书里面，如果没有配上姜枣，那么在服药的时候，就需要用几片生姜加几颗大枣，熬水冲服该药。这个方子是不能用于保健的，所以没病的时候最好不要服用。

养成生活好习惯，水湿隐患去无踪

从古代记载的各类医案来看，人群中水湿的比例并没有这么大。这是由于现代人不良的生活饮食习惯造成的。主要表现在以下几方面：

一是现代人运动的机会非常少，很多人长期坐在办公室里，或是宅在家中，每天被空调吹着冷风，下班时坐在车里依然开着冷气，然后就是回家休息，几乎没有户外活动的时间和机会。尤其现在大部分人都很怕出汗，而正常的出汗途径，恰恰是身体通过气血运行，排出体内湿气的重要方式。尤其是我们的孩子们，每天都有做不完的作业，绝大多数的时间都只能窝在室内，很少有挥汗如雨的机会，其实这样很不利于身体水湿的排出。所以每天都要锻炼身体、勤晒太阳，以便经常出汗。尤其是要让孩子多参加户外运动。

二是现代人空调吹得太多，有悖于"天人相应"这一中医养生中最重要的原则。人类的身体随着季节的不同，也会有所变化，夏天本来就是热的，皮肤的毛孔开张，汗就出来了。肺主皮毛，肺气会使津液往外走，中医认为夏季阳气在外，如果这个时候开空调，汗就出不来，喝入体内的水都没有地方排出，就会伤到肺的阳气。肺主水，如果它没办法运化水，就会造成人体水湿凝滞。可是一到夏天，很多人总是把办公室的空调调得很低，结果感觉是舒服了，大家却都会伤到肺的阳气，引起各种水湿病征。

三是现代人喜欢喝冷饮。如今无论冬天还是夏天，大家都在喝冷饮。也不管是多冷的天，超市都把饮料放在冰柜里，很多人还觉得没买冰镇的就吃亏了，价格都一样，当然要拿冰柜里冷藏的，却不知也把冰冷的凉气都灌进肚里了。还有好多人冬天都必须喝冰镇啤酒，这么冰凉的饮料喝下去，结果把脾阳伤了。人体的阳气就是控制水湿的，如果水湿控制不住，湿气就会越来越重。很多人要是伸出舌头来，就会看到舌体边有齿痕，而且舌苔满布、舌体胖大，舌苔上面的唾液也特别明显，这种舌象就意味着水湿很重。所以很多爱喝凉啤酒的人，都有慢性腹泻的毛病，一吃凉东西就会腹泻，其实这就是脾肾阳虚。

在古代却完全没有这样的事，古代时，人要想喝点凉的，就要挖很深的地窖储冰，也只有皇上、重臣有钱人才可能有这个条件，却也不能像现代人这样一年四季都在喝冷饮。我们学习中医就是要学习养生的智慧，从小就应该教育孩子不要养成喝冷饮的习惯。

另外，有些人喝水过多，尤其是在运动量很少、身体处在闭藏状态的冬天。人喝水多少也要分季节的，热天和冷天喝的水不应一样多，因为天热汗出得多就要多喝水。但是天冷的时候本没出那么多汗，喝那么多水就会出问题，给肺脾肾造成很大的负担。在我们的身体内，心属五行中的火，而水克火，水是用来灭火的，如果身体的水湿太重，就会蒙蔽心阳，因此大量饮水，就会导致心脏出问题。

去除湿气的根本方式，就是要彻底改变不良的生活习惯。可是已经形成的水湿，就需要通过药物来调理、去除。

脾胃若是湿气重，调养应靠平胃丸

如果身体被水湿困住了，那就需要用药物来进行调理。中医有很多祛湿的方子，比如医圣张仲景的《伤寒论》中，就有五苓散、苓桂术甘汤、真武汤等很多祛湿的方子。在宋代的《太平惠民和剂局方》里也有很多精彩的方子，当水湿停留在身体不同位置的时候，就可以根据病征来选用到这些方子进行除湿，其中的平胃散，就是流传了千百年的一个祛湿良方。

平胃散，顾名思义，主要就是用于去除脾胃中的湿气，它的组成是：苍术（以去粗皮的米泔浸二日）2400克，厚朴（去粗皮、姜汁制，炒香）、陈皮（去白）各1500克，甘草（炒）900克。将上述材料研为细末，每次服6克，用水一碗，加入两片生姜、两枚干枣，一起煎至七分，拿去姜、枣，加一捻盐煮沸，饭前趁热空腹服下。如今这个方子已经有了中成药，叫作平胃丸。

平胃丸具有燥湿运脾、行气和胃的功效，主要治疗那些由于水湿停滞在脾胃，而导致的脾土不运、湿浊困中造成的各种病状，比如胸闷、腹胀，口淡不渴，茶不思饭不想，饮食中还有恶心呕吐的现象，整个人都显得困倦不堪，老想睡觉。而且大便溏泻，而舌不红，舌苔却很厚腻。

暑湿天气中的湿，就是中医所谓的外湿。如果不及时祛湿，就会产生内湿。内湿常与人的脾胃功能有关系。如果人的脾胃运化不好，人体就无法吸收食物中的营养。内湿还有可能发生变化，寒化变寒湿，热化变湿热。比如湿在人体久留不除，就会化生为热。热重于湿，人就会上火，表现为舌苔黄腻、口干苦黏、小便黄，甚至牙龈肿痛、大便干燥等；若湿重于热，湿象就更明显一些，表现为头重脚轻、口苦口黏，因此，湿与热常常同时存在。

人的脾主运化，主要包括"运化水谷精微"和"运化水湿"，如果内湿严重，就会损伤脾胃的功能，而脾胃功能失常，也会反过来产生内湿，这两者也是相互影响的。

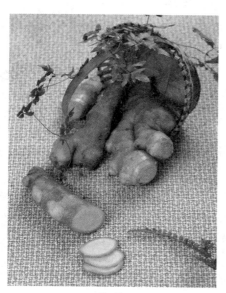

生姜

所以，如果过食生冷食物或暴饮暴食，就会消化不良。吃油腻和过多的甜食，或饮酒过度，脾就不能顺利完成"运化"，食物不能转变为营养，同时又不能及时排出体外，那体内必然就有"浑浊"的物质存在，就造成了"内湿"。

平胃丸中的苍术苦辛温燥，最善于燥湿健脾，所以在方中重用为君。厚朴苦温芳香、行气散满，可以帮助苍术除湿运脾，所以在方中为臣。陈皮理气化滞，与厚朴合，就能够复脾胃之升降；甘草、姜、枣都能调补脾胃、和中气，以帮助脾胃运化，都起到辅佐的作用。诸药相配，共同完成燥湿运脾、行气和胃之功效。这个方子主要的作用部位，就是在人的脾胃，如果水湿引起脾胃的功能出现异常，患者感到胸腹胀满、食欲不佳、口淡腹泻、舌苔白厚而腻的病症，都可以用平胃丸来进行治疗，效果非常好，被古人成为"治脾圣药"。后世中有许多健胃方剂，都是在这个方子的基础上加味而来的。

此方为攻邪之方，方中苍术的药性燥烈，因此如果没有水湿之气或阴虚体征，舌红少苔、口苦而渴，或是脉数的患者，都不能服用这个方子。还有就是在服用前一定要先看一看说明书，如果中成药里面没有配上姜枣，在服药的时候，就需要用生姜和大枣熬水冲服，以保护脾胃之气。古人配方都是非常讲究的。

如果服用两天还不见效，就不能再继续使用。因为这个方子的效果非常快，不见效就说明治疗的方向不对，就应重新诊治。当患者的水湿去除之后，还需要滋补一下，服用几日参苓白术丸等补脾的药物就很好。因为平胃散祛湿的力量虽然很大，但是滋补的力量却尚显不足。由于此方为治病攻邪的方剂，最好能在医生的指导下使用，更不可以用来做日常保健品。

腹泻不止，原来是脾湿造成的

有位男性患者，最近老闹肚子，稍微吃多一点就会泻肚，有时稍遇到一点冷风也会泻泄，而且泻出的排泄物中，有很多没有完全消化的食物。就这样，他一连腹泻一个多月，人已经变得很瘦，吃了很多西药却不见无效。小檗碱也吃了不少，还是一点效果也没有，依然每天都要泻上几次，虽然并没什么太大的痛苦，可是要泻之前总会肚子痛，所以每次泻完都有不泻不快的舒服感。这给他的生活造成很多的麻烦，不敢走太远的路，老怕半路上肚子一痛，却找不到厕所，还经常不敢吃东西，怕上班时开着会半路就往厕所跑。

从这位患者的这些症状来看，应该属于因忽冷忽热、寒热错杂而导致的腹泻。经观察发现，患者的肚子比较大，而且面色苍白，这种体征应该属于脾虚，就问他平时会不会经常听到肚子里面有水流动的声音。患者回答说：肚子里面的确能够经常异常声音，有的时候像是气的声音，有的时候好像是水流动的声音。再观察患者的舌头，舌象非常明显，只见舌苔满布、舌体胖大，舌边还有齿痕，而且舌面上满是水液，这正是脾虚湿盛的表现。如果仔细察看，就会发现，这种人的舌质并不是红色的，而是淡白的。

这位患者是脾虚无疑。脾虚会导致脾土无力控制水湿，而水湿反过来也能够使脾虚进一步加重，就这样，由于脾无力运化水饮，因此就导致了腹泻不停。像这种情况，可以购买中成药平胃丸，尝试服用两天，看看效果再做思考。结果，第二天患者反馈说："我只吃了一天，我的腹泻居然就停止了！"后来，患者继续服用了几天后，脾湿已去，就让他改服参苓白术丸，来加强补脾的效果。于是，这场持续了一个多月的腹泻，就这样轻松地痊愈了。

感冒咳嗽、手出汗，竟是脾湿惹麻烦

平胃散最早出自宋朝周应所著的《简要济众方》卷五，主治胃气不和。平胃散中的散，既有散阻除邪的意思，也有令脾胃散输水津的功能恢复平常之意。在广泛的临床实践中，只要抓住平胃散可散中焦湿阻的特点，而随症加减，就可以获得良效。

一位四十多岁的中年男子，多年来，两手的手心一直很爱出汗。虽然不是什么大毛病，却非常影响他从事按摩的工作，一直想解决这个问题，所以多年寻医，治疗效果却很不理想。这位男士不仅双手心出汗，还伴有咽喉总像是有痰，且不容易咳出来。一咳出，痰中带着一些咸味。没发现有其他疾病，但见舌质暗淡，舌苔厚腻，白中微黄，脉数沉细。

《素问·玉机真脏论》中说，脾主四肢，所以这个病人双手心出汗的主要原因，是因为脾灌四旁而失调，致使津液不能正常输布，而导致手心异常出汗。根据患者的脉象与病状分析，这位男子是因三焦湿阻，而以中焦为重，湿阻中焦、气机不疏，所以治疗时，应秉着三焦分消的原则，来燥湿健脾、行气导滞。可以用平胃散燥湿运脾、行气导滞，以散中焦之湿阻，使气机舒畅、脾灌四旁，只要津液输布恢复正常功能，就算不去专门治疗手心出汗，也会自然痊愈的。

于是用平胃散方与三仁汤相加减：苍术、陈皮、枳实、白蔻仁15（打碎）克、苏梗、茯苓、法半夏（打碎）各15克；厚朴、炙甘草、白术、杏仁、苏叶、黄芩各10克；薏仁、党参各30克。水煎口服3剂之后病愈，手心始终没有再复发出汗。

无独有偶，一位不到40岁的刘女士，感冒咳嗽了1个月左右，多处寻医、吃药打针，却一直都没能治好。她的症状主要是咽部发痒而干咳，稍微有些恶寒，但并不发热，咽喉老是干干的，喝水不多，还经常盗汗。当时她刚刚结束月经，舌苔厚腻、白中微黄，舌下大络有明显的瘀血。这是风邪犯肺的征兆，属于中焦湿阻、气机不疏，致使肺气失宣。所以在治疗的时候，适宜疏风止咳、燥湿健脾，以行气导滞、宣利肺气。

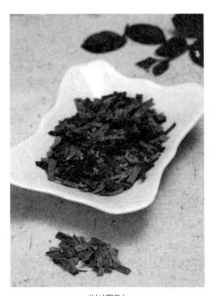

枇杷叶

《素问·经脉别论》中说："脾气散精，上归于肺。"这位女患者干咳咽干，是因为中焦湿阻、气机不疏，散输于肺失调，是由于肺气失宣所导致的。因而可以用平胃散来燥湿运脾、行气导滞，以散中焦之湿阻，使气机舒畅，这样就会上输于肺，令肺气得宣而润，疗效快速而又明显。

也是用平胃散方，与止嗽散加减：苍术、厚朴、陈皮、茯苓、当归、川芎、杏仁、桔梗、炙百部、黄芩各15克；藿香、佩兰、荆芥、防风、枇杷叶各10克；紫菀、党参各30克；炙甘草6克。水煎口服3剂，结果这位女士只吃了1剂就病愈了。

困扰女孩数年的便秘，终于消失了

被后世誉为"治脾圣药"的平胃散，是由苍术、厚朴（姜汁炒）、陈皮、炒甘草四味药组成，有燥湿运脾、行气和胃的功效，是治疗湿滞脾胃的基础方剂。在临床上治疗内伤疾病，往往因为补药会阻碍脾运，所以先投平胃散方再加消食药，来"调脾承气"，之后再进以补剂，效果非常好。

有位20多岁的胖女孩，平时喜爱吃肉却不能吃，因为每次食后肚子都很胀，常觉肚脐周围又硬又满。几年来，她一直被便秘所困扰，3～4天才有1次很少的大便，而且排便不畅。女孩的月经量也很少，颜色深暗；她的舌淡红、舌苔黏，脉细弦。老中医给女孩诊断之后的结论是：应属脾气不足、湿阻胃肠，治疗就应运脾化湿，以行气通便。

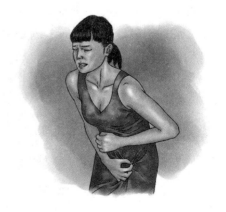

便秘是困扰很多女性的大问题

现代女性由于饮食和生活习惯等多种原因，很容易出现便秘等情况。很多人都习惯服用各种减肥通便的茶和饮料，或者吃一些润肠通便的药物，但是由于并未增加胃肠动力，所以不能从根本上解决问题，只能缓解一时。要想真正解决问题，还需要从中医理论上来一探究竟。

脾与便秘关系较为密切，脾气虚、脾阳虚均可致便秘。宋代严用和在《济生方》中，将便秘分成五类，即"风秘、气秘、湿秘、寒秘、热秘"，其中的湿秘，就是因脾虚而导致传导不利的便秘。这种便秘，还应辨明虚实寒热，根据患者体质判断是热秘还是湿秘。女孩的便秘就属于湿秘。

所开处方是：生苍术 12 克，厚朴 9 克，陈皮 9 克，炙甘草 3 克，酒军 6 克，生山楂 9 克，5 剂，水煎 400 毫升，饭后温服，早晚 2 次。女孩服药之后，大便立时通畅，每日 1 次，腹胀感也减轻了，吃肉也不再胀肚。再服用 7 剂，其他诸症也都消失了。

服用平胃散，可以运脾化湿、行气导滞，药方中又加入山楂，这样可达到醒脾气、消肉食的作用。另外，药方中的酒军就是我们平时所说的熟大黄，具有泻热通肠、凉血解毒、逐瘀通经的功效。

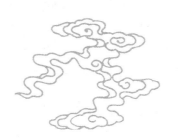

黄疸茵陈颗粒：治黄疸，除肝胆湿热

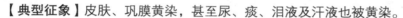

【名方出处】宋代刘昉《幼幼新书》。

【使用历史】863年。

【主要成分】茵陈、黄芩、大黄（制）、甘草，辅料为蔗糖糊精。

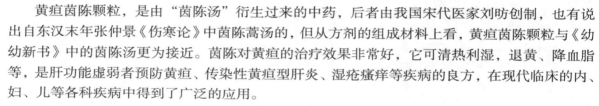

【整体药性】微寒。

【功能主治】清热利湿，退黄疸。用于治疗急、慢性黄疸型传染性肝炎。

【典型征象】皮肤、巩膜黄染，甚至尿、痰、泪液及汗液也被黄染。

【禁忌人群】孕妇忌服。非因湿热引起的发黄忌服茵陈。蓄血发黄者，禁用茵陈。热甚发黄，无湿气，二者禁用。

黄疸茵陈颗粒，是由"茵陈汤"衍生过来的中药，后者由我国宋代医家刘昉创制，也有说出自东汉末年张仲景《伤寒论》中茵陈蒿汤的，但从方剂的组成材料上看，黄疸茵陈颗粒与《幼幼新书》中的茵陈汤更为接近。茵陈对黄疸的治疗效果非常好，它可清热利湿，退黄、降血脂等，是肝功能虚弱者预防黄疸、传染性黄疸型肝炎、湿疮瘙痒等疾病的良方，在现代临床的内、妇、儿等各科疾病中得到了广泛的应用。

市场上有关黄疸茵陈颗粒的中成药有很多类型，除了黄疸茵陈颗粒外，还有黄疸茵陈冲剂、黄疸茵陈颗粒口服液等。它们的基本药物成分和功效都是一样的，按照说明书上的用法用量服用即可。

治疗黄疸型肝炎，茵陈效果真不错

古时有个叫郑牛儿的人得了黄疸症，身上、脸上，连眼睛都发黄。他去找郎中，却看到郎中也得了黄疸症。郎中说："这种病没有办法治，我们只能活一天算一天了。"可是第二年春天，郎中却见郑牛儿变得白白胖胖，心中很是惊奇。郑牛儿就告诉说："是听了一位老人的话，从一打春就开始天天吃白毛蒿，要么蒸着吃，要么泡水里当茶喝，吃了一个多月病就好了。"还把郎中领到地里，去辨认这种遍身密生灰白柔毛的蒿草，郎中一尝，有些苦蒿的味道。

郎中也开始天天用这种蒿泡茶喝，但是过了一个月，却发现不顶用。郑牛儿大惑不解地跑出去，发现这种野草早已高大蓬松，开满了小米粒一样的黄绿色碎花。他对郎中说："这些老了的白毛蒿恐怕不能用了。"郎中一听猛然醒悟：采集药草都是要分时候的！

黄疸是某些疾病的一类症状，疟疾、胆结石、胆道蛔虫、黄疸性肝炎等不少疾病，都可以出现黄疸的病状。茵陈能够消退黄疸，如今治疗黄疸就比较简单了，只要及早服用黄疸茵陈颗粒，用温水冲服，每日二次，每次服用10～20克，就能够清热利湿，使黄疸消退。用茵陈医治黄疸型肝炎的药方有很多，现在予以简介，以便灵活使用。

（1）轻型急性习染性黄疸型肝炎。湿重于热、干冷黄疸，症见黄疸轻、困乏、恶心、时呕、不思饮、厌清淡、食后腹胀、大便时溏、舌苔白腻、脉滑稍数。可用茵陈30克，生苡米、茯苓、白芍、赤芍、六一散各 12 克，藿香、杏仁、当归、丹皮、酒炒黄芩各 9 克，熬成汤药，水煎服，每日 1 剂，日服 2 次。如果低热，可加鲜茅根 30 克，青蒿 12 克；大便溏、纳差者，加焦白术、谷芽各 9 克；如黄疸已退、转氨酶不降者，可加蒲公英、紫花地丁、石见穿、板蓝根等解毒药。能够利湿清热，芬芳化浊，疗效颇著。这个处方源自关幼波《西医原著选读》，名为"轻型消黄汤"。

（2）急性、重型习染性黄疸型肝炎。热重于湿、干冷黄疸。症见黄疸重，恶心、呕吐、厌油、发热口渴、便干尿赤，舌苔黄厚而燥，脉弦滑数。可用茵陈 90 克，生石膏、鲜茅根各 30 克，炒知母、炒黄柏、藿香、佩兰、杏仁、六一散各 9 克，赤芍、丹皮、龙胆草、泽兰各 15 克。水煎服，每日 1 剂，2 次分服。若高热或神昏谵语，加服安宫牛黄丸 1.2 克，或加服紫雪丹 3 克，分 2 次冲服。便秘者加酒炒大黄、瓜蒌各 15 克；退黄时，茵陈的用量可以达到 125 克。能够清热利湿、活血解毒、芬芳透表，临床中屡用屡效。此方源自关幼波《西医原著选读》的"重型消黄汤"。

（3）急性黄疸型肝炎。可用龙胆草、法半夏、连翘、柴胡、广郁金各 9 克，金钱草、茯苓、茵陈各 30 克，夏枯草、焦楂曲各 15 克，莱菔子 6 克，薄荷 3 克。水煎服，每日 1 剂，日服 2 次。若恶心呕吐较剧，去龙胆草，加竹茹、煅赭石；纳差者加入槟榔、炒麦芽；热重者加入黄芩、板蓝根；湿盛者可加藿香、苍术；干冷偏重者应加黄连、金银花；便秘者则以大量番泻叶泡茶饮服。乙肝轮廓抗原阳性患者，可加入大剂量白花蛇舌草、大黄及马鞭草。有清肝和胃、利湿退黄的功效。该方源自方药中《陕西西医》的"清肝和胃汤"。

（4）顽固性黄疸，可用丹参、桃仁、红花、茵陈、郁金、炮山甲、皂角刺、路路通（剂量可随证酌定），水煎服，每日 1 剂。厌油者加山楂；巩膜甚黄的人，可加木贼草、夏枯草；皮肤瘙痒加白蒺藜、秦艽；胆道结石患者加金钱草、鸡内金；寒湿患者加白术、熟附片；肝细胞性黄疸患者，应去炮山甲、皂角刺，加入板蓝根、夏枯草。能够活血通络，逐瘀退黄。此方源自吴朝文《新西医》的活血通络汤。

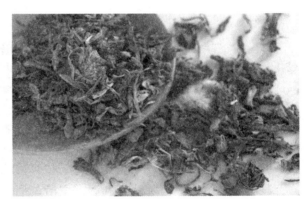

蒲公英

加味茵陈蒿汤，退黄一招鲜

黄疸茵陈颗粒的主要成分是茵陈、黄芩、大黄（制）、甘草，有说出自东汉末年张仲景《伤寒论》中的茵陈蒿汤，但从方剂的组成材料上看，黄疸茵陈颗粒与《幼幼新书》中的茵陈汤更为接近。这款茵陈汤，为宋代刘昉撰写的方剂：茵陈 4 分，大黄 4 分，黄芩 4 分，黄连 2 分，消石（现以芒硝代之）2 分，甘草（炙）2 分。

东汉末年，医圣张仲景在《伤寒论》中说："阳明病，发热，担头汗出，身无汗，齐颈而还，小便不利，渴饮水浆者，此为瘀热在里，身必发黄，茵陈蒿汤主之。"明确指出这种茵陈蒿汤主治湿热黄疸，就是"阳明病"，也称"阳黄"。患此病时全身发黄，鲜明如同橘子色，眼睛发黄，身热口渴，腹部微满，小便短赤不利，舌苔黄腻，脉数。这种汤要不仅能治疗黄疸，也可以起到预防的作用。因为张仲景说"此为瘀热在里，身必发黄"，意思是尚未发黄时，用此汤就会使阳明瘀热，从小便排出去。

病因大多是缘于邪热入里，与脾湿相合，致使湿热壅滞于中焦。湿热壅结，导致气机受阻，所以会使腹胀微满、恶心呕吐，大便不爽甚至秘结便秘；无汗而热、小便不利，则湿不得外越、下泄，以致湿热熏蒸肝胆，而使胆汁外溢、浸渍肌肤，造成全身、面部、眼睛目全都黄色鲜明，湿热内郁而津液不化，致死口中干渴、舌苔黄腻，脉沉数，为湿热内蕴之病征。治疗时宜于清热、利湿、退黄。

茵陈蒿汤的方剂很简单，所用的材料包括：茵陈18克，栀子12克，大黄（去皮）6克。水煎服。若湿重于热，可加茯苓、泽泻、猪苓以利水渗湿；若热重于湿，可加黄柏、龙胆草以清热祛湿；胁痛明显的患者，可加入柴胡、川楝子以疏肝理气。主治湿热黄疸。瘀热发黄，身、面、目黄色鲜明，发热无汗，或只有头部汗出，口渴欲饮，恶心呕吐，小便短赤，腹微满，大便秘结不爽，舌红苔黄腻，脉沉数或滑数有力，能够清热、利湿，为退黄常用方。

名医印会河在《西医外科新论》中，还有一款"加味茵陈蒿汤"，用于治疗热重于湿的干冷黄疸。此方为印氏的"抓主证"之方，凡是阳黄初起、大便枯燥者，即可用此方，退黄的效果相当好：茵陈、大青叶各30克，栀子、大黄各9克，黄柏15克，川金钱草60克。水煎服，每日1剂，日服2次。如果患者感到心烦，可加淡豆豉9克；若是大便不通，可加芒硝9克（分冲）；若寒热口苦，可加柴胡、黄芩、半夏各9克；胁痛得厉害，可加郁金9克，赤芍20克；胃灼热吐酸或总觉嘈吵者，可加煅瓦楞子30克。若大便一般，则少用大黄；便若稍溏，则可去大黄。主治热重于湿、湿热并重，干冷黄疸。症见全身面目黄色鲜明、发热口渴、小便短赤、大便干结，苔黄腻，脉弦数，心中烦热、嘈吵，或胃灼热吐酸。常用于急性黄疸型传染性肝炎等所引起的黄疸。本方药简力宏，泄热利湿之功颇著，退黄效果非常好，常用来治疗热重于湿的黄疸症。

华佗三试青蒿草，巧用茵陈治奇病

有一个"华佗三试青蒿草"的传说，说华佗给一个黄痨病人治病，却一直苦无良药。可是过了一段时间，华佗却发现病人不治而愈，就问他吃的什么药？他说每天都吃一种绿茵茵的野蒿。华佗便到地里采集一些，给其他黄痨病人服用，但试过之后却无效果。华佗想了想，就去问是几月吃的蒿子，得知是三月。华佗醒悟，三月之春阳气上升、百草发芽，所以三月蒿子才有药力。于是第二年一开春，华佗就采集许多野蒿幼嫩的茎叶，给黄痨病人服用，果然吃一个好一个。为摸清青蒿的药性，华佗又多次进行分类试验，并取名为"茵陈"，还编了一首歌谣："三月茵陈四月蒿，传于后人切记牢。三月茵陈治黄痨，四月青蒿当柴烧。"

黄痨就是黄疸。茵陈清热利湿，主治黄疸、小便不利、传染性黄疸型肝炎等，对湿疮瘙痒也有很好的疗效。现代药理学研究发现，茵陈有保护肝功能、利胆，解热、抗炎，降压、降血脂和扩冠等作用。下面介绍几种古代医书用茵陈治疗各种疾病的妙方：

（1）《圣济总录》载，茵陈可治身如金色、不爱说话、口吐黏液、四肢无力、好眠卧的病人：茵陈蒿、白藓皮各50克，粗捣过筛。每副药剂15克，用水一盏，煎至六分，去滓后饭前温服，1日3次。

（2）《纲目》方，治男子酒疸：茵陈蒿4根，栀子7个，大田螺1个，连壳捣烂，用一大盏白酒烧沸，冲汁饮用。

（3）《圣济总录》中的茵陈蒿散，治风瘙瘾疹、皮肤肿痒：茵陈蒿50克，荷叶25克。捣罗为散。每次服5克，用冷蜜水调下，饭后服用。

（4）《玉机微义》中的茵陈四逆汤，治发黄、脉沉细迟、腰以上自汗、肢体逆冷：茵陈100克，附子一个作八片，炮制干姜75克。炙甘草30克。研为粗末、分作四贴，水煎服。

（5）《湖南药物志》用茵陈治感冒、黄疸、漆疮：茵陈五钱，用水煎服。

（6）《千金方》中，用茵陈治疗遍身风痒、生疥疮：

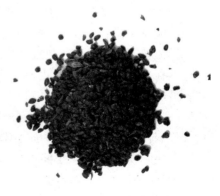

车前子

茵陈不计量，煮浓汁洗抹。

（7）《崔氏纂要方》中，用茵陈治疬疡风病。患此病的患者身上出现成片的白色斑块：茵陈蒿两把，水一斗五升，煮后取七升，先以皂荚汤洗患处，再用此汤反复洗擦，隔日一洗，以免疼痛。

（8）民间常用茵陈蒿与车前子等分煎汤，用细茶调服数次来治疗眼热红肿。

（9）如果指手足不能自由伸缩，被称为"风疾挛急"，可用500克茵陈蒿、一石秫米和面1500克，和匀后按照常规的方法酿酒，每日饮服。

（10）民间还有用一把茵陈蒿，同一块生姜捣烂，每日擦涂胸前和四肢，来治疗遍身黄疸。也有用茵陈切细煮汤，熬成茵陈羹服食，或生食，用来治疗大热黄疸、伤寒头痛、风热痒疟。

治愈新生儿黄疸，简单又安全

新生儿黄疸，中医病名又有胎疸或胎黄之称，是新生儿的多发病和常见病，分为生理性黄疸和病理性黄疸，多是因为在胎儿期间母体感受湿热，或湿浊瘀阻所导致的疸类疾病，以婴儿遍体皮肤、黏膜和双目巩膜出现黄染为主要的表现特征。

黄疸在西医中的名称是"新生儿高胆红素血症"，西医认为，造成这种新生婴儿的常见多发病的病因较多，其中，新生儿胆红素肠、肝循环和新生儿早期肠道缺乏细菌，是导致新生儿高胆红素血症的一个发病原因。

黄疸最早出现于婴儿出生后24小时内，也有生后第5天才出现黄疸的。黄疸最早出现在婴儿的面部，随着胆红素的升高，逐渐在躯干、四肢出现，最后波及手心和足底。如果黄疸持续7～10天，甚至持续2周以上不退，并且进行性加重；也有的黄疸退了却复又出现。患儿如果是溶血性黄疸，皮肤多呈杏黄色或橘黄色，可见面色苍白的贫血貌、呼吸急促；若是梗阻性黄疸，患儿多呈灰黄色或黄绿色，大便也呈灰泥土样。有的患儿除黄疸之外，还伴随其他原发病症状。

新生儿黄疸，多为婴儿的肝细胞尚未成熟、机体的代偿功能不全而导致，如果不及早治疗，会影响新生儿的生长发育。茵陈是清热退黄的首选中药，系纯中药制剂，用法简单且无副作用，也没有明显的不良反应，自古以来的疗效都很确切。

黄疸茵陈颗粒主要成分为茵陈、黄芩、制大黄、甘草，疗效颇佳，值得临床推广应用。茵陈的成分为酮、叶酸、β－蒎烯等，利胆，能显著增加胆汁的分泌，还能拮抗溶血，改善丙氨酸转移酶的活性，并且加速胆红素排泄的作用。黄芩提取物中，主要含有黄芩甙原、黄芩甙、汉黄素，能抗过敏，改善毛细血管的通透性，利尿。制大黄性味苦寒，有泻热毒、利胆、健脾和涤荡肠胃积垢、推陈出新等作用。甘草性味甘平，含有甘草酸，对某些毒物有解毒作用，类似于肾上腺皮质激素。黄疸茵陈颗粒的这些所有成分，共同配伍、协同作用，就能促进胃肠的蠕动，减少胆红素的肠—肝循环，降低血清胆红素，从而显著减轻黄疸程度，缩短病程，有效减轻患儿的症状。也可以服用茵陈大枣汤，以促进肝细胞活性、益气生津，达到保肝退黄的功效。还可以加入适量甘草煎水服用。这个方剂所用的材料包括：茵陈15～30克、大枣30～50克、甘草6克。水煎后，分少量多次服用，每日5～8次，每次5毫升，每日1剂，能够清热、利湿、退黄，疗效较好。

小活络丸：祛风除湿，缓解关节不利

【**名方出处**】宋代《太平惠民和剂局》。

【**使用历史**】862 年。

【**主要成分**】川乌，草乌，地龙，制乳香，制没药，胆南星。

【**整体药性**】温燥。

【**功能主治**】具有祛风活络、化湿止痛等功效。舒筋活络，散风止痛。治风湿痹痛，麻木不仁，四肢瘦痛，半身不遂。也可治疗脑血管意外后遗症，慢性风湿性关节炎，肩关节周围炎等。

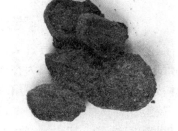

【**典型征象**】畏寒，肢体疼痛，麻木拘挛。

【**禁忌人群**】孕妇忌服。本药药力颇峻，只宜于体实者，应在医生指导下服用，宜严格掌握剂量，过量易引起中毒。阳热内盛者、阴虚有热者，口苦咽干，舌红少苔，脉细数等慎用。本药服药期间，忌辛辣、油腻、生冷等刺激性食物。

小活络丸是由"小活络丹"衍生过来的传统中成药，后者出自宋代《太平惠民和剂局》，原名活络丹，又称小活络丹。古往今来，小活络丹的疗效持续不断，它可祛风活络、化湿止痛，是风寒湿痹、肢体疼痛、麻木拘挛等疾病的良方。现代研究表明，小活络丹能够治疗肩关节周围炎、坐骨神经痛、腰椎骨质增生症、非化脓性肋软骨炎、风湿性关节炎等，在现代临床中得到了广泛的应用。

市场上有关小活络丹的中成药有很多类型，除了小活络丹外，还有小活络丸、小活络片等。它们的基本药物成分与功效都差不多，只要按照说明书上的用法与用量服用即可。

赶走坐骨神经痛，中医疗法真简便

小活络丸来源于宋朝，选自官方修订的《太平惠民和剂局》，沿用至今已经有近千年的历史，可以说是久经考验的祛风除湿方，是一剂可以缓解关节麻木、疼痛与拘挛的良方。本方传统应用，在于治疗因风寒湿痹而引起的肢体疼痛、四肢麻木拘挛等病症，是由川乌、草乌、地龙、制乳香、制没药和胆南星组成的，具有祛风活络、化湿止痛的功效。有方歌云：

小活络丹天南星，二乌乳没与地龙，

寒湿瘀血成痹痛，搜风活血经络通。

方歌中所示的 6 味中药，由于川乌、草乌能够温经活络、祛风除湿，可以散寒止痛，所以作为主药。天南星能够燥湿活络，可以祛经络之痰，并能祛风，所以在方中为辅药。乳香与没药可以活血化瘀并止痛，而为方中佐药。地龙最能通经活络，能够引诸药直达病兆所在，是本方中的使药。诸药配伍合用，共奏温经活络、搜风除湿和祛痰逐瘀之功，服用后，患者的风寒、痰湿及瘀血都能得以祛除，经络也得以疏通，营卫得以调和，患者的肢体自然就会得以温煦濡养，所有的病症也就全都除去了。所以在临床上，常常用于坐骨神经痛的治疗。

坐骨神经痛的早期症状，对患者的正常生活影响很大。其早期症状在临床上一般有两种：一种是根性坐骨神经痛，这种最常见的腰椎间盘突出，常是在用力、弯腰或剧烈活动等诱因中忽然起病，也有少数为慢性起病。疼痛感多自腰间向一侧臀部、大腿后、腘窝、小腿外侧及足部，呈放射展开，疼痛仿佛烧灼、刀割一样，咳嗽、用力会使疼痛感会加剧，夜间疼痛更为严重。为了避免神经的牵拉、受压，减轻神经根的受压，患者经常以特殊的姿势来减轻疼痛，站立时的重心也总是着力于健康的那一侧，坐时臀部也会向健侧倾斜，睡觉时髋、膝屈曲，卧向健康的一侧，日久天长，就会造成脊柱向健侧侧弯。

二是干性坐骨神经痛。这种症状起病的缓急，也随病因的不同而有所差异。比如，因受寒或外伤而诱发坐骨神经痛的患者，多是急性起病。疼痛大多是从臀部向股后、小腿后外侧、足外侧，呈放射状展开，压痛点一般在臀部以下。在行走中、活动时，常常牵引坐骨神经而使疼痛加重，脊椎也会不自觉弯向患侧，以减轻对坐骨神经干的牵拉。

坐骨神经痛是由于风寒湿邪，或是因为痰湿瘀血留滞在经络，致使气血不得宣通，营卫失其流畅所导致的病变。由于小活络丹药性温燥，非常适用于痹证偏于寒性的患者。关节屈伸不利、肢体筋脉挛痛，正是坐骨神经痛的特点。而舌呈淡紫色，舌苔发白，为证治要点。不止于坐骨神经痛，像风湿性关节炎、类风湿性关节炎以及骨质增生症等，这些都属于风湿血瘀，所以也都可以运用小活络丹进行治疗。可用制川乌9克，制草乌9克，制南星9克，乳香9克，没药9克，地龙15克，日1剂水煎服。煎药后的药渣可以用来外敷疼痛部位。20日为1个疗程，随症加减。此方在临床上应用广泛，总有效率达到93.75%，使坐骨神经痛患者的疼痛感完全消失，活动恢复自如。

擦伤、扭伤或挫伤，巧用小活络丸

在临床上，小活络丸还经常用于治疗急性软组织损伤，疗效快、疗程短，痊愈率非常高。急性软组织损伤，是指人体运动系统，皮肤以下、骨骼之外的肌肉、韧带、筋膜、肌腱、关节囊等组织，发生急性挫伤或裂伤，以及周围的神经、血管发生不同情况的急性损伤，包括擦伤、扭伤、挫伤、跌扑或撞击伤等，造成局部机体皮下软组织撕裂或出血。急性软组织挫伤的临床表现主要是疼痛和肿胀，或是造成不同深度的伤口或皮肤擦伤等，引起肢体功能或活动的障碍。

在鉴别诊断的过程中，主要应注意的是，检查患者有没有肢体、肋骨、头骨骨折？有没有颅内损伤、血气胸、腹内脏器损伤的可能？可以通过X片、CT等进行检查鉴别和排查，如有神经、大血管、肌腱、关节囊损伤的症状，应在2周后，进一步检查肌电图、彩色多普勒、MIR等确诊。

一般性质的急性软组织损伤，可以将100粒小活络丸，加入适量75%的酒精浸泡，捣烂后调制成糊状的小活络软膏，密封存放。患者的患处首先要进行一般的常规消毒，如果有污渍，要先用松节油、汽油等进行清除，然后再进行常规消毒。擦洗干净患处后，再将调制好的小活络软膏均匀地涂擦在创面上，有2～3毫米厚，涂擦的范围尽可能要大于受伤的范围，然后用一张保鲜膜覆盖，之后再覆盖2层纱布进行包扎即可。无破皮的软组织损伤，可以隔日1次用药，如果破皮，可以每日1次或是隔日1次。

如果肌肤的损伤比较严重，就应先进行常规消毒、清洗创面，然后在创面上使用消炎粉，并按伤口的大小覆盖干纱条，最后再外敷小活络软膏。有表皮挫伤的患者，也可以在进行常规性消毒擦干后，在挫伤面上涂以3%碘酊，待干后再外敷小活络软膏。

有医疗部门用这种办法进行治疗，曾经先后对50例急性软组织损伤患者的治疗状况进行观察和统计，其中有17例女性患者。患者受伤的部位，有足背挫伤、踝关节扭伤，以及手腕部、指关节挫伤，等等，一般在治疗3～5次后，就会使患处的疼痛感消失，局部肿胀和瘀血也逐

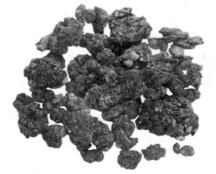

乳香

渐消退，功能恢复活动自如。50 例患者中共治愈 49 例，表现为疼痛消失，瘀血减退，肿胀消失。还有 1 例为好转中，活动轻度受限。

在《北京市中药成方选集》中，所收集的小活络丹组方是这样的：川乌（炙）75 克，草乌（炙）75 克，当归 50 克，川芎 50 克，白芍 25 克，乳香（炙）37.5 克，没药（炙）37.5 克，地龙肉 37.5 克，香附（醋炙）50 克，胆星 75 克。将这些中药研为细末，炼蜜为丸，重 10 克，朱砂为衣，每服 1 丸，温黄酒送下，或者用开水也可以，1 日 2 次。

骨病、关节病，一招就管用

小活络丸来源于宋朝的《太平惠民和剂局》，由川乌、草乌、地龙、制乳香、制没药和胆南星六位草药组成，具有祛风活络、化湿止痛等功效。传统应用在风寒湿痹、肢体疼痛、麻木拘挛等病症的治疗上。近年来在临床中，将小活络丸应用在多种关节、骨病疾病的治疗中，取得了较好的效果。由于小活络丸的整体药性温燥，所以身体呈阳热内盛或阴虚有热，也就是口苦咽干、舌红少苔、脉细数等情况的患者应注意慎用。而且在服药期间，也要忌食辛辣、油腻和生冷等刺激性食物，服用的剂量也要严格掌握，以免引起过量中毒。

（1）用小活络丸治疗肩关节周围炎，取得显著的疗效。方法是：内服小活络丸，每日的早、中、晚各服 1 次，每次 6 克，用温开水送服。10 天为 1 个疗程，连续服用，直到症状消失为止。一般用药 2 个疗程即可痊愈。时间最短的患者，只用 1 个疗程，最长的需 3 个疗程。通常用药 3～5 天，就可以看到明显的效果。

（2）用来治疗腰椎骨质增生症。用小活络丸进行治疗腰椎骨质增生，收到良好的效果。具体方法为：内服小活络丸，每天 2 次，每次 6 克，以温开水送服，每 10 天为 1 个疗程，连续服，直至症状消失为止。一般用药 2～3 个疗程，就能有显著功效。

（3）用于治疗坐骨神经痛。中医认为，坐骨神经痛是由风寒湿邪侵袭，造成痹阻气血、经络不通而导致。所以用祛风活络、化湿止痛的小活络丸进行治疗，效果极佳。具体方法是：内服小活络丸，每天早、晚各服 1 次，每次 6 克，用温黄酒送服。每 7 天为 1 个疗程，疗程连续不间隔，一直服用，直至症状消失为止。用药 1～3 个疗程即有显效。

（4）治疗"泰齐病"，即非化脓性肋软骨炎。肋软骨炎，是指肋软骨处出现疼痛与压痛，并轻微隆起，是一种肋软骨非化脓性的慢性炎症。中医称这种病属于"肋痛""胁肋痛"的范畴。治疗方法是：内服小活络丸，每天 3 次，每次 3 克，以温黄酒送服，每 5 天为 1 个疗程。并将适量的小活络丸研细，加入一点黄酒调成糊状，外敷在疼痛的部位并覆盖好，用胶布固定，每天需换药 1 次。用药平均 1 个疗程即有显效。时间最短 1 个疗程，最长 3 个疗程。

（5）用于治疗跟骨疼痛。可用小活络丸或小活络丹外敷，来治疗患者的跟骨痛，疗效显著。患者一般年龄为 40～71 岁，病程为 3 个月～5 年半。具体方法是：将小活络丸压成药饼，将药饼放在壮骨关节膏的中央，然后对准跟骨处的压痛点进行外贴，每天需换药 1 次，每 7 天为 1 个疗程。一般外贴用药 2～3 个疗程后，疼痛会明显减轻。

（6）治疗风湿性关节炎效果明显。经临床观察，用小活络丸治疗风湿性关节炎的疗效显著。具体方法是：内服小活络丸，每天 3 次，每次 6 克，以温开水送服，每 30 天为 1 个疗程，疗程之间不要间断，一直服到症状消失为止。一般用药 1 个疗程后，就可以收到明显的效果。用药时间最短 1 个疗程，最长可达 4 个疗程，平均为 3 个疗程。

扶正祛邪驱风寒，就用小活络丹

风湿性关节炎、类风湿性关节炎、痛风，以及多发性神经炎、骨质增生和神经性疼痛等疾病，在临床表现中都属于风寒湿痹证。这类病症，小活络丹与大活络丹都能主治。那么二者有什么区别呢？由于大活络丹方药主治的病变证机与病征表现，权衡起来比较复杂，而小活络丹主治的病变证机与病征表现较为明显，重在病征邪结，旨在攻邪，因而小活络丹主治的病征多为急重；而大活络丹治旨在扶正祛邪，主治的病征多为缓慢。

小活络丹的方药组成，是以逐寒化痰、活血通络为主要目地，治疗的宗旨在于祛邪；而大活络丹的方药组成，既用了祛邪之药，如白花蛇、草乌、天南星等，又用了补益之药，比如当归、熟地黄补血，龟板滋阴，并用人参、白术益气，附子、乌药温阳。这两种药都是千年知名老药。是药三分毒，小活络丹的成分中有制川乌和制草乌，新鲜的生川草乌有大毒，但制过后毒性就大大减弱了，所以制川乌与制草乌已成为祛风除湿、散寒止痛的良药，更是治疗风湿痹证与寒证的特效药，治疗功效非常明显。相对而言，大活络丹的副作用较小，因为不含制川草乌。但是内服后的作用相对较为缓慢，价钱也要高出许多，服用的疗程也相对较长，一般要1个月为1疗程。所以急病还应首选小活络丹进行治疗。

小活络丹方歌云：

小活络丹川草乌，天南地龙乳没药，

酒剂丸剂皆可用，风寒湿痹效果好。

清代医家张秉成在《成方便读》中说："故以川乌、草乌，直达病所，通行经络，散风邪，逐寒湿；而胆星即随其所到之处，建祛风豁痰之功。乳、没之芳香通络，活血行瘀；蚯蚓之蠕动善穿，用为引导。用酒丸酒下，虽欲其缓，而仍欲其行也。"本方所治之证乃风寒湿侵袭，阻滞筋脉骨节而致。在现代临床上，小活络丹也用于脑血管意外及中风。脑中风是风湿热引发的脑血液循环障碍，造成局部神经功能缺失，后遗症多为半身不遂、风湿性关节炎。

风湿性关节炎又称为类风湿病，是以关节滑膜炎为特征的，慢性自身免疫性疾病，大多以急性发热的关节疼痛起病，形成游走性多关节炎，由一个关节转移至另一个关节，多为膝、踝、肩、肘、腕等大关节受累，呈现红、肿、灼热、剧痛。急性炎症大约3周可消退，不留后遗症，但会持续性反复发作，使关节内软骨和骨骼遭到破坏，关节功能发生障碍，甚至残废。也有部分病人几个关节同时发病，还有的病人仅关节疼痛，并无其他炎症表现。若风湿影响到心脏，就会发生心肌炎，甚至遗留心脏瓣膜病变。类风湿性关节炎，骨质增生，神经性疼痛，多发性神经炎，痛风等病的临床表现，都符合风寒湿痹证者。

风寒湿邪侵袭经脉，阻滞筋脉骨节，壅滞经气，导致气血不利，使气不得化津而为痰，血行不利而为瘀，风寒湿邪夹杂着痰瘀，阻塞经气脉络，导致肢体筋脉疼痛、麻木拘急，造成关节屈伸不利，和疼痛游走不定。患者舌淡、苔白，脉沉或紧，都是风寒湿邪夹杂痰瘀之征。所以在治疗中，应当祛风除湿、化痰通络、活血止痛。

小活络丹方中的川乌、草乌，能够祛风胜湿散寒，而又善于止痛。乳香、没药活血行气，可解寒凝血瘀、痰阻脉络而化瘀通络。天南星有祛风燥湿化痰之功，地龙可通经活络、舒通筋脉。诸药相互为用，起到祛风除湿、化痰通络、活血止痛的功效，在临床上治疗类风湿性关节炎，骨质增生，神经性疼痛，多发性神经炎，痛风等病，都有很好的疗效。需要注意的是，本方主要是用于主治风寒湿痹证的基础方，而风湿热痹证者请慎用。方剂为：川乌炮，去皮脐草乌炮，去皮脐天南星炮地龙去土，各180克，乳香、没药研为末，各66克。以上中药研为细末和匀，酒面糊为丸，如梧桐子大，每日中午空腹冷酒送下，每次服用二十丸（6克）。也可采用现代用法，水煎服即可。如果患者肢体麻木不仁，可加白芍、黄芪，以益气补血，和畅筋脉；若手足明显恶寒，可加附子、干姜，以温阳散寒通经；若上肢游走疼痛，可加羌活、独活，以疏散风寒止痛；若下肢疼痛，可加牛膝、杜仲，以补肝肾，强筋骨，止痹痛等。此方有祛风除湿、化痰通络、活血止痛，抗风湿、抗增生、抗炎、抗菌、抗病毒，改善微循环等功效。

独活寄生丸：治疗风湿、类风湿的千古名方

【名方出处】唐人孙思邈《备急千金要方》。

【使用历史】652 年。

【主要成分】独活，寄生，杜仲，牛膝，秦艽，茯苓，肉桂，防风，党参，当归，川芎，甘草，白芍，熟地黄，细辛。

【整体药性】温。

【功能主治】祛风湿、散寒邪、止痹痛，养肝肾、补气血。用于风湿久痹、腰膝冷痛、关节不利等症。现代多用于风湿关节炎、类风湿关节炎、坐骨神经痛、腰椎骨质增生、腰肌劳损等。

【典型征象】风寒湿痹，腰膝冷痛，屈伸不利。

【禁忌人群】忌食生冷、辛辣之物。

独活寄生丸，原方来源于唐代，是孙思邈所著《备急千金要方》一书中的一个祛湿方剂。独活寄生丸的疗效从古到今源远流长，传统应用于气血两亏、风寒湿痹，肢节屈伸不利、麻木不仁，腰膝冷痛、畏寒喜暖等病症。它可以补气血、益肝肾，是风湿、痹痛患者的祛湿止痛良方。在现代研究和临床实践中还发现，独活寄生丸还能够治疗过敏性鼻炎、慢性肾炎、肩周炎等多种疾病，在现代医疗的各科疾病中得到了广泛的应用。

市场上有关独活寄生丸的中成药有很多类型，除了独活寄生丸外，还有独活寄生酒、独活寄生合剂、独活寄生颗粒等。它们的基本药物成分都是一样的，在使用时，按照说明书上的用法用量服用即可。

风、寒、湿痹不用急，独活寄生丸帮大忙

近年来，现代医务工作者在临床实践中，广泛应用独活寄生汤，对类风湿性关节炎、老年性骨质疏松症等病症进行治疗，甚至还治好了并不多见的硬皮病。所以有医家认为，只要属于肝肾两亏、气血不足范畴的病变，都可以应用独活寄生汤随症加减化裁、对症治疗，所取得的疗效也都比较好，从而进一步扩大了独活寄生汤的运用范围。近年来，在临床实践中发现，独活寄生丸还能治疗以下这些疾病：

（1）用独活寄生丸对过敏性鼻炎进行治疗，效果非常显著。方法是：以温开水口服独活寄生丸，每日服用 3 次，每次 1 丸 9 克，每 7 日为 1 个疗程。一般用药 2 个疗程内即可见效。

（2）用独活寄生丸对慢性肾小球肾炎进行治疗，总有效率达到 96.6%。具体用法为，内服独活寄生丸，每日 3 次，次 1 丸 9 克，20 日为 1 个疗程。一般在服用不满一个疗程时，尿蛋白就可降到微量或阴性。

（3）用独活寄生丸对肩关节周围炎患者进行治疗，总有效率可达 98.6%。以温开水口服独活寄生丸，每日服 3 次，每次 1 丸 9 克，每 10 天为 1 个疗程。

独活寄生汤，原方载于唐代孙思邈《备急千金要方》，原文如下：

"夫腰背痛者，皆由肾气虚弱、卧冷湿地当风得之，不时速治，喜流入脚膝为偏枯冷痹，缓弱疼重或腰痛，挛脚重痹，宜急服此方。诸处风湿亦用此法，新产竟便患腹痛不得转动，及

腰脚挛痛不得屈伸痹弱者，宜服此汤除风消血。"

这个药方所用的材料包括：独活三两，寄生、杜仲、牛膝、细辛、秦艽、茯苓、桂心、防风、川芎、干地黄、人参、甘草、当归、芍药各二两。将上述十五味药研为粗末，以水一斗，煮取三升，分三服，服汤取暖、温身勿冷。风虚下利者，应除去干地黄。

从以上看出，此方中汤剂的用量很大，唐朝的一两相当于现在的37.3克，而且只煎煮1次成为1剂，分为3次服用，每次要服用1升，大约为594毫升。或许，这也是古人开方下药能够药到病除的秘密之一。正如孙思邈在《备急千金要方》中所言："以为人命至重，有贵千金，一方济之，德逾于此，故以为名也。"

如今市面上还有独活寄生颗粒、独活寄生合剂等，还有人制成独活寄生酒，等等。但从药力上讲，照比汤剂和丸剂，应该有一定的差别。患者可以根据自己的病情进行适当的选择，或遵医嘱。但是要用这个方子治病，首选当然还是汤剂，但是服用起来毕竟有些麻烦。相比之下，丸剂更加方便省事，而且治疗的效果也很不错，因为丸剂的配药与汤剂大同小异。方剂如下：独活、桑寄生、杜仲（盐水制）、牛膝、细辛、秦艽、茯苓、肉桂、防风、川芎、党参各54克，甘草、当归（酒制）、白芍、熟地黄各36克。将上述十五味药，粉碎后研成细粉，然后过筛、混匀，按每100克粉末加炼蜜110～130克的比例，制成味微甘、辛、麻的黑褐色大蜜丸即可。口服丸剂，每次1丸，每日2次。

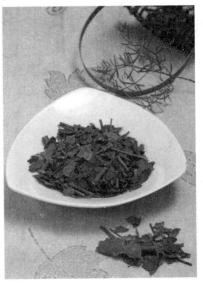

桑寄生

风寒湿痹，这是中医对痹证的泛称。所谓的痹就是闭，即痹阻不通的意思。《黄帝内经》以病因分为风痹、寒痹、湿痹；以症状特点分为行痹、痛痹、著痹。《素问·痹论》说："风寒湿三气杂至，合而为痹也。其风气胜者为行痹，寒气胜者为痛痹，湿气胜者为著痹也。"

痹症就是指人体机表和经络，由于感受风、寒、湿、热，而引起肢体关节及肌肉酸痛沉重、麻木抽搐、屈伸不利，甚至使关节肿大灼热，这类病征在临床上常有渐进性，或反复发作。也就是现代医学中的风湿热，即风湿性关节炎、类风湿性关节炎、骨性关节炎、痛风等疾病。而中医中的痹证概念更为广泛，因为其中还包括五脏痹和五体痹。这些病变主要都是由于气血痹阻不通，筋脉关节失于濡养造成的。

方中本着"邪之所凑，其气必虚"的原则，在祛邪通经的同时，加入温养气血、扶持正气的药物，比如人参、当归、芍药、甘草和地黄。由于此类病征是感受风寒湿邪，而导致肢体的关节经络闭阻不通，而引起各种病痛，所以在治疗的时候，就要疏风、散寒、除湿、通经、活络、止痛，而独活寄生汤，就是在这个治疗原则的指导下，所创立的处方。

需要注意的是，患有高血压、心脏病、肝病、糖尿病，以及肾病等慢性疾病比较严重的患者，一定要在中医师的指导下谨慎服用。若是患者为儿童或年老人，也应在正规中医师的指导下谨慎使用。尤其是儿童，必须在成人的监护下才能服用。还应注意，在服用独活寄生汤期间，要忌食生冷、油腻食物，也不能食用海鲜等发物。最好能注意保暖，以利于温服取汗。如果病人发热，请暂停使用。如果药品的性状已经发生了改变，请勿服用。

加入虫类药物，治好关节游走性疼痛

在《备急千金要方》中，用独活寄生丸加减，辨证治疗风、寒、湿邪侵袭造成的肝肾亏损、气血两虚，而导致的腰膝酸软、关节疼痛等各种病症。这个药方所用的材料有：独活15克，桑寄生15克，秦艽10克，防风10克，细辛6克，当归8克，芍药15克，川芎8克，熟地黄

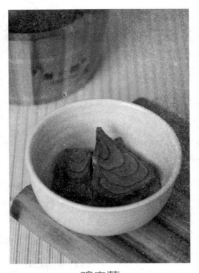

鸡血藤

15克，杜仲15克，牛膝15克，人参6克，茯苓15克，炙甘草5克，肉桂心4克。如果右下肢腓肠肌疼痛，可加入木瓜15克，地龙6克，穿山甲9克，用以加强通络之力，并能引药下行；大便稀溏者，可加入白术15克，淮山20克。在临床治疗中，以40～60岁患者为主，根据病情轻重而增减、调整剂量，每日1剂，早晚2次分服，用水浸泡20分钟后，首次水煎3碗5分煎成9分，第二次2碗5分煎成7分。

一位46岁的女患者，初诊时全身各个关节疼痛游走不定，已有2年多。腰痛也有1年多的时间，某日右下肢突然出现疼痛，后经当地医院诊断，认为是坐骨神经痛急性发作，经中西药治疗了很久，效果却很不明显。

患者自述右侧的坐骨神经沿线，一直都感到麻木疼痛难忍，以至于不能正常行走，肌肉经常跳动性刺痛，观察局部却并无红肿。两腿的温度也没有明显的差别，只是在气候变化时，疼痛会更加严重。胃纳饮食一般，大便稍有溏泻，舌质淡，舌苔薄而偏厚，脉沉细稍紧，属于寒湿偏盛之证。这种病状，在治疗中适宜温经散寒、通经活络，根据患者的病症，应以独活寄生汤加减进行治疗。药方所用的材料包括：独活8克，党参15克，桑寄生12克，当归8克，茯苓15克，白芍10克，防风10克，炙甘草5克，白术10克，苍术6克，川牛膝10克，杜仲15克，细辛6克，北芪15克，桂枝6克。共配6剂，每日1剂水煎服。

患者服药6剂之后，感到疼痛开始逐步减轻。继续用上方，并加入徐长卿10克，狗脊15克，川断15克。连续服用9剂之后，患者的腰痛也继续减轻，但是右小腿腓肠肌依然疼痛。依照上方再服用9剂之后，又加入木瓜15克，地龙6克，穿山甲10克，以加强通经络的力量，以促进引药下行。这样又服用了9剂之后，右小腿的腓肠肌仍然疼痛，而且感到足小趾麻木，于是进行第三次诊断后，在方中加入蜈蚣3条，因小趾麻木，又加入白花蛇3克。这样再服用了1个月，诸症才彻底消失，只是在行走较远路的时候，会有酸软无力的感觉。

再观其舌质淡，脉细缓无力，于是按原方，去掉独活、秦艽、细辛、防风，加入狗脊15克，五加皮10克，木瓜12克，炙北芪30克，鸡血藤30克，以补肝肾、健筋骨，进一步巩固疗效。自此，患者的疾病彻底痊愈，再也没有复发。

该病的病机是肝肾气血不足，风、寒、湿邪由外侵入，造成邪气痹阻经络。在腰腿痛疾病的治疗中，细辛配合防风，可以使骨中的风湿寒邪从肌肤之表发散出去。治疗风、寒、湿痛证，可首先用草类药，止痛的效果一定要显著，这是治疗此类病征所需的必用之品。等用草类药物已不见显效的时候，再逐渐加入虫类药物。

由于这位女患者的病较为顽固，而且久延难愈，往往在开始时显效较快，之后却因余邪停滞在肢体的末端，收效反而较慢。所选加的白花蛇6克，苍术10克，白术10克，也是常用之品，只因湿邪留滞，使脾经被困，内外合邪而加重病情。这些药合用，就能燥湿健脾。

患者兼有正虚和邪实，而单纯用补药或攻药，都会造成滞邪或正气虚，所以攻补兼施、相得益彰，才能起到扶正祛邪的作用。此方用药，可谓有攻有补、攻补兼施，通络活血止痛的药物并用，达到了较好的疗效。

方中以细辛、桂心、当归为不可减缺之主药，因为细辛能搜肾经之风寒；桂心配当归，能温肝经之血虚寒滞；防风、秦艽可祛风寒湿邪，且能止痛，以上各药属攻邪之药。而杜仲、寄生、牛膝、熟地等药，则有补肾养血之功；人参（或用党参代替）、茯苓、炙甘草、北芪、白术等5名药能够补气，木瓜、鸡血藤、徐长卿几味药有通络、活血、止痛的作用。

总之，对风寒湿痛的治疗既要注意祛邪，又要注意健脾养胃，使气血生化有源。还要注意补肝肾、强筋骨，因为风寒湿之邪一旦杂至日久，往往会迁延难愈，日久必然会累及脾肾，而使筋骨受病，所以应以补肝为要点。

纠缠数年的类风湿性关节炎不见了

独活寄生汤出自唐代名医孙思邈撰著的《备急千金要方》，已经历千百年来大量的临床验证，不愧是治疗风湿、类风湿流传千古的名方。独活寄生汤专为意气消沉、正虚邪实而导致的痿弱、风湿、痹痛、痉挛患者定制，经后世医家的不断应用，认为患者若是呈现肝肾两亏、气血不足之象，凡症见腰膝冷痛、酸软气弱、畏寒喜暖、肢体关节屈伸不利、麻木不仁，而且舌淡苔白、脉细弱的患者，都可以用本方进行治疗，功效卓著。

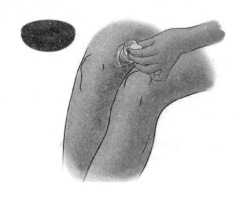

类风湿性关节炎

在中医学中，类风湿性关节炎属于痹证的范畴，其致病原因，是由于机体腠理空虚、营卫不固，使风寒湿邪得以乘虚侵袭而入，导致人体正气为邪所阻，不能正常宣行，因而气血凝结留滞，积郁久而成痹，致使病程更加缠绵不去，造成肝肾两亏、气血不足。严重的就会导致病人出现功能性障碍，给生活和工作带来各种影响。

在临床应用中，在收治该类病人时，可以选用独活寄生汤随症加减进行治疗。如果病人寒重，可加附子、重用防风、桂枝；如果病人热重，可用秦艽、生地、赤芍、桂枝，易以桑枝，再加入黄芩、忍冬藤；如果病人湿重，则去生地，加入苍术、薏仁、白术；有瘀者可加桃仁、红花、赤芍；痛在上肢的患者，可以加入姜黄、威灵仙；痛在下肢的患者，可以加入牛膝、木瓜等。

一位年近60的女性患者，患类风湿性关节炎已有数年之久，双手的手指和足趾，早已肿痛变形，整个人畏寒乏力、腰膝冷痛，四肢关节屈伸不灵便，全身感到酸软气弱，行走起来很不方便。她的舌淡苔白，脉象细弱，经检查，血类风湿因子呈阳性。

为患者开方如下进行治疗：独活9克，寄生6克，杜仲10克，牛膝10克，细辛1.5克，秦艽10克，茯苓10克，肉桂6克，防风10克，红参10克，甘草6克，白芍10克，生地20克。1剂两煎，1天1剂，分次服用了半个月之后，病人的症状大大减轻了，已经能够自如地迈步行走。尔后改为服用中成药独活寄生丸，1个月后，患者就可以上班，进行正常的工作了。

两剂中成药，医好骨质疏松症

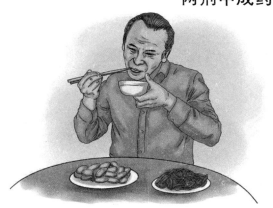

老年人很容易发生骨质疏松

骨质疏松症在中老年群体中的发病率较高，严重威胁着老年人的身体健康。该病所引起的骨折，一方面给患者本人带来极大的痛苦，严重影响晚年生活的质量，同时也会给家庭带来沉重的负担，成为困扰当今老龄社会的一大问题。因此，对骨质疏松症的防治具有十分重要的意义，越来越受到全社会的关注。

中医认为，老年性骨质疏松是由于年老体弱、肾气渐衰、筋骨懈堕而造成的，属于中医肾虚、骨痹、骨痿等病症范畴。现代医学则认为，是由于人体中的骨量减少，骨微观结构退化，使骨脆性增大，所以人体更易于发生骨折，是一种全身性骨骼疾病。在临床中，可见患者呈现腰背酸痛、骨痛等肾虚气弱的症状。根据《黄帝内经》

中"肾主骨""肾为先天之本"的理论，结合《备急千金要方》中，独活寄生汤对肝肾两亏、气血不足，具有卓越的治疗功效，可以随症加减，对该症进行治疗，就会收到良好的效果。

一位 80 多岁的老年男子患病多年，在就诊时，症见腰背疼痛，伴有形寒肢冷、腰膝酸软，还有耳鸣、腹胀的病状，大便干结便秘，夜尿也很多。他舌淡、苔白，脉细弱拟。考虑到老人家年事已高，为他开了活寄生汤随症加减处方，药方所用的材料包括：独活 10 克，寄生 10 克，生地 20 克，牛膝 10 克，秦艽 10 克，茯苓 10 克，陈皮 10 克，防风 10 克，太子参 10 克，白芍 10 克，甘草 6 克。每天 1 剂，每剂两煎分次服用。

服用 15 天后，老人的症状得到缓解。考虑到年迈体弱、肾阴亏虚，所以在继续服用此汤剂的基础上，随汤加服六味地黄丸。又过了半个月之后，老人的症状基本上全都消失了。此后，沿用独活寄生丸合六味地黄丸的治疗办法，对其他患有老年性骨质疏松症的老人多次进行治疗，真可谓屡用屡效，患有同样病症的老人不妨一试。

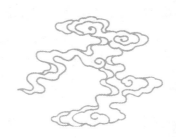

第十章

五大理气经典：

百病生于气，气顺身自安

逍遥丸：解开心结，你也能"逍遥"一下

越鞠丸：流传自元代的全面解郁"高手"

柴胡疏肝丸：叹息烦闷者的疏肝理气方

橘核丸：行气止痛，治疗寒湿痰瘀引起的睾丸肿痛

苏子降气丸：降气化痰，治咳喘

左金丸：条达肝气，缓解左肋疼痛

>>>

逍遥丸：解开心结，你也能"逍遥"一下

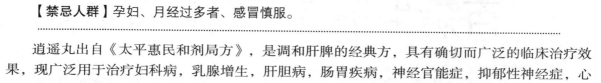

【**名方出处**】宋代《太平惠民和剂局方》。

【**使用历史**】862 年。

【**主要成分**】柴胡，当归，白芍，白术（炒），茯苓，炙甘草，薄荷。

【**整体药性**】温和。

【**功能主治**】本品为妇科月经不调类非处方药药品。

【**典型征象**】肝郁脾虚所致的郁闷不舒，胸胁胀痛，头晕目眩，食欲减退，月经不调。

【**禁忌人群**】孕妇、月经过多者、感冒慎服。

逍遥丸出自《太平惠民和剂局方》，是调和肝脾的经典方，具有确切而广泛的临床治疗效果，现广泛用于治疗妇科病，乳腺增生，肝胆病，肠胃疾病，神经官能症，抑郁性神经症，心脑血管病及糖尿病，肿瘤等躯体病症引发的抑郁状态，有很好的效果且没有不良反应。

如果使用人群的病症表现为胁痛头晕、神疲食少、四肢逆冷、脉弦等症状，辨证为肝郁脾虚时，可考虑选用逍遥丸来治疗。如不属于肝郁血虚者，且有烦躁盗汗、失眠、多梦、五心烦热、口燥咽干、欲饮等症状表现的，则不宜服用逍遥丸。此外，因情绪不好（如邻里不和，夫妻口角，工作不顺心，与同事关系紧张等所造成）而出现两胁作痛（或乳房胀痛）、口苦、心烦失眠、多梦等症状者，也不宜服用逍遥丸。

心烦失眠，逍遥丸可缓解压力

有的人躺在床上，十分想入睡，可就是睡不着，于是有人发明了数绵羊的方法，于是失眠者把精力都集中在数绵羊上，数到天亮还没有睡着，这种情况就是失眠。

失眠一般不会致命。但长期失眠会使人脾气暴躁，攻击性强，记忆力减退，注意力不集中，精神疲劳。失眠对人精神上的影响容易导致器质性的疾病，还会使人免疫力下降，使人的身体消耗较大，心理治疗在失眠治疗中起着重要作用。甚至有的睡眠障碍专家认为，对于心因性失眠来说，药物只是一种辅助治疗，只有心理治疗才能解决根本问题。

对失眠的恐惧心理会使失眠的治疗更加困难。保持平和的精神状态很重要，不要把失眠看得太重，试想，世界上那么多人失眠，他们不还是照样正常工作和生活吗？

如果实在睡不着，而且越来越烦躁，应该起来做点什么，等有了睡意再上床。如果强迫自己入睡，往往事与愿违。

如果你有上述症状，不妨试试服用逍遥丸。逍遥丸具有疏肝解郁、养血安神功效的功效。对于这种肝气郁结，气机不畅型失眠有很好的疗效。可选择逍遥丸加减方（当归、柴胡、远志各 10 克，白芍、茯神、白术、夜交藤各 15 克，柏子仁 20 克，酸枣仁、珍珠母各 30 克，甘草 5 克）来治疗。这个方子特别对肝郁和血虚型失眠有很好的疗效。

也可以到药店买成品逍遥丸，每次 6 ~ 9 克，每日服 1 ~ 2 次，连服 3 ~ 5 天症状改善即可停药。服药期间忌气恼，忌思虑过度。

药物对疾病的治疗只是一种辅助措施，唯有心理治疗才能更好地解决上面提到的失眠问题。长期失眠的人，不妨试试以下方法：

（1）保持乐观、知足常乐的良好心态，避免因挫折而致心理失衡。

（2）有规律地生活，保持人的正常睡眠节律。

（3）创造有利于入睡的条件反射机制，如睡前半小时洗热水澡、泡脚、喝杯牛奶等。

（4）白天进行适度的体育锻炼，有助于晚上的入睡。

（5）养成良好的睡眠卫生习惯，如保持卧室清洁、安静、远离噪声、避开光线刺激等，避免睡觉前喝茶、饮酒。

（6）限制白天睡眠时间，除老年人白天可适当午睡或打盹外，其他人应避免午睡或打盹，否则会减少晚上的睡意及睡眠时间。

此外，喝牛奶也有较好的催眠作用，不妨在睡前喝一杯热牛奶。

逍遥丸，可以让你远离抑郁

抑郁症是一种常见的心境障碍，可由各种原因引起，以显著而持久的心境低落为主要临床特征，且心境低落与其处境不相称，严重者可出现自杀念头和行为。多数病例有反复发作的倾向，每次发作大多数可以缓解，部分可有残留症状或转为慢性抑郁。

中医认为抑郁症的主要病因为肝失疏泄、脾失健运、心失所养，虽然肝、脾、心三个脏腑皆有相关，但各有侧重。肝气郁结多与气、血、火相关，而食、湿、痰主要关系于脾，心则多表现为虚证，如心神失养、心血不足、心阴亏虚等，也有一些属于正虚邪实，虚实夹杂的症候。抑郁症初病在气，久病及血，故气滞血瘀的症候在临床上十分多见，抑郁症日久不愈，往往损及脾、肾，造成阳气不振、精神衰退症候。

在治疗上抑郁症者可服用逍遥丸，逍遥丸以养阴清火、舒肝解郁、调整其兴奋和抑制过程，从整体上调整五脏六腑，使身体得到阴阳平衡，有很好的抗抑郁的作用。在临床上多用小剂量多塞平联合逍遥丸治疗抑郁症，这既能增加疗效，又减少了多塞平的副作用。

除了用药外，还要认真遵守下面14项规则，可以帮助你远离抑郁。

（1）遵守生活秩序，从稳定规律的生活中领会生活情趣。按时就餐，均衡饮食，避免吸烟、饮酒及滥用药物，有规律地安排户外运动，与人约会准时到达，保证8小时睡眠。

（2）注意自己的外在形象，保持居室整齐的环境。

（3）即使心事重重，沉重低落，也试图积极地工作，让自己阳光起来。

（4）不必强压怒气，对人对事宽容大度，少生闷气。

（5）不断学习，主动吸收新知识，尽可能接受和适应新的环境。

（6）树立挑战意识，学会主动解决矛盾，并相信自己会成功。

（7）遇事不慌，即使你心情烦闷，仍要特别注意自己的言行，让自己合乎生活情理。

（8）对别人抛弃冷漠和疏远的态度，积极地调动自己的热情。

（9）通过运动、冥想、瑜伽、按摩松弛身心。开阔视野，拓宽自己的兴趣范围。

（10）俗话说："人比人，气死人。"不要将自己的生活与他人进行比较，尤其是各方面都强于你的人，做最好的自己就行了。

（11）用心记录美好的事情，锁定温馨、快乐的时刻。

（12）失败没有什么好掩饰的，那只能说明你暂时尚未成功。

（13）尝试以前没有做过的事，开辟新的生活空间。

（14）与精力旺盛又充满希望的人交往。

宽胸理气，不用再怕神经衰弱

神经衰弱是指大脑由于长期的情绪紧张和精神压力，从而产生精神活动能力的减弱，其主要特征是精神易兴奋和脑力易疲劳，睡眠障碍，记忆力减退，头痛等，伴有各种躯体不适等症状，病程迁延，症状时轻时重，病情波动常与社会心理因素有关。大多数病例发病于16～40岁，两性发病数无明显差异。从事脑力劳动者占多数。

神经衰弱的人经常表现出焦虑不安、恐惧和烦恼等多种情绪障碍，而且因为久治难愈，所以整天忧虑重重，闷闷不乐，时时考虑自己的病，对自己的病情过分注意，常把自己的病情变化做好记录交给医生看，担心自己得了大病，因而常询问医生自己得的是什么病，能不能治好。

神经衰弱的人在工作中也常常感到苦恼，看着别人工作起来那么有活力，自己却心有余而力不足，更为焦急、恐惧和苦恼。倘若听说自己的同学或同事不幸患病停学或去世的消息，就会马上联想到自己，唯恐自己也会有同样的结局，惶惶不可终日。

对于神经衰弱者，中医推崇逍遥丸。逍遥丸有宽胸理气、疏肝解郁、静心安神等功效。此方专为肝郁脾虚、脾失健运之证而设，为中医调和肝脾的名方，备受历代医家的推崇。该药通过调节阴阳平衡，使全身经络疏通，气血流畅，脏腑安和，有效解除精力不足、萎靡不振、不能用脑、记忆力减退、脑力迟钝、学习工作中注意力不能集中、工作效率显著减退，即使是充分休息也不能消除疲劳感、易兴奋又易疲劳、情绪波动大、遇事容易激动、烦躁易怒、担心和紧张不安、因情绪紧张引起紧张性头痛或肌肉疼痛、入睡困难、易惊醒、多梦等神经衰弱症状。经临床证实逍遥丸对缓解神经衰弱有独特效果。

此外，为了加强疗效，老中医还建议患者在服用逍遥丸的同时配合拉耳垂法来对抗神经衰弱症。具体做法：先将双手掌相互摩擦发热，再用两手掌同时轻轻揉搓对侧耳郭2～3分钟，然后用两手的拇指和示指屈曲分别揉压对侧耳垂2～3分钟，最后开始向下有节奏地反复牵拉耳垂30～50次，直至耳郭有热胀感为止，这时全身也产生一种轻松、舒适、惬意的感觉。照此法每天锻炼3～5次。

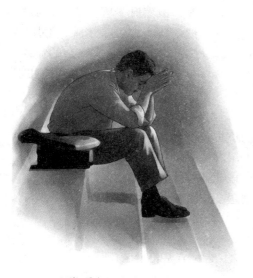

逍遥丸可缓解神经衰弱

可缓解更年期综合征

更年期是女性生殖功能由旺盛到衰退的一个过渡阶段。这是个雌激素水平下降的阶段，是生育期向老年期的过渡期。更年期妇女由于卵巢功能减退，垂体功能亢进，分泌过多的促性腺激素，引起自主神经功能紊乱，会出现月经变化、生殖器官萎缩、骨质疏松、心悸、失眠、乏力、抑郁、多虑、情绪不稳定、易激动等症状，称为更年期综合征。

更年期综合征是由什么原因引起的？一方面是由生理上的变化引起的更年期症状，如卵巢功能的衰退，雌激素和排卵功能的逐渐减退；垂体分泌促卵泡激素和促黄体素过多，导致子宫、乳房、尿道等的结构和功能改变，从而进入了围绝经期。随着生理的改变妇女还可出现一些心理上的不适反应，如情绪不稳定，记忆力下降，多疑，多虑和抑郁等，更年期综合征随之发生。另一方面，在社会关系方面，围绝经期妇女面临一些社会问题如职业困难，离婚，父母疾病或死亡，孩子长大离开身旁等，这一切都给她们带来精神压力，在一定程度上干扰了围绝经期妇女的生活、工作及其与他人的关系，她们常觉得自己变老了，不喜欢参加公共活动，对家人容易发脾气，出现这些情况，如果得不到社会和家人的理解，很容易导致家庭矛盾，甚至危及妇女的健康。

要对抗女性更年期问题，首先要女人懂得好好呵护自己，调适心情减缓压力，学会和提高自我调节及控制的能力，保持精神愉快。要比过去更注重优化夫妻关系，要以温柔的回报和激情的响应缓和厌倦和排斥，努力使自己"恢复"。

在饮食上，对于更年期有头昏、失眠、情绪不稳定等症状的女性，应选择富含B族维生素的食物，如粗粮（小米、麦片）、豆类和瘦肉、牛奶。牛奶中含有的色氨酸，有镇静安眠功效；绿叶菜、水果含有丰富的B族维生素。这些食品对维持神经系统的功能、促进消化有一定的作用。此外，要少吃盐（以普通盐量减半为宜），避免吃刺激性食品，如酒、咖啡、浓茶、胡椒等。

更年期在古代中医学里被称为脏燥。其病机是由于情志不舒导致肝失疏泄，脾失运化，心神失常，阴阳气血失调，肾功能下降，肾水不足，导致体燥。此时就可以运用口服逍遥丸。逍遥丸是调和肝脾的名方，能调节肝之疏泄功能，使气机正常升降出入，脾升胃降。方中柴胡可疏肝解郁，又有当归、白芍养血柔肝，白术、茯苓健脾湿，使运化有效、气血有源，甘草益气补中，薄荷助柴胡疏肝解郁清热，全方共奏疏肝解郁，健脾和营之功。逍遥丸对围绝经期妇女因肝气郁结引起的一系列症状均疗效显著，无不良反应。在使用方法上可遵循1次服用10克，1日2次，1个月为1个疗程，连服1～3个疗程。

更年期患者在服药期间还可以同时兼用理疗方法来缓解病情，常见理疗方法就是刮痧。操作方法也很简单，可以选择用五行经络刷，在后背上沿着三条路线刮痧：中间督脉一条，两边膀胱经各一条。每次刮痧30分钟为宜，刮时不要太使劲。因为肝心脾肺肾五脏，都有其在后背占据的背腧穴，也就是说后背是一个独立的五行区域，在后背刮痧，可以把五脏的五行关系全部调理和谐。

安抚经前期紧张抑郁

在月经前出现烦躁、易怒、失眠等一系列症状，而在月经后又消失者，叫经前期紧张征。此类症状多见于35岁以上妇女，或伴有不孕症、月经失调病人。仅少数病人症状较重，影响工作和生活。

经前期紧张征的病人，一般在月经来潮前7～14天开始出现症状，经前2~3天加重，行经后症状明显减轻，或者完全消失。常见的症状有精神紧张、神经过敏、烦躁易怒或忧郁、全身无力、容易疲劳、失眠、头痛、思想不集中等。还有的病人出现手、足、脸水肿。腹壁及内脏水肿而出现腹部胀满感，胃肠黏膜水肿出现腹泻或软便，盆腔水肿出现下腹坠胀或疼痛，乳房水肿而胀痛。水肿明显时体重比经期前增加许多。

引起经期紧张征的原因还不十分清楚，可能与情绪紧张、不愉快等精神因素或患有肝脏病及水盐在体内潴留有关。

月经前注意劳逸结合，避免精神过分紧张，少吃盐，以预防和减轻症状。如病症加重，心情抑郁难控可以适当吃逍遥丸来缓解病情。逍遥丸具有舒肝和脾，养血调经，理气止痛之功能，是治疗经前期紧张综合征及月经周期性精神病的有效方剂。方中柴胡疏肝解郁；当归补血活血、调经止痛；白芍补血敛阴，平肝止痛；白术、茯苓、甘草和中健脾、宁心安神。

防治经前期综合征，除了用逍遥丸来调理情绪外，还要做到下面三点：

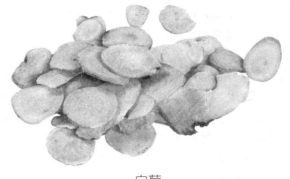

白芍

（1）完全戒除咖啡因：即使是很少量的咖啡因也能够激发经期前综合征的症状。咖啡因不仅在咖啡里含有，而且在茶、可可、巧克力、可乐、其他软饮料、咖啡口味的食品，以及许多非处方药中也会含有。

（2）每3~4小时进少量餐1次：采用健康食谱，进食富含全谷物类、新鲜水果和蔬菜的低脂饮食。远离无意义的小吃食品，代之以水果和全谷物类食物。

（3）日常生活习惯：注意保暖，避免寒冷刺激。避免过劳。经血量多者忌食红糖。内裤要柔软、棉质，通风透气性能良好，要勤洗勤换，换洗的内裤要放在阳光下晒干。

调节内分泌，防治乳腺增生

乳腺增生是妇女常见、多发病之一，多见于25～45岁女性，其本质上是一种生理增生与复旧不全造成的乳腺正常结构的紊乱，症状是双侧乳房同时或相继出现肿块，经前肿痛加重，经后减轻。在我国，囊性改变少见，多以腺体增生为主，故多称乳腺增生症。

造成乳腺增生的原因非常复杂，专家们的看法到目前为止也不完全一致，但有两个因素是大家都比较认同的。一个是内分泌紊乱，如果女性体内卵巢分泌的激素量不太正常，就容易出现这种毛病。内分泌紊乱的表现还有月经量过多或过少、经期不是很准确等。

另外一个重要的因素就是精神因素。现代女性工作和生活的压力都很大，一些女性因而出现由精神因素引发的内分泌失调、自主神经紊乱、睡不好觉、脾气暴躁，这些都会对乳腺产生不良影响。还有，现在人们的饮食水平提高了，有高血压、高血糖病的人也很多，这也容易使女性出现内分泌失调，雌激素水平和腺体结构都出现一定程度的紊乱。

对于乳腺疾病，患者可以服用逍遥丸来调节。在服用药物的同时，加以自我按摩疗效会更显著。按摩方法如下：

（1）推抚法：取坐位或侧卧位，充分暴露胸部。先在乳房上撒些滑石粉或涂上少许液状石蜡，然后双手全掌由乳房四周沿乳腺管轻轻向乳头方向推抚50～100次。

（2）揉压法：以手掌上的小鱼际或大鱼际着力于患部，在红肿胀痛处施以轻揉手法，有硬块的地方反复揉压数次，直至肿块柔软为止。

（3）揉、捏、拿法：以右手五指着力，抓起患侧乳房部，施以揉捏手法，一抓一松，反复施术10～15次。左手轻轻将乳头揪动数次，以扩张乳头部的输乳管。

（4）振荡法：以右手小鱼际部着力，从乳房肿结处，沿乳根向乳头方向做高速振荡推擦，反复3～5遍。局部出现有微热感时，效果更佳。

同时，还要注意改变生活中的一些环境行为因素，从根本上防止乳腺增生病的进一步发展。如调整生活节奏，减轻各种压力，改善心理状态；注意养成低脂饮食、不吸烟、不喝酒、多活动等良好的生活习惯；注意防止乳房部的外伤。

疏泄肝郁，调治黄褐斑

很多女人过了30岁，就发现两颊渐渐飞上了"蝴蝶"，黑色或者褐色的斑点密布脸颊，看起来就像蝴蝶的两只翅膀，这就是我们平常所说的黄褐斑，又被称为蝴蝶斑。

黄褐斑对于天生爱美的女性来说，无疑是一个沉重的打击，不少患者对祛斑怀有一种急切的心情，希望一天两天让自己的面部光嫩如初。正是这种急功近利的心情，使得不少人选择了"见效快"的剥脱法祛斑或短期漂白肌肤祛斑，看起来好像是立竿见影，其实皮肤表层遭到了严重损害，自身免疫力大大降低，经太阳一晒，很容易转化为晒斑、真皮斑等更顽固的色斑，为后期治疗增添难度。

治疗黄褐斑最有效的方法还是中医疗法。这是因为，中医善于从疾病根源入手，治标又治本，从而收到理想的效果。

中医认为，要想从根本上祛除黄褐斑，必须从调整内分泌入手。导致内分泌失调的原因有很多种，比如情绪、情怀不畅，肝气不得正常疏泄，气滞血瘀等，加上每月例假，造成气血流失，也容易引起内分泌失调，失眠、饮食不规律、劳累等生活中的很多因素也会引起内分泌失调。

针对这些原因，最有效的途径是，通过服用逍遥丸来调整内分泌，通过化瘀通络、改善循环，从而调整内分泌，消除体内淤积，使人体功能恢复到良好的生理状态。服用方法：1次8丸，1日2次，3个月为1个疗程，年龄越小，病程越短，病情越轻则疗效越好。

按照中医理论，对黄褐斑除用中药内服进行治疗外，还可采取针灸、刮痧、食疗、敷脐等方法进行治疗。

1. 饮食疗法

应经常食用维生素 C 含量较多的食品，如大枣、韭菜、菠菜、橘子、萝卜、白菜、冬瓜、西红柿、大葱、柿子、芹菜、黄瓜、梨、香蕉、西瓜、荔枝、核桃等。

2. 敷脐疗法

用红花、柴胡、生地等药贴脐。

3. 针灸治疗

肝郁型，选择肝俞、太冲、血海、足三里；脾虚型，选择胃俞、脾俞、足三里、血海；肾虚型，选择肾俞、照海、足三里、血海。

4. 刮痧治疗

使用水牛角板，蘸取红花油，按针刺穴位取穴。

柴胡疏肝丸：叹息烦闷者的疏肝理气方

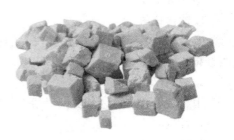

【名方出处】明代张景岳《景岳全书》

【使用历史】380 年

【主要成分】茯苓，白芍（酒炒），陈皮，枳壳（炒），甘草，桔梗，豆蔻，香附（醋制），厚朴（姜制），山楂（炒），柴胡，苏梗，三棱（醋制），莪术（炒），当归，防风，黄芩，木香，大黄（酒炒），半夏，六神曲（炒），薄荷，槟榔（炒），青皮（炒），乌药。

【整体药性】偏温。

【功能主治】调气疏肝，解郁散结。用于肝气瘀滞，胁肋疼痛，或纳少腹胀，经前痛经等。

【典型征象】肝气不舒，胸胁痞闷，食滞不清，呕吐酸水。

【禁忌人群】孕妇慎服。肝阳上亢、肝风内动、阴虚火旺及气机上逆者忌用或慎用。

柴胡疏肝丸出自《景岳全书》，原名柴胡疏肝散，是明代医学家张景岳集其毕生之经验，用 50 年的时间编著而成的。现代临床中，常可看到用柴胡疏肝散加减治疗各种疾病，其常用剂量为：柴胡、陈皮（醋炒）各 6 克，川芎、香附、枳壳（麸炒）、芍药各 4.5 克，炙甘草 3 克。本方有成药出售，价格也不太贵，患者可到药店购买，按照说明书服用即可。

目前药店出售的柴胡疏肝丸还有一些其他配方（如《国家药典》中的柴胡疏肝丸，由 25 味中药组成，兼有消胀止痛、化食止吐等作用，其疏肝解郁的功效相对较弱一些），不过，最常见的还是《景岳全书》的方子。现名老中医根据此方特点，辨证用于胃炎、胆囊炎、冠心病、乳腺增生、癔症等病症，均有很好的疗效。

柴胡疏肝解郁效果好

《红楼梦》第八十三回《省宫闱贾元妃染恙，闹闺阃薛宝钗吞声》中写道一贯娇弱的黛玉又病了，王太医给黛玉诊过脉后说道："六脉皆弦，因平日郁结所致。"又说："这病时常应得头晕，减饮食，多梦，每到五更，必醒个几次。即日间听见不干自己的事，也必要动气，且多疑多惧。不知者疑为性情乖诞，其实因肝阴亏损，心气衰耗，都是这个病在那里作怪。不知是否？"紫鹃点点头，向贾琏道："说的很是。"……王太医吃了茶，因提笔先写道："……姑拟黑逍遥以开其先，复用归肺固金以继其后。不揣固陋，俟高明裁服。"又将七味药与引子写了。贾琏拿来看时，问道："血势上冲，柴胡使得么？"王大夫笑道："二爷但知柴胡是升提之品，为吐衄所忌。岂知用鳖血拌炒，非柴胡不足宣少阳甲胆之气。以鳖血制之，使其不致升提，且能培养肝阴，制遏邪火。所以，《黄帝内经》说：'通因通用，塞因塞用。'柴胡用鳖血拌炒，正是'假周勃以安刘'的法子。"

王太医方中的柴胡，又名北柴胡、南柴胡、软柴胡、醋柴胡，是伞形科植物北柴胡和狭叶柴胡的根。始载于《神农本草经》，被列为上品。历代本草对柴胡的植物形态多有记述。如《本草图经》记载："（柴胡）今关、陕、江湖间，近道皆有之，以银州者为胜。二月生苗，甚香，茎青紫，叶似竹叶稍紫……七月开黄花……根赤色，似前胡而强。芦头有赤毛如鼠尾，独窠长者好。二月八月采根。"

其中，北柴胡又名硬柴胡，药材质较坚韧，不易折断，断面为木质纤维性，主要产于辽宁、甘肃、河北、河南等省。狭叶柴胡的根又名南柴胡、软柴胡、香柴胡，药材质脆，易折断，断面平坦，气微香，主要产于湖北、江苏、四川等省。炮制时需切短节，生用、酒炒或醋炒。

关于"柴胡"名称的由来，还有个民间传说。从前，一地主家有两个长工，一姓柴，一姓胡。有一天，姓胡的病了，发热后又发冷。地主把姓胡的赶出家，姓柴的一气之下也出走了。他扶了姓胡的逃荒，到了一座山中，姓胡的躺在地上走不动了。姓柴的去找吃的。姓胡的肚子饿了，无意中拔了身边的一种叶似竹子叶的草的根入口咀嚼，不久感到身体轻松些了。待姓柴的回来，他便以实相告。姓柴的认为此草肯定有治病效能，于是又拔了一些让胡食之，胡居然好了。他们二人便用此草为人治病，并给此草起名"柴胡"。

中医认为，柴胡性凉、味苦，微寒，入肝、胆二经，具有和解退热、疏肝解郁、升举阳气的作用，常用以治疗肝经郁火、内伤胁痛、疟疾、寒热往来、口苦目眩、月经不调、子宫脱垂、脱肛等症。《本草纲目》记载其"治阳气下陷，平肝胆三焦包络相火"。《神农本草经》则说其"去肠胃结气，饮食积聚，寒热邪气，推陈致新"。黛玉平日肝气郁结，脾胃不健，故用黑逍遥，用鳖制柴胡，养肝阴，疏肝郁，抑制柴胡升提之性，可谓用药精当。

值得一提的是，柴胡对肝炎有特殊疗效。目前，中医治疗传染性肝炎的肝气瘀滞型，就是用的柴胡疏肝散，其中主药就是柴胡。

另外，柴胡还可以组成药方，如柴胡疏肝散，对肝郁气滞造成的乳房胀痛、胃炎胃痛、乳腺增生等症有很好的疗效。

柴胡还可以做成药膳来调理身体，下面给大家推荐一款柴胡粥。

柴胡粥：准备柴胡 10 克，大米 100 克，白糖适量。将柴胡择净，放入锅中，加清水适量，水煎取汁，加大米煮粥，待熟时调入白糖，再煮一二沸即成，每日 1～2 剂，连续 3～5 天。次方和解退热，疏肝解郁，升举阳气。适用于外感发热、少阳寒热往来、肝郁气滞所致的胸胁乳房胀痛、月经不调、痛经、脏器下垂等。

肝阴虚，试试柴胡疏肝丸

所谓的肝阴虚，就是肝的阴液亏虚，血不养肝所导致的病征。多由气郁化火，肝病及温热病后期耗伤肝阴，或肾阴不足所致。症见眩晕耳鸣，胁痛目涩，五心烦热，潮热盗汗，口燥咽干，或手足蠕动，经闭经少等。治宜滋阴养肝为主。肝阴虚不能潜阳，多致肝阳上亢或虚风内动。如眩晕耳鸣、胁痛目涩、五心烦热、潮热盗汗、口燥咽干、手脚抽筋、经闭经少等，都是由肝阴虚引起的。

阴血是构成人体生命活动的重要物质，在生理状态下，又是互相影响，互为因果。肝阴虚证，营阴亏损，血脉不充，以致血液运行不畅而瘀滞。又因瘀血阻滞，妨碍阴精的化生，可加重瘀血，导致血液黏度增高，血流缓慢，微循环障碍而出现微观血瘀证。

很多人觉得这些都是小病，对身体健康影响不大，也就没有引起足够的重视。殊不知，这些小病如不及时治疗的话，就极易发展成脂肪肝、高血脂、慢性肝炎、胆囊炎、视网膜脱落、浅表性胃炎等大病。所以一旦出现这些症状，一定要及时调养肝脏，只要肝不阴虚，就能避免很多威胁我们健康的大病。

所以，要避免肝阴虚，我们就需要滋阴。滋阴就是滋养身体里的这些阴液。如果阴虚火旺就无法涵养住体内的津液，此时我们就可以用柴胡疏肝丸来疏肝解郁，调达情志。疏肝解郁效力较强，对肝气郁结的患者，用之往往起效较快。

此外，对女性的经前期综合征、男性的不射精症等西医较难治愈的疾病，柴胡疏肝丸也有较好的疗效。当然，对这些西医诊断的疾病，必须经过中医辨证为肝气郁结、气滞血瘀时，用本方才能起到应有的疗效。

需要注意的是，目前疏肝理气的中成药较多，需要仔细辨别才能对症下药。例如，逍遥丸也有疏肝解郁的功效，但逍遥丸以疏肝补脾为主，主要用于肝郁脾弱血虚者；柴胡疏肝丸没有补脾的功能，而以疏肝理气的作用为主。

疏肝降气，调理胃炎

胃是一个特殊的器官，酸甜苦辣、荤素五谷，都要在胃里消化，而胃又是一个颇为娇嫩的器官，不注意保养便可能出现问题。例如饮食不规律，饥一顿，饱一顿，加之酒泡、烟熏、毒侵、细菌炎症的侵袭或者服用伤胃的药物，就会打乱胃的消化规律，产生消化障碍，出现胃胀、胃痛、反酸、消化不良等初期浅表性胃炎症状。初期的浅表性胃炎如果得不到有效治疗，再加上病菌的反复感染，而饮食规律又不能恢复，就可能会发生萎缩性胃炎。

萧先生，32岁，某公司业务部经理，和朋友谈心时，这样说："饭桌上的应酬是我工作的重要一部分，有时一天要参加几个饭局。这么多年的烟酒饭局应酬下来，别看我生龙活虎的，其实早被胃炎缠上了，经常胃疼、反酸。"一次生意不如意他借酒消愁而发病，造成胃脘胀满疼痛，嗳气吞酸，恶心呕吐、舌暗红、苔白、脉弦。最后确诊为因肝郁气滞、横逆犯胃。治疗上药疏肝理气、和胃止痛方可。后医生选柴胡疏肝丸。丸药中的成分有柴胡、白芍、积壳、陈皮、香附、金内经等。萧先生用药一疗程后，胃痛大减，恶心呕吐、嗳气吞酸症状消失。

根据萧先生的治病经历，大家可能会有疑问。柴胡疏肝丸怎么可以治疗胃病。这是因为肝主疏泄、胃主纳气，胃气以通为和，以降为顺，肝气疏则胃气得以和降。萧先生素有胃病病史，时常情怀不畅，肝气不顺。由于疏泄失职，横逆犯胃，气血阻碍不行，以至不通则痛。所以用柴胡疏肝丸来疏肝理气、和胃止痛，使肝气调畅，胃气升降和顺。

除了用药，胃炎患者在日常饮食中也要做到以下几点：

1. 主食

应以米饭为主（大米、小米、玉米），如喜欢吃面食，可吃饼、面条、面包以及其他不加碱的面食品。不宜吃黏米类食品（如油炸糕、粽子等），不宜吃酸菜馅饺子。

2. 蔬菜

推荐常吃木耳、土豆、茄子、西红柿、白菜、藕、笋、萝卜、冬瓜、黄瓜、嫩丝瓜、菜花、石花菜、洋葱、芹菜、胡荽、粉条、绿豆芽、芋头、豆豉等。

不宜常吃菠菜、芸豆、海菜、渍菜(酸菜)、韭菜等。

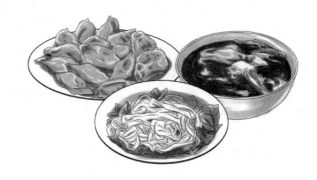

面食

禁食醉蟹、青椒、辣椒面、大蒜、黄豆芽。

3. 肉蛋类

推荐常吃猪肉、羊肉、牛肉、鱼肉、鸭肉及各种蛋类。

不宜吃驴肉、马肉、香肠、火腿、狗肉、鸡肉、蛇肉、腊肉、猪头肉以及一切腐败变质的肉类。

4. 水果

推荐食用橘子、山楂、白梨。

少吃香蕉（便秘食之、便溏禁食）、苹果、杏。

当然，除了以上饭桌上的食物外，中医也推荐我们平时多吃口嚼小食品，如陈皮梅、盐槟椰、香橄榄、榧子、桂圆等。

清热利胆，消除胆囊炎

生活中有些人会偶尔感觉右上腹隐隐作痛，就怀疑是肝出了问题。于是去医院花了上百元做乙肝五项、肝功能、肝B超检查，结果却显示他的肝没有任何问题。回到家之后，他的疼痛还是没有任何好转，有时甚至更加厉害。这是怎么回事呢？这样的情况，大多数是因为得了胆囊炎，却误认为是肝有问题。

胆石症发病年龄的高峰为40~50岁，40岁左右的妇女更多。我国胆囊炎的发病率呈逐年上升趋势。

胆囊炎可分为急性和慢性。

慢性胆囊炎：临床症状为上腹闷胀或隐痛，多与吃油腻食物有关，平时常有上腹部不适、嗳气等消化不良症，易误认为"胃病"或肝炎。胆囊结石的症状往往和"胃病"相似，故不能仅凭症状来进行诊断。目前胆囊结石主要依靠B超诊断，B超检查胆囊结石的准确率可达95%。

急性胆囊炎：常见症状为上腹部剧痛，往往发生在饱餐或吃油腻食物后。由于较小的结石常可移动而嵌顿于胆囊颈部或胆囊管，可引起剧烈的上腹部疼痛，伴恶心、呕吐。发病早期无感染、无发热。由于平卧后胆囊结石容易滑入胆囊管而造成梗阻，所以，不少病人常在夜间发作。如果因结石嵌顿引起的梗阻持续存在，胆囊可发生化脓、坏疽甚至穿孔等严重并发症。较小的胆囊结石有时可经胆囊管落入胆总管，形成继发性胆总管结石，引起黄疸或胆管炎，甚至急性胰腺炎。

朱女士，48岁，公司职员。上腹部疼痛病史2年，当暴饮暴食或情志不畅的时候病情发作并严重。后去医院就诊，病症表现为右上腹胀痛，连及肩背，伴有恶心呕吐，嗳气口苦，便秘。医生检查发现其舌暗红，苔黄薄腻，脉弦滑，右上腹胆囊区压痛，无反跳痛。在药方选择上医生建议疏肝行气、清热利胆、活血止痛为主。柴胡疏肝丸为首选。患者服用调理一月后，病症再无反复发作。

为什么柴胡疏肝丸能够治疗胆囊炎呢？因为肝胆相连，互为表里，胆汁的分泌和排泄，赖于肝的疏泄作用。并且朱女士的病症是由于肝气郁结，气机不利，致使胆汁分泌和排泄受阻，所以柴胡疏肝丸对其病症能起到有效的治疗作用，柴胡疏肝丸能使肝胆瘀滞得以通畅，胆汁分泌的排泄无阻，炎症自会消除。

对于胆囊炎除了治疗外，还需要预防。预防胆囊炎、胆石症，首先要注意饮食调节，少进高胆固醇饮食，多吃含维生素A的水果与蔬菜，如胡萝卜、菠菜、苹果等，有利于胆固醇代谢，可减少结石的形成。加强运动和锻炼，可增强胆囊舒缩功能。尽早发现胆囊炎，积极治疗胆道感染，对预防胆结石有益。肥胖与高脂血症病人，适当应用降血脂药，也是预防胆结石症的一种方法。

畅通乳络，治疗乳腺增生

乳腺增生病在临床上较为常见，多发生在25~40岁女性的身上，这种病的发生多与卵巢功能失调有关，多数情况是黄体酮与雌激素比例不平衡所致。乳腺增生的症状经常表现为患侧乳房周期性疼痛，并且随月经周期的变化而变化，来月经后症状减轻；一侧或两侧乳房内可触摸到结节状肿块，一般肿块质韧，边界不清，与皮肤和胸肌筋膜无粘连。有时乳头还会有黄色或血性的液体溢出。一般乳腺增生症状较轻的可以不用治疗，但应定期进行复查，以免出现病变。乳房胀痛明显的可采用中西药治疗，情况严重时还可采用手术治疗。必要时做活检与乳腺癌鉴别。

在中医里乳腺增生被称为"乳癖"或者"乳疬"等。中医认为它的发病机制，多是因为肝气郁结、气滞血瘀、痰浊瘀血阻滞于乳房，积而成块。所以在治疗时多采用疏肝理气、活血化瘀、软坚化痰的方法。

在中医中根据具体的情况，乳腺增生还可以分为很多种，主要是肝郁气滞、肝郁化火、冲任失调、痰瘀互结、气滞血瘀、痰气凝结这六种类型。

杨女士，28岁。半年前因为跟男朋友生气，正值经期，随后出现了胸闷不畅，月经停止。此后每到经期前十天就会感到胸闷不畅，乳房胀痛。后来到医院就诊。经检查发现舌暗苔薄白，脉沉弦，乳房可触及条索状肿块，质软有疼痛感。医生确诊为乳腺增生，在治疗上宜选用疏肝行气，化瘀散结，活血调经的中药方。推荐其用柴胡疏肝丸。服用1个疗程后，月经来潮，小腹疼痛减轻，舌暗较前有好转，停此药，改服逍遥丸6克，每日3次。月经停止后，又改服柴胡疏肝丸1个疗程。乳房肿块渐渐消失。

杨女士的乳腺增生是由于郁怒伤肝，使得肝气郁结，气血瘀滞，阻碍乳络，冲仁失调。所以要疏肝，调和冲仁，活血散结之方剂，药证相符而获效。

针对乳腺增生还可以进行穴位按摩，合谷穴和膻中穴就是很好的选择。

合谷穴在手背上，大拇指和示指指之间，它和脚上的太冲穴配合起来，叫作"四关穴"，是解除肝郁气滞常按摩的穴位。只是脚上的太冲穴自己不经常按压到，所以在这里只推荐按压合谷穴，这样也能起到不错的效果。现代医学研究显示，刺激合谷与太冲这两个穴位，能够促进脑内舒缓性的物质释放，从而让人感到放松、舒缓。至于膻中穴，按中医理论来说，它是宗气聚会之处，所以又叫作气穴，是治疗气病的要穴。例如，平常我们在生气的时候，会感到胸口发闷，揉一会儿胸口就会感觉舒服一些，原因就是刺激到了膻中穴。这个穴可以说是治疗乳腺增生的针对性要穴，在针灸治疗乳腺增生症中，64.7%的医生会选择膻中穴，远远高于其他穴位的使用率。

柴医生除了建议赵女士经常按摩合谷穴和膻中穴之外，还告诉了她一些关于预防乳腺增生的注意事项，这些也有利于防止她的病情反复发作。注意事项有：

（1）保持心情舒畅，情绪稳定。情绪不稳定会抑制卵巢的排卵功能，出现黄体酮激素减少，雌激素相对增高的现象，这就会导致乳腺增生。

（2）妊娠、哺乳对乳腺功能是一种生理调节，因此，适时的婚育、哺乳，对乳腺是有利的；如果女性在30岁以上还是未婚、未育或哺乳少的情况就容易患乳腺增生。

（3）避免使用含有雌激素的面霜和药物。有的女性为了皮肤美容，长时间使用含有雌激素的面霜，就会诱发乳腺增生。

（4）保持夫妻生活和睦、生活有规律，这样能够消除引发乳腺增生的因素。

（5）防治妇科疾病。经临床调查，半数以上妇科病人患有乳腺病，最常见的妇科疾病是月经周期紊乱、附件炎、子宫肌瘤。因此，积极防治妇科疾病，能够有效减少乳腺增生。

（6）改变饮食，防止肥胖。要少吃油炸食品、动物脂肪、甜食及过多进补食品，要多吃蔬菜和水果类，多吃粗粮。其中以黑豆、黄豆、核桃、黑芝麻、黑木耳和蘑菇这几种对保护乳房最有利。

（7）禁止滥用避孕药。避孕药会改变雌激素在体内的含量。

（8）避免人工流产，产妇多最好用母乳喂养婴儿，能够预防乳腺增生。

橘核丸：行气止痛，治疗寒湿痰瘀引起的睾丸肿痛

【名方出处】宋代严用和《严氏济生方》。

【使用历史】760 年。

【主要成分】橘核（炒）、海藻（洗）、昆布（洗）、海带（洗）、川楝子（去肉，炒）、桃仁（麸炒）、厚朴（去皮，姜汁炒）、木通、枳实（麸炒）、延胡索（炒，去皮）、桂心（不见火）、木香（不见火）。

【整体药性】微寒。

【功能主治】疝。睾丸肿胀偏坠或坚硬如石，或痛引脐腹。

【典型征象】睾丸肿胀偏坠，痛引脐腹，或坚硬如石，阴囊肿大，或渗出黄水，甚则成痈溃烂。

【禁忌人群】妊娠期禁止服用。

橘核丸，出自《严氏济生方》。本方所治㿗疝，是由肝经气滞血瘀，肾有寒湿而成。方中橘核、木香入厥阴气分而行气，桃仁、延胡，入厥阴血分而活血；川楝、木通导小肠膀胱之热由小便下行，所以去湿；官桂能暖肾，补肾命之火，所以祛寒；厚朴、枳实并能行结水而破宿血；昆布、藻、带，润下而软坚散结，配合成方，共奏行气活血，软坚散结之功。

行气活血治疝气

疝气，即人体组织或器官一部分离开了原来的部位，通过人体间隙、缺损或薄弱部位进入另一部位。俗称"小肠串气"，有脐疝、腹股沟直疝、斜疝、切口疝、手术复发疝、白线疝、股疝等。疝气多是因为咳嗽、喷嚏、用力过度、腹部过肥、用力排便、妇女妊娠、小儿过度啼哭、老年腹壁强度退行性变等原因引起。

很多家长对小儿"疝气"并不放在心上，认为"疝气"进进出出，无碍健康，"疝气"突出后，只要用手轻轻一推，或者平躺一会，也就消失了。但是，这种想法是不正确的，虽然在大多数情况下，"疝气"可以自行进出（医学上称为可复性），但是偶尔也会发生嵌顿、上不去的情况，这就麻烦了。如用力排便、剧烈咳嗽等腹腔内压力骤然增高时就可能出现，如果不予及时回复，时间一长会造成疝内肠段的缺血性坏死，甚至肠穿孔而危及生命。因此，要重视孩子的"疝气"，及早进行彻底治疗。

疝气患者应重视疝气，走出误区，及早治疗。手术并不是疝气治疗的唯一有效方法，传统的中医药疗法对疝气就有很好的疗效，疝气患者可服用橘核丸来辅助治疗。疝气是由于湿寒，气滞血瘀而造成肾脏有问题，看似是肾的问题，其实主要问题还是在肝。橘核丸中木香能入厥阴气而行气，桃仁延胡能入厥阴血从而活血，川楝子、木桶能导小肠膀胱之热由小便下行，所以去湿，官桂能平肝暖肾，补肾命之火，所以祛寒，厚朴、枳实并能行结水而破宿血，昆布、藻带咸润下而软坚，寒行水以泄热，同为散肿消坚之剂。所以橘核丸对治疝气有很好的疗效。

此外，老年疝气发病率也很高，主要是因为老人腹壁肌肉、肌腱退变，强度减低，加上肥胖或长期患病卧床等因素，极易导致腹壁肌肉萎缩，致使小肠或大网膜从腹壁薄弱处突出，严重时不得不依靠手术解决问题。因此，老人应该有意识地加强腹肌锻炼，增加肌肉力量，避免

疝气的发生。

减轻睾丸坠胀疼痛

阴茎肿大还有一种比较特殊的情况，叫作"象皮肿"，也就是阴茎和阴囊的皮肤因为肿胀增厚，使肌肤失去了弹性和收缩力，坚硬得就如大象的皮肤一样。从外表看起来，这种病很恐怖，严重影响男人们的正常工作和生活。

谁也想不到，阴囊象皮肿居然是因为蚊子传播引起的疾病后遗症。目前虽然在城市中并不多见，但是一些卫生条件较差的地方仍然存在。库蚊或按蚊叮咬人体后，感染性的丝虫就会从皮肤的伤口处进入到人体内，并且在淋巴系统中发育。最开始发病的时候，表现为怕冷、高热，并且还会出现淋巴管炎。一旦反复发作就会令阴茎与阴囊的皮肤出现肿胀增厚现象，并且逐渐没有了弹性和收缩力，摸上去坚硬无比。

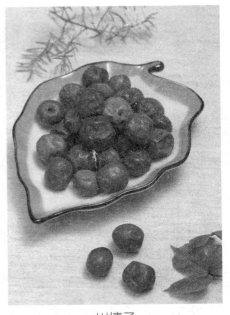

川楝子

中医临床上对治睾丸水肿用药时多推荐用橘核丸。《本草汇言》云"橘核，疏肝，散逆气，下寒疝之药也"，为治疝痛之要药，故为主。辅以海藻、昆布、海带，三药皆为软坚化痰散结之品，特为睾丸肿大坚硬而设。佐以川楝子，《本草纲目》称其"心腹痛及疝气为要药"。用厚朴、枳实、木香行气止痛，兼以化湿破坚痞；桃仁、元胡活血破瘀，消坚止痛；木通通利血脉，并利湿，桂心温肾暖肝，散寒止痛，且制川楝、木通之寒。诸药相合，调肝行气，

兽血破瘀，软坚散结，散寒除湿，故对寒湿疝气，睾丸肿大坚硬者颇宜。

缓解睾丸水肿胀痛，在用药同时，大家还可以在家用艾灸阳池穴的疗法自我调治。先在阳池穴的穴位表面涂上凡士林，再将绿豆大的艾柱直接放到穴位上灸治。每次灸三炷，每天灸1次，连灸一周就可以了。直接灸很容易起灸疱，对于灸疱要注意保护，防止感染。

阳池穴在手背的横纹处，先用右手大拇指按在左手腕背横纹上，然后左手伸直翘起来，这时右手拇指能摸到一根筋挺了起来，阳池穴就位于这根筋的外侧缘，与无名指在一条线上。阳池穴是三焦经上的原穴。原穴是原气经过和留止的地方，原气是人体的根本之气，是人体生命活动的主要原动力，也是脏腑阴阳的根本。《黄帝内经》中就曾明确地指出："五脏有疾，当取十二原。"也就是说脏腑上的疾病，都可以从原穴入手治疗。而三焦能通行原气，将原气运送到全身的脏腑经络中去，激发和推动脏腑的功能活动。三焦通，那么身体的内外左右上下皆通。此外，三焦还具有疏通水道、运行水液的作用，是水液升降出入的通路。如果三焦气化失职，水道不能通利，就会出现肿胀的情况。

睾丸是男人制造精液的地方，其重要性自是不言而喻。因此，男人平时就有必要做睾丸的自我检测。健康的睾丸摸起来应该像一个坚实的煮鸡蛋，光滑而结实，但不坚硬，任何肿块和坚硬区都可能意味着疾病的发生。一旦发现绝对不可忽视，应该立即去医院做更为细致的检查，切莫因为羞怯或者不在乎的心理，让病情进一步恶化。

提高精子的成活率

俗话说"不孝有三，无后为大"，在中国传统观念中，男人要是不能生小孩，就是不孝；女人要是不能生，则会被人说成是人生不完整，被人耻笑。婚后添丁生小孩原本不是件难事，可是很多男人在婚后忙于工作，不敢要小孩。这样的家庭在现代被称为丁克一族。

姜博一个人从外地打拼到了上海，直到今天做到主管的职位上，其中的艰辛不是三言两语就能概括的。他的妻子也是个很要强的女人，目前同样在上海谋得一个不错的职位。每当他的妻子看到不少女同事回家生了孩子后，再回公司时位子就被别人顶替了，她就非常有危机感。于是，一结婚便跟老公商量做丁克一族，姜博本来也是个拼命三郎，两人一拍即合。

年龄过三十的时候，妻子眼看同学、同事的孩子满地乱跑，这才明白自己真正想要的是什么。姜博是个好脾气，哪儿能不懂妻子的想法，便说，如果妻子想要孩子，自己完全没有意见。于是，两人养精蓄锐了大半年，但是操练了好几个月，也没有半点成果。最后去医院检查的时候才发现，姜博患上了死精症。西医在这方面没有好的办法，只是让他加强营养和锻炼，等体质养好了，孕育孩子也就水到渠成了。

两个人知道结果后都非常着急，公公和婆婆比他们还急，四处求医问药，后来在广东一著名中医那里求得一方，几个月后，一举成功。这个药方就是橘核丸，在服药 8 周后，精母细胞凋亡率、精子细胞凋亡率均显著下降，与治疗前比较，有很大的疗效。原因是橘核丸能抑制生精细胞及精子凋亡，促进生精细胞及精子的发育和成熟。

除了服用橘核丸，医生还推荐一个药浴法配合使用。准备当归、苦参、蛇床子、知母、黄柏各 20 克，红花、甘草各 10 克，临睡前，将这些药煎汤后熏洗会阴部，或者直接坐浴。值得注意的是，坐浴的温度要掌握好，不宜超过 35℃，时间也不长，以免影响到睾丸的生精能力。

姜博所患的死精症，其实一般人们主张称为弱精症，除非精子的存活率为零时才称为死精症。正常情况下，男人排出的精液中也含有一定的死精子，但是当排精后 1 小时死亡精子数大于所排精子总量的 40%，或排精后 6 小时内的死亡数量大于总量的 80%，就属于弱精症的范畴。

这种病多发于 20 ~ 35 岁的成年男子，占男性不育的 3% 左右。现代研究发现，食用粗制棉籽油可导致死精子症。长期热水浴或高温作业、持续局热、常穿紧身裤及隐睾症等均可影响精子的活动力而形成死精症，所以若想避免死精症，就要忌食粗制棉籽油，忌长期坐热水浴，忌长期在高温下作业，总穿紧身裤，及时治疗隐睾症等。当然还要积极治疗原发疾病，性生活应有规律性，适当节制房事，以蓄锐气养精子。

橘核丸治疗阴茎结节症

在阴茎疾病当中，有一种阴茎硬结症，这种病症往往出现在中老年男人身上，是阴茎海绵体两层筋膜之间的一种结缔组织增生性疾病。主要症状是阴茎背侧会长出硬结，可在阴茎背侧或根部摸到一个或几个条索状或椭圆形硬结，小的如绿豆大小，大的像花生米，与皮肤不粘连。阴茎松弛时无不适症状，勃起时局部有胀痛。

杨立发现这几天自己的阴茎背侧摸到了几个条索状的硬结，有绿豆那么大。心里很担心，但是又不好意思去医院看病。经朋友介绍一位中医，经过检查，杨立所患的是阴茎硬结症，也就是发生在阴茎海绵体两层筋膜之间的一种结缔组织增生性疾病。患上此病，阴茎松弛时没有不适症状，但是勃起时局部有胀痛，较大的硬结还可以阻碍阴茎勃起，使阴茎呈弯曲状，严重时可影响性生活。

后经医生推荐服用橘核丸。服药一段时间后，杨立阴茎处的硬结终于消除了。橘核丸中含有橘络、橘红、橘红、枳实、木通等。橘络长在橘子的第一层果皮与第三层果皮之间，将它剥落下来剩下的橘皮晒干后就是橘红。橘红具有顺气化痰的作用，橘络可以通经络，帮助疏通身体内各处细微的管道。枳实同样也有散结消肿的功效；木桶在皮肤科领域有一些特殊的用途，既有抗真

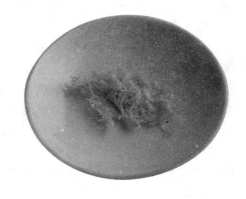

橘络

菌活性，也增强了对坏死组织的溶解和消化作用。正因为药物的共同的作用，这个小偏方才在散结化痰上具有良好的功效。

除了服用橘红丸外，治疗阴茎硬结症还有个偏方，所用之物也较常见。橘红30克，橘络18克，法半夏24克，先把这三个东西捣成粗末，放到250克的白酒中密封浸泡7天，在此期间每天震荡数次。7天后过滤出来药液，再加入蒸馏水500克，放进砂锅内煮沸数分钟。冷却后，加入5克碘化钾，等溶化了便可以装瓶备用。每次用药时先振动一下，每次用2克药液，加3克白水稀释，早、晚饭后备服1次，服用后要多饮开水。服药1周休息2天，之后，可每天服3次。

治疗输卵管阻塞性不孕

受孕是个很复杂的过程。它要求精卵相合形成受精卵，最后着床于宫腔。除了要有正常的精子、卵子和适当的子宫内环境外，使精子、卵子能够相遇并顺利运送到宫腔也是受孕经过中一个重要的环节。这个任务是由输卵管来完成的。输卵管不仅是连接卵巢和子宫的渠道，而且还具有排卵、贮卵、输精、提供精卵结合的场所、输送孕卵至宫腔以便及时到达宫腔内膜之功能。如果输卵管有炎症，导致输卵管堵塞，精子不能通过与卵子相遇造成的不孕，则称为输卵管阻塞性不孕。造成输卵管阻塞一般有下面几种情况：

1. 输卵管粘连不通

输卵管粘连堵塞多数人因流产后炎症过重，淋漓不断数日，或患有慢性盆腔炎、子宫内膜炎、附件炎，没有及时治疗，久而久之，炎症感染了输卵管内壁溃烂，后经治疗炎症消炎，输卵管也就粘在一起了。

2. 输卵管扭曲不通

输卵管扭曲不通堵塞，多因体质差、气虚、血虚、脾虚、肾虚、四虚并发症引起输卵管蠕动功能低下。卵泡游走不到宫腔内，而且卵泡发育不成熟就会消失，严重患者由于气虚不固血，再加炎症过大就会出现月经过多，时间长了就容易患上贫血症，在这种病态情况下，即是怀孕3个月以前胎囊就会自动停止发育。

3. 输卵管因炎症不通

输卵管因炎症不通，多因气血不调，血热造成输卵管肿胀不通堵塞，多数人患有子宫肿大、慢性盆腔炎、附件炎、月经提前，或经前经后淋漓不断，严重患者一个月来两次月经、经血发黑有血块为血热，经血发黄为湿热，经血发淡为虚热，久而久之炎症不消，在这种症状下，就是输卵管粘连前期。

4. 输卵管受脂肪、肌瘤、囊肿挤压堵塞

输卵管受脂肪、肌瘤、囊肿挤压堵塞，多因身体过胖，脂肪过多，气血不调，湿热相阻，肺、脾、肾功能蒸化不完全，痰浊入血脉，月经少，或闭经，治疗以活血、化瘀、化痰、散结为主，肌瘤、囊肿超过4厘米×6厘米者，应手术治疗。

5. 输卵管因积液不通

输卵管因积液堵塞不通，多因上焦热，下焦虚寒；阳降、阴升，肾功能不能蒸化、阴阳相抗升成湿浊、盆腔积液滞留，气血不能通畅，多数人月经拖后，平时小肚发凉，来月经时小肚坠疼，经血发黑并有黏条、湿热过重患者，就会掉下烂肉样物体。平时白带发黄并腥臭，下部发痒，时间长了大部分患有宫颈糜烂，轻重有不等。盆腔炎严重患者，就会引起发热，输卵管造影伞口积液不散，输卵管通液小肚两侧胀疼。

对于以上种种输卵管阻塞性不孕症，如果病症严重者，要到医院进行手术治疗。如果病情较轻，尚不用手术，药物就可以来控制治疗。在药物选择上可服用橘核丸。本药可以软坚散结为主，兼以行气活血、散寒除湿。所以，能够很好地活血化瘀，消除输卵管内因气血不畅引起的阻塞病症。

苏子降气丸：降气化痰，治咳喘

【名方出处】宋代《太平惠民和剂局方》。

【使用历史】862 年。

【主要成分】紫苏子，半夏，当归，炙甘草，前胡，厚朴，肉桂，生姜，大枣，苏叶。

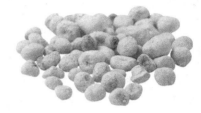

【整体药性】微寒。

【功能主治】降气化痰，温肾纳气。用于上盛下虚，气逆痰壅所致的咳嗽喘息，胸膈痞塞。

【典型征象】痰涎壅盛，胸膈满闷，喘咳短气，呼多吸少，或腰疼脚弱，肢体倦怠，肢体水肿，舌苔白滑或白腻，脉弦滑。

【禁忌人群】阴虚燥咳者忌服，过敏者禁服。有支气管扩张、肺脓肿、肺结核、肺心病的患者及孕妇，应在医师指导下服用。

苏子降气丸，出自《太平惠民和剂局方》，本方是治疗上实下虚之喘咳的常用方剂，主治男女虚阳上攻，气不升降，上盛下虚，隔壅痰多。紫苏子、半夏降气化痰，止咳平喘，为方中主药；厚朴、前胡、陈皮下气祛痰，协助主药治疗上实，肉桂温肾纳气治疗下虚，均为辅药；当归养血润燥，制约大队燥药伤阴的副作用，生姜宣肺，而应肺主宣降之性，为佐药；甘草、大枣调和诸药为使。

降痰平喘，治疗毛细支气管炎

毛细支气管炎是婴幼儿时期常见的呼吸道疾病，见于 2 岁以下小儿，多数是 1~6 个月婴儿。好发于冬季，可引起局部流行。毛细支气管炎的病变主要发生在肺部的细小支气管，也就是毛细支气管，所以病名为"毛细支气管炎"，通常是由普通感冒，流行性感冒等病毒性感染引起的并发症，也可能由细菌感染所致，是小儿常见的一种急性下呼吸道感染。常表现为发热、咳嗽、呼吸急促等症状。

儿童支气管炎属于中医肺炎喘咳病症。肺为娇脏，位最高，是五脏之华盖。肺主气，为水上之源。其性能以下降为顺，上升则逆。若感受外邪，肺气失宣，清肃之令不行，即出现咳、痰等肺炎喘咳症状。如邪气阻塞与肺，肺络失宣，水液输化无权，凝而为痰。阻于气道，常出现咳嗽，气促，喉中痰鸣。邪郁化热，可出现痰热证。又因小儿脏腑娇嫩，行气未充，肾常虚。且肺、肾同源，肺主出气，肾主纳气。肾气不能摄纳，可出现气喘或加重气喘。

明清著名医家万全《幼科发挥·肺脏兼正》："喘者肺腑也，今补肾何也？子曰，肺生气，肾则纳而藏之。"苏子降气汤，能降气平喘，祛痰止咳，主治上实下虚。方中有苏子 9 克，半夏 9 克，当归 6 克，甘草 6 克，前胡 6 克，厚朴 6 克，肉桂 3 克，生姜 2 片，大枣 1 枚，苏叶 2 克组成。方中苏子降气祛痰、止咳平喘，是为君药；半夏、前胡、厚朴化痰、止咳平喘，共为臣药。君臣相配，以治上实之有余。肉桂温肾祛寒，纳气平喘；当归既养血补肝，同肉桂以

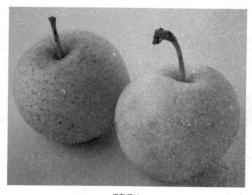

鸭梨

温补下虚，又能治咳逆气；略加生姜、苏叶以散寒宣肺，共为佐药。甘草、大枣和中调药，是为使药。诸药合用，上下兼顾而以上为主，使气降痰消，则喘咳自平。因此苏子降气丸对儿童支气管炎有很好的疗效。

除了用药外，还可以多喝白梨汤。取白萝卜 200 克，鸭梨 200 克，切碎加水一碗煮熟加适量冰糖食用，1 日 2 次，连用 3 天清热化痰。如果长期咳嗽，就用明矾 30 克，研成粉用醋调成糊状，每晚睡前取黄豆大一团敷足心（涌泉穴，两足都敷），用布包好，次日晨揭去，连用 7 天就会好的。

清肺止咳，预防慢性支气管炎

慢性支气管炎的基本病机是"外邪引动伏邪"。饮为阴邪，性质属寒；外邪入里易化热，故本病表现为外邪与伏邪胶结，寒饮与痰热混杂。病变迁延，久咳肺气渐虚，故又有虚实相夹的情况。至于病变部位，陈修园说："咳嗽不止于肺，而亦不离于肺。"脾虚生痰、肾虚泛饮、木火刑金，均可波及肺，但当慢性支气管炎发展到肺源性心脏病时，病变就由肺波及心、脾、肾、肝等脏。

中医理论中，肺在五脏六腑中的地位很高，《黄帝内经》中说："肺者，相傅之官，治节出焉。"也就是说，肺相当于一个王朝的宰相，一人之下，万人之上。《黄帝内经》又说"肺朝百脉"，就是说全身各部的血脉都直接或间接地会聚于肺，然后敷布全身。因此，由肺部病变形成的慢性支气管炎必然影响到脏腑其他器官。

慢性支气管炎是当下极为普遍的呼吸系统疾病，它的主要症状为：咳、痰、喘，而一旦其演变成"肺心病"，就会伴有水肿、心悸等症状。老中医认为，其病机的中心环节是"痰"和"气"。"痰滞气道则咳、则喘，痰饮泛滥则肿、则悸；肺主气，肺气壅满、上逆，也可致咳、致喘，肺气虚弱亦能出现虚喘，气虚津化为痰，则痰益甚，两者可互为因果。"

王凤应今年 68 岁，从儿时起就患有慢性支气管炎。后来为了病情能够得到缓解，戒了烟。生活中，他最害怕的事就是感冒。因为每有感冒就咳嗽不止。特别是春、秋、冬季节越发严重，尝试过各种疗法，未见显著疗效。后来经医生推荐服用苏子降气丸，起到了很好的疗效。方中苏子、前胡、厚朴皆降气之品，有疏邪之能；半夏、橘红化其痰；火载血上，故以肉桂引火归元，当归导血归经；上下交病者治其中，故以甘草培中补土；加姜煎者，病因"风邪而来，仍不离辛散之意耳"。

除了药方外，医生还推荐王女士多食用枇杷粥。取枇杷叶 10 ~ 15 克（视症状轻重而定），粳米 50 克，冰糖适量。先用布将枇杷叶包起来水煎，然后去渣取浓汁，再加入粳米和水煮粥，粥将成时加入冰糖稍煮，每天当早餐和晚餐吃。枇杷树是一种常绿乔木或灌木。枇杷叶味微苦，性微寒。归肺、胃经。清肺止咳，降逆止呕。主要用于肺热咳嗽、气逆喘急、胃热呕逆、烦热口渴等。

减轻喘息，缓解肺气肿

肺气肿又称为肺胀，以年老、有长期吸烟史的患者最为多见。临床症状主要表现为：发病缓慢，咳声短促，胸中痞闷，喘息，咳逆气喘，不得平卧，动则尤甚，颈肩背部酸痛，两目如脱状，随气候变化而病情时轻时重。

肺气肿是在漫长的岁月里，久咳、久喘、久哮不愈发展而来，其症多虚少实，但多为虚中挟实，因此病情复杂，病程也长。而且，如果肺气肿长期得不到有效治疗，最终必然会导致肺心病。在治疗上，多以收敛为主，视其病情分别采取急则治标，缓则治本的方法。具体可分为以下几类：

1. 寒饮候（外寒内饮）

主要症状为：咳逆上气，喘满，两目怒视如脱，咳痰清稀，吐出吹拂不断，语声前轻后重，胸中痞满，口干不欲饮，咽喉不利而紧痒，身酸楚，恶寒，小便不利，面色青白不泽，舌体肥大，舌质红，苔薄白而润。

2. 痰热证

主要症状为：咳逆，喘息动肩，不能平卧，两目怒视欲脱，面目水肿，身微恶寒，或微发热，肢节酸楚，咳痰色黄，口干渴而不饮，舌红，苔薄黄而润。

3. 痰浊阻肺候

主要症状为：有轻重之别。轻者，咳，喘，咳痰清白，喉间痰鸣，胸闷，动则气短。重则喘息不得平卧，胸高，咳声连续不断，咳痰黏稠且多，短息动肩，语声重浊，纳呆，便秘，面色灰白而暗，舌胖白质红，苔白腻而厚润。

4. 肺肾两虚候

主要症状为：喘息气短，呼多吸少，动则尤甚，神惫汗出，胸闷憋气，咳嗽少痰，腰膝酸软，舌质暗，苔薄白。

对于肺气肿的药用调理上，中医建议服用苏子降气丸。方中所用诸药，降气消痰为多，补肾纳气者，仅肉桂一味耳，且用量不多，故从"以方测证"而言，当以痰气壅肺，胸膈满闷，咳喘痰多之上盛标急为主，本着急则治标的原则，方用紫苏子为君，降气消痰，止咳平喘，以半夏为臣，降逆化痰，消痞散结。佐以厚朴下肺气、消喘满；前胡降气化痰；又佐以肉桂，温补肾阳纳气平喘，且引虚阳归元；用以炙甘草，调和诸药，并有润肺止咳之功。用法中加苏叶、生姜，宣肺化痰；大枣配甘草，调药和中，诸药相合，上消喘满痰浊，下温肾阳纳气，治上应下，标本兼顾，但总以降气消痰，止咳平喘为功。所以，此药够缓解肺气肿症状。

肺气肿患者除了要用药控制病情外，在日常饮食上也要多加调理。要多吃蛋白质类食品，有助于修复因病变损伤的组织，提高机体防御疾病的能力。因病人血液偏酸性，应增加食用含碱性的食物，如蔬菜和水果。供给充足的蛋白质和铁，饮食中应多吃瘦肉、动物肝脏、豆腐、豆浆等，提高抗病力，促进损伤组织的修复。还要多饮水，利于痰液稀释，保持气管通畅，每天饮水量至少为 2000 毫升（其中包括食物中的水分）。

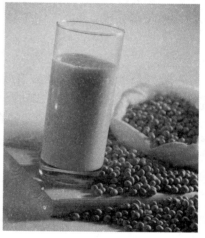

豆浆

纳气宣肺，治疗支气管哮喘

中医学认为：哮喘的本证为肺、脾、肾三脏亏虚。肺虚主要表现为营卫不固，御外无力，易感外邪等抵抗力下降；脾虚主要表现在免疫系统功能紊乱、低下；肾虚主要表现为下丘脑——垂体——肾上腺——内分泌功能紊乱或低下；肺、脾、肾三脏俱虚则导致体液理化性质和成分发生改变，导致机体内环境失稳和适应性调节功能失常。

哮喘，其病机是气机的升降出纳失常，使肺气失宣、失降、失纳所致。因此对哮喘的治疗，关键在于理顺气机，而理顺气机的要点，可总括宣、降、纳三法，因为肺气以宣为用，以降为顺，以纳为益（受纳于肾）。

有一位成年女性，工人，自幼患哮喘。初中读书时，于夏秋间游泳后，病势加剧。二余年来，病与日增，虽正年富力强，但常喘声吼吼痰辘辘，俨若老人之状。常出现胸闷气喘，声低息短，倚息不得卧，四肢无力，精神不振，心悸，多汗，动则喘甚。还伴有肢凉形寒，面色淡白，喜热饮食，尿清便溏，脉沉弱无力，舌淡胖，苔薄白。后经确证治用温肾降气法，服用苏子降气丸。结果显效。并认为，此方配成丸剂，再加肾气丸及胡桃肉，对防止本病复发，有一定效果。

为什么苏子降气丸对支气管哮喘这么有疗效呢？中医大师唐宗海说过："气即水也，水凝则为痰，水泛则为饮。痰饮留滞，则气阻而为喘咳：苏子、生姜、半夏、前胡，陈皮宣除痰饮，痰饮去而气自顺矣。然气以血为家，喘则流荡而忘返，故用当归补血。喘则气急，故用甘草以缓其急。出气者肺也，纳气者肾也，故用沉香之纳气入肾，或肉桂之引火归元为引导。"

哮喘病，除了服用苏子降气丸外，还可以每天饮用丝瓜藤水。丝瓜藤滋水，其实是丝瓜藤生长的营养物质，是植物从根部吸收的液体养料，丝瓜藤剪断后会从剪口处渗出外流。此液体清澈透明、无臭无味，有一股清香。滋水不是丝瓜瓜瓤中的水，也不是从丝瓜藤榨取的水。若用丝瓜藤煮水当茶饮，对哮喘也有辅助疗效。

接滋水的时间：从8月中旬至9月中旬。此时丝瓜生长旺盛，滋水分泌最多质量最好，1棵粗壮的茎蔓可接得0.75～1千克滋水。每次饭后饮服30～40克，1天3次，4～5天可饮0.5千克，1年共饮服15千克即可。在病情发作期，可酌增饮服次数。最好连续服用，直至哮喘缓解、通气顺畅为止。饮服滋水前，应按每500克滋水加入100～200克冰糖，溶化后服用。因夏天加糖后易变酸，应只调配1天的饮量，随配随服。

此处，之所以选择丝瓜，是因为丝瓜味甘性凉，能清热止痰、凉血、解毒，含皂苷、丝瓜苦味素瓜氨酸、木聚糖、脂肪、蛋白质、维生素E等成分，与粳米、虾米等同用，有清热和胃、化痰止咳作用。本品适用于治疗慢性支气管炎，咳喘并作。滋水要"生"饮，不宜蒸煮、炖、煎，也不要以开水冲服。冬天可将盛有滋水的玻璃杯坐入热水中，候温再服。饮用本品不必忌食，但哮喘发作期间，忌食腥腻、辛辣刺激性食物，禁烟、酒。

降气宣热治脚气

脚气最令人讨厌的地方有两点：其一，奇痒无比又不能搔抓；其二，反反复复难以根治。这是因为脚气是由真菌引起的，而真菌很难被杀灭。研究表明，在零下6℃左右的环境里，真菌仍旧能长期存活；在120℃的高温中，10分钟内真菌也不会死亡；在脱离活体的毛发、指（趾）甲、皮屑上面，毒性还可以保持1年以上。

为了抑制真菌，有些脚气患者使用抑制真菌的药物治疗，当症状稍有好转后便停止用药。殊不知，其实此时，真菌并没有被彻底杀灭，过一段时间又会"卷土重来"，使得之前的治疗成为泡影。所以说，在脚气用药上，首先不能乱用药，其次，不能用几次见好就收。

生活中，经常有人用皮脂类固醇药膏来治疗脚气。结果越治问题就越多。有人将阿司匹林片压碎撒在糜烂的足趾间，结果形成一个溃疡，长期疼痛不愈。更有人在皮肤形成红痒斑块时外用皮炎平软膏。皮炎平软膏中有大量的激素成分，而这正好是真菌的营养剂，所以在肯定是癣的情况下使用皮炎平，只会使病情越来越严重。

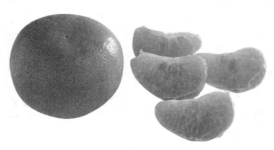

橘皮

家住四川成都的徐端平，今年31岁，是一家海鲜饲养基地的饲养员。他说："我的工作要经常接触水，右脚水靴是漏的，一直穿了很久，后来就得了脚癣，很痒，起水疱，再后来发展到小脚趾缝裂开，而且非常疼，足趾缝起疱、流水、溃烂。"偶然一次，一位老中医朋友推荐他服用苏子降气丸试试。在服用了一段时间后果真见疗效。

脚气患在浊气上攻。故以苏子、橘皮、前胡、厚朴辛温降气；半夏、生姜涤除痰湿；桂心、当归温散滞血；甘草、大枣调和中气。全方以降泄逆气为主，服之气降即安。可见用本方调理脚气，必得效。

此外，养成良好的卫生习惯，对治愈脚气有积极作用。

时刻保持脚的清洁干燥，勤换鞋袜，并不是多难的事。只要克服自己心里的小懒惰虫，几天下来，好习惯就能养成。趾缝紧密的人可用草纸夹在中间，以吸水通气。鞋子要通气良好。

还要记得，不管私交有多好都不要轻易混用个人用品。尤其是不要用别人的拖鞋、浴巾、擦布等直接接触皮肤的物品。更不要在澡堂内的污水中行走。

平日里用来放置鞋子的鞋柜也要经常通风、晾晒；如果鞋柜不能移动，应定期用消毒液擦洗或是放入干燥剂，祛除潮气。如果条件允许的话，最好能在鞋内塞入一些用香料、茶叶、竹炭做成的除臭包，以消除病菌、异味。

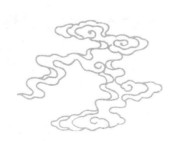

左金丸：条达肝气，缓解左肋疼痛

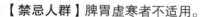

【名方出处】元代朱丹溪《丹溪心法》。

【使用历史】666 年。

【主要成分】黄连，吴茱萸。

【整体药性】大寒。

【功能主治】泻火，疏肝，和胃，止痛。

【典型征象】肝火犯胃，脘胁疼痛，口苦嘈杂，呕吐酸水，不喜热饮。

【禁忌人群】脾胃虚寒者不适用。

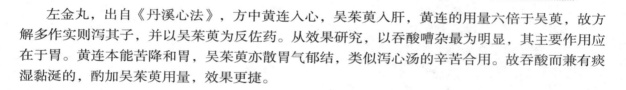

左金丸，出自《丹溪心法》，方中黄连入心，吴茱萸入肝，黄连的用量六倍于吴萸，故方解多作实则泻其子，并以吴茱萸为反佐药。从效果研究，以吞酸嘈杂最为明显，其主要作用应在于胃。黄连本能苦降和胃，吴茱萸亦散胃气郁结，类似泻心汤的辛苦合用。故吞酸而兼有痰湿黏涎的，酌加吴茱萸用量，效果更捷。

泻胃火以泻肝火

在中医里面，有"肝为刚脏，不受怫郁"的说法，也就是说肝脏的阳气很足，火气很大，不能被压抑。我们经常说"某某肝火旺"，其实肝火旺是一种上天的禀赋，通常肝火旺的人都有胆有识、精力充沛，能成大事，一旦生气也能很快地宣泄出来，不会伤到身体；也有人先天肝火不旺，气血不足，这样的人一旦生气，很容易被压抑，无力宣发，只能停滞在脏腑之间，形成浊气。也有一些人，每天精神涣散、注意力很难集中，或者半夜两三点钟就会醒来，再难入睡，这些其实都是肝部的毛病。

其实，发脾气也不一定是坏事，因为很多时候我们会发脾气，并不是由于修养差、学问低，而是体内的浊气在作怪，它在你的胸腹中积聚、膨胀，最后无法控制地爆发出来。那么这种气又是如何产生的呢？从根源上来讲，是由情志诱发而起的。其实这种气起初是人体的一股能量，在体内周而复始地运行，起到输送血液周流全身的作用。肝功能越好的人，气就越旺。肝帮助人体使能量以气的形式推动全身物质的代谢和精神的调适。这种能量非常巨大，如果我们在它生成的时候压抑了它，如在生气的时候强压下怒火，使它不能及时宣发，它就会成为体内一种多余的能量，也就是我们经常说的"上火"。"气有余便是火"，这火因为没有正常的通路可宣发，就会在体内横冲直撞，窜到身体的哪个部位，哪个部位就会产生相应的症状，上到头就会头痛，冲到四肢便成风湿，进入胃肠则成溃疡。

火盛至极之时，作为成年人如果任由情绪爆炸

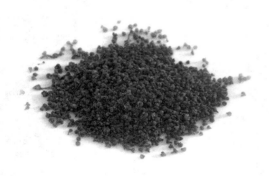

吴茱萸

乱发脾气，必定会影响到工作和家庭。此时，就可以用一些中成药物来调理。可以选择左金丸。

左金丸中含有黄连、吴茱萸。其黄连为君，清泻肝火，使肝火得清，自不横逆犯胃；黄连亦善清泻胃热，胃火降则其气自和，一药而两清肝胃，标本兼顾。然气郁化火之证，纯用大苦大寒既恐郁结不开，又虑折伤中阳，故又少佐辛热之吴茱萸，一者疏肝解郁，以使肝气条达，郁结得开；一者反佐以制黄连之寒，使泻火而无凉遏之弊；一者取其下气之用，以和胃降逆；一者可引领黄连入肝经。如此一味而功兼四用，以为佐使。二药合用，共收清泻肝火，降逆止呕之效。

本方的配伍特点是辛开苦降，肝胃同治，泻火而不至凉遏，降逆而不碍火郁，相反相成，使肝火得清，胃气得降，则诸症自愈。

胁肋疼痛，就选左金丸

胁肋疼痛致病因素主要是肝气郁结、瘀血停着、肝胆湿热、肝阴不足等引发。以胁肋部一侧或两侧疼痛为主要表现的病症。肝居胁下，其经脉布于两胁，胆附于肝，其脉亦循于胁，所以，胁痛多与肝胆疾病有关。凡情志抑郁，肝气郁结，或过食肥甘，嗜酒无度，或久病体虚，忧思劳倦，或跌仆外伤等皆可导致胁痛。辨证时，应先分气血虚实，一般气郁者多为胀痛，痛处游走不定。血瘀者多为刺痛，痛有定处。虚证胁痛多隐隐作痛，实证胁痛多疼痛突发，痛势较剧。临床常见以下证型。

肝气郁结型胁痛。证见胁痛胀痛，走窜不定，胸闷纳呆，苔薄脉弦。治宜疏肝理气，方用左金丸。

本证是由肝郁化火，横逆犯胃，肝胃不和所致。肝之经脉布于胁肋，肝经自病则胁肋胀痛；犯胃则胃失和降，故嘈杂吞酸、呕吐口苦；舌红苔黄，脉象弦数乃肝经火郁之候。《素问·至真要大论》说："诸逆冲上，皆属于火。"火热当清，气逆当降，故治宜清泻肝火为主，兼以降逆止呕。在治疗以通为主，实证多采用理气、化瘀、清热、利湿等法，虚证滋阴柔肝为治，可适当加入理气之品，以疏理肝气，提高疗效。

此证在治疗上，中医大师推荐服用左金丸。左金丸中黄连入心，吴茱萸入肝，黄连的用量比吴茱萸多6倍，两者配比类似泻心汤的辛苦合用，是泻火而不凉，温燥而生火郁，药性"相反相成"，共收清肝泻火，降逆止吐之效。

除了肝气郁结型胁痛外，胁肋疼痛还有下面三种类型：气滞血瘀型胁痛、肝胆湿热型胁痛、肝阴不足型胁痛。

气滞血瘀型胁痛。证见胁部刺痛，固定不移，胁肋下或可触及结块，舌紫暗，脉沉涩。治宜祛瘀通络，方用旋复花汤加味。

肝胆湿热型胁痛。证见胁痛胸闷，口苦纳呆，或尿黄身热，苔黄腻，脉弦数。治宜清利湿热，方用龙胆泻肝汤加减。

肝阴不足型胁痛。证见胁痛隐隐，口干心烦，头晕目眩，舌红少苔，脉弦细或数。可选用柴胡疏肝散。

感到口酸，可以服用左金丸

中医认为"肝热则口酸""脾胃气弱，木乘土位而口酸"，所以口酸以脾虚肝火偏旺者居多，是肝气上溢的征兆，常伴有胸闷胁痛，恶心、食后腹胀、舌苔薄黄、脉弦等症状。如有乏力、脉弱、情绪低落、不想吃东西，是肝郁脾虚。常见于胃炎和消化性溃疡，与胃酸过多有关。有人测定口酸患者的唾液，其中乳酸、磷酸酶、碳酸酐酶含量较正常人增高，pH 值偏于酸性。

林女士，近半年来由于跟丈夫关系不合，导致离婚。精神压力比较大。一段时间后经常感到嘴巴有酸味，有时还有异味，刷一刷牙稍微好点，过一会儿又有难闻的味道了，而且常伴有胁肋痛。后去医院就诊，发现其舌苔薄黄、脉弦。医生建议其患者在用药上不宜用过苦寒凉性药物。可吃些健脾养肝的药。口中自觉有酸味，但并无酸水吐出。治宜泻肝和胃。方药选用左金丸与六君子汤加减：黄连、吴茱萸、茯苓、白术各 10 克，人参、甘草各 8 克，陈皮 15 克。日服 2 次，每日 1 剂，水煎服。1 个月后林女士食欲见好，口酸口苦得到缓解，胁肋疼痛得到治愈。

除了服用药物外，口酸过多者，应禁食浓鸡汤等浓缩鲜汤、酸性食品、大量蛋白质等，避免引起胃酸分泌增加。宜进食牛奶、豆奶、奶油、菜泥、粥、面条、面包等。

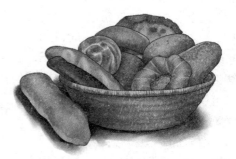

面包

缓解锑剂反应性呕吐

锑剂用于临床已有 50 多年的历史，是治疗血吸虫病特效药之一。目前应用的有酒石酸锑钾；还有口服给药的锑 –273，按照释放锑的速度不同，有缓释片和中速片两种。但是在服用锑剂的时候很容易引起呕吐。遇到这种情况可以用左金丸来缓解。

金某，工人，患慢性血吸虫病，在血吸虫病房住院治疗，采用酒石酸锑钾（简称锑剂）20 天疗法。至疗程第 7 天（注射第 7 针）时，泛恶呕吐，难以忍受，遂要求中止治疗，医生改用中成药左金丸治之，每次 3 壳，1 日 3 次。药后 1 天，泛恶呕吐缓解。继续注射锑剂，配合服用左金丸，不再发生呕吐，以致疗程顺利结束。与此同时，该病房另有恶心呕吐反应者 8 人，经服用左金丸，均获得了止呕的效果。

左金丸出自《丹溪心法》火方。左金丸的功用是清泻肝火，降逆止呕。肝火犯胃证。胁肋疼痛，嘈杂吞酸，呕吐口音，舌红苔黄，脉弦数。常用于胃炎、食道炎、胃溃疡等属肝火犯胃者；本方治证为肝失条达，郁而化火，以及肝火犯胃所致。方中重用黄连苦寒泻火为君，佐以辛热之吴茱萸，既能降逆止呕，制酸止痛，又能制约黄连之过于寒凉；二味配合，一清一温，苦降辛开，以收相反相成之效。

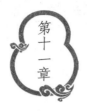

第十一章

健胃消食名方：
给你一个好胃口

香砂养胃丸：缓解脾胃不和
保和丸：治疗食积的常用方
资生丸：双向调节脾胃功能
健脾丸：小儿消化不良的常用方
乌梅丸：流传了两千年的驱虫药

>>>

香砂养胃丸：缓解脾胃不和

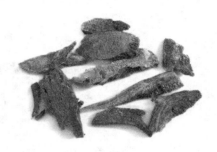

【名方出处】清代沈金鳌《杂病源流犀烛》。

【使用历史】840 年。

【主要成分】木香，砂仁，白术，陈皮，茯苓，半夏（制），香附（醋制），枳实（炒），豆蔻（去壳），厚朴（姜炙），广藿香，甘草，生姜，大枣。

【整体药性】热、温燥。

【功能主治】温中和胃。用于不思饮食，呕吐酸水，胃脘满闷，四肢倦怠。

【典型征象】不思饮食，胃痛隐隐，泛吐酸水。

【禁忌人群】胃阴虚、口干欲饮、大便干结、小便短少者不宜用；有高血压、心脏病、肝病、肾病等慢性病严重者，以及儿童、年老体弱者应在医师指导下服用；对本品过敏者禁用，过敏体质者慎用。

香砂养胃丸是由"香砂养胃汤"衍生而来的中药，后者出自我国清代沈金鳌编著的《杂病源流犀烛》，也有说本方出自明代医家张时彻的《摄生众妙方》。从古到今，香砂养胃丸的组方虽然各有变化，但是其主要疗效却是一致的。

香砂养胃丸可温胃理气，是胃脘满闷者预防脾胃虚寒、温胃养胃的良方。香砂养胃丸如今在临床上，被广泛应用于多种消化系统疾病，比如急慢性胃炎、胃溃疡、十二指肠溃疡，以及老年性肠功能紊乱和胃神经官能症，还有胃切除后的胃痛、呕吐和纳呆等。

市场上有关香砂养胃丸的中成药有很多类型，除了香砂养胃丸外，还有香砂养胃片、香砂养胃颗粒、香砂养胃胶囊等。

传统老方，香砂养胃丸能治什么病

一些人的胃不好，稍微吃点东西胃就胀气，茶也不能喝。有经验的医书就建议，让这样的朋友吃香砂养胃丸，按说明服用几天后，胃胀气就再也没有了。有的人偶尔可能有点胃酸多，建议根据自己的情况酌情减量。还有的人以前很少觉得饿，肚子总是胀胀的，通过服用香砂养胃丸，如今有时候还不到吃饭时间，就会觉得饥肠辘辘了。

"香砂养胃丸"，顾名思义，当然是用来养胃的，是用于治疗胃脘疾患的中成药。说起来这个药似乎很简单，实则不然。而且更难的是，要弄清楚什么时候才能用这个药。药之好恶，适者为佳、过者为害，所以重要的是施用的角度和力度都要适度！

香砂养胃丸源于香砂养胃汤，很多医书上都有记载。尽管药物组成不尽相同，但是主要的功用却是大同小异的。由于组方不同，在治疗上也各有侧重。比如明代医家张时彻，在《摄生众妙方》中记录的香砂养胃汤，组方只有十味中药，包括砂仁、香附、陈皮、茯苓、枳实、苍术、厚朴、甘草、半夏、藿香，主要的功效是理气和胃，一般用于脾胃不和而导致的胃腹胀满、不思饮食等症。后来，武之望在《济阴纲目》中，将香砂养胃汤组方变为十二味中药，增加了人参、白术、槟榔、草果，减去了枳实与苍术，通过药物的增减来使方剂的止呕通胀作用变得更强了。

清代的年希尧，在他编著的《集验良方》中，将香砂养胃丸组方变为由十三味中药组成：木香、砂仁、人参、香附、白术、陈皮、茯苓、厚朴、甘草、白蔻、干姜、官桂、苍术。这个方剂更偏重于温胃燥湿，所以除去养胃健脾的功能之外，更适用于治疗胃寒湿重的患者。关于香砂养胃丸或是香砂养胃丸汤，在《慈禧光绪医方选议》《中药成方配本》《医林绳墨大全》等医书中也多有记载。

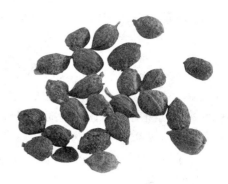

砂仁

如今在临床上常用的中成药香砂养胃丸的药物组成，与清代沈金鳌在《杂病源流犀烛》中记载的香砂养胃汤最为接近，是由十四味中药组成的：木香、砂仁、白术、陈皮、茯苓、半夏、香附、枳实、豆蔻、厚朴、广藿香、甘草、生姜、大枣。这个方剂中，含有一个"香砂六君子汤"的组方加减，"香砂六君子汤"的原方，是由木香、砂仁、人参、白术、茯苓、甘草、陈皮、半夏、生姜组成，减去了其中的人参，又加入香附、枳实、豆蔻、藿香、厚朴、大枣等，不但使原方健脾、理气、化痰的功效更强，还加强了行气、温中、化湿的效用，因而比香砂六君丸的药性也更温热一些，更适用于气滞湿阻、脾胃虚寒，以及脾胃运化无力所致的各种胃病。比如胃脘胀满、胃部闷痛，不思茶饭、肠鸣便溏，时不时老想呕吐酸水，人总是感到容易疲倦心烦，气色也不好，懒言少语的。这些症状，都是由于人的中气不运、湿阻脾胃造成的。所以，香砂养胃丸不仅有健脾养胃的功效，还能理气化痰、健脾化湿。

在服用香砂养胃丸时，最好用温开水送服。如果脾胃虚寒引起恶心，甚至吐酸水的时候，可以用姜汤送服，这样就能降逆止呕。在服药期间，不要吃那些生冷刺激性的食物，以免生冷的东西加重寒湿，不利于药效发挥作用。另外还需要注意，由于此药芳香温燥，所以如果胃部灼热或口干舌燥，这属于胃阴亏损的热证表现，不应服用本药。

咳嗽痰多老不好，何不试试香砂养胃丸

秋冬时节，天气比较湿冷，如果人的脾胃受到寒湿，很容易出现消化不良、食后腹胀，常常会胃泛酸水，出现腹泻、肠鸣等症状，使人的精神倦怠、面容憔悴，如果喉咙里老是有清痰，那么大多就是脾虚造成的病变。针对这种情况，有经验的医生认为，比较适合的中成药，就是香砂养胃丸。因为香砂养胃丸既能健脾养胃，又能化湿祛痰，所以也可以应用于脾虚导致的痰多易咳。

在中医中，素有"脾为生痰之源，肺为贮痰之器"的说法，认为脾居中焦，主管机体的运化，可以升清降浊。若是脾气不足，就会导致人脾失健运，而使运化无权，如果水液运化的输布功能失常，清者不升、浊者不降，就会滞留在胸膈、聚而为痰液。加之肺气壅遏，人就会出现咳嗽、咳痰。如果咳嗽痰多老是不好，而且服用专门化痰止咳的药物，效果却不太理想的时候，就应该加用香砂养胃丸试一试，往往会取得意想不到的功效。

中医认为脾主运化水湿，如果人的脾气虚弱，身体内水湿的运化和输布就会出现故障，从而就会导致痰湿的出现。当痰湿壅遏肺气的时候，肺部就成为存储痰湿的容器，人就会咳嗽不断，并且还总是咳痰。在诊治当中，如果发现患者的呼吸道感染，是由于胃寒脾虚所造成的，就应选用香砂养胃丸进行调理。

此类患者的症状一般表现为：咳嗽痰多、咳痰质清色白，还伴有四肢倦怠无力、气短懒言等，在临床治疗的时候，鉴于香砂养胃丸可以健脾理气化湿祛痰的作用，所以可以在常规治疗的基础上，加服香砂养胃丸进行治疗，就会明显提高治疗的效果，加快疾病的痊愈，从而缩短机体

的恢复周期。在中医的五行学说中，称这种治疗方法，为"虚则补其母"，就是所谓的"补土（脾）生金（肺）法"。

香砂养胃丸的用处，原来这么多

水谷是人体营养物质的后天来源，所以在《灵枢·海论篇》中说："胃者，水谷之海。"人的五脏六腑所需的营养物质，可以说全都来源于胃部消化的水谷精微，因而胃与五脏六腑的关系密切，所以，《灵枢·五味篇》中说："胃者，五脏六腑之海。"可见胃对人体的健康是多么的重要。所以古人还有"有胃则生""无胃则死"的论断，这是现代科技也不能改变的事实。

香砂养胃丸，包括香砂养胃片、香砂养胃颗粒、香砂养胃胶囊剂、香砂养胃乳剂、香砂养胃口服液等，都是价格比较便宜、经济实惠而又疗效显著的中成药。传统应用于不思饮食、呕吐酸水、肠鸣便溏，以及胃脘胀满、四肢倦怠、气短懒言、面色萎黄等症状。随着近年来的广泛应用，通过大量的临床实践，发现香砂养胃丸还有许多新的治疗功用。

现代临床与药理学研究表明，香砂养胃丸对人的胃肠道的平滑肌，也具有良好的双向调节作用，能调节人的消化道中消化液的分泌量，并且还能够调理人的胃肠功能；而且对胃溃疡病症的形成，也能发挥明显的抑制作用，可以大大降低胃溃疡的发病率。所以如果胃不好，用香砂养胃丸来进行经常性的预防和治疗，是非常适宜的。因此，香砂养胃丸一直被广泛应用于多种消化系统疾病的治疗中，比如急慢性胃炎、胃与十二指肠溃疡、老年性胃神经官能症、肠胃功能紊乱，等等。如果患者的胃大部分已被切除，常常会伴有胃痛、呕吐、纳呆等并发症，这时，也可以用香砂养胃丸进行调养和治疗。

如果是老年性肠功能紊乱患者，可以口服香砂养胃丸，每次用量为4.5克，每日服用3次，直到大便基本正常之后，改为每日服用两次，或者隔日服用两次，用以巩固疗效。这是因为，香砂养胃丸能使消化液的分泌量增加，进而改善人的食欲，促进肠道积气顺利排出体外。香砂养胃丸能芳香健胃，具有驱风行气的作用，因而能治疗肠功能紊乱。

香砂养胃丸也可用于胃溃疡，和十二指肠溃疡，因为香砂养胃丸有着较强的抑菌作用，对胃黏膜的溃疡面，能起到保护作用，有助于抑制胃溃疡、抑制病菌繁殖，并且有解痉镇痛作用，可以促使溃疡愈合。患者每次服用9克，每日需服两次。在使用本品治疗胃溃疡及十二指肠溃疡时，如果有胃寒冷痛的症状，还可以联合服用适量的牛奶、乌贼骨粉等，作为辅助性的治疗。

而且还不止这些功能，因为在临床实践中还发现，香砂养胃丸不但具有调整消化液分泌功能，并且还有利胆的功效。香砂养胃丸可以增加胆汁的分泌量，松弛奥狄氏括约肌，从而降低胆囊的压力，因此常应用于多种消化系统疾病的治疗。另外，研究也发现，香砂养胃丸还可用于呼吸道感染的辅助治疗。就是在常规抗炎和抗病毒治疗的基础上，加入口服香砂养胃丸，每次可服9克，每日服用两次，从而提高疗效，促进机体迅速恢复正常功能。但是这些治疗方法，最好是在医师的诊疗中，根据病情具体指导下进行服用。

服用香砂养胃丸最好用温开水，并且服用期间不要吃生冷食物，因为生冷的东西能加重寒湿，不利于药效发挥。同时由于香砂养胃丸的性质为芳香温燥，如果出现胃部灼热、隐隐作痛、口干舌燥等热证表现的人，不宜服用本药。

多年被失眠困扰，原来是胃病在作怪

人的胃就像一部机器，在时刻不停地工作着。人吃进去的食物，在胃部消化的过程中，就会对胃黏膜造成机械性的损伤，所以人们都说，胃病"三分靠治七分靠养"。养胃，就是要保持有节制的饮食，这是治疗胃病的关键。而七分养应该建立在三分治的基础之上进行，所以有了胃病，一定要经全面的检查确诊后，再进行系统治疗。

为什么司机、建筑工人，以及办公室工作人员的胃病发生率都很高呢？因为，长年累月精神高度紧张，也是引起胃病发生的重要原因，所以要想治好胃病，还要配合精神方面的调养，才能达到比较理想的治疗效果。

《下经》中说，"胃不和则卧不安"，人的胃不舒服，就会直接影响到人的睡眠。因为胃络通于心经，人的脾胃又是升降之枢纽，为心肾相交、水火交济之处，所以胃失和降，就会导致阳不得入于阴，而造成卧不安寐。胃气不能下行而又上逆，人体内在发生紊乱，就会影响到人的睡眠。

一位刚进入 50 岁的男出租车司机，由于长年累月毫无规律的出租车生涯，他患上失眠，一晃就是 2 年多。3 年来，他曾服用很多西药和中药，却始终不见效果，有时好几日，却标不治本，常常反复发作。近 1 个月多以来，操心的事情较多，有时彻夜达旦，弄得心力交瘁，每天晚上几乎不能入寐，还伴有头晕耳鸣，精神恍惚，常常感到恶心欲呕，胸脘痞闷，毫无食欲，非常难受，以至于好多天都不敢开车，生怕出事。

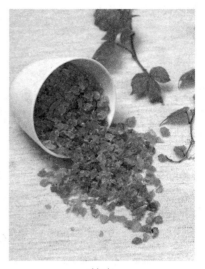

薤白

他的形体比较肥胖，舌微红暗，舌苔白腻，脉沉弦滑。根据他的病征判断，应该属于痰湿中阻、胃失和降，阴阳不交而导致夜不能寐。如果得病之初进行治疗，只需服用香砂养胃丸进行调理，很快就能治愈。如今已病了 2 年之久，所以宜首先豁痰理气、和胃安神。于是就用导痰汤合瓜蒌薤白半夏汤加减。药方中所用的材料包括：半夏 15 克，陈皮 10 克，茯苓 15 克，枳实 12 克，胆南星 6 克，全瓜蒌 20 克，薤白 10 克，菖蒲 10 克，郁金 12 克，远志 10 克，炒枣仁 15 克，佛手 10 克，枳椇子 15 克，炙甘草 10 克。以水煎服，每日 1 剂，连服 7 剂。

服药后，失眠的状况渐渐改善，每晚能睡上三四个小时，但是很容易醒，呕恶感已减轻了很多，精神状况也较前明显好转了，胸脘逐渐畅起来。于是继以香砂养胃丸进行调养治疗，开出如下药方，所用的材料包括：木香 210 克，砂仁 210 克，白术 300 克，陈皮 300 克，茯苓 300 克，半夏（制）300 克，香附（醋制）210 克，枳实（炒）210 克，豆蔻（去壳）210 克，厚朴（姜制）210 克，广藿香 210 克，甘草 90 克，用生姜、大枣水煎服，每日 1 剂。

方中的白术补气健脾，可以燥湿利水，所以为君药。砂仁、豆蔻、藿香能够化湿行气、和中止呕；陈皮、厚朴可以行气和中、燥湿除积：木香、香附能够理气解郁、和胃止痛，所以共为臣药。其中的茯苓健脾利湿；枳实有破气消积、散结除痞的作用；半夏能降逆止呕、消痞散结，所以共为佐药。甘草可以调和药性，故为使药。全方配伍，就可达到健脾祛湿、行气和中的功效。

胃舒服了，睡眠自然安稳。患者经过 1 个多月的调养治疗，吃得香、睡得实，整个人精神振作，所有的病症都一扫而光。

🌿 保和丸：治疗食积的常用方 🌿

【**名方出处**】元代朱丹溪《丹溪心法》。

【**使用历史**】666 年。

【**主要成分**】山楂（焦），六神曲（炒），半夏（制），茯苓，

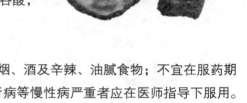

陈皮，连翘，莱菔子（炒），麦芽（炒）。

【**整体药性**】平和。

【**功能主治**】消食和胃，食滞胃脘证。脘腹痞满胀痛，嗳腐吞酸，恶食呃逆，或大便泄泻，舌苔厚腻，脉滑。

【**典型征象**】腹胀，伤食，食积。

【**禁忌人群**】服药期间饮食宜清淡，忌食生冷食物、忌烟、酒及辛辣、油腻食物；不宜在服药期间同时服用滋补性中药。有高血压、心脏病、肝病、糖尿病、肾病等慢性病严重者应在医师指导下服用。儿童、孕妇、哺乳期妇女、年老体弱者应在医师指导下服用；对本品过敏者禁用，过敏体质者慎用；本品性状发生改变时禁止使用。

保和丸是一味承传已久的经典方药，是中医方剂中消食化痰的代表。本方出自朱丹溪的《丹溪心法》。从古到今，保和丸散的疗效经久不衰，用途也非常广泛，主要有消食、化痰、散热、通便四大功效，是腹胀、伤食、厌食、体质虚弱者防治脘腹痞满胀痛、嗳腐吞酸，大便泄泻等疾病的良方。现代研究还表明，保和丸散能够促进胃液分泌、促进胆汁分泌，具有增强肠胃蠕动、降血脂、抗动脉硬化以及抗炎等作用。在现代临床的内、妇、儿等各科疾病中得到了广泛的应用。

市场上有关保和丸的中成药有很多类型，除了保和丸外，还有保和片、保和颗粒、保和口服液等。它们的药物成分基本都是一样的，按照说明书上的用法用量服用即可。

奇了！保和丸竟然治好中风后遗症

关于保和丸，《医方考》中这样解释说：伤于饮食，故令恶食。诸方以厉药攻之，是伤而复伤也。是方药味平良，补剂之例也，故曰保和。人的脾胃作为后天精华之本，如果在生理功能上失去平衡，就会导致人体疾病百生。脾胃为后天之本，保和丸能够从中焦治疗入手，助后天运化之力，开人体后天生化之源。如果化源已开，那么水谷精微就会源源不断地供给机体，使所有的脏腑都得到滋养。这样，就会"不补气而气渐生，不补血而血渐长，不补肝而肝得养，不补心而心得奉，不补肺而肺得培，不补肾而肾得助"。这就是保和丸在治疗中所秉承的寓补于消的理论。

有一位年纪还不到 40 岁的中年男子患了中风后，近 3 个月中半身不遂、言语不清。这位患者平常又抽烟又喝酒，喜欢吃大鱼大肉。由于总是肥甘厚味，所以他的身体也比较胖。某日饮酒过度，一觉醒来，竟然出现偏瘫的病症，但是他的神志清醒，只是说话含混不清。病后曾经到过很多医院，中药西药都吃了不少，却都没能对症，所以治疗无效。

据患者的家人反应，这位男子一直以来，总是说自己饭后胃不舒服，但是喝水很少。观其舌象，发现舌体胖，舌苔薄白，脉弦滑。患者得此症，是因为长期过嗜烟酒而又肥甘厚味，招致脾胃受伤，导致蕴湿生痰。由于痰湿流窜经络，致使气血发生痹阻。因为患者的神志并无改变，所以治疗时需用保和丸化裁，发挥化痰消食、和胃健脾，增加脾胃的消化功能，并且燥湿散结，达到寓消于补的目的。

如今人们喜食甘美酒食，加之更多的劳心思虑、郁怒忧伤，使人的身体大多虚中夹实，所有并不适宜单纯进行滋补，而是更适宜用"寓补于消"之法，通过以消代补，达到强健身体的目的，效果往往会更好些。所以在治疗各种病症，尤其是疑难杂症的时候，就应本着异中有同、同中有异的原则，随症加减、灵活掌握，而且要谨守病机，认准脉证，唯有辨证准确，方可得心应手。因而根据患者的状况，医师开出保和丸加减方药，方中所用的材料包括：陈皮9克，茯苓12克，焦山楂15克，焦建曲12克，连翘9克，黄芪15克，丹参18克，全蝎9克，天麻9克，红花9克。每日1剂，连服7剂，水煎服。

方剂中的山楂甘而酸，酸胜甘，故能去肥甘之积；神曲甘而腐，腐胜焦，故能化炮炙之腻；卜子辛而苦，苦下气，故能化面物之滞；陈皮辛而香，香胜腐，故能消陈腐之气；连翘辛而苦，苦泻火，故能去积滞之热；半夏辛而燥，燥胜湿，故能消水谷之气；茯苓甘而淡，淡能渗，故能利湿伤之滞。丹参活血祛瘀，能够养血安神；全蝎可以息风止痉、通络止痛，并能攻毒散结；天麻平肝息风，故能缓解肢体麻木；红花能活血通经，故能活血行瘀，去瘀止痛。

此外，还叮嘱患者每天用山楂60克，水煎后代茶饮用。一周后，患者的症状较从前减轻了很多，继续服用，渐服渐强。患者总共服用此味中药70余剂，其偏瘫肢体才慢慢恢复正常运动，逐渐能够行动自如。但是若想出门远行，还需继续用保和丸进一步调养。

家庭常备保和丸，消食通便好简单

《黄帝内经》中说："食气入胃，散精于肝，浊气于筋，食气入胃，浊气归心。"胃为五脏六腑之海，胃虽然只为一腑，只有受纳饮食和往下传输水谷的功能，但是它对身体的作用却非常之大。人一旦离开了母体之后，一切营养物质的来源，全都依赖于胃腑的受纳和消化功能，所以有"胃为后天之本"之说。

保和丸，是中医消食化痰的代表方剂，出自于中国元代的中医大家、朱丹溪编著的《丹溪心法》，是一味久经检验的经典方药。保和丸在临床中的用途非常广泛，最主要的有四大功效，就是消食、化痰、散热、通便。在保和丸的处方中，山楂善消肉食的油腻之积，神曲能消谷食之积，莱菔子可消面食之积；莱菔子还有化痰、降气、通便的作用。"食积易生痰"，处方中的半夏、陈皮和茯苓，可以燥湿化痰、理气和胃；"食积生郁热"，连翘能够清散郁热，使食积得化、胃气得和，是以名为"保和丸"。

随着时代在变，人的生活环境也在逐渐地变化着。越来越多的人喜食甘味美食，所以无论成人和孩子，不管是老人还是女人，都可能会因贪一时之快而造成积食。有的人是因为暴饮暴食、饮食不节、过食油腻造成的；有的人却是因为消化功能弱，或过度偏食，或是其他方面的原因造成积食，伴随出现食欲减退、咳嗽、咳痰、恶心呕吐，甚至胃腹胀痛、大便干结费力、肥胖，以及打呼噜、舌苔厚腻等现象。如果出现上述症状，就是积食。那么一旦积食怎么办呢？经验丰富的医生，一定会推荐常用的非处方药物保和丸，一旦出现积食，药性平和的保和丸就是首选

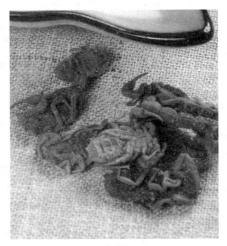

全蝎

药物。

保和丸的药性不寒不热，是一味药性非常平和的经典方药。如果是以助消化为主，可以每次吃 6 ~ 10 粒，1 天 3 次。如果是以通便为主，每次可吃 15 ~ 20 粒，也是 1 天 3 次。如果因食积而导致发热，可以配以僵蚕、蝉蜕等清散郁热的药物；如果痰多而黏稠、大便也黏滞不爽，可以加入苇根、生薏苡仁、冬瓜仁和全瓜蒌，就可以化痰清热通大便，而保和丸是主药，起主要的治疗作用。所以，在家庭小药箱中，保和丸是必不可少的常备药物。

需要注意的是，在服用保和丸的时候，应忌食过凉、过甜、过于油腻的食物，还要减少肉食的摄入量，以免加重痰湿食滞的症状。而且因为保和丸中的山楂，有一定的活血作用，所以孕妇请慎服。但是，如果对一些症状出现判断不清的状况，还是要到正规医院，请医生全面诊断后，再进行处方用药，以免耽误病情。

令人难堪的"鼓胀病"，终于不见了

在内科治疗中，疑难杂病一直是最棘手、最难解决的问题，患者如果长期得不到治愈，就会忍受极大的痛苦。有经验的主任医师，总能在诸多的疑难杂症中，细微辨证、准确诊断、用药独到，使很多复杂难辨的疑难杂症应手辄效。

某位男士得了一种奇怪的鼓胀病，得病后，他的面色黧黑、神疲乏力，总是觉得胃脘满胀胀的。最令人难堪的是，他的肚子如囊裹水、腹大如鼓，好似怀了 7 个多月身孕的孕妇。而且四肢消瘦，小便也很少，大便溏稀。据患者自己介绍说，他曾经患过肝病，有一段不算短的肝病史，从那以后就戒了酒，所以一直都没有饮酒的嗜好。在诊疗中发现，患者的舌苔发白，舌的根部黄腻，脉沉弦而滑。得病后，患者曾经到医院检查，结果是：脾大左肋缘下 1.5 厘米，血清总蛋白 62 克/升，白蛋白 24 克/升，球蛋白 38 克/升。

"鼓胀病"的病位在肝，其标却在脾胃，所以在治疗时，就必须从脾胃着手，以开后天生化之源。因而根据患者的病症，主治医师为他开出保和丸加减方药。该药方所用的材料有：陈皮 9 克，半夏 9 克，茯苓 15 克，炒卜子 10 克，焦山楂 12 克，焦建曲 10 克，连翘 10 克，炒枳壳 9 克，川朴 9 克，木香 9 克，炒鸡内金 9 克，猪苓 15 克，白术 12 克，郁金 9 克，巴戟天 15 克。用水煎服，每天 1 剂，连服 7 剂。

方中的陈皮辛而香，能消陈腐之气，可理气健脾，主治脾胃气滞、脘腹胀满或疼痛；半夏辛而燥，燥胜湿，故能消水谷之气，有消痞散结的功效；茯苓甘而淡，淡能渗，故能利湿伤之滞。卜子辛而苦，苦下气，故能化滞；山楂酸温性紧，善消腥膻油腻之积，行瘀破滞，为克化之药，故以为君；焦建曲主治痞块；连翘辛而苦，苦泻火，故能去积滞之热；然痞坚之处，必有伏阳，故以连翘之苦寒散结而清热；炒枳壳理气宽中、行滞消胀；川朴有行气消积、燥湿除满、降逆平喘的功效，主治食积气滞、腹胀；木香温中行气止痛，能够健脾消食导滞，主治胸痞胁痛、脘腹胀痛、食积不化、呕吐泄泻、痢疾后重、寒疝腹痛；炒鸡内金甘寒，可消食健胃；猪苓治疗水肿的效果好；白术用于脾虚食少，腹胀泄泻；郁金行气解郁、疏肝利胆；巴戟天味辛、甘，性微温，能够补肾助阳、祛风除湿。此方虽用消导，毕竟是平和之剂，故谓之保和耳。

患者服用一周后，症状有了明显的好转，但是舌脉症不变，所以继续服用，随用症状也逐渐消减，共用了 160 余剂之后，在没用西药利尿剂的情况下，患者的腹水病症基本上消失了。

恼人的失眠症，就这么治好了

《素问·逆调论》中说"阳明者，胃脉也，胃者，六腑之海，其气亦下行，阳明逆不得从其道，故不得卧也。"《下经》说："胃不和则卧不安。"指出阳明胃气本应下行为顺，今胃气不得下行而上逆，可导致不得安卧。因胃络通于心，脾胃又为升降之枢纽，为心肾相交，水火交济之处，胃失和降，阳不得入于阴，而卧不安寐。

"胃不和则卧不安"，对临床治疗失眠具有重要指导意义，但是引起"胃不和"的病因多端，任何脏腑经络、气血津液功能失调都可致不寐，"胃不和则卧不安"可引申为"五脏不和则卧不安"。临证应守其法而不拘其药，权衡达变，圆机活法。上述四案，虽均有胃不和之证，但病机各异，故治法遣方用药有别，且均收佳效。

一位 56 岁的女士，患失眠一年多，一直服用养心安神一类的中成药，却始终没什么效果。每天晚上入睡都很困难，只能依靠服用西医安眠药，每晚才能勉强进入梦乡，可是两三个小时之后就会醒来，再难入睡。这位女士晚上睡不好，白天精神总是困顿不堪，常常感到头晕，还伴有胸脘胀闷，吃饭不香，吃点就饱，打嗝呃逆酸腐，老像是要呕吐。晚餐只要多吃一点，就更是辗转不安，有时甚至彻夜难眠。大便也黏滞不爽，整日昏昏沉沉的样子。她的舌呈暗红色，舌苔白而厚腻，脉弦滑。

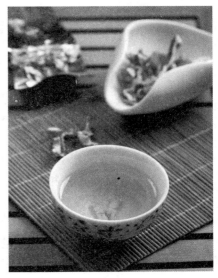

陈皮

观察这位女士的病征，应属于食滞中脘、胃失和降，也就是典型的胃气失和。在治疗中，就应和胃化滞，宁心安神。所以，为她开的方药就是保和丸。因为保和丸方中的山楂、神曲有助于消化，可以消食滞；半夏、陈皮、茯苓能够降逆和胃；莱菔子能起到消食导滞的功效；连翘可散食滞所导致的郁热。根据这位患者的病情，还加入了远志、柏子仁、夜交藤，以宁心安神、助益安寝。

一连吃了 5 剂之后，患者已经不再借助西药安眠药就能入睡，但是睡得还不踏实。感觉胸脘胀闷的症状已经大大地减轻，吃饭也感到香了，食量也有所增加，大便通畅，舌转为暗红，但舌苔依然白而厚腻，脉弦细滑。于是继续服用保和丸，一连又吃了 10 剂，诸症开始消失，睡眠质量大大提高，吃饭也恢复了正常。

高脂血症，原来是食积造成的

高血脂是现代医学用语，中医中并没有高血脂这个病名。高血脂是引发心脑血管疾病的潜在危险因素。高脂血症虽为西医病名，但是细审其证，病源病因确有相似之处。现代医学病命名与中医病名不同，因此在辨证治疗中，就要重其症而轻其名，不要被中西病名表面的差异所迷惑。在治疗中只要把握住病机，就可放心大胆地进行临床实践。

丹溪翁朱震亨用来治疗食积的千古名方，就是保和丸。千百年来临床对症，效果无不灵验。由于高脂血症的病机并未超出食积的范畴，所以用保和丸进行治疗，就会取得显著的疗效。中医从中焦论治，运化脾胃，促使脾胃正常发挥升清降浊的生理功能。经现代药理研究证明，保和丸具有促进消化、止呕降脂的作用。

一位中年男子，平素总是烟酒不离口，而且每顿必吃肥甘厚味，所以身体早已发福。由于体态过于肥胖，给生活带来很多不便。虽然还没发现什么不良症状，却因在体检中，发现血清总胆固醇含量超标，血清甘油三酯过高而寻医问药。观其舌质淡暗，舌苔白而厚腻，脉弦滑。因而为他开出保和丸加减方药。方剂所用的材料有：山楂 180 克，神曲 60 克，陈皮 20 克，半夏 90 克，茯苓 90 克，连翘 30 克，炒卜子 30 克，郁金 30 克，枸杞子 30 克，丹参 30 克，三七 2 克。将 3 剂药共研为细末，然后炼蜜为丸，每丸约 9 克，每日 3 次，每次 1 丸。

患者吃完这些药之后，又到医院复查，发现血清总胆固醇含量已经趋于正常，血清甘油三酯明显降低，因而继续服药。

还有一位年近六十的男性，患心前区疼痛已有 3 年多，还同时伴有头晕。半年来，这位患者经常感到脘腹胀满、呕吐嗳腐，夜卧时更是胀得厉害，常常会影响睡眠，还经常有大便溏泻，味道恶臭。观其舌苔厚腻、脉滑。检查他的血压和心电图都很正常。但是血胆固醇高达 10.5 毫摩尔 / 升。甘油三酯 2.4 毫摩尔 / 升。经诊断为高脂血症。

该患者与前位一样，一直有喜食肥厚的习惯，久而久之，使体内精微过剩，积存在身体中，形成了高脂血症。人如果长期饮食滋腻，必然会伤及脾胃，所以常见胀满、嗳腐和溏泻。从现症分析，又观其脉症，是属脾胃气滞，长期食积于内造成的病症。因而在治疗中，应当消食化滞，开处方为保和丸化裁，材料包括：山楂、麦芽、神曲各 18 克，茯苓、枳壳、鸡内金各 15 克，半夏、连翘、莱菔子各 10 克，陈皮 6 克。先试服 3 剂，每日 1 剂，水煎服。

3 日后，试服的效果相当好。服药后，患者自觉腹胀感大减，头晕见轻，大便稍溏也不那么严重了。这是因为食积渐化、脏腑之气渐通，清气开始上升，浊气逐渐下降。照方随症加减，服用了 20 余剂之后，患者自己感觉症状全都消除了，就去检查血胆固醇、甘油三酯，结果全都接近正常水平。嘱其饮食宜于清淡，停服药物后第二个月再查，患者的血脂标准均为正常。从多例患者的治疗实践来看，效果都很不错，治愈率极高。

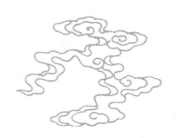

资生丸：双向调节脾胃功能

【名方出处】明代缪希雍《先醒斋医学广笔记》。

【使用历史】1627 年。

【主要成分】人参、白术、茯苓、泽泻、山药、莲子肉、陈皮、麦芽、神曲、薏苡仁、芡实、砂仁、白扁豆、山楂、桔梗、藿香、白蔻仁、黄连、甘草。

【整体药性】平和。

【功能主治】增强脾胃功能，健脾开胃，消食止泻，调和脏腑，滋养荣卫，脾胃虚弱，食不运化，脘腹胀满，面黄肌瘦，大便溏泄；胃有虚热，不能食，常觉饱闷，面黄赤，身常恶热，大便燥结。

【典型征象】胃胀，积食，大便不正常。

【禁忌人群】有慢性结肠炎、溃疡性结肠炎，以及便脓血等慢性病史者，患泄泻后应在医师指导下使用。

资生丸又名保胎资生丸、人参资生丸，或补益资生丸，是调补脾胃之圣药。后者由中国明朝缪希雍（字仲淳）所制，出自《先醒斋医学广笔记·卷二·妇人》："妊娠三月，阳明脉养胎，阳明脉衰，胎无所养，故胎堕也，服资生丸。"作者原意取之于《易》，"大哉坤元，万物资生"而命名。资生丸还有引自明代王肯堂《证治准绳·类方》卷五之组方。古往今来，资生丸的疗效持续不断，它可增强人的脾胃功能，调和脏腑，滋养荣卫，使人健脾开胃、消食止泻，是脾胃虚弱、胃有虚热而不运化者预防肠胃疾病的良方。现代研究还表明，资生丸对于一些慢性虚损性疾病能够补而辅以调，增强人体的免疫力。尤其对于疑难杂症的治疗，比如面部痒疹、慢性肝病、产后腹泻等，常能收到意想不到的效果，在现代临床的内、外、妇、儿等各科疾病中得到了广泛的应用。

资生丸方，治好孩子的慢性肝病

相传，在缪希雍很小的时候，身子骨很虚弱，后来却变得体格健壮，而且也很长寿。他到底用了什么秘诀呢？缪希雍的朋友、名医王肯堂在书中透露了缪希雍养生的秘密。原来，王肯堂每每在和缪希雍聊天的时候，常常看到缪希雍从袖中，摸出一粒小小的药丸，放到嘴里慢慢咀嚼。王肯堂就奇怪地问他在吃什么？缪希雍就说，这是一个增强脾胃功能的秘方。后来王肯堂自己也试着吃了，认为效果的确非常好，就推荐给自己的父亲，结果王肯堂的父亲也很长寿，王肯堂说全是因为吃这个秘方的功劳。这个秘方，据说就是资生丸。

资生丸是明朝缪希雍用以健脾养胃的名方。人的内伤杂病，大多会影响到脾，若是脾胃的生机不振，那么其他脏腑的疾病也会随之而起，正是《黄帝内经》中所谓"纳谷者昌，绝谷者亡"。所以善用资生丸增强脾胃功能，就可培补人体的后天之本，治疗脾胃不足造成的诸多内伤杂病。这个屡经验证的千古养生奇方，的确可以益气运脾、标本兼顾，还可以随症加减，用于各种疾病的治疗，常有奇效。

在《金匮要略》中有这样一段话："见肝之病，知肝传脾，当先实脾。"意思是要想治好肝病，应当首先护好脾胃。所以在治疗慢性肝病的时候，首先就要注意固护脾胃。

一位刚满20岁的男孩子，不慎患上了慢性肝病。经医院检查发现，患的是乙肝大三阳5年，谷丙转氨酶略高。患者的小便略黄，舌尖红苔薄腻，舌上有溃疡，脉缓。

"舌乃心之苗"，舌上溃疡，舌尖红，这都是心火旺盛的表现。心为肝之子，因而母病及子。见肝之病，当先实脾，佐以清心。故加丹参清心凉血。为患者开出资生丸加减药方。这个药方所用的材料是：太子参15克，炒白术10克，茯苓15克，生草5克，炒陈皮6克，山药12克，炒扁豆12克，生熟苡仁各15克，砂仁6克（杵，后入），广藿香10克，川连4克，丹参20，鸡金10克，桔梗5克。水煎服，每日一剂，共服30剂。

患者按方治疗，一连服用了一个月后，经检查发现，男孩的肝功能已经得到大大改善，脾虚证也基本痊愈了。于是依照前方随症加减、继续服用，最后以资生丸补气健脾、巩固善后。

挥去多年痒疹，恢复女人光彩容颜

古人认为万物是由顺从大地的"坤元"之气而资生的，而人的脾胃属土，为身体宇宙之"坤元"。资生丸以治疗"妊娠三月，阳明脉养胎。阳明脉衰，胎无所养，故胎堕也"传世，所以又被称作保胎资生丸。

资生丸是由人参、白术、茯苓、泽泻、山药、莲子肉、陈皮、麦芽、神曲、薏苡仁、芡实、砂仁、白扁豆、山楂、桔梗、藿香、白蔻仁、黄连、甘草等十九味中药组成的，方中的参、术、茯、草、莲、芡、山药、扁豆、苡等草药性味甘平，可以补脾元，陈皮、曲、砂、蔻、藿、桔之香辛，可以调理胃气，若有湿热，则以黄连清之燥之。所以，本方既无参苓白术散之滞，又无香砂枳术丸之燥，既能滋补又能运化，臻于至和。所以用于固胎，再不会无故滑堕。即便是男人服用，也能调中养胃。所以方名称为"资生"，那是名不虚传的。

资生丸方中有滋补药，为四君、山药、扁豆、莲肉和芡实；而山楂、神曲、麦芽能消，藿香、陈皮、砂仁、蔻仁、桔梗可调。诸药配伍，既能补身体之不足，又可减损有余，还能够兼调气机之升降，可以全面彻底地恢复脾胃运化功能，所以常用于脾胃虚弱、运化无力，以及湿热之证造成的纳少便溏、乏力消瘦的患者。

面部痒疹如果以鼻部为严重部位，那就是脾虚的表现，因为鼻属脾。一位中年女子多年来面部老是发出小疹，尤其以鼻部最为严重。面部不断出现色红而粗糙的痒疹，非常影响美观，而且总是奇痒难耐，为此她到处求医问药，却总是不见好转。据该女子说，她曾做过多次人流手术，所以身体元气不足，体质比较虚弱。患者的舌苔薄腻，左关虚小弦，右脉细弱。由于人的阳明脉上行于面颊部，而鼻属太阴，因此表明，该女子脾胃气虚有湿，而且肝脏血虚蕴热，因而治疗应以益气健脾化湿为主旨，并佐以养血清热。故此乃用资生丸减去炒莲肉、炒麦芽、山楂肉、白豆蔻来对症治疗。为患者开出资生丸加减方药，这个方剂中所用的材料包括：党参20克，生白术6克，炒白术6克，茯苓20克，生甘草3克，炒陈皮6克，山药15克，炒扁豆12克，生熟苡仁各20克，砂仁6克（杵，后入），桔梗5克，广藿香10克，芡实12克，川连4克，车前子（包）12克，泽泻10克，炒当归10克，炒白芍12克，佛手片6克。水煎服，每日1剂，连服14剂。

"治风先治血，血行风自灭"，而痒自风来，所以方中加入车前子，可以利湿清热，一味佛手片，既能舒肝解郁，又能理气和中，还能燥湿化痰，正如《本草便读》所说：佛手"理气快膈，惟肝脾气滞者宜之"。陈皮行气燥湿且又和胃，而一方之中，糅合四君益气健脾、当归、白芍养血柔肝的三重功效，资生丸益气健脾、和胃、渗湿而又清热。诸药

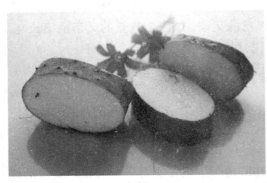

山药

配伍合用，可使脾健湿化，清热生血。

服用此方两周以后，患者感到效果特别明显，于是依照药方继续服用，直到彻底痊愈。终于告别纠缠患者多年的面部痒疹，女人的开心可想而知。

久泻不愈的慢性肠炎，再见了

中医的阴阳学说认为，任何事物的发展变化，都是阴阳相互作用的结果。因此人体中脾脏的功能，也是脾阳和脾阴协同合作产生的。如果脾阳不足、脾失健运，就可能导致久泻不愈；而脾阴虚所形成的久泻，在临床治疗中，往往更容易被忽视。所谓的脾阴虚，主要是指脾津的滋润濡养不足，造成营血的匮乏。如若脾之阴液耗散不敛，就会导致脾气失助、脾失健运，如此一来，身体就会清浊相混合污，而形成久泻之症；反言之，如果人久泻不愈，就会造成阴津亏耗，脾阴就会渐渐枯竭。

正如唐容川所言："脾阳不足，水谷固不化；脾阴不足，水谷仍不化。"还把脾阳比作火，脾阴比作水："譬如釜中煮饭，釜底无火固不熟，釜中无水亦不熟也。"依据脾阴学说，对于脾阴虚型久泻的治疗，应以"用脾所宜，顺脾之性"的原则，而选用甘、平、淡之药品，应以甘淡育阴为要旨。资生丸原方是由茯苓、白扁豆、薏苡仁、莲子肉、芡实、白术、怀山药、桔梗等中药组成的，方中以药用食物为君，所以补而不燥、滋而不腻，既能生津化液，又不妨碍脾运。其中的茯苓、白扁豆、薏苡仁、莲子肉、芡实、白术、怀山药、甘草等中药能够滋脾益阴，整体药剂质地濡润，既有生津化液、守中化阴之功效，又无腻滞之弊病；其中的砂仁、桔梗、藿香、陈皮、泽泻、白豆蔻与神曲，可以起到调中和胃的功效；并佐以黄连清调，诸药配伍，

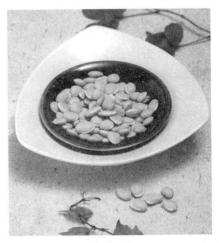

白扁豆

共奏滋脾养阴和除湿健脾的止泻之功。正所谓此方既无参苓白术散之滞，又无香砂六君丸之燥，能补能运，臻于至和。可谓甘、平、淡之上品。

运用此方时应引起注意的是：重用怀山药20～40克，此品可入脾、肾经，能够滋阴润肾燥，又兼有收涩的作用，是补脾阴止泻的良药。随症加入白芍，可以酸甘化阴、缓急和中；加入乌梅、五味子，可以酸收涩肠；加入防风、升麻与荷叶，可以升清止泻；若属阴伤燥热的患者，也可以佐之甘寒柔润之物，比如沙参、麦冬和生地等。但是要切忌苦寒之物，对此，胡慎柔特别指出："若用知柏之品滋阴降火，是犹斡锅红火之中倾一杯水，反激火怒，立地碎矣。"鉴于阴无骤补之法，所以在治疗久泻伤脾阴得当之时，更应持久守方，才能更好地巩固疗效。守方时若配以粳米，则更能充实化源，健运中州而止泻痊愈。

一位中年男子患大便溏泻已有数年之久，每天用在排便上的时间很多，大便不爽，黏滞不顺，腹部总是胀闷，每次饭后，就会加严重。整个人都疲倦乏力，越来越消瘦憔悴，面色萎黄，常常口咽干燥。患者曾以电子肠镜检查和大便检测，都未发现异常的病变，西医诊断患者为慢性肠炎。多年服用各种药物治疗，但是效果都不太好，病症反反复复持续数年之久。

观其舌，质红苔少，脉细。综观脉证，应为泄泻过久，致使津液耗伤，造成脾阴不足。为了慎重起见，没有用以往温燥固涩的治疗方法，而是滋脾养阴，以资生丸为基本方加减，加入广木香8克，天花粉10克，麦冬6克，乌梅8克。患者服用2周后，大便逐渐由4～5次，减为每日2次，腹胀的状况也明显缓解了。再看患者的舌质，已经转为淡红中有少许的薄白苔，但患者还是有乏力困倦的感觉。于是根据病情，裁去了加用的药物，并在本方中加粳米30克，继续服用2周，疾病彻底痊愈，再未出现复发。

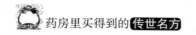

标本兼治，治好多产后腹泻病

资生丸方中既有很多滋补之药，也有能消、可调之物。诸药配伍、阴阳平衡而药性平和，所以既能补身体之不足，又可消减有余，并能调理气机之升降，因而可以全面彻底恢复脾胃的运化功能，所以在临床上常用于脾胃虚弱、运化无力，以及纳少便溏、乏力消瘦等患者。

中医认为，久泻多是由于脾虚、肾虚、肝郁，而脾虚型久泻，往往都是从脾气阳虚来论证治疗，至于脾阴虚的类型则较少提及。资生丸用于治疗脾阴虚型久泻，治疗方法上，多是以燥湿温脾为主，却很少见到益阴止泻的记载。所以在临床实践的观察中，的确有误用温燥止泻，反而会助火伤阴，或久泻伤阴，或素体阴亏等病例。

一位中年女子，曾在数年前的生育期间，因受寒而发生腹泻，如今孩子都上学了，可是她的腹泻依然没好，每次饭后都会感到腹胀，长年累月地腹泻使她面色萎黄憔悴、精神倦怠、身体虚弱。观其舌苔薄腻，边上留有齿痕。她的左关小弦，右脉沉细，属产后气血俱虚，加之贼邪乘虚而入，受到寒邪侵袭而伤及太阴。

《黄帝内经》指出"湿胜则濡泄"，又说"诸湿肿满，皆属于脾"，脾虚湿盛，寒邪阻碍气机运行，饮食之后气滞就会使病症加剧。所谓"痛则不通、不通则痛"，所以食后中脘会感到胀痛；由于脾不能正常地运化精微，而且水反为湿、谷反为滞，致使清气不升、浊气不降，就会清浊混杂而下，从而出现一系列的胃肠道症状：腹泻，食后脘胀，面色萎黄；而患者右脉沉细，舌苔薄腻、边有齿痕，都是脾虚生湿之象；左关小弦则为肝脾不和。诸症合参，认为资生丸加减，合芍药甘草汤以健脾和胃、渗湿清热、理气调肝之方能够对症治愈。此方具有化湿不伤正、补虚不碍湿，肝脾同调的功效，能够达到标本兼治。开出资生丸加减方，材料如下：党参25克，炒白术10克，茯苓15克，炙草5克，炒陈皮6克，山药15克，扁豆衣12克，炒苡仁30克，砂仁6克（杵，后入），白蔻仁6克（杵，后入），桔梗5克，芡实12克，广藿香10克，川连3克，焦神曲12克，焦山楂12克，炒谷麦芽各12克，炒白芍10克。煎服，每日1剂，共服21剂。

中医的久泻多责之于脾虚、肾虚、肝郁，而脾虚型久泻常常从脾气（阳）虚论治，至于脾阴虚型较少提及。故治疗方法上多以燥湿温脾为主，鲜见益阴止泻的记载。在临床的观察中，的确有不少或误用温燥止泻助火伤阴，或久泻伤阴，或素体阴亏等所导致的脾阴虚型久泻。

健脾丸：小儿消化不良的常用方

【名方出处】明代《证治准绳》。

【使用历史】411 年。

【主要成分】党参、白术（炒）、陈皮、枳实（炒）、山楂（炒）、麦芽（炒）。

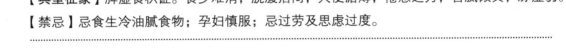

【整体药性】温

【功能主治】行健脾和胃，消食止泻。

【典型征象】脾虚食积证。食少难消，脘腹痞闷，大便溏薄，倦怠乏力，苔腻微黄，脉虚弱。

【禁忌】忌食生冷油腻食物；孕妇慎服；忌过劳及思虑过度。

健脾丸是中医用来补气健脾的常用方，此方来源于明代王肯堂所著的《证治准绳》中记载的健脾丸加减而成。药方中的党参有大补元气，补脾益气的功效；黄芪、白术、山药能够补气健脾止泻。

健脾丸中各味中药之间配伍的特点是：补气健脾的药和消食行气药共同作用，是消食补气共同作用的药剂，补而不滞，消不伤正。因为药方中含有四君子汤以及山药等益气健脾的东西比较多，所以补气的功效比消食要大，并且食消脾自健，所以方名叫作"健脾丸"。

健脾丸是治疗脾虚食滞的常用方。临床应用主要以脘腹痞闷，大便溏薄，食少难消，苔腻微黄，脉虚弱作为辨证要点。

湿气比较重的患者加车前子、泽泻利水渗湿；体质较寒的患者去掉黄连，加入干姜温中祛寒。健脾丸是消食补气共同作用的药剂，但补气用的药一般容易壅滞，消克的药容易伤害脾胃，临床应用时应该权衡轻重，配伍适宜。健脾丸在现代多用来治疗慢性胃炎、脾虚食滞引起的消化不良、小儿腹泻以及慢性肠炎等病症。

脾胃健康才能身体倍儿棒

从药方的名字可以看得出来，健脾丸的主要功效是健脾。健脾丸是传统的中药制剂，具有健脾醒胃、消食和胃、淡渗利湿、调和脾胃等功效，用于治疗脾虚厌食、腹泻等各种症状，是健脾养胃的首选用药。

现代药理研究证实，人参、白术对肠功能有双向调节的作用；神曲、麦芽能促进胃酸和及蛋白酶分泌，其中所含的 B 族维生素能促进消化，增进食欲；山楂具有增加胃液分泌，增强胃蠕动，促进胃排空的功效。因此健脾丸是健脾养胃的佳品。

张廷玉是清代雍正、乾隆年间著名的军机大臣，享年 84 岁。可奇怪的是，张廷玉先天不足，小的时候弱不禁风，经常生病，体质很差，平时言谈举止都是有气无力的，步行 1 里地就感到疲惫不堪。他的父亲张英是清朝大学士，官至礼部尚书，经常为张廷玉担忧，以为他活不到成年就会过早地夭折。可是张廷玉十分注重后天养生，希望能够弥补先天不足。张廷玉十分注意饮食养生，他们家虽然说参茸补品一点不缺，山珍海味应有尽有，但他都并不十分看重这些东西，他比较重视养护脾胃，并以此来保全后天之本。

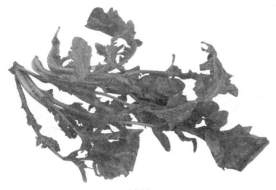

荠菜

脾胃是后天之本，人类能不能健康长寿和脾胃有着直接的关系。人体气血的来源是脾胃运化的水谷精微，气血充足，人就会显得面色红润，皮肤和头发光亮润泽，肌肉丰满坚实，抵抗力比较强，身体不容易生病，容光焕发，身体矫健，自然也就能够健康长寿。正因如此，中医经常强调调养和补益脾胃。对于脾胃虚弱的病人或中老年人，都主张运用健脾来加强后天功能。

古代的"养生家"给了我们很多成功的经验，因此，养护脾胃，健脾益气是人一生非常重要的养生方法。养就是保养、调养、补养的意思，生就是生命、生存、生长的意思。当今，无论是老百姓还是办公室白领都非常重视养生。唐代养生学家孙思邈在《千金方》中提到："春七十二日，省酸增甘，以养脾气。"意为春季养生饮食应该少吃一些酸的东西，多吃一些甜的东西，并以此来养脾胃，春天养脾胃可以选的食材有韭菜、香椿、豌豆苗、茼蒿、荠菜、春笋、山药、藕、芋头、萝卜、荸荠、甘蔗等。

有句俗话叫作"药补不如食补"，健康的人一般是以食补为先。但对于平时脾胃虚弱的老人和病人来说，有饮食不化、不思饮食、恶心呕吐、体弱倦症状的人，往往"食补不如药补"，因为药物补脾的力度一定比饮食养脾健脾强。

健脾丸就是消食导滞著名的药，因为具有健脾消食的功效而得名，是明代以来人们健脾养胃的首选。

宝宝腹泻的"止泻剂"

苗苗现在 7 个月大，最近总是发热，拉稀水便，流清涕，苗苗的妈妈就带苗苗来到了急诊室。急诊室的医生给苗苗量的体温是 38℃，苗苗的妈妈说苗苗从发病以来就不好好吃饭，精神状态也比较差，经常会哭闹不安。中医也给苗苗做了诊断，中医发现苗苗身体看上去有点儿轻度脱水的症状，心肺方面暂时没有什么异常情况，腹胀。就给他诊断为婴幼儿腹泻。并让苗苗服用健脾丸，服用 2 天后，苗苗的烧就退了，腹泻的症状也好了很多。

婴幼儿腹泻是肠道消化功能紊乱的综合征，一般是由致病性大肠杆菌和肠道病毒而引起的。婴幼儿腹泻的主要特征是大便稀薄，便次增多，或者如水样。属于中医学中所说的"腹泻""泄泻"的范畴。

中医学认为，小儿脾胃比较虚弱，不管是感受到外邪，或者饮食上有问题，或者脾胃虚寒都有可能导致脾胃运化功能失调并由此引发泻泄。《古今医统·幼汇集·泻泄门》曾经说过泻泄是脾胃方面的专病。

大家或许会发现，每年一到入秋季节，腹泻病婴幼儿患者也会越来越多。这是一种消化道综合征，主要是由多病原、多因素引起的，特点是大便次数增多和大便性状改变。其中，最常见的病原轮状病毒感染是秋、冬季婴幼儿腹泻，因此这种症状也被称为秋季腹泻。

秋季腹泻一般都是散发或者小流行的，经过粪－口的传播，也有可能经过呼吸道感染而引发疾病。

秋季腹泻的潜伏期一般是 1～3 天，患者一般是 6～24 个月婴幼儿，4 岁以上的比较少见。所以在幼儿园或者人员密集的地方都很容易发生秋季腹泻，如果遇到有宝宝腹泻就尽量不去上学，尽量避免去人多的地方，防止传染给其他小朋友。同时还要做好卫生工作，注意饭前便后要洗手，最好养成从外面回来要漱口的好习惯。

秋季腹泻发病比较急，一般还会伴有发热和上呼吸道感染症状。刚开始得病的时候会有呕吐的症状，一般会在腹泻前发生；大便量多、次数多、水分多，黄色水样或蛋花样便带少量黏液，无腥臭味。如果腹泻病的患儿没有得到及时的治疗，就很容易并发脱水和酸中毒的症状。

健脾丸是中医上用来补气健脾的常用方，这个药方来源于明代《证治准绳》中记载的健脾丸。药方中的党参具有大补元气，补脾益气的功效；黄芪、白术、山药又能补气健脾止泻。经过现代医学的明确诊断，婴幼儿腹泻可以参照中医症候和患者的临床表现，合理使用本品。

让儿童慢性胃炎急刹车

5 岁的圆圆，平时喜欢吃零食，时饥时饱，吃饭没什么规律。半年前圆圆经常中上腹和肚脐周围疼痛，腹痛有时饭前有时饭后，时间也不固定。妈妈以为孩子肚子里有蛔虫，就给她买了买了驱虫药吃，但是驱过几回以后，也没见虫驱出，腹痛的症状并没有缓解，无奈只得到医院去做检查，结果检查结果是慢性胃炎。

鹏鹏今年 4 岁，这几个月来胃都不舒服，有时在吃饭后不久还呕吐，脸色也特别不好，有一次鹏鹏的大便颜色还是黑色的，这让父母着了慌，立即带孩子到医院去检查，经过检查医生说鹏鹏患了慢性胃炎伴有贫血和消化道出血。

医院建议圆圆和鹏鹏服用健脾丸。并说，健脾丸都有 400 多年临床实践历史了，对治疗慢性胃病有很好的作用。圆圆和鹏鹏服用过后效果都很明显。

成年人经常会得慢性胃炎，可是近年来，慢性胃炎在儿科门诊也并不少见，而且有逐年增多的趋势，其中大部分的患者都是 3 ~ 6 岁的学龄前儿童。儿童慢性胃炎一般属于胃窦炎，萎缩性胃炎比较少见。

慢性胃炎发病率在各种胃病中是最高的。慢性胃炎具有缠绵难愈、病程较长、反复发作的特点，其临床表现又十分不规则，症状也不太典型。其中的慢性萎缩性胃炎还经常伴有大肠型化生、不典型增生的症状，具有癌前病变的说法。而胃癌在我国又是常见的恶性肿瘤之一，严重威胁着人们的健康。

中医认为，慢性胃炎的病因比较复杂，它的病变部位一般在胃脘以下，刚开始一般和脾胃有关，时间长了就会损伤人的肝和肾。慢性胃炎一般是由于脾胃虚弱，内外之邪乘机侵袭身体，使脾的清阳不升，胃的浊阴不降所引起的。各种致病因素往往互相作用，病机一般有虚实的区别，刚开始的时候以实邪为主，外感六淫，情志郁结，或者因为食、气、痰、湿、热所引起的；得病久了就以虚为主，或者虚实相兼，寒热错杂。

补气健脾药和消食行气药共同作用，是消食补气共同作用的药剂，补而不滞，消不伤正。因为药方中含有四君子汤以及山药等益气健脾的东西比较多，所以补气的功效比消食要大，并且食消脾自健，所以方名叫作"健脾丸"。

在现代的临床实践中，健脾丸常用于慢性胃炎的治疗。

促消化，让宝宝吃饭更多更健康

健脾丸还有一个功效就是治疗小儿消化不良。党参是健脾丸的主要成分之一，而党参的主要功效是补中益气，它能够纠正病理状态的胃肠运动功能紊乱。有研究表明，党参对促进胃肠蠕动有很好的作用。再加之其他各味健脾胃的药材，健脾丸能起到很好的促消化作用，因此能够治疗消化不良。

小儿消化不良是婴幼儿夏季最常见的一种消化道疾病，每年的 6~9 月份都是小儿消化不良的多发期。由于父母什么都给孩子吃，不能正确地喂养孩子，使孩子饮食的质和量不合适，损伤了肠胃。小儿消化不良的症状一般有肚子胀、吐奶、大便稀、有酸臭味并有大量微小化的食物残渣。那么为什么小孩儿容易患消化不良呢？这是因为孩子的消化系统发育还不完善，比成人分泌的各种消化酶要少，不利于食物的消化。加上孩子成长迅速，需要足够的营养，而这些又要由胃肠道来完成，所以孩子的胃肠道负担相对来讲比成年人还要重。

尤其在夏季，高温会使小儿抵抗力下降，胃肠功能紊乱，胃酸分泌减少，食物不能充分消化；再加上夏季病菌迅速繁殖，通过饮食进入小儿体内以后就很容易导致胃肠发炎，这些因素都增加了儿童患消化不良的概率。

不过遗憾的是，许多父母都把消化不良当成小病，他们并不知道，较长时间的消化不良会对孩子的健康造成很大影响。

发育期（0～15岁）儿童的健康成长，主要依赖于对各种营养的充分吸收。由于家长不了解小儿消化不良的危害，孩子发病时就不太重视，也没意识到消化不良的严重性，常常耽误了最佳治疗时期，小病养成大病。

在中医学中，消化不良归为"胃脘痛""嘈杂""痞满""纳呆""伤食"等范畴，临床主要可以分为肝胃不和证、食停湿阻证和脾胃虚弱证。而健脾丸主治脾虚气弱，饮食不消，所以脾胃虚弱引发的小儿消化不良可以用健脾丸来治疗。

治疗慢性肠炎，守护宝宝的肠道

慢性肠炎是肠道疾病的多发病，夏天天气炎热的时候，本来抵抗力就不强的宝宝就更容易患病，其中肠炎就是最常见的一种。慢性溃疡性结肠炎、过敏性结肠炎、急性肠炎未彻底治愈而演变成的慢性肠炎等都属于慢性肠炎。慢性肠炎的主要症状是腹部胀痛，大便稀薄并带有黏液，有的甚至还会出现带有少量脓血，排便次数增多，每日2～3次或者更多的症状。

慢性肠炎经常会反复发作，病情也是时轻时重的，由于病程比较长，很容易导致营养过多丢失，对患者身体的消耗较大。排便过多会引发失水、失盐，进而引起虚脱。慢性肠炎经久不治的话有可能导致营养不良，甚至引起营养不良性贫血，十分危害患者的身体健康。选用中药治疗慢性疾病不失为一个好的方法，健脾丸可以用于慢性肠炎的治疗，这是针对慢性肠炎的症状，经过多年临床实践总结出来的。

祖国医学中并没有慢性肠炎的病名，但根据临床特点，慢性肠炎属于中医中学的慢性腹痛、慢性腹泻的范畴。慢性肠炎的发病原因一般是脾胃虚弱、肝气乘脾、肾阳虚衰、瘀阻肠络等。经过对慢性肠炎病位的分析，它的本病在脾胃并与肝肾密切相关。它具有本虚标实，虚实夹杂的病性。脾胃肝肾之气失司为本，胃肠功能失调为辅，导致出现气血逆乱，脏腑失调，阴阳不和等病理变化。

健脾丸中的主要成分——党参具有大补元气，补脾益气的功效；黄芪、白术、山药又能够起到补气健脾止泻的作用。因此，这几味药配合起来可以健脾和胃，消食止泻，是用来治疗慢性肠炎的良方。

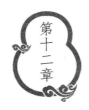

第十二章

六大养心安神名药：

安定神志，还你一个好睡眠

天王补心丹：为劳心者滋阴养血

安神温胆丸：给心虚胆小者的安眠药

朱砂安神丸：镇惊安神，缓解神经衰弱

柏子养心丸：心悸易惊，要温补心神

孔圣枕中丹：健脑益智，治疗健忘

交泰丸：交通心肾，一夜安眠

>>>

天王补心丹：为劳心者滋阴养血

【名方出处】明代洪基《摄生秘剖》。

【使用历史】370 年。

【主要成分】生地，五味子，当归，天冬，麦冬，柏子仁，酸枣仁，人参，玄参，丹参，白茯苓，远志，桔梗，朱砂。

【整体药性】凉。

【功能主治】滋阴养血，补心安神。阴虚血少，心烦不眠，心悸神疲，健忘梦遗，口舌生疮，大便干燥，舌红少苔，脉细而数。

【典型征象】失眠，健忘，忧思难解。

【禁忌人群】脾胃虚弱、饮食少思、大便不实者不宜用。

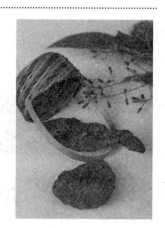

天王补心丹是临床常用的一首补心安神的方子。它的处方来源于明末儒医洪基所著的《摄生秘剖》。其中"天王"二字是取自传说，据说唐代僧人道宣晚年居于终南山白泉寺，为了创立佛教"律宗"派而日夜诵经，终于过度劳累，患上"心劳"之疾，邓天王念其诵经劳苦，因此在梦中授予道宣药方，专用于补心，具有良效，天王补心丹由此得名。

《医学入门》称此方"专治玩读著作，劳神过度"。《寿世保元》则称"读书劳神，勤政伤心，并宜服之"。对于治疗思虑过度，心肾阴血亏耗等效果明显。而现代研究表明，它不仅有明显的镇静作用，还具有抗心肌梗死、提高免疫力等作用。

古典名著中的天王补心丹

曹雪芹的名著《红楼梦》中曾提到过天王补心丹，在第二十八回《蒋玉菡情赠茜香罗，薛宝钗羞笼红麝串》中写道："王夫人见了林黛玉，因问道：'大姑娘，你吃那鲍太医的药可好些？'林黛玉道：'也不过这么着，老太太还叫我吃王大夫的药呢。'宝玉道：'太太不知道，林妹妹是内证。先天生的弱，所以禁不住一点风寒，不过吃两剂煎药就好了，散了风寒，还是吃丸药的好。'王夫人道：'前儿大夫说了个丸药的名字，我也忘了。'宝玉道：'我知道那些丸药，不过叫她吃什么人参养荣丸。'王夫人道：'不是。'宝玉道：'八珍益母丸？左归？右归？再不，就是麦味地黄丸。'王夫人道：'都不是。我只记得有个'金刚'两个字的。'宝长扎手笑道：'从来没听见有个什么'金刚丸'，若有了'金刚丸'，自然就有'菩萨散'了！'说的满屋里人都笑了。宝钗抿嘴笑道：'想是天王补心丹吧。'王夫人笑道：'是这个名儿。如今我也糊涂了。'"这里宝钗所说的天王补心丹是医生配给林黛玉的药。我们知道林黛玉多愁善感，动辄哭泣，体质虚弱，身材消瘦，被曹雪芹形容为"形似弱柳扶风"，而天王补心丹用来养心安神，具有良效。

中医里面认为"补心"就是补养心血。所以天王补心丹也就是用来补养心血的。心是君主之官，主神明，一旦人忧思过度就会伤心，而神明受伤则主不明，主不明则十二官危，因此可能会出现失眠健忘、心悸等症状。像《红楼梦》里也曾提到过林黛玉睡眠不好，经常失眠，其实就是这个道理。在治疗的时候应该注意滋阴清热，养血安神。天王补心丹滋中寓清，标本兼治，对于心神不宁，阴亏血少，心失所养而引起的虚烦、失眠、惊悸、多梦、健忘等症都有很好的疗效。

此外，中医讲木生火，火生土。火是心，土是脾，心是脾之母。如果用心太过，伤到了，就会连累到脾。脾是主肌肉的，脾虚导致肌肉无力，因此我们也能够解释林黛玉为何"形似弱柳扶风"了，原来大多是因为她思虑过度，导致劳心伤脾的结果。

补心安神，改善人的长期失眠

失眠在《黄帝内经》中称为"目不瞑""不得眠""不得卧"，《难经》称为"不寐"。它是阴阳、气血失和以致心神失养或不安，进而引起经常不能获得正常睡眠的一类病症。它的主要表现就是睡眠时间、深度的不足。轻者入睡困难，或者睡眠质量不好，时睡时醒，醒后不能继续入睡，重者整夜不能入睡。现在的学生、上班族经常会有失眠的情况，究其原因，其实也是因为压力太重、思虑过多，过于劳心导致心神失养，最后引起失眠。

劳心导致失眠的人，如果自己能够放松心态并且及时做调整，或者经常吃点人参归脾丸进行补养，是可以遏制对心血的耗竭的。但如果没注意，等到已经失眠了很久才进行治疗，阴血被耗虚了，这时人参归脾丸已经不足以解决问题，就得吃"天王补心丹"了，因为心血的补足需要一段时间，天王补心丹在补脾、补心血的同时，增加了安神的成分，一边改善睡眠，一边等待心血的恢复。

这个时候，人体已经有一定程度的阴虚了，可能出现大便干燥的情况。因为在阴虚血虚时，津液亏了，肠道干燥，所以造成大便困难。这种情况下要通便，要做的不是"去火"，而是补血。"天王补心丸"的方子中用到了当归，而当归治疗便秘非常有效。

明代吴昆的《医方考》中写道："心者，神明之脏，过于忧愁思虑，久久则成心劳。心劳则神明伤矣，故忽忽喜忘；心主血，血濡则大便润，血燥故大便难；或时溏利者，心火不足以生脾土也；口内生疮者，心虚而火内灼也。"而《古今名医方论》中引用清代柯琴所述："心者主火，而所以主者神也。神衰则火为患，故补心者必清其火而神始安。"

天王补心丹方中的生地可以滋肾补阴、养血润津；玄参、天冬、麦冬具有滋阴清热的功能；而丹参、当归补血养心；党参、茯苓、甘草益心气，安心神；柏子仁、远志宁心安神；五味子、酸枣仁可以敛气生津，安心神；桔梗载药上行；朱砂则有镇静安神的效果。这些药配伍制成天王养心丹，使它具有补心安神、滋阴养血的功效。

天王补心丹常见的是大蜜丸，一般是1次1丸，1日2次。其实按照古典医籍的经典服用方法，是在临睡前用竹叶煎汤来送服，因为这种耗费心血的人，时间久了会有热象，而竹叶有清热作用，因此可以增加安神效果。适合吃天王补心丹的人除了失眠之外，一定要有些阴虚的症状，人偏瘦，心里发慌。在服用天王补心丹时应该忌用胡荽、大蒜、鱼腥、萝卜、烧酒。而且药中多含滋腻之品，脾胃虚寒的人不宜服用。

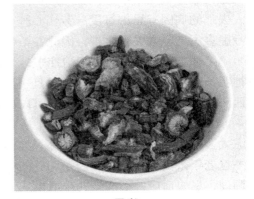

丹参

压力大的劳心者

小张今年29岁，人很聪明，可是记性非常差，上下班时候经常忘记带手机、钥匙、关电脑，等等，他还有轻微的强迫症，比如正在上班的时候就会突然怀疑自己离开家时没有锁门，搞得他心神不安，但事实上他所怀疑的从未发生。后来小张去看医生，医生大概了解了他的生活和工作状况之后，向他解释这都是心阴虚的症状。医生说小张看上去很聪明，一定是脑子闲不住，经常想太多东西，而且工作又辛苦，因此耗费心血，导致心阴虚，而在中医看来，记忆力减退和不经意地丢三落四都是心阴虚的起初症状。因此，医生建议小张吃天王补心丸来养心。经过一段时间后，小张的健忘等情况有了好转。

像小张这样的，都属于压力大的劳心者，就是指由于工作或生活而造成压力，而在压力之下过度思虑，最终暗耗心血，导致心阴虚，并出现一些症状，如健忘、失眠，等等。这时就需要养心了，天王补心丹方中的诸多药物都具有补血养心的疗效，而且同时添加了具有安神效用的药物，这样就可以在等待心血恢复的同时，首先改善睡眠状况。

更多跟小张有着类似经验的人就是现在的亚健康人群。亚健康是现代生活中一个并不陌生的词。它主要包括年纪大的人以及长期压力大的人，由于用脑过度、疲劳过度以至于体力、精力透支等，使得身心严重超负荷运转，而一旦身体承受不了就会生病。另外就是生活饮食习惯不良的人，据调查，如今超过七成的人都处于亚健康状态。

亚健康状态下的人们由于压力大，思虑多，过于劳心，心血被火消耗掉了，因此变得心肾阴虚血少、心阳亢盛，这些人不仅失眠，还健忘神疲，心里一阵阵发慌，且手脚心发热、舌头红、舌尖生疮，这些热象也是阴虚阳盛后的结果，所以这时可以选用滋阴养血、补心安神的天王补心丹，将这些亚健康状态人群长久以来暗耗的心血补足，调节身体，使得人体自身以及与外在之间达到一个"阴阳平衡"，自然人也就健康了。

当然，在利用药物调养的同时，亚健康人群也应该注意改善自己的生活方式，比如平常生活要有规律性，最好避免熬夜，要保证充足的睡眠，提高睡眠的质量，此外应该顺应四时变化来增减衣物，调整饮食，避免暴饮暴食、挑食，并且要放松心神，动静结合。在锻炼身体的同时保持良好的心情，这对于保证健康也是很重要的。

为老年失眠症患者滋阴养血

老年人睡得少大概是众所周知的事，这与他们的身体状况变化有关。而长期的失眠很容易引起老人其他身体及心理上的疾病，因此老年人失眠的治疗问题应该被重视。在历代中医医籍中对老年人的失眠就有很多的记载，《灵枢·营卫生会》写道："老者之气血衰，其肌肉枯，气道涩，五脏之气相搏，其营气衰少而卫气内伐，故昼不精，夜不寐。"《难经》中也称："老人血气衰，气肉不滑，荣卫之道涩，故昼日不能精，夜不得寐也。故知老人不得寐也。"老年人失眠的病因有思虑过度、劳伤心脾、心肾不交、阴虚火旺、心胆虚怯、脾胃不和等，而阴血亏虚多为老年人失眠之本，因此在治疗老年人失眠时，要以滋阴养血、补心安神为治疗大法。

在对老年人失眠的临床治疗中，可以采用天王补心丹加减以滋阴养血，补心安神，心安而神明，自然也就减少失眠了。并且一旦应用天王补心丹加减治疗老年失眠，还可以减少患者对西药成依赖性的内心恐惧，从而可以更好地调理老年人的状态，改善睡眠。

很多老年人在退休后，可能不适应生活节奏的改变，从而产生心理落差，时间久了由于思虑太多而形成焦躁、焦虑、忧郁、抑郁等。精神与心理障碍往往是与睡眠障碍相伴随的，所以一旦老年人出现失眠，在药物调养的同时，也要注意从生活方式、饮食、运动与心理方面进行调理，尽快适应并形成新的生活模式。

一些老年人因为顽固性失眠而不得不用安眠药来催眠，但是长期使用安眠药会对之形成依赖，严重的甚至可能成瘾。安眠药在体内大多是经过肝脏、肾脏进行代谢，如果长期服用的话就会增加肝肾的负担。而随着年龄的增长，人的肝肾功能会减退，所以老年人的肝肾本来就已经比较衰弱了，如果还继续长期服用安眠药的话会对身体造成伤害，引起肝肾功能损害及肠胃反应，比如肝脏肿大、肝区疼痛、水肿、腹胀、食欲不振、便秘等，而有的安眠药还会导致精神不振、智力减退等状况。因此，老年人应用安眠药等安定类药物应该更加小心，避免造成肝肾衰竭，引起精神障碍，诱发其他疾病。而服用天王补心丹则不会引起这些疾病。

天王补心丹的其他功效

很多人都知道，天王补心丹是养血安神的传统中成药，主要是应用于心肾不足、阴血亏少所致的虚烦心悸，睡眠不安，精神衰疲，梦遗健忘，不耐思虑，大便干燥等。然而近年来天王补心丹经中医辨证后使用，发现其对其他一些疾病也有较好的疗效，只是服用时最好根据不同病症听取医生建议。

1. 治疗高血压

天王补心丹配方中的各药都有着不同侧重的治疗效用，其中含有的丹参可以扩张冠状动脉增加血流量，麦冬能提高机体耐氧能力，玄参则有较为明显的降压作用，丹参、当归也有一定降压效能，因此对高血压病的治疗有效。利用天王补心丹治疗高血压的方法是每次 1 丸口服，每日 3 次，30 天为 1 个疗程。

2. 治疗冠心病

经由实验证明，天王补心丹对由异丙肾上腺素所致的实验性心肌梗死具有满意的对抗作用，不仅能防止由药物所致的缺血性心电图改变和心肌损害，而且对缺血性心肌的生化代谢也有良好的影响，降低心肌梗死的发生率。治疗冠心病时口服天王补心丹合剂，每次 15 毫升，每日 2 次。经用药 15 ~ 20 天后，心慌、气短、胸闷等自觉症状消失，心电图显著改善。

3. 治疗阳痿

阳痿又称"阴痿"，"阴器不用"，是男性性功能障碍中发病率最高的一种疾病。用天王补心丹治疗阳痿的服药方法是：每次服 1 丸（18 克），早晚各服 1 次，用温开水送下。20 天为 1 个疗程，连续服至症状消失后停药。一般 1 ~ 3 个疗程后有良效。

4. 治疗老年性皮肤瘙痒症

老年性皮肤瘙痒症是有皮肤瘙痒感而无原发性皮肤损害的疾病。用天王补心丹治疗老年性皮肤瘙痒症的服药方法是：每次服 1 丸（9 克），早晚各服 1 次，用温开水送服。3 天为一个疗程，连续服至症状消失后停药。经临床观察用药 1 ~ 4 个疗程后即可治愈。

5. 治疗慢性迁延性肝炎

慢性迁延性肝炎反复难愈，疾病对患者工作、生活产生极大不利影响。患者每多忧思苦恼，临床常见肝肾阴亏、心脾血虚之证，其阴不制阳，阳不入阴，虚火内动，发为不寐，故慢性肝炎患者临床多见失眠病症。用天王补心丹治疗慢性迁延性肝炎的服药方法是：每次服 1 丸（9 克），早晚各服 1 次，用温开水送服。1 个月为 1 个疗程。一般服药 1 ~ 2 个疗程后病情即可好转。

6. 治疗顽固性咳嗽

天王补心丹适用于治疗阴虚火旺型咳嗽，通过滋阴养血来散热降火，而阴寒内盛型咳嗽者应禁用。用天王补心丹治疗顽固性咳嗽的服药方法是：每次服 1 丸（9 克），早晚各服 1 次，用温开水送服。3 天为 1 个疗程。一般服药 1 ~ 2 个疗程后病症即可好转或痊愈。

安神温胆丸：给心虚胆小者的安眠药

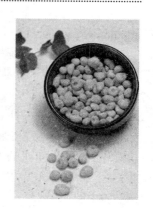

【名方出处】唐代孙思邈《千金方》。

【使用历史】1300 年。

【主要成分】制半夏，陈皮，竹茹，酸枣仁，枳实，远志，五味子，人参，熟地黄，茯苓，朱砂，甘草，大枣。

【整体药性】温。

【功能主治】和胃化痰，安神定志，用于心胆虚怯，触事易惊，心悸不安，虚烦不寐。

【典型征象】失眠，怕黑，不敢独处。

【禁忌人群】孕妇禁用。

安神温胆丸，主要用来治疗心虚胆怯、心悸不安，以及易惊失眠。它由孙思邈的"温胆汤"衍变而来。《古今医案按》中记载过一个例子："汪石山治一女，年十五，病心悸，常若有人捕之，欲避而无所，其母抱之于怀，数婢护之于外，犹恐恐然不能安寐。医者以为病心，用安神丸、镇心丸、四物汤，不效。汪诊之，脉皆细弱而缓，曰：此胆病也，用温胆汤，服之而安。"就是说一个少女总是觉得害怕而不能入睡，后来医家汪石山诊断她是胆出了问题，于是开了温胆汤的方子，治愈了少女的失眠。

"温胆汤"最早的方子中只有生姜、半夏、橘皮、竹茹、枳实、炙甘草六味药，到宋代，名医陈言在这个基础上加了两味同样普通的药，一个是茯苓，一个是大枣。随后又逐渐衍变成了现在药店就能买到的安神温胆丸，如今的成药在"壮胆"的基础上，增加了安神的分量。

历史悠久的温胆汤

安神温胆丸是由最初的温胆汤衍化而来的。而温胆汤源于孙思邈的《千金要方》，关于温胆汤的配药，还有一首方歌可以帮助记忆：

温胆汤中苓夏草，枳竹陈皮加姜枣；虚烦不眠舌苔腻，此系胆虚痰热扰。

在经过历代医家的研究和灵活运用的实践以后，从最初的临证祛痰之剂，逐渐发展为可以治疗神经系统、消化系统以及内分泌系统等全身各个系统疾病的良药。

温胆汤的方中由多味药配伍，共同起到和胃化痰、安神定志的效果。纵观整个药方，寒温并用，消补兼施，升降并行，其目的就在于清化痰湿，调理气机，安和胆胃。温胆汤算是一味基础药方，可以在它的基础上加味治疗更多的病症，常见的有黄连温胆汤和柴芩温胆汤。

跟温胆汤相比，黄连温胆汤适合用来治疗热象更为明显的症状。它具有清热、化痰、开窍、醒神、活血化瘀的功效。用黄连温胆汤治的病，在发病原因上都有一个特点就是跟情志有关，在临床上大多会有情志异常的表现。黄连温胆汤是在温胆汤的基础上加味黄连而得来的，而在临床应用上，又可以在黄连温胆汤的基础上加味来治疗更多的疾病，加味黄连温胆汤可以治疗心惊胆怯、不寐、精神分裂症、口甘、胃热口臭等。而柴芩温胆汤可以加减用来治疗失眠伴焦虑症、慢性支气管炎急性发作，以及紧张性头痛等。

在中医里，胆不仅涉及胆量，还能够影响到消化，它的职称是"清净之腑"。这就意味着胆应该保持常温，既不能够寒也不能够热，一般胆热的话就会出现口苦、咽喉干燥等不适的症状，所以用来温胆的药不能太热。温胆汤里面，生姜的用量较其他药物多一些，就是为了要借它不过于温燥的药性，来祛除胆经的寒气，从而提升身体能量和功能。

温胆汤可以治疗虚烦失眠，在这一点上，它与另一味药酸枣仁汤相似，但是它们治疗的原理不同。用酸枣仁汤主治的失眠症是由于心肝血虚加上阴虚内热导致的，因此重在养血安神，清热除烦，一旦养护了心肝、清除虚热，那么虚烦自然也就停止了。而温胆汤针对的是由于胆胃不和，痰热内扰导致的失眠，在治疗时重在理气化痰、清胆和胃，做到这两点后，虚烦失眠的情况就会消失了。

总而言之，温胆汤具有很好的疗效，它拥有十分悠久的历史，后人在它的基础上又加减药物，用来治疗更多的疾病。

阳气虚了，人就会胆小

阳气是人体物质代谢和生理功能的原动力，是人体生殖、生长、发育、衰老和死亡的决定因素。阳气来源有两个：一是先天性的，来自于父亲和母亲，二是后天性的，主要从食物中吸收的水谷精气转化而来。而人的正常生存都需要阳气支持，人在工作、运动、性生活、情绪波动、适应气温变化、修复创伤等各项活动中都是需要消耗阳气的。

《黄帝内经》中讲："阳化气，阴成形。"阳化成身体所需的能量，阴形成看得见摸得着的身体。如果身体没有了阳气，就成了一副空的躯壳，就会死亡。《黄帝内经》里又称"阳者卫外而为固也"，就是指阳气使得人体具有抵御外邪的能力。

阳气具有温养全身组织、维护脏腑功能的作用。阳气虚就会出现生理活动减弱和衰退，导致身体御寒能力下降。因此中医养生里很注重保养阳气。但是随着年龄的增长，人的阳气会逐渐亏耗，正如《黄帝内经》里所称："人到四十，阳气不足。损与日至。"

阳气足的人，生命力旺盛，人也就胆大，敢于独处。"胆大"在中医里讲，就意味着"不胆寒"。而我们经常看到的胆子小的人，他们可能害怕黑暗、害怕独处、经常惴惴不安、不敢一个人睡觉，这个时候不要急着去嘲笑他，因为往往这种胆怯是跟他们的身体状况有关的，就是出于先天的体质或者后天饮食不合理甚至生病而造成他们阳气虚弱，心理能量不足。

胆小的人，不一定是心理问题，其实是身体有病，就是指阳气不足，造成胆寒。所以要解决这个问题，还是要从"胆"开始。正如上面提到的《古今医案按》里面那个例子，最初的那些医生在诊治时都是针对心，用安神丸、镇心丸等来补心安神，但事实上这种胆小失眠还是由于阳气不足，应该解决胆的问题。所以最初的温胆汤以至于现如今的成药安神温胆丸都是凭借这个原理来进行调养医治的。

治疗惊悸失眠

随着社会竞争的不断加剧，生活节奏的加快，现在的人们承受了更多的压力，越来越多的人开始失眠，这严重影响了人们的身心健康。现代医学治疗失眠是以镇静安眠药为主，但存在一定的不良反应，如用药时间长、药物依赖等。而中医在治疗失眠方面也早有研究，古代医学将失眠称为"不寐"，认为失眠多由情志所伤、劳逸失度、久病体虚、饮食不节等原因引起，根据具体的病情辨证施治，有比较好的治疗效果。在治疗失眠时，又根据具体症状的区别而选用不同的药物，常见的有天王补心丹、柏子养心丸等，安神温胆丸也是其中一种。

安神温胆丸是从温胆汤变化而来的，在温胆的药物基础之上，安神温胆丸还格外增加了安神的药物。一般适合用安神温胆丸来治疗的失眠，除了普通失眠的症状之外，还有较为明显的表现就是胆小，晚上一个人不敢睡觉，还有可能会心烦，就是说没有人的时候会害怕，

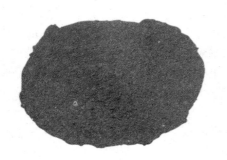

朱砂

有了人又嫌烦。但大多时候总是在害怕，心里感到阵阵寒气，人也缩成一团，给人的印象就是生命力不够强，阳气不旺盛。而阳气不旺盛，正如上面所讲，是胆寒的缘故。

中医有"心主情志""胆主决断"以及"心与胆相通"之说，意思是说，心对人的精神活动起主宰作用，而胆起决断作用。胆气通于心，主要体现为胆在神志方面的主辅配合关系。临床上，如果胆出现问题，胆气就会上扰心神而出现心悸不宁、惊恐畏惧、嗜睡或不眠等症。正如《济生方·惊悸论治》里面所说的："惊悸者，心虚胆怯之所致也。"

心胆气虚之后，就会出现脉象细弱且缓、心悸不安等情况。对于胆病引起的不寐，唐代大医家孙思邈非常重视，在所著的《备急千金要方》中特列《胆腑》一篇，指出"治大病后虚烦不眠温胆汤方"，到了明代，这一观点更是得到众医家的支持，并用于实践。王石山就常常运用温胆汤治疗心虚胆怯型失眠。此外，李梴在《医学入门》中也提出了"心病怔忡宜温胆"的观点。

温胆汤在治疗惊悸失眠方面有着很好的疗效，而与温胆汤相比，安神温胆丸的方中还增添了其他药物，在治疗失眠方面则效果更佳，这是因为失眠的人往往病史很长，仅仅由于一个病因而造成失眠的情况不多，因此安神温胆丸的药方里还加入了人参、朱砂，一方面用来增加能量，另一方面则帮助安神镇静，起到先壮身体后壮胆的效果，这样一来，就能减少失眠者经常感到的那种恐惧。

治愈痰火扰心的良方

痰火扰心就是指由于火热痰浊扰乱心神而导致神志异常的病理变化。大多是由于怒、喜、思、悲、恐五种情志太过，郁积久了就会生热化火，炼液成痰，造成痰火内盛；或者身体感受到了外界的热邪之气，热邪灼液成痰，热痰内扰而引起的。主要症状会表现为心烦心悸、多梦易惊、面赤气粗、便秘尿赤等，有的甚至神志失常、胡言乱语、哭笑无常、狂躁妄动，患病者一般舌红苔黄腻，脉弦滑有力。要注意将痰火扰心与心火亢盛、痰迷心窍证相辨别。心火亢盛的主证是心胸烦热、不寐、小便短赤，痰迷心窍证表现为神志痴呆或神志昏聩、苔白腻，而痰火扰心则是以狂乱、意识障碍、喉间痰鸣为主症。

治痰要从治胆开始，化痰以利胆，胆清则气转。有一种说法，"百病皆由痰作祟"，气滞容易生痰涎，而痰涎又反过来壅塞经络，加重气滞不通，就会生出很多症状。胆腑对于全身气机的调节起着重要作用，胆居于少阳，可以启运全身阳气。清代医学家周学海在《读医随笔》中写道："凡脏腑十二经之气化，皆必藉肝胆之气化以鼓舞之，始能调畅而不病"。胆对其他脏腑的调理过程主要是通过对其气机的调畅作用而发挥功能的。通过温胆，使它发挥调理气机的作用，气顺了，也就不会郁积生痰了。

安神温胆丸可以用来治疗痰火扰心。方中半夏辛温，可以燥湿化痰；陈皮理气化痰；茯苓健脾利湿，宁心安神；甘草健脾益气和中；竹茹微寒味甘，入胃、胆经，能清化痰热；枳实微寒，能够理气行痰，消积除痞。全方寒温均衡，都以治痰见长。因此服用之后会有很好的疗效。治疗痰火扰心还可以选用古方温胆汤，它们的原理是差不多的。

痰火扰心的患者在配合药物治疗时应该保持精神乐观以及

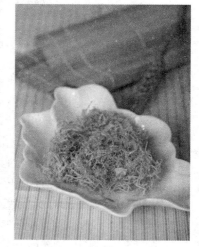

竹茹

情绪稳定，应避免生气或者过分忧虑烦恼等。生活作息要有规律，饮食有节。病症较为严重的最好多加卧床休息，病症较轻者可以从事适当体力活动，但是以不劳累为度，不要剧烈活动，避免加重症状。

可以用安神温胆汤治疗郁证

郁证是临床常见的一种疑难病，它属于中医里面的说法，一般认为西医里所说的抑郁症是属于郁证的，它们的症状相符合。郁字有积、滞、蕴结等含义，郁证的临床表现很复杂，广义地说，就是泛指由外感六淫，内伤七情而引起的脏腑功能不和，从而导致多种病理产物的滞塞和郁结之证。郁证大多会出现在中青年身上，其中又以女性居多，临床上表现的症状包括心情抑郁、胸脘痞闷、胁肋胀痛，或易怒欲哭，或咽中有异物感等。

关于郁证的主要临床表现，在古代的书籍中已有提及，如汉代张仲景《金匮要略·妇人杂病》篇提出了"脏躁"及"妇人咽中如有炙"等证，其实就是郁证的症状，而关于此病所载述的治法方药一直沿用至今。元代的朱丹溪在《丹溪心法》中开始把郁证作为一个独立病征来进行了论述，首创"六郁"之说，就是指气郁、血郁、痰郁、火郁、湿郁、食郁，其中又以气郁为先，认为先有气郁然后才有其他诸郁的形成，朱丹溪还创立了越鞠丸来治疗诸郁。气郁大多是因为情志不畅、气机失调而造成的。郁证的初期病在肝脾，时间久了就影响到心神。肝主疏泄，如果气郁愤怒，长期情志不畅、精神紧张就容易气机瘀滞；脾主运化，关联气机升降，倘若所愿不遂，思虑过度，使脾气郁结，影响运化。肝郁化火，脾郁痰生，痰火互结，就容易扰心神，影响神志，郁证的种种症状也就出现了。

现代对于神经官能症、更年期综合征等，在出现郁证的临床表现时，运用中医对郁证的证治方药进行治疗，取得了较好的效果。

郁证主要是因为气郁、痰湿、心神失养而导致的，因此在治疗时要注意标本兼顾、辨证施治，要以理气化痰、清热安神为主。安神温胆汤方中的药物具有化痰、安神、散郁等功能，因此在治疗郁症方面有良好效果。安神温胆汤在安神温胆丸的配方上有所加减，但与安神温胆丸一样具有和胃化痰、安神定志的作用。在治疗时还可以根据具体症状选择加味，例如如果病人还有肠腑热结、大便干燥的情况，就可以加入酒大黄来通便泻热。

在治疗郁证的时候，不仅要用药，还要做一些思想工作，多劝解、开导郁症患者。因为郁证主要病机就是气机不畅，所以让患者保持乐观情绪是很重要的，通过疏导，使得病人控制情绪，从而心神宁静。用安神温胆汤治疗郁证时，一般10天能够见效，症状有所缓解，要想治愈则要更长的时间，需要连服30天，有的甚至需要60天，症状最轻的患者仅服用15天。要坚持服药，待病情稳定无任何症状后再停药。

朱砂安神丸：镇惊安神，缓解神经衰弱

【**名方出处**】元代李杲《医学发明》。

【**使用历史**】980 年。

【**主要成分**】朱砂，黄连，甘草，地黄，当归。

【**整体药性**】凉。

【**功能主治**】镇心安神，泻火养阴。用于胸中烦热，心神不宁，失眠多梦。

【**典型征象**】心神烦乱，失眠多梦，唇色红艳。

【**禁忌人群**】孕妇，心气不足、心神不安者，脾胃虚弱，肝肾不正常者。

朱砂安神丸是著名的养血镇惊安神药，是金元时期著名医家李杲的药方。方中有朱砂、黄连、甘草、地黄、当归五味药，具有镇定、安神清热、养血的功效。清代陈念祖在《时方歌括》中写道："此方用朱砂之重以镇怯，黄连之苦以清热，当归之辛以嘘血，更取甘草之甘以制黄连之太过，地黄之润以助当归所不及。方意颇纯，亦堪节取。"就是解释方中各药物的作用。

常用于心火上炎，热伤阴血所致的心神不宁、烦乱怔忡、胸中烦闷、热入心血、失眠多梦、精神抑郁、神志恍惚等症。而且朱砂安神丸能抗心律失常，明显地缩短清醒期，加快入睡过程，对治疗失眠有明显的疗效。

解决心悸失眠的问题

朱砂安神丸具有镇静安神的功效，可以解决由于心火亢盛，灼伤阴血所导致的心悸失眠等问题。因为心火亢盛之后心神就会被扰，阴血不足造成心神失养，最终出现失眠多梦、惊悸怔忡、心烦、舌红、脉细数等症状。治疗时应该注重泻亢盛之火，补足阴血从而达到安神的效果。

清代医学家叶仲坚对朱砂安神丸的功效做过较为详细的解读，曰："心者生之本，神之舍也，且心为君子之官，主不明则精气乱神，太劳则魂魄散，所以痞寐不安，淫邪发梦，轻则惊悸怔忡，重则痴妄癫狂也，朱砂具光明之体，色赤通心，重能镇怯，寒能胜热，甘以生津，抑阴火之浮游，以养上焦之元气，为安神之第一品，心若热，配黄连之苦寒泻心热也，更佐甘草之甘以泻之，心主血，用当归之甘温归心血也，更佐地黄之寒以补之，心血足则肝得所藏，而魂自安，心热解则肺得其职，而魄自宁也。"

朱砂甘寒质重，寒能清热，重可镇怯。在朱砂安神丸中，朱砂起到的作用是既能够重镇安神，又可清心火，既治标又治本，因此作为主药。而黄连苦寒，入心经，可以清心泻火，祛除烦热。生地黄苦寒，能起到滋阴清热的作用，当归则辛甘温润，能补血，当归与生地黄共用就是能够做到滋补阴血以养心。最后，用炙甘草来调药和中，以防黄连苦寒、朱砂质重对胃造成影响。将五味药合起来共用，就可以得到标本兼治的效果，清心火，补阴血，养心神，清中有养，最后神志安定，人就不再心悸或失眠，这也是朱砂安神丸中"安神"二字的来由。

朱砂安神丸的制法是将黄连等四味粉碎为细粉，与朱砂粉末混匀并过筛，加入适量炼蜜，制成大、小蜜丸，也可以加适量炼蜜与水，制成水蜜丸。在口服时，用量为大蜜丸 1 次 1 丸，小蜜丸1次9克，水蜜丸1次6克，1日服用2次，用温开水送服。

在服用朱砂安神丸来治疗心悸失眠时还要注意，此方中黄连、生地较为苦寒，由于它们在药方中用量较大，常服容易损伤脾胃功能，因此对于轻度的失眠症患者，可适当服用，但是不可久服。况且朱砂含汞，久服可能导致中毒。

心肌炎患者可以服用

朱砂安神丸具有镇静催眠、抗心律失常的作用，并且方中的甘草、当归可以降低中枢神经兴奋性，有抗惊厥作用，黄连、甘草、当归则均能解热镇痛，现代研究表明，朱砂安神丸对于心肌炎有一定的治疗作用。

心肌炎是指心肌中有局限性或弥漫性的急性、亚急性或慢性的炎性病变。患有心肌病的体征是心率增快、与体温升高不成比例、心界扩大、杂音改变、心律失常。心肌病患者经常会有疲倦发热、胸闷气短、心悸头晕的症状，严重者还会出现心功能不全或心源性休克。心肌炎有很多种，如病毒性心肌炎、小儿心肌炎、肥大性心肌炎、中毒性心肌炎、扩张性心肌炎等，但是最常见的是病毒性心肌炎。近年来病毒性心肌炎的相对发病率不断增加，在病情轻重方面，一般来说婴幼儿病情多较重，而成年人较轻。

心肌炎是一种危害健康而且不容易治疗的疾病。目前，对病毒性心肌炎患者来说，还没有特效的抗病毒药物，西医学对心肌炎的治疗效果也还不太理想。不过从近年来中医治疗的疗效来看，利用中药治疗可以提高有效率，减少后遗症并降低死亡率。

病毒性心肌炎是现代医学的病名，中医里面未曾提出，但是古代的医书中已经有了关于病毒性心肌炎的临床症状和脉象的一些描述。如《素问》中记述："胃之大络，名曰虚里，贯膈络肺，出于左乳下，其动应衣，脉宗气也。乳之下，宗气泄也。"其中"宗气泄"就是心跳过甚。《灵枢》则写："持其脉口，数其至也，五十动而不一代者，五脏皆受气……予之短期者，乍数乍疏也。"这些关于脉律的过快或者过慢等记载，与病毒性心肌炎的脉象变化是比较一致的。

中医认为感受外邪是本病的主要原因，外界温热或湿热邪毒侵入身体，迁延日子久了就会进入脉络，继而邪毒进入营气和血，毒火交织，会灼脉伤血，毒火扰神就会造成心神不宁。邪毒之所可以入侵，多是由于正气不足、阴阳气血亏虚，给了邪毒乘虚而入的机会，导致心失所养，心脉失畅。因此追究发病的最根本原因，其实是心肺之气不足，气阴两虚。朱砂安神丸利用其清心火以及滋阴养心神的功能，在治疗病毒性心肌炎方面有着一定的疗效。

由于目前对于心肌炎并没有一种可以彻底治愈的疗法，因此必须强调早期治疗以及进行综合治疗。患者应当自己采取一些措施来帮助减轻病症，如要注意合理休息、避免感冒以及劳逸结合等。

如今很多年轻人由于工作紧张、疲劳的缘故会出现胸闷气急及心跳快、心慌等症状，去医院检查心电图以后发现心律失常，便以为自己患了心肌炎，其实这并不一定。这些人往往是精神受到刺激，大脑过度紧张了，在这种情况下，自主神经功能失调，大脑皮层的兴奋和抑制过程发生障碍，就会影响心血管的正常功能，造成心律失常。这是功能性的，也就是心脏神经功能调节失调所致。此时不要紧张，听从医生的指导接受治疗并注重调节自我情绪，用中药调理或短期应用镇静安神药物就可以得到较好的疗效。

加减用于治疗神经衰弱和精神抑郁

朱砂安神丸有镇惊安神的作用，是治疗失眠、烦乱等症状的古方，针对偏重有所不同的症状可以进行加减治疗，比如惊恐较重，就加龙骨、牡蛎以增强镇惊安神的作用；心中烦乱比较严重的话，就应该加入栀子、莲子心以及丹皮来增强清心之力；而对于胸闷失眠，并且有痰热的人，可以加瓜蒌实、竹茹、枳实以清热化痰；阴虚为主的，则加重生地、当归的用量从而养

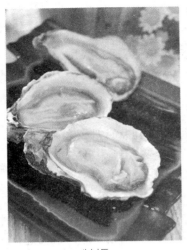

牡蛎

血滋阴。在现代临床应用中，朱砂安神丸也常被用来加减后治疗神经衰弱和精神抑郁。

所谓神经衰弱是指大脑在长期的情绪紧张和精神压力下，产生精神活动能力减弱的状况，它的主要特征就是精神容易兴奋和脑力容易疲劳，有睡眠障碍，同时伴有记忆力减退以及头痛甚至躯体不适等症状。从事脑力劳动的人更加容易患有神经衰弱，因为此病与心理因素有关，会受到心理压力或者心情好坏的影响，神经衰弱的大多数病例是在 16 ~ 40 岁发病，两性发病数没有明显差异，但是如果处理不当，神经衰弱可以迁延好几年甚至几十年。而患有精神抑郁症的人也是在精神方面备受折磨，经常焦虑、犹豫不决、注意力不集中、记忆减退、思考困难、疲乏感等，同时还可能伴有自主神经功能紊乱的症状，如口干、心悸、发抖、出汗、面部潮红等，并且那些抑郁症状严重的患者还会出现例如妄想、幻觉等症状，会严重威胁到人的身心健康。

朱砂安神丸可以补阴血，清心火，使得心神得养，神志安定，从而缓解人的精神问题。因此在治疗神经衰弱以及精神抑郁症这类阴血不足、心火亢盛的病症方面有很好的效果，而且不良反应较小，没有像镇静催眠类药物的依赖性、成瘾性，也不会导致如眩晕、头昏、乏力、精神运动不协调等症状。对于患有神经衰弱或者精神抑郁症的病人来说，在服用药物的同时，也应该注意调控自己的情绪。比如要正确认识自身，不要为了想要做到力所不及的事情而纠缠于心，费尽心机从而暗耗心血，对身体造成不好的影响。要注意养成豁达开朗的性格，在工作和学习中做到张弛有节，劳逸结合。

治疗阴虚之良药

女人大多喜欢红唇，会买上一支唇膏，使自己的唇色更加鲜艳美丽一些。然而有的人不用涂抹口红就拥有十分红艳的唇色，甚至一些男人也是这样，其实这是身体出了问题。清代喻嘉言在他所著的《医门法律》中写道："色者神之旗也，神旺则色旺，神衰则色衰，神藏则色藏，神露则色露。"意思就是说通过看人的气色就可以看得出人的神气，神气足的话气色就好，神气衰则气色衰，神气内藏或者外露，那么对应的气色也是如此。这里他做了一个比喻，说人的气色就是神的旗帜。而对于那些唇色红艳的人，他们的气色外露事实上暗示了他们神气外露的状况。

中医将人的皮肤的颜色分为青、黄、赤、白、黑五色。它们所对应的身体器官分别是肝、脾、心、肺、肾。这五种颜色如果出现异常，就说明这五个脏腑的功能出问题了。健康的颜色应该是正的，含蓄而不露。比如健康的红色是"赤欲如白裹朱，不欲如赭"，就是指红色应该是隐隐透出的，不要太直接太扎眼。像上面所说的有的人唇色红艳，那种红就太明显了，其实就是身体不健康的信号了。具体来说就是阴虚的表现，是精气外泄。此时对症下药，可以选用朱砂安神丸。

一般来说，唇色红艳的人往往还有失眠、烦躁等症状出现。人的神经中有的主管亢奋而有的主管抑制，它们需要做到相互配合，分别在不同的时期起着重要作用，例如在睡觉的时候就是主管抑制的神经起作用，如果总

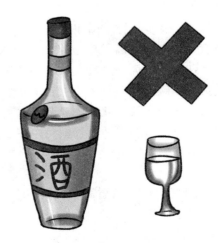

服药期间忌酒

在亢奋，那么人传播神经信号的"神经递质"就要消耗，就不能再传递神经冲动了，这其中包括让人睡觉的信号，这一信号传递不下来，人就要失眠。在中医里面的解释就是，心血被心火耗掉了，心神就没有地方住了，心神浮越，人就睡不着了，或者即便睡着了，睡眠质量也不高，经常多梦。要治疗这种心神浮越，就要清热，把心里的人热和火去掉了，也就把消耗心血的原因去除了，同时还要补心阴，这样一来就可以让浮越的心神有所归依。朱砂安神丸可以做到这一点，它具有滋阴清热的功效，补阴血，养心神，因此服用朱砂安神丸能够解决失眠问题，并且朱砂安神丸清了心火，使得心神不再外露，那么它相对应的热象也就不再表现了，气色就会回到正常。

在服用朱砂安神丸时应该忌食辛辣油腻的食物，以及其他刺激性食物，不能够抽烟喝酒。对于朱砂安神丸，也有的人不宜服用，比如心气不足，心神不安的人，还有消化不良、胃脘嘈杂的人，以及孕妇。

阴虚型盗汗者选用的良方

盗汗，在《黄帝内经》中被称为"寝汗"，就是指人入睡后出汗，睡醒后汗止的情况。《明医指掌·自汗盗汗心汗证》也称："盗汗者，睡而出，觉而收，如寇盗然，故以名之。"就是盗汗这一名称的出处了。

朱砂安神丸具有养阴的作用，适合于治疗阴虚型的盗汗。而盗汗有不同的种类，大多是归于阴虚，如《医学正传·汗证》所记："盗汗者，寝中而通身如浴，觉来方知，属阴虚，营血之所主也。大抵自汗宜补阳调卫，盗汗宜补阴降火。"但也有例外，因此在治疗时要注意考究盗汗缘由，如果辨证不准，很容易错治。

比如张景岳在《景岳全书·汗证》中写道，"不得谓盗汗必属阴虚也"，"盗汗亦多阳虚也"，就是指阳虚型的盗汗了。《丹溪心法》中补充了血虚型的盗汗。王清任的《医林改错》中写道："竟有用补气、固表、滋阴、降火，服之不效，而反加重者，不知血瘀亦令人自汗、盗汗，用血府逐瘀汤。"提出了血瘀所致的自汗、盗汗的情况。同时，盗汗还存在诸多其他如脾胃湿热等原因。

而这里主要针对阴虚型的盗汗。阴虚就是指精血或津液的亏虚。在正常状态下，阴和阳是相对平衡的，相互制约而协调。而一旦阴气亏损，阳气失去了制约，就会产生亢盛的病理变化，称为"阳亢"，阳亢则能使阴液耗损，两者互为因果。在治疗阴虚型盗汗时就应该注意养阴。有的人在长时间工作劳累之后就会出现盗汗的症状，睡眠不安，多梦，胸中烦热，还会口干口渴，这就是操劳过度，情志过极，心火偏亢，心阴不足的结果，心火偏亢迫液外泄则盗汗，并且导致一系列相关症状。此时用朱砂安神丸来清心火、养心阴、镇心阳、安心神，药证相符，可以获得良效。用栀子煎水送服，则可以加强清心火的功用。

中医里认为"汗为心液"，如果长期盗汗，就会严重耗伤心阴，所以如果有盗汗的症状出现，应该积极治疗。而在治疗的同时，还要特别注意自我养护，加强必要的体育锻炼，养成有规律的生活习惯，注意劳逸结合。并且在条件的情况下，尽量对于居住环境的温度与湿度做出适当调节，如阴虚血热者的居住环境就应稍偏凉一些等。在饮食方面，像属阴虚、血热及阴虚火旺的病人，就应该禁食辛辣食物，不要喝酒，多吃一些育阴清热的新鲜蔬菜。

柏子养心丸：心悸易惊，要温补心神

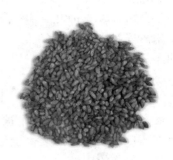

【**名方出处**】明代徐春甫《古今医统大全》。

【**使用历史**】457 年。

【**主要成分**】柏子仁，党参，炙黄芪，川芎，当归，茯苓，远志（制），酸枣仁，肉桂，五味子（蒸），半夏曲，炙甘草，朱砂。

【**整体药性**】温。

【**功能主治**】养心安神，补肾滋阴。主治营血不足，心神失调，精神恍惚，惊悸怔忡，夜寐多梦，健忘盗汗，舌质淡红，苔薄白，脉细稍数。

【**典型征象**】精神恍惚，失眠多梦，健忘盗汗。

【**禁忌人群**】脾胃湿滞，肠滑便溏者、阴虚火旺或肝阳上亢者。

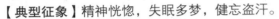

柏子养心丸出自明代的《古今医统大全》一书，至今已经有 500 年的使用历史。它主要适用于中医辨证为心气不足、心阳虚寒的患者，能够养心安神、滋阴补肾，因此对于阴血亏虚、心神失调所导致的心悸易惊、失眠多梦、心烦口渴、精神倦怠以及健忘症等具有良好的疗效。

而现代医学将柏子养心丸用于治疗更多疾病，包括治疗神经衰弱、心脏病、心律不齐、更年期综合征、记忆减退等。柏子养心丸总体药性偏温，然而药方中热药偏多，所以燥热心烦者、肝阳上亢等有热象者均不宜服用。现在药店里买的柏子养心丸是棕色至棕褐色的浓缩水蜜丸，味先甜而后苦，并且微麻，服用方式为口服，1 次 6 克，1 日 2 次，服用期间应避免食用辛辣和刺激性食物。

温补心神的药物

柏子养心丸出自《古今医统大全》，组成包括：柏子仁、党参、炙黄芪、川芎、当归、茯苓、远志（制）、酸枣仁、肉桂、五味子（蒸）、半夏曲、炙甘草、朱砂。柏子养心丸具有养心安神，补肾滋阴的功能。

方中的柏子仁是柏科植物侧柏的种仁。《神农本草经》中写道："柏实，味甘平，主惊悸，安五脏，益气，除风湿痹，久服令人润泽，美色，耳目聪明。"《本草纲目》中也有关于柏子仁的记载："养心气，润肾燥，安魂定魄，益智宁神。""柏子仁性平而不寒不燥，味甘而补，辛而能润，其气清香，能透心肾，益脾胃。"柏子仁性平味甘，可以养心安神、润肠通便，经常吃有健美作用。可以治疗惊悸、失眠、遗精、盗汗、便秘等病症。

党参是植物党参和中药材的统称，是中国常用的传统补益药，具有补中益气，健脾益肺的功效。现代研究还发现党参具有增强免疫力、扩张血管、降压、改善微循环、增强造血功能等作用，除此之外党参对化疗放疗引起的白细胞下降也有提升作用。

炙黄芪药性偏温，有补中益气升阳的功效。有阴虚阳亢、热毒亢盛、食积内停的人不宜使用，以免加重阳热亢盛。

川芎，原名芎藭。川芎辛温香燥，走而不守，既能行散，上行可达巅顶；又入血分，下行可达血海。常用于活血行气，适宜瘀血阻滞各种病症，也可以祛风止痛，用来治头风头痛、风湿痹痛等症，效用甚佳。

当归是最常用的中药之一，当归的根可入药，它主要的功效包括补血、活血、调经止痛、润燥滑肠等。可以煎汤服用，或入丸、散，也可以浸酒或敷膏。

茯苓，被古人称为"四时神药"，它的功效非常广泛，不分四季，将它与各种药物配伍，不管寒、温、风、湿诸疾，都能发挥其独特功效。茯苓味甘、淡、性平，入药具有利水渗湿、益脾和胃、宁心安神之功用。现代医学研究发现，茯苓还能增强机体免疫功能，茯苓多糖有明显的抗肿瘤及保肝脏作用。

远志最早记载于《神农本草经》，是一种常用中药。它具有安神益智、祛痰、消肿的功能，用于心肾不交引起的失眠多梦、健忘惊悸、神志恍惚、咳痰不爽、疮疡肿毒、乳房肿痛。临床应用生远志、制远志和蜜远志三种饮片规格，但以制远志为主。而在柏子养心丸中用的也正是制远志。

酸枣仁味甘、酸，性平。能够滋养心肝，安神敛汗。

肉桂可以补火助阳，引火归源，散寒止痛，活血通经。

五味子，《新修本草》一书中称之"五味皮肉甘酸，核中辛苦，都有咸味"，因此有了五味子之名。五味子又俗称山花椒、秤砣子、药五味子、面藤、五梅子等，具有很高的药用价值，可以滋补强壮之力，敛肺滋肾，生津敛汗，涩精止泻。

半夏曲，《本草纲目》称："半夏研末，以姜汁、白矾汤和作饼，楮叶包置篮中，待生黄衣，晒干用，谓之半夏曲。"

炙甘草，补脾和胃，益气复脉。主治脾胃虚弱，倦怠乏力，心动悸，脉结代。

朱砂性微寒，味甘，具有镇心安神、清热解毒的功效。只是不可过量或持续服用，以防汞中毒。

柏子养心丸中众多药物配伍，共同起到温补心神的功效。

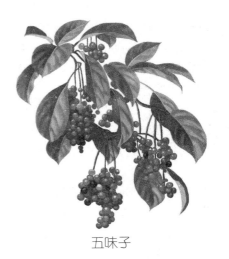

五味子

养心安神，改善你的睡眠质量

需要用柏子养心丸治疗的失眠，虚的成分更重一些，和那些因为阴虚心火亢盛而出现舌头红的失眠不一样，柏子养心丸针对的失眠患者，他们的舌头颜色应该是淡的，睡觉多梦，而且很容易受惊。他们的表现正像是一般说的"一惊一乍"，就是有点响声就会被吓一跳，其实就是心虚，而且这种心虚胆小和胆寒的人有所不同，胆寒的人是害怕黑暗以及不敢独处，治疗时应该服用安神温胆丸。

有的人对付失眠的方法是通过运动等方式使自己疲倦，这是有道理的，因为人的睡眠分为"快波睡眠"和"慢波睡眠"，其中"慢波睡眠"就是人们睡得比较沉的阶段，此时人是不做梦的，睡眠质量较高，身体的蛋白质也在这一段时间内合成修复。运动之后人身体内的蛋白质消耗了，这时候身体就会通过神经调节把身体亏耗报告给大脑，接下来大脑就会延长睡眠过程中的"慢波睡眠"时间，来对身体进行修复，从而人也能得到很好的休息。

但是这个方法并不是对所有人都适用，对于那些身体很虚弱的人，比如他已经到了该吃柏子养心丸来调养的地步，那么他反而会越累越睡不着，这是脾气虚的症状。中医里以"烦劳则张"这个标准来诊断一个人是否脾气虚，"烦劳则张"就是指一个人在劳累之后症状加重，比如神经性头痛在累了之后更严重，或者是刚刚提到的劳累之后反而睡不着觉的情况。

柏子养心丸是中医常用养心安神方剂，可以治疗由于思虑过度、劳伤心脾、心气不足、心血亏虚而导致的心失所养，神不内守，失眠健忘，精神恍惚、气短怕冷等症状。柏子养心丸方中的党参、黄芪、炙甘草可以补心气，有强心健脾之功；当归、川芎养血和血，跟黄芪、党参合用以后可以同时补气血；柏子仁、酸枣仁、五味子养心能够安神定志；朱砂镇心安神；肉桂、远志交通心肾，引浮阳内敛，使心神内潜，阳入于阴而眠，因此可以解决失眠问题。

配合卡托普利治疗绝经后高血压

绝经后高血压是很多更年期女性面临的难题。更年期包括女性绝经和绝经前后的一段时间，是女性卵巢功能从旺盛状态逐渐衰退到完全消失的一个过渡时期。进入更年期以后，女性的卵巢功能大幅衰退，雌激素及其他女性激素分泌减少，这些内分泌失调的情况会引起自主神经功能紊乱，导致烦躁、失眠等，本身就会有血压不稳定的情况，加之血管弹性大大降低，多伴有动脉硬化的情况，所以会引起血压的升高。

一般来说，如果绝经后高血压的程度较轻，就不用急于治疗，可以观察并服用一些调节神经功能的药物，更年期过后，血压可能就会恢复正常。但是在判断是否为绝经后高血压时，最好还是请医生诊断，是因为该年龄段正好是原发性高血压的高发阶段，所以也应该提防。

绝经后高血压患者有着一些不同于男性高血压患者的临床表现，容易出现情绪焦躁、紧张、出汗、心悸、失眠等症，这些特殊表现是体内激素变化的结果，所以绝经后高血压属于特殊人群的高血压，针对这一特殊群体就要求医务人员进行卫生宣传，让患者主动进行心理调整。在用药方面，也要注意稍有区别，利用柏子养心丸配合卡托普利可以降低绝经后妇女的血压。

卡托普利是历史悠久的降血压经典药物，价格低廉，能为国内众多低收入病人所接受，也是临床医生的首选药品之一，适用于治疗各种类型高血压，在临床运用中的有效性、安全性已被广泛证实。而柏子养心丸为经典中医古方，具有镇静安神作用且无明显副作用。与单独使用卡托普利相比，绝经后高血压患者加用安定及柏子养心丸后，可安全有效地使血压下降，且副作用小，服用方便，具有一定的临床意义。

绝经后高血压在接受治疗时，同时要注重平衡膳食并且适当锻炼，保持开阔的心境，避免吸烟饮酒，定期体检，可产生药物所无法达到的效果。

治疗心血管神经官能症

心血管神经症是常见的心血管功能失调之一，约占具有心血管症状患者的10%，它以心悸、胸痛、疲乏和神经过敏为突出症状，在年龄20～40岁的女性中比较多见。心血管神经症是由于自主神经平衡失调所导致的，并没有器质性病变。因此心血管神经症的特别之处在于它的症状表现在心血管、呼吸系统方面，患者能够感觉到明显的不舒服，但检查结果却显示一切正常。心血管神经症的患者大多属于精神比较敏感或脆弱的，经常会觉得自己的症状很严重，但是检查后又不能给一个明确的患病结果，这样时间久了，病人心理压力会很大，有时甚至还会引起抑郁症，严重影响到患者的学习和工作。对心血管神经症进行诊断的主要依据，就是患者心血管方面的症状较重但体征较少且无特异性，同时排除各类器质性心血管病。目前针对心血管神经症还没有令人满意的治疗方法。

心血管神经症患者自己自述的症状比较多，而且多变，但是这些症状大多都是主观感觉，没有客观的证据，并且在各症状之间没有内在的联系。它的主要症状包括心悸、呼吸困难、针刺样或牵扯样的心前区疼痛，以及多汗、手足发冷、双手震颤、尿频等自主神经功能紊乱症状。以上是主要症状，同时也会伴有一些其他神经症的症状，例如失眠、多梦、急躁易怒、心烦、食欲不振、头晕、耳鸣等。

心血管神经症在中医里面属于心悸、怔忡的范畴，大多是因为七情失调或劳逸不当而导致的。而柏子养心丸具有补气生血、安神益智的功效，可以治疗心悸、怔忡、失眠、多梦、健忘等症。现代研究还表明柏子养心丸对于中枢神经系统的兴奋、抑制过程也具有良好的调整作用，它可以显著改善心血管系统自主神经的平衡功能。在临床应用时，柏子养心丸还可以起到镇静、抗焦虑、调节能量代谢和内分泌、提高心脏储备功能等作用。在用柏子养心丸为主治疗心血管神经症的疗效观察实验中，结果证明柏子养心丸对心血管神经症有显著而稳定的疗效，并且与西医的常规疗法对比后，发现柏子养心丸可以更好地控制病情，与此同时，柏子养心丸的毒副反应较小，服用方便，因此，柏子养心丸似可作为治疗心血管神经症的有效药物之一。

患有心血管神经症的病人往往有较大的心理压力，如果能够保持乐观的情绪对于协助治疗是很有益的，因此病人应该注意使自己心情愉悦，并培养好的生活习惯，比如晚饭后多散步，平常多运动，等等，这些对于神经症的恢复均有很好的帮助。

更年期心慌用柏子养心丸

心慌在医学上称为心律失常或称心悸，它是由心脏的窦房结受刺激引起的。窦房结是指人体右心房上一个由特殊的细胞构成的小结节，它可以自动地、有节律地产生电流，而电流按传导组织的顺序传送到心脏的各个部位，就会引起心肌细胞的收缩和舒张，也就是人体正常的心跳。"窦性心律"是指窦房结每发生一次冲动，心脏就跳动一次。健康人在体力劳动后或感情激动时都可能发生窦性心动过速，这是生理范围以内的。像这种心悸，就属于单纯的功能差异，会逐渐恢复。比如一些人在经历了情绪波动、紧张受惊后，或者做了重体力劳动，以及大量地吸烟喝酒后会出现心跳加快或心前区不适感，这是与心脏活动过度有关的，会随着诱发因素的停止很快消失。一般来说，年轻人尤其是年轻妇女会经常感觉到心悸心慌，容易在休息时候或者月经期以及妊娠期发生，这是自主神经失调的缘故，这种心悸是良性的，多数并不需要治疗。

更年期妇女是心悸心慌就诊的最大人群，这与她们的生理变化有着密切的联系。更年期妇女血中雌激素的浓度降低，垂体促性腺激素水平升高，自主神经系统从平衡状态进入平衡失调状态，因此会发生心悸心慌，轻重程度不等，大多会出现短暂的血压上升情况、心前区或者不固定位置的刺痛，有时严重一点也可能有呼吸不畅、心电图产生变化的情况，不过大多数人都可以自行恢复。有的人一旦出现了心悸心慌就会怀疑自己得了冠心病甚至心脏病，其实这是不一定的，很多时候心悸心慌并无大碍。对于更年期妇女来说，心悸心慌出现的可能性较大，因此不需要太慌张，但是也不要完全不在意，因为更年期妇女在雌激素分泌减少的同时，总胆固醇、甘油三酯和低密度脂蛋白胆固醇含量增高，抗动脉粥样硬化脂蛋白即高密度脂蛋白胆固醇降低，确实容易发生冠心病。所以更年期妇女在出现心悸心慌时最好到正规医院及时检查，不要自行诊断服药。

对于普通的更年期心慌症状，可以服用柏子养心丸来调养。柏子养心丸能养心安神、滋阴补肾。对阴血亏虚、心神失调而引起的心悸易惊以及失眠多梦、健忘症等具有很好的疗效，因此记忆力下降，容易受惊、心悸的更年期女性适合服用。在服用柏子养心丸过程中可能会出现大便溏稀、排便次数增多的情况，这是因为其中含有柏子仁、酸枣仁等含油量比较大的药物成分，它们有润滑肠道的作用。

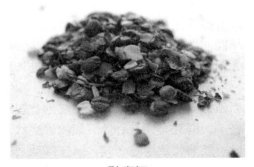
酸枣仁

孔圣枕中丹：健脑益智，治疗健忘

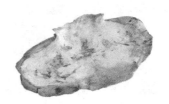

【名方出处】唐代孙思邈《备急千金要方》。

【使用历史】1300年。

【主要成分】龟板，龙骨，远志，菖蒲。

【整体药性】温和。

【功能主治】补益心肾，潜镇安神。主要治疗心神不宁，心悸不安，精神恍惚，健忘，失眠，多梦，舌红少苔，脉细数等症状。

【典型征象】心悸不安，神经衰弱，梦游症，学习障碍症。

【禁忌人群】孕妇、哺乳期妇女、糖尿病患者禁用。

　　孔圣枕中丹是治疗健忘、失眠的常用基础方，药方出自唐代名医孙思邈所著的《备急千金要方》，原名孔子大圣知枕中方。传说孔子可以过目成诵，而枕中为旧时枕形箱箧，里面可储物，比喻本方服用后可以治疗健忘，使人能聪明，读书如孔子一样过目成诵，又如藏于枕箧一样牢记不忘，所以叫"孔圣枕中丹"。

　　孔圣枕中丹在以前的服用方法是将四味药磨成细末，每次服3克，1天服用3次，用黄酒或温开水送服。而现在多炼蜜制丸，每丸9克，每次服1丸，每日1～2次。也有做汤剂使用的。先人认为孔圣枕中丹不但能治读书善忘，久服能令人聪明。而现代临床实验证明，它同样也可以用来治疗神志恍惚、头昏、心跳、耳鸣、梦遗等症状。

安神益智的古方

　　孔圣枕中丹是历代医家都大为推崇的益智良方。它最早出自唐代孙思邈的《备急千金要方》，药方由龟板、龙骨、远志、菖蒲组成。

　　龟板为龟科动物的腹甲及背甲。将龟科动物杀死后，剥取壳甲，除去残肉，晒干，以沙砂炒后醋淬用。在中医里属于补阴药。主要产地为浙江、湖北、湖南等。它具有滋阴补肾，补血填髓的功效。由于阴血是大脑思维活动的物质基础，因此只有当阴血补足了、精髓充盈的时候，大脑才能够在充盛的物质基础上进行活跃的思考。

　　龙骨是古代哺乳动物如象类、犀牛类等的骨骼化石，它的味甘涩，性平，既能够入心经从而镇惊安神，也可以入肾经起到益智的效果。一般用脑过度的人，时间久了心阴暗耗、心气损伤了，同时会伴有心悸、烦闷等症状，因此在孔圣枕中丹中配用龙骨就是为了在滋阴养心的同时，能够收敛浮越之气，镇守躁动之心，祛除这些症状，使潜在的智能得到充分的发挥。

　　远志是一种常用中药，最早记载于《神农本草经》，列为上品，并被视为养命要药，来源于远志科植物远志和卵叶远志的干燥根。味苦、辛，性温，可以入心、肾经。无论是古代还是现代，它都可以算是被推崇的益智良药，近代有人用单味远志做膏服用，也得到了良好的益智强记的效果。中医学认为，记忆思维能力的降低，与痰阻有关，由于痰浊蒙蔽清窍，所以会导致耳目失聪，记忆力下降。而远志有祛痰解郁的功效，因此有助于益人心智。

　　菖蒲为天南星科植物石菖蒲的根茎，味辛，性微温，入心、肝、脾经，王学权在《重庆堂随笔》中解释道："石菖蒲舒心气，畅心神，怡心情，益心志，妙药也。清解药用之，赖以祛痰秽之浊而卫宫城；滋养药用之，借以宣心思之结而通神明。"就是指菖蒲有开窍醒脑，豁痰益智的功能。

古代的人认为，龟是阴物之至灵者，龙是阳物之至灵者。龟板、龙骨并用，可以借二物的阴阳补人体的阴阳，借二物的灵气补心的灵气。龟板滋肾降火，龙骨镇心安神，而方中的远志、菖蒲既能安神益智，又能祛痰利窍，与龟板、龙骨一起服用具交通心肾、镇心安神的良效。

学子健脑的良药

孔圣枕中丹，从它名字的典故上来看，就是意味着它具有健脑的效用。《千金翼方》指出，此方"治读书善忘，常服令人大聪"。明代医学家吴昆也称赞道："学问易忘，此方与之，令人聪明。"孔圣枕中丹药方的配伍中，滋阴降火与重镇安神相配，更益以开窍舒心，能达到宁神、益智的目的。

如今的学子要掌握的知识很多，语文、数学、历史、外语，等等，这许多的科目自然也耗费大量脑力，导致大脑疲劳，而长期的大脑疲劳可能引起头痛、头晕、失眠等症状，如不重视的话甚至可能出现大脑萎缩、失忆症、痴呆症等严重的大脑疾病。因此要注意充分缓解大脑疲劳，补充脑动力。

很多家长已经注意到了这个问题，于是平日里给孩子吃药补脑，但是往往补得不恰当，就很可能对孩子的健康起到适得其反的作用。首先是误补，就是补了些身体原本并不需要的营养，造成营养过剩，打破了身体原先的平衡状况。其次是滥补，很多家长不懂科学地选择药物，只是听到什么可以补脑或者哪个产品具有良好的补脑功效就立即买来给孩子吃，虽然是为了爱护孩子，殊不知，这样却可能造成孩子的营养过剩。再次，有的家长动不动炖一支野山参给孩子吃，而猛吃补药对孩子来说也可能会影响身体。最后，有的家长会选择一些含有了激素的保健品，而由于青少年时期是人体生长、发育的鼎盛时期，因此服用这些含有激素类化学成分的食品或保健品，会刺激到青少年的正常生长和发育，导致青少年发育早熟的现象，危害身体的健康。

中国历代医家从实践中总结出了大量益智健脑的草药与方剂，其中草药比如人参、灵芝、山药、枸杞、黄精、柏子仁、百合、地黄、麦冬等，它们都有健脑的作用；而方剂有益智康脑丸、状元丸、益气聪明汤、孔圣枕中丹、令人不忘方、补脑汤等，它们的作用从名称上看就能了解了，都是用于益智健脑的。经过大量研究证实，这些方药对人的大脑和中枢神经系统都有良好的调节作用，还可以调节人体免疫功能与物质代谢，并改善人的视力、听力，提高智力与记忆能力。

孔圣枕中丹在这些方剂中是最为著名的，它主治读书善忘，久服令人聪明。孔圣枕中丹是平时用来治疗健忘、失眠最常用的基础方剂，因此对记忆力减退、睡眠不太好的学子来说具有确切的效果。此外孔圣枕中丹还可兼治神志恍惚、头昏、心跳、耳鸣、梦遗等症，有补心安神以及益智的功效。

孔圣枕中丹与其他补脑方剂也有一些不同，比如它与益气聪明汤都能通心窍，但是益气聪明汤更加偏向于治疗由于肝肾都不足而引起的耳鸣耳聋以及内障目昏等证，聪其耳，明其目，也就是所谓使之"聪明"；而孔圣枕中丹则用于补肾养脑，滋阴潜阳，交通心肾，治疗健忘失眠，从而久服以后增强记忆力，令人聪慧。

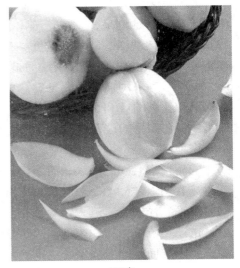

百合

治疗儿童多动症

乐乐今年 12 岁，平常比较活泼好动，上课时思想不集中，小动作多，学习成绩差，作业无法完成。乐乐的父母说，乐乐从早到晚都没有休息的时候，起床后就开始不安宁，吃饭坐不住，在外面也很任性，玩耍时候不顾危险，父母多次训斥但还是不管用。去医院检查，脑电图正常。后来用孔圣枕中丹加味治疗，乐乐上课时小动作明显减少了，能够安静听课，平日也不再那么肆意不听话，自控能力有所增强。

乐乐的症状属于儿童多动症，又称脑功能轻微失调或轻微脑功能障碍综合征或注意缺陷障碍，是一种常见的儿童行为异常问题。学龄儿童发病者较多，男孩比女孩多，早产儿童患此病较多。患有儿童多动症的孩子在智能方面属于正常或基本正常情况，然而他们在学习、行为及情绪方面存在缺陷。儿童多动症的患者一般学习能力较低，这主要是因为他们精神难以集中，听觉辨别能力差和语言表达能力差。平时话比较多，小动作多，而且容易变得激动、与人争吵，行为目的不明确，有时不避危险，在家长面前倔强没礼貌，在集体活动中则表现得不合群。部分多动症儿童还存在知觉活动障碍，比如分不清绘画中的主体与背景的关系，不能将图形中各部分综合成为整体，有时甚至分不清左或右。

儿童多动症，顾名思义，多见于儿童时期，是因为肝阳旺盛，痰热扰心，心神失宁，阴阳失调而导致的。因此在治疗时要以平肝潜阳，豁痰镇惊以及宁心安神为主。用孔圣枕中丹加味：石决明（先煎）20 克，磁石 30 克，石菖蒲、远志、龟板（先煎）、龙骨（先煎）、胆南星、柏子仁各 10 克。每日 1 剂，用水煎服。孔圣枕中丹有安神定志的功效；而石决明，在《名医别录》中被列为上品，它具有平肝潜阳的作用；胆南星、磁石则可以豁痰镇惊。痰去则风熄，心宁而气顺，因此可以治疗多动症。

儿童多动症的临床症状波动有时与儿童所处场合以及从事的活动不同有关。从事重复性或需巨大努力的活动及做不新奇的事情时，多动儿童维持注意力最困难。因此在配合治疗儿童多动症时，家长应该注意多让儿童处于有吸收力、新的情况或不熟悉的环境中，从而减轻症状。

加味孔圣枕中丹治疗中风后痴呆

中风其实就是通常所说的脑梗死、脑出血，是由于脑部血液循环障碍导致以局部神经功能缺失为特征的一组疾病，临床上多见症状是突然起病，意识障碍，不省人事，口角歪斜，语言謇涩或不语，半身不遂，偏身麻木等。

中风是老年人常有的疾病，而一旦中风后往往会有痴呆的后遗症。中风后痴呆在现代医学中属于脑血管性痴呆，它包括脑出血、脑梗死及多发性梗死性痴呆等，是脑内血管供血不足而导致的脑组织缺血、缺氧性改变，最终使大脑功能全面衰退，甚至因缺血性脑缺氧和出血性脑损害导致认知丧失而出现痴呆。加味孔圣枕中丹的方法可以用于治疗中风后痴呆。

中风后痴呆的症状主要是健忘，反应迟钝，表情淡漠，寡言少语、嗜睡、容易受惊；而严重的话至于终日不语，或闭门独居，言辞颠倒，情绪不稳定，或不想吃饭，有的许多天都不知道饥饿。在痴呆的进程中，一部分病人甚至会出现疑心和妄想，比如病人认为有人想要陷害他，或盗窃他的物品，等等。中风后痴呆是一种脑血管性痴呆，由于血管阻塞的程度可能时轻时重，病人的病情也会随之波动，有时清醒而有时糊涂，但总体来说病情发展的趋势还是变差的，这就意味着病人"糊涂"的时候愈来愈多。但与老年性痴呆不同的是，中风后痴呆病人发生一些例如自私、怪癖、不近人情等性格上的变化较晚，并且也比较轻，并且即便病人明显地变傻之后，也还是能够保持原来的诸多性格特点。因此在临床中针对老人痴呆要注意鉴别，分清具体症状原因从而才能对症下药，准确治疗。

作为老年常见病之一，中风后痴呆的发病率呈上升趋势，属于本虚标实之证。中医学认为中风后痴呆的发生是因为久病入络、肾精亏虚、痰瘀内阻以后，虚、痰、瘀之间互相影响并且转化，出现了痰浊壅滞，继而化热生风，酿成浊毒，败坏脑位形体而最终使得神明失用、灵机记忆皆失，因此出现痴呆。人的精与志都藏于肾，如果肾精不足，气血亏虚，那么志气衰，不能上通于脑，就会造成善忘。孔圣枕中丹中以龟板和龙骨为主药，可以滋肾并且补灵气、增加智慧，而远志能够泄热散郁、交通心肾从而增加记忆，石菖蒲能舒脾散肝、开心孔、利九窍、祛湿除痰。孔圣枕中丹的药方虽然简单，但是配伍精，能够散痰火而宁心神，增智慧并强记忆，从而可以用于治疗中风后痴呆。针对不同的病人，在治疗时可以对孔圣枕中丹加味，比如失眠重者加合欢皮和夜交藤，眩晕重者加天麻和钩藤，具体方法应该听从医嘱。

可用于梦游症患者

张先生在近 1 个月来，经常在午夜熟睡后惊醒，开始尖叫，然后起床外出，四处走动，持续好几分钟后又回到床上继续入睡，第二天醒来后却不记得自己前一天晚上的行为。张先生曾经服用过多种镇静药，但是都不管用。后来听从医生嘱咐，加味服用孔圣枕中丹，其中加入石菖蒲、远志、龟板（先煎）、胆南星、当归各 10 克，龙骨（先煎）15 克，淮小麦 30 克，甘草 8 克，大枣 10 枚，每日 1 剂，用水煎服。过段时间后病情有所缓解，但仍旧有头晕心悸的症状，继续服用后症状消失了，睡眠质量良好。

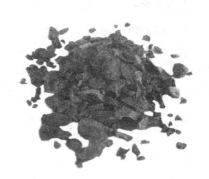

胆南星

像张先生的症状，就是梦游症。梦游是指人在睡眠中自行下床行动，而后再回床继续睡眠的怪异现象。它在神经学上是一种睡眠障碍。梦游的方式很多，有的较为寻常，比如在熟睡之后，会不由自主地从床上突然爬起来胡说几句，但有的就会比较离奇，如会起床穿好衣服，在屋里行动，或跑到外面兜了一圈后，又回来睡在床上。梦游的人在醒来后往往对自己的梦游行为没有记忆。

梦游的人有时会伴有头晕心悸、食少面黄等症状，这都是心脾血虚的症候。因为心藏神，一旦人血虚之后就会心失所养，神明无主，肝不藏血，魂魄不安，进一步便会引发尖叫、梦游。孔圣枕中丹本身具有补益心肾，镇心安神的功效。而在孔圣枕中丹中加入胆南星可以进一步起到安神定志，祛痰醒脑的作用，胆南星由制天南星的细粉与牛、羊或猪胆汁经加工而成，或由生天南星细粉与牛、羊或猪胆汁经发酵加工而成，《本草正》中记载道："胆星，七制九制者方佳。较之南星味苦性凉，故善解风痰热滞。"就是指它祛痰祛热的效用。而淮小麦、甘草、大枣、当归、龙骨等具有养阴血，安魂魄的功能。将这些药物合而服用，便可以补心血、安心神，从而治疗梦游症。

梦游症的引发因素不同，有心理社会因素，如日常生活规律紊乱，环境压力大，从而造成焦虑、梦游，也有遗传、发育等因素。在治疗梦游症时，必须心理治疗和药物治疗同时进行。在服用药物的同时，也要注意应该去除梦游症患者不良的精神因素，消除焦虑、恐惧和紧张等一系列不良情绪，改善患者的生活环境，注意劳逸结合以及体育锻炼。

🌿 交泰丸：交通心肾，一夜安眠 🌿

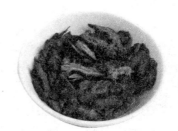

【**名方出处**】明代韩懋《韩氏医通》。

【**使用历史**】500 年。

【**主要成分**】黄连，肉桂。

【**整体药性**】温。

【**功能主治**】交通心肾，安神。主治心火旺盛，心肾不交，心烦不安，下肢不温，不能入睡，舌红无苔，脉虚数等。

【**典型征象**】心烦，失眠，下肢不温。

【**禁忌人群**】阴虚不寐者。

交泰丸是一首治疗心肾不交的著名中药方剂。最早源于明朝韩懋的《韩氏医通》，书中提到"黄连为君，佐官桂少许，煎百沸，入蜜，空心服，能使心肾交于顷刻"，即交泰丸的配方。而到清代王士雄的《四科简要方》中则记述："生川连五钱，肉桂心五分，研细，白蜜丸，空心淡盐汤下，治心肾不交，怔忡无寐，名交泰丸。"明确提出用于治疗心肾不交的交泰丸的名称。

交泰丸的方中仅有黄连、肉桂两味药。这两味药寒热相反，之所以可以共用是因为黄连入心，而肉桂入肾。交泰丸用于交通心肾，治疗因为心肾不交而造成的失眠，药方简单但是具有很好的疗效，因此在临床中得到了广泛的应用。

交通心肾，治好失眠症

失眠症在中医里面称为不寐，中医有一个阴阳互济理论：阳入于阴则寐，阴入于阳则寤。在人体器官中，心为阳，属火，居上焦；肾为阴，属水，居下焦，两脏之间有着密切的关系，必须相互交通，身体才能正常运转，就像《格致余论》中所提："人之有生，心为火居上，肾为水居下，水能升而火有降，一升一降，无有穷已，故生意存焉。"而如果心肾不交，阴阳失调，就会产生问题，失眠就是其中一种。

太极两仪告诉我们：阳中有阴，阴中有阳。易经八卦中有否卦，否为不通之意，卦象中阳爻即乾卦在上，而阴爻即坤卦在下，由于阳气是向上的，而阴气是下行的，因此阴阳不能相互通达，此时就会产生失眠的病症，此外还会表现出烦躁易怒、口干心悸、腰腿酸软等症状。而与否卦相对应的就是泰卦，泰卦中为阴爻坤卦在上位，而阳爻的乾卦在下位，阳主升而阴主降，这样阳升阴降，精神通泰，阳入于阴而寐。交泰丸的名称也正是取自此意，交泰丸的功能就是交通心肾，使得心阳（即心火）下降而交于肾阴，肾阴（即肾水）上升而济于心阳，最终使心肾两脏的阴阳、水火、升降关系处于平衡、相济、协调状态，以维持人体正常的生命活动。

交泰丸方中只有黄连、肉桂两味药，药方极简，然而功能良好。黄连作为一种常用中药，最早在《神农本草经》中便有了记载，因其根茎呈连珠状而色黄，所以称之为"黄连"，入口极苦，它具有清热燥湿，泻火解毒的功效。而肉桂可以起到补火助阳，引火归元的作用，正如《药性类明》中所注："桂，导引阳气，调和荣卫之气，只是辛热助气上行阳道。血为营，气为卫，营卫不相合谐，桂能导引阳气宣通血脉，使气血同行。"交泰丸中黄连苦寒以清心火，肉桂辛热以温肾阳，共同作用，使得水火相济，心肾交通，从而治疗失眠。

心肾不交也有不同，叶显纯在《论交通心肾》文中，把心肾不交分成"心火旺，肾阴虚"、"心火旺，肾阳虚"，"心气虚，肾阳虚"，"心气虚，肾阴虚"等四种类型，在治疗也要注意区别，如针对"心火旺，肾阴虚"所造成的心肾不交可以选用黄连阿胶汤，对"心气虚、肾阳虚"的可以考虑用茯菟丸、酸枣仁汤，天王补心丹可以益心气、养肾阴，从而可以用来治疗"心气虚、肾阴虚"导致的心肾不交，而交泰丸只是适用于心火亢盛，肾阳不足所致的心肾不交，并不能用来泛治一切心肾不交的病征。

补身体之阳气，抵抗抑郁

在现代医学的应用中，交泰丸也常被用来治疗抑郁症。抑郁症是以情绪低落为主要症状、以情感障碍为突出表现的心理疾病。抑郁症临床症状典型的表现包括思维迟缓、烦躁不安、沮丧消极等，严重的甚至出现幻觉，有自杀倾向，而另外一些患者会以躯体症状为主，如浑身燥热、潮红多汗等。

抑郁症的外因主要是劳心以及受到不好的生活事件刺激，例如失业、失恋等。但是即便是处于同样的境遇中，有的人可能会患上抑郁症，有的人则不，这也跟他们的身体情况有关，原因就在于他们的正气有强弱的区别。中医认为，人体的正气主要是来源于脾肾两脏的阳气，如果脾肾的阳气不足，就不能够温心阳，养心神，最后会导致心主神明的能力下降，因而成为抑郁症发病的主要内在因素，而不好的生活事件的刺激会进一步损耗人身体的阳气，导致体内阳气不足。阳气不足的结果是神失所养，最终形成抑郁症。抑郁症患者的一些诸如懒散、忧虑、消瘦等症状，其实都是阳气不足的表现，比如心阳虚损首先就会导致失眠，而没有诱因的顽固性失眠通常就是抑郁症的早期临床表现，心阳虚了以后脾阳也会受损，运化无力，就会出现少气懒言、倦怠等症状。因此，中医认为抑郁症的病因就是，心脾肾阳气不足为本，劳伤七情为标。

中医认为在身体健康的情况下应该是"心肾相交"的，即心阳下承肾水，肾水上滋心阳，脾居于两者之间，一方面脾阳的正常运化可以保证心肾二脏阳气的上下往来，另一方面心肾二阳的往来能促成脾阳的运化。所以要想维持人的睡眠规律以及神志、情绪正常，则心脾肾三脏阳气都应该正常运行，从而共同协调。交泰丸可以使得心肾相交，有助于促进心肾阳气的往来，进一步也有利于脾阳的运化，补足身体内的阳气，抵抗抑郁症就会得到良好的效果。经过试验研究发现，将交泰丸中的黄连、肉桂两味药进行不同配比后都具有抗抑郁的作用，但它们在抗抑郁作用强度上存在差异。

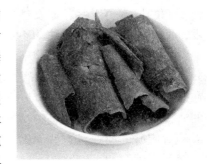

肉桂

治疗更年期综合征

王女士今年48岁，经常出现潮热、出汗的症状，而且睡眠不踏实，容易做梦，情绪压抑，容易激动，容易疲劳，大便溏稀。经过西医的诊断后，确定王女士患有更年期综合征。经过用交泰丸加味治疗后，各项症状有所好转，不再经常潮热出汗，睡眠质量提高，心情也变好了。

更年期综合征是指由于更年期精神心理、神经内分泌和代谢变化，所引起的各器官系统的症状。更年期的妇女，卵巢功能逐渐减退，分泌雌激素和排卵逐渐减少并且失去了周期性，最终停止排卵，而在这整个过程中会出现月经不规则、阴道干燥、性欲减退、潮热多汗、心悸失眠以及骨质疏松或身体发胖等一系列生理现象。不仅生理上有所变化，更年期的妇女在精神方面也会产生一些状况，例如情绪不稳定，记忆力下降，多疑，多虑和抑郁等。而且她们此时在社会关系方面也很可能面对一些问题，像工作上的困扰、孩子长大离开身旁，甚至父母疾病或死亡等，这些事情就会对她们造成很大的精神压力，影响她们的情绪以及与他人的正常交往，打乱她们的生活，甚至引发矛盾、危及健康。

患有更年期综合征的妇女，症状较轻者，一般采用一些保健措施而无须药物治疗，睡眠不好的人可以酌情使用镇静药或维生素药物。对于症状明显的人在临床上多采用雌激素替代疗法，就是利用尼尔雌醇在体内经过酶的转化后达到改善症状的目的，但长期使用会引起子宫内膜增生，导致子宫出血，严重者有致癌危险，因此在学术界关于运用雌激素替代疗法是否安全的问题一直存在着分歧。事实上更年期综合征的根本在于肾阴亏盛，肾阴不足就不能涵养心肝，而心肾水火失于交济之后就出现了上面提到的那些症状，它的病理基础是本虚标实，累及肾、心、肝等，所以在进行治疗的时候，应该以滋阴补肾，养血柔肝，交通心肾为主。交泰丸中黄连、肉桂共用，一个入心经一个入肾经，可以起到交通心肾的作用。而在加味时可以选用养阴以及降火的药物，如麦冬可以清心除烦，而五味子、甘草、百合有助于养阴安神等。利用交泰丸加味的方法治疗更年期综合征，可以使得心肾相交，水火共济，阴阳平衡了病也就好了，同时还可以避免长期使用雌激素产生的不良反应。

加味能够治疗痤疮

痤疮也就是俗称的青春痘，是一种慢性炎症性毛囊皮脂腺疾病，也是皮肤科最常见的疾病之一。它的发病主要与性激素水平、皮脂腺大量分泌、痤疮丙酸杆菌增殖、毛囊皮脂腺导管的角化异常及炎症等因素相关。现代医疗中常用联合口服抗生素的方法治疗痤疮，例如选择阿奇霉素等，但是抗生素尽管可以迅速有效控制炎症，却没有防止复发的作用。经过临床应用证明后，如今也可以用加味交泰丸的方法治疗痤疮。

痤疮一般出现在面颊、额部、鼻唇沟上，有的也会在胸部、背部和肩部等部位出现，炎症明显时会有疼痛感。痤疮也分几种类型，分别有粉刺、丘疹、脓包、囊肿结节，它们的严重程度是逐渐增加的。痤疮大多在青春期的男性和女性身上发生，很多青少年都患过痤疮，其中男性发病的概率更大些，而女性发病时间早于男性。虽然痤疮是有自愈倾向的疾病，但也容易复发，而且本身病情轻重波动不定，如果不及时治疗会留下后遗症，主要就是痘印和痘疤，而这经常使得爱美的年轻人烦恼不堪，甚至会形成一定的精神压力。

中医里面认为痤疮的发病与肝、脾、胃等功能失调有着密切关系，属于表里同病。临床发现，在痤疮患者中，脾失健运、肝失疏泄的人占据了相当大的比例。并且结合经络学说，面部痤疮的病损部位与肝脾胃等脏腑功能失调是有规律可循的，举个例子，额头对应胃、口周对应脾、面颊对应肝，而一旦这些表面的部位发病，就会出现相应脏腑的病理表现，其实也就是"有诸内而形诸外"。

交泰丸一方，凭借其简单却独特的配伍，有着清心除烦的功能，并且可以引火归元，交通心肾。肾主精，是先天之本，能够集育肾阴肾阳于一体。而一旦肝郁气滞，肝阴不足了，就会导致肾阴亏虚，虚火上浮，最终发到皮肤，形成痤疮。面部痤疮的发生发展和肝脏分不开，因此在治疗的时候，要进行疏肝解郁、清火解毒，但同时还要注意引火归元，防止因清火解毒过度而损耗正气。在用交泰丸加味治疗痤疮的时候，利用的就是交泰丸引火归元的作用，同时可以向药方中加入黄芩、栀子、金银花、连翘等药清热解毒，加入柴胡、陈皮等疏肝理气，加入茯苓、薏苡仁健脾利湿，共同作用从而达到舒肝健脾、交通心肾的功效。

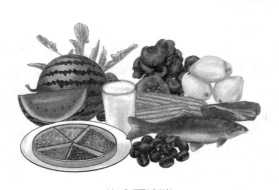

饮食要清淡

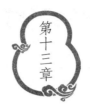

第十三章

六大止咳化痰中药：
宣通肺气、消痰止咳

二陈丸：养肺先化痰，治痰先治气

橘红丸：适宜痰多不易咳出的咳嗽

清气化痰丸：适宜痰多而黄稠的咳嗽

玄麦甘桔冲剂：咳喘咽痛，简方来帮忙

养阴清肺丸：清除肺火，干咳无痰者的福音

黛蛤散：清肝化痰的常见组合

二陈丸：养肺先化痰，治痰先治气

【名方出处】宋代《太平惠民和剂局方》。

【使用历史】862 年。

【主要成分】陈皮，半夏，茯苓，甘草。

【整体药性】温。

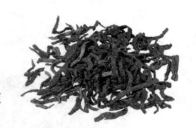

【功能主治】燥湿化痰，理气和胃。用于痰湿停滞导致的咳嗽痰多，胸脘胀闷，恶心呕吐。

【典型征象】咳嗽痰白，胃口差，舌苔腻。

【禁忌人群】热痰、燥痰、咯血、吐血、阴虚、消渴、血虚的人不宜使用。

二陈丸由《太平惠民和剂局方》中的二陈汤改制而成。二陈丸与二陈汤同源同方，均为治疗湿痰的基础方和常见药。原方由半夏、陈皮、茯等、甘草、生姜、乌梅组成。现生姜、乌梅多已不用。

本方药最早记载于宋代《太平惠民和剂局方》之中，深究其根源，应追溯到《黄帝内经》中的半夏秫米汤，加之以陈皮、茯苓，组成了这个简单而经典的化湿行气的经方。可根据病症情况，在此方基础上辨证加味。

市面上目前的二陈丸基本以 2000 年的《中国药典》为标准，以水丸为主，相较于蜜丸和汤剂较难吸收，最好空腹吃。胃口差的可配以酵母片，促进消化吸收。

脾动力不足，肺内就会积痰

二陈丸是最好的化痰药，做成汤剂就叫"二陈汤"，也是中医里赫赫有名的化痰方。其组成药物是：陈皮、半夏、茯苓、甘草。

稍微有些中药常识的人们往往都会误解二陈丸和二陈汤：有的望文生义，以为这个方子是由两味姓陈的药组成的；也有人根据方中的陈皮、茯苓推出，这不过就是个消食导滞的药方。

其实，方名中的"二陈"并不是两味带"陈"的药，而是配药时，选取的半夏和陈皮都应以陈旧的为佳，饮片越陈旧，做出来的药性就越好，所以叫作"二陈"。至于消食导滞，虽然确有该功效，但更重要的是陈皮与半夏共同行气，茯苓化湿，对于寒痰水湿引起的咳嗽和胸痞胀满、恶心呕吐等更具有针对性，不该凭着主观判断，胡乱误用此方。

想要了解二陈丸的妙用，必须先要了解我们肺中的痰湿垃圾都是从哪儿来的。中医常说："脾为生痰之源，肺为贮痰之器。"脾胃就是痰邪的源头，我们体内的痰都是因为脾胃在运化过程中产生的。人们都知道，脾能够有运化水谷精微，帮助我们消化和吸收各种食物。所以一旦脾虚了，摄入身体中的水谷之精微得不到及时的运化和分配，就会变成垃圾滞留在身体里面，其中部分废物代谢不畅，成了痰堆积在肺中。所以从这个角度来说，肺就好比一个痰盂。

脾主升清，它最大的功能之一就是把摄入的水谷所产生的精微物质上输到肺中，继而濡养上焦。当脾运化不畅，肺中生了痰之后，痰也会随着水谷精微一道，鱼目混珠地进入到我们的肺里，甚至长久地贮存在肺中。肺里的痰越积越多，人本能够地就会通过咳嗽的方式把痰吐出来。但仅仅靠咳嗽几声根本不能够解决实际问题。因为上头的痰湿清掉了，下面的脾依旧运化不力，照旧会源源不断地制造出痰来输送给肺。况且肺中积年累月的痰也可能无法清理得干干净净，在肺中之一部分更要被热气等蒸发干结，各种病菌停留在我们的气管和肺泡壁上，贻害无穷。

中医里面将这一系列的种种问题，归纳为阴阳失衡后的脾胃失调，水谷精微运化不畅。说得通俗一点，就是因为身体长时间地吃进去各种食物，但却因为自己身体较弱，或者饮食不当，抑或为寒所困，脾脏功能变得非常低下，无法清理这些油腻垃圾代谢产生的一系列痰湿废物。

你的脾胃不能够把吃进去的五谷杂粮转变为水谷精微输送到身体各处，利用不了的就变成了垃圾，而你脾胃的力量不够，行气也不足，所以大量的痰湿垃圾滞留在身体里面，这就是痰湿咳嗽的根本病因。要化掉这些痰，还得通过药物的帮助。二陈丸治疗的病症，病机通常为脾失健运引起的肺内湿痰内盛，就是一个典型的，从脾胃来治疗痰邪的方子。

养肺前，别忘了清肺

藏在肺中的这些垃圾，在我们的身体里面 24 小时不停地滋生着大量病菌，阻碍着我们正常的呼吸和水液代谢。而且痰湿的危害，不仅仅在于它会引起咳嗽，还会导致水肿肥胖、容易困倦、肠胃不适、关节酸痛等一系列影响正常生活的问题。

咳嗽的人最担心的就是久咳成肺炎，所以如果开始咳嗽，当务之急应该是先要看看：肺中有没有痰？如果有，千万不可急于求成，想着马上补肺养肺，而是要先把身体清理干净，把脏东西都清走，再添置新的好东西。化了痰，就等于给肺进行了一次大扫除，把肺打扫干净了，再来养肺，那就容易得多了。

假如还没有把痰化干净，就急着养肺润肺，吃各种各样的补品，那么养肺的那些好的物质都会被邪气给截获。结果，邪气越养越大，痰越养越多，敌方的实力渐长，而我们的肺非但没得到半点好处，反而被邪气欺压得更惨。这种方法无疑是借兵给敌人，提供粮食给强盗，苦了自己的身体，是最吃力不讨好的方法了。然而，许多患者在面对于咳嗽的时候都急于养肺，十有八九犯过这个错误。

曾经有位孝顺的男子，在城中娶妻生子，并且有了一套自己的房子，于是为了尽孝道，就从老家把父母双亲都接到了城里，夫妻两个和父母亲一起居住，日子过得其乐融融。

然后令他心揪的是，年迈的老父亲有个陈年旧病，就是爱吐痰。平时喉咙里稍微有点痒，咳嗽两声，就能够吐出一块黏稠的痰来。进城后原打算可以照顾好老人的身体，可也许是不适应城里环境，父亲的这个老毛病居然更加严重了，一天到晚咳声不断，吐出的痰也越来越多。

夫妻俩看在眼里，急在心上，两人一商量，决定买最好的药品和食品给老人家养肺。于是，老人每天吃着儿子儿媳买来的润肺止咳药品和食品，如秋梨膏、川贝粉、止咳糖浆等。

然而，过了许久，药和食品都吃了不少，却丝毫没有起效。甚至有时候，老爷子觉得痰怎么还越吃越多了？终于，夫妻两个醒悟过来，不能够光靠道听途说就胡乱给父亲吃东西了，必须找个中医好好看看，到底哪里出了问题。

老人才六十刚过，算是比较精瘦的，只是脸色不太好，总是发暗。中医对于他进行了诊断，发现老人不但肺部有陈年的旧病，关键是还有脾虚。所以中医根据他的情况，建议他服用二陈丸。

老人吃了二陈丸没几天，就感觉吐痰的次数明显减少。而且因为喉咙里没有了异物，咳嗽也没有了，人精神了很多。后来经过调理，老人不仅不咳嗽，不吐痰了，而且很快适应了城市里的生活。现在，他们一家三代同堂，日子过得很甜美。

其实不只是老人们的积年旧疾，有时候风寒暑湿导致的突然的痰湿发作，细想来许多都是因为脾胃太弱，运化不畅导致的。中医讲究整体论治，全息把控，不能够因为有痰就养肺，哪儿有病就治疗什么，弄清楚病因，了解到病的源头，就像一团乱麻时找到了疾病的线头，然后

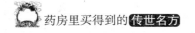

对症治疗，一定可以迅速见效。

给痰邪三个出口

如果仔细拆解这二陈丸中的几味药，你会发现此方中的君臣佐使非常绝妙。以二陈行气为宗旨，同时利水化湿，一行一化间，那久积的痰湿在肺中就会宣开、降浊、轻升，不愧为止咳化痰的经典方剂。

二陈丸中，半夏的功能有很多。它首先能够和胃降逆，能够加速胃的运转，使胃中的糟粕迅速下降。

说起半夏行气和胃的功用，不得不提及《素问·阴阳应象大论》的"辛开苦降"法。该法由仲景所创，"辛开"指的是辛味药能够行、能够散、能够润。"能够行"就是能够行气、行血；"能够散"就是能够行散在表或在里郁结之邪；"能够润"就是能够通行气血，宣达肺气，布散津液于肌肤腠理。利用辛味宣开之功，达到宣其气机、开其痞塞、通其结滞、运化中焦的目的，治疗升降失常等气机痞塞不通病征，也就是痰壅咳嗽，被广泛用于临床。

在《灵枢·邪客》中曾提到过半夏对于"五谷入胃后三隧"有调和诸气的作用，这三隧就是三股气，宗气、营气、卫气。半夏秫米汤原本是个治疗失眠的经方，因为阴阳失衡、气机不畅导致的失眠，竟然可以由小小的半夏升降运化，足可见其行气的功效。所以，半夏除了能够和胃，还能够燥湿、化痰，使已经形成的湿邪和痰在气行周通过之后去掉。打个比方，脾胃的功能就像杠杆那样，胃气能够带着糟粕顺利下降，脾气就能够带着水谷精华顺利上升，这样，水谷之精华物质滞留成痰的概率就小了。该清理的浊物都从下面排出去，该轻升的精微都行气带到上面来，这一升一降之间，半夏这一味药就把"行气化痰"发挥得淋漓尽致。

而方中的另一君药陈皮，其最大的作用也是理气。

对于脾胃来说，它能够理脾胃之气，使脾胃更好地升清降浊，不留痰湿；对于肺来说，他能够理顺肺气，使肺更好地把痰化掉，排出体外。

此外，茯苓因为它能够健脾渗湿，是一味非常典型且有效的祛湿利药，给了体内的湿邪以另一条出路，防患于未然，在它们变成痰之前就遏制住趋势，对于痰多气滞的病人也很有好处。甘草健脾，并且能够调和诸药。这四味药在一起，从脾到肺，标本兼治，行气化痰，可谓强强联合，攻无不克。

值得注意的是，此方中的陈皮偏于温燥，所以有干咳无痰、口干舌燥等症状的阴虚体质的不宜多食；半夏也是温燥之物，阴虚燥咳，血证，热痰，燥痰的人都应慎用。

二陈丸是一则最为基础的祛湿化痰的经典方，在此之上可酌情加减治疗各种痰证咳嗽。上面说过，二陈丸最主要还是治疗湿痰和寒痰，对于阴虚的体质此药偏于温热，但如果确实有健脾行气的需要，不妨加减两味以平其温热之性。譬如治热痰，可加胆星、瓜蒌以清热化痰；治风痰眩晕，可加天麻、僵蚕以化痰熄风；治食痰，可加莱菔子、麦芽以消食化痰等，至于寒痰、湿痰、郁痰等，都可自行加减配伍。

二陈丸因为其配方，往往被人简单地理解为消食药，其实二陈丸的价值在于：更深层次地洞察到人体出现的问题，可以祛除身体内的痰湿，这个"痰湿"中包括了肠胃道不能消化的饮食滞留物，还包括了人的血液中滞留的各种毒素等。对于肠胃的饮食滞留物，可以通过二陈丸的"消痰"来化解，但血液中的毒素，仅仅靠药物还是不能马上就祛除的。如果血液中的毒素不能及时祛除，还会引起高血压、糖尿病等多种更

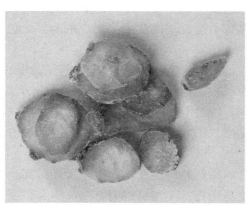
半夏

严重的疾病。

由此可见，对于身体中的痰湿，不能简单地在后期服用一些药品来解决问题，而应该敏锐地洞察，身体出现"痰"的原因究竟是什么？然后对症下药，才能更好地治疗，并预防因为这个痰湿而引起的更为严重的疾病。

拯救你的慢性支气管炎

许多老年人或特殊体质的人群都饱受慢性支气管炎的痛苦，起病缓慢，病程长，反复急性发作导致病情加重。慢性支气管炎最主要的特点就是咳嗽，一般都是以晨间的咳嗽为主，当然晚上睡觉的时候偶尔也会有一阵阵的咳嗽和排痰。

随着病情发展，许多人的咳嗽终年不愈。常常见到老人们的床边放着痰盂，大晚上咳醒吐痰，家人都万分痛心。患有慢性支气管炎的人们，咳出的痰液一般为白色黏液性或浆液泡沫性，偶尔会带着血丝。但是主要还是以清晨的排痰较多，主要因为起床之后人体位置的变换，比如站立走动等，都会刺激到排痰。

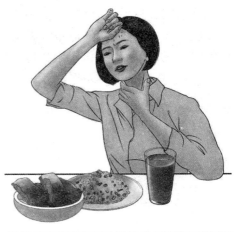

慢性支气管炎患者常常会感到气短胸闷

如果患慢性支气管炎的病人还常常感觉到气短或喘息，并且十分明显，西医通常称为喘息性支气管炎，部分可能够合并为我们熟悉的支气管哮喘，如果慢性支气管炎的患者伴有肺气肿，在活动之后往往都会感觉到气短胸闷。

中医里面，慢性支气管炎的病机为肺失宣降，痰湿内生，痰阻气机，可见还是需要治气。所以此时选用健脾燥湿、理气化痰、宣肺止咳平喘的药物最佳。在二陈丸（汤）的原方中进行加味而成的桑杏二陈汤，其中的苦杏仁能够苦润肺部，紫苑、桑白皮、紫苏子等均能够止咳平喘、降气消痰，诸药合用使肺气得宣，痰热得清，风寒得解，则喘咳、痰多、气急之症能够除。

有临床研究表明，桑杏二陈汤能够显著改善慢性支气管炎。对于脾肺气虚，痰壅肺塞的诸多症状，其治疗效果都非常明显。从西医的角度来看，已经研究出其方对于喘息型慢性支气管炎能够减少皮质激素和茶碱药的毒副作用，甚至能够增强机体免疫功能。

如果咳嗽不是特别严重，或者慢性支气管炎初发，单用二陈丸也是可以的。市面上一般的二陈丸都是水丸，服用的时候每次 9～15 克，每日 2 次；如果买到的是浓缩丸，每次 12～16 丸，每日 3 次；如果是二陈汤的水液制剂的话，每次 10～15 毫升，每日 3 次。

老人们平常也应该注意防止受凉感冒，一定要禁烟，如果是"老烟枪"的话，做儿女的要想方法帮助老人戒掉。冬天的时候，或者生活在沙尘多的地方，出门最好戴上口罩。夏季蚊虫虽然多，但是一定要避免使用蚊香，可以改用电蚊香，切记不能给老人的咽喉和气管吸入刺激物质。平常可以口服一些蜂蜜制品，有很好的提高免疫力和止咳润肺的作用。

益气又祛痰，二陈好处多

中医将痰分为广义和狭义两大类。狭义的痰叫外痰，一般是指呼吸系统的分泌物；广义的痰指内痰，身体失去了正常的运行途径和规律，逐步停蓄凝结，最终变成了黏糊糊的、有害的液体。这种液体一般情况下都不能被咳出来，但是却能大量地停积在体内，最终产生病变。

而我们常说的痰饮其实也要做区分，痰和饮虽然都是体内液体代谢出现了障碍所形成的，但是如果比较黏稠，此时就称为痰，清稀的称为饮。饮就是水液停留于人体局部了，因其所停留的部位及症状不同而有不同的名称。比如《金匮要略》中，就有"痰饮""悬饮""溢饮""支饮"等区分。

古人说，"痰随气行，无处不到"，各种病征其实都是痰这个"始作俑者"引发的。所以，如果有一个方子既能行气，又祛痰化湿，就太好了。

近年来，经临床实践与研究都已经证实，二陈丸因为能够行气和胃、燥湿利水，同时宣发降浊，在临床上发现不少较好的新用途。尤其是在治疗梅尼埃病、妊娠恶阻方面，因为行气的功效，往往能够收到意想不到的效果。同时，在治疗失音症、口腔溃疡、小儿抽动秽语综合征、小儿流涎症、重度甲状腺肿，甚至精神分裂症、偏瘫、糖尿病方面，都有不错的临床疗效。

以上这些病症，通常都是气机壅塞、水湿过剩、痰迷心窍等病机为基础的，因而二陈汤疗效较为显著，患者们应该根据自身的病因和现状，自行判断是否可以服用二陈丸辅以治疗，一定不要胡乱用药，请谨遵医嘱。

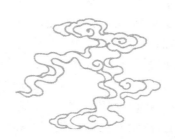

橘红丸：适宜痰多不易咳出的咳嗽

【名方出处】明代龚信《古今医鉴》。

【使用历史】645 年。

【主要成分】橘红，陈皮，石膏，浙贝母，瓜蒌皮，地黄，麦冬，苦杏仁，法半夏，紫菀，紫苏子，桔梗，茯苓，款冬花，甘草。

【整体药性】温。

【功能主治】清肺化痰，止咳。用于治疗咳嗽痰多，痰不易出，胸闷口干。

【典型征象】痰黄稠、不易咯出，口干舌燥。

【禁忌人群】寒痰、湿痰以及气虚咳喘、阴虚燥咳的不适用。

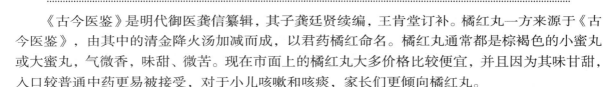

《古今医鉴》是明代御医龚信篆辑，其子龚廷贤续编，王肯堂订补。橘红丸一方来源于《古今医鉴》，由其中的清金降火汤加减而成，以君药橘红命名。橘红丸通常都是棕褐色的小蜜丸或大蜜丸，气微香，味甜、微苦。现在市面上的橘红丸大多价格比较便宜，并且因为其味甘甜，入口较普通中药更易被接受，对于小儿咳嗽和咳痰，家长们更倾向橘红丸。

橘红丸在现代医学上的临床应用十分广泛，如果西医诊断为急、慢性的气管炎或者喘息型支气管炎以及肺炎等，都可尝试用橘红丸这个方药来缓解症状。

值得注意的是，本方药主要治疗的是痰瘀阻肺引起的咳嗽，所以治疗时应该了解自己的病症，是否感觉痰多且在肺中受到阻碍难以咳出，选择对症的方药。

用橘子皮来通气

很多人咳嗽时都会有痰多，并且哽在喉咙中，怎么努力都咳不出来的体验。此时，橘红丸就是常用的便宜有效的祛痰方。

此方中的橘红、陈皮、半夏为君，可以健脾理气、燥湿化痰；石膏、浙贝母、瓜蒌皮能够清肺化痰、舒胸理气，辅为臣药。

这里的橘红要和陈皮相区别：橘皮（陈皮）与橘红是同一个东西，就是橘子皮。不同的是，橘子皮在加工时各部分的去留选择：橘红是橘子皮最表层的皮，已经去掉了内层的白色部分，表面上是具有光泽的黄棕色或橙红色，密布着油点。非常脆，气味芳香，以皮薄、片大、色红、油润者为佳。橘白是橘子皮内白色的那部分。是去掉橘红后所剩余的白色部分，这个也很好理解，去掉了橘红，就只剩下了橘白的那部分了。橘皮也就是我们平时所说的陈皮，是完整的橘子皮，既有橘红又有橘白。以陈年久者为佳，所以叫陈皮。

橘红的功用非常多，在各种方剂中都被广泛地运用，它可以燥湿理气、宽中化痰、健脾和胃。《医学启源》中就曾经说过，橘红"理胸中、肺气"；《本草纲目》中称其"下气消痰"；《本草汇》说它能够"除寒发表"；《谈野翁试验方》称其可治"途中心痛"；《本草逢原》详细说明了"橘红专主肺寒咳嗽多痰，虚损方多用之，然久嗽气泄，又非所宜"；《医林纂要》则

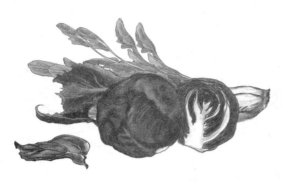

多吃蔬菜

强调了橘红是"专入于肺，兼以发表，去皮内之白，更轻虚上浮，也去肺邪耳"。

由此可见，橘红的功用除了消痰宽中外，还可以理气散结、健胃消食，对于痰滞咳嗽、风寒咳嗽、恶心呕吐、胸痛胀闷、饮食积滞都有非常不错的疗效。

橘红在现代的临床应用中，除了治疗咳嗽痰多、恶心呕吐、胸脱痞胀等症状以外，对于产后的脾气不利、小便不通、乳痈等"拥堵"的症状，都具有非常显著的效果。

实验表明，橘红中所含有的橙皮苷成分能够维持渗透压，增强毛细血管的韧性，缩短出血时间，并且可以降低胆固醇。橘红所含有的橙皮苷，同样也对肠道有双向调节作用，既能抑制肠道平滑肌来止痛、止呕、止泻，又有兴奋功能，使减弱的肠道平滑肌增加胃液分泌，促进胃肠蠕动，起到助消化、减轻腹胀等作用，所以临床上的橘皮也可以治疗院腹胀满、食欲不振、暖气等。

另外，橘红中含有的黄酮苷对于炎症性的症状有明显的抑制作用，其所含的多糖成分对于慢性支肺气肿、慢性支气管炎、慢性阻塞性肺气肿的疗效也较好。所以临床中往往可以把橘红丸作为心血管系统疾病的辅助治疗。临床上，只要患者有咳嗽痰多、痰黄稠、不容易咳出来，以及胸闷口干等热咳的表现，或者兼有发热咽痛、尿黄便干、舌质红、苔黄以及脉弦滑数等症状，都可以选服橘红丸。"脾为生痰之源，肺为储痰之器"，橘红丸因其健脾的作用，能够有助于祛痰，而方中除了橘红以外，陈皮、茯苓等也是这样的药物。

如果咳嗽的时候，发现自己的痰颜色发白，而且清稀有沫，同时还会觉得特别怕冷，即使是夏天也要躲在被子里，或者穿得很厚。小便的时候很清长、伸出舌头发现舌苔也发白，这时候，很可能是外感风寒引起的寒咳，一般不宜选用橘红丸。与橘红丸配方相近的中成药，还有橘红颗粒和止咳橘红口服液等不同的制剂，可根据需要自行选择。

需要注意的是，因为整个方子的药性都比较燥，服用此方时可多吃一些蔬菜或润肠的食物来防止便秘。

适用于肺中受阻的痰

橘红丸和二陈丸虽然属于都是燥湿化痰的方剂，都有化痰止咳之功，但也有区别。

二陈丸对于脾虚湿聚导致的症状都有良好的治疗效果，但是橘红丸中除了橘红、桔梗、紫苏子、苦杏仁、紫菀、款冬花、瓜蒌皮等增强止咳化痰之品，还多了石膏、浙贝母、地黄、麦冬等清热养阴之品，补中有清，所以橘红丸的止咳化痰能够力比二陈丸强，并且其清热的配方更侧重于治疗痰热壅肺所致的诸病。

橘红丸所治的咳嗽，证属于痰热壅肺，症见咳嗽不止，夜间为甚，咳痰量多，其色黄而质稠，口干舌燥，心中烦闷。因为其也有止咳平喘之功，对于哮喘，橘红丸可治痰热壅肺引起的喘促气急，张口抬肩，不能够平卧，喉中痰鸣，咳痰黏黄量多，心烦急躁。

有个5岁的男孩子，在贪玩受凉后之1周出现了发热、咳嗽等症状，家长们以为是普通感冒，就送他到了附近医院看了门诊，门诊医生给打了抗生素之后就以为没事了。可是后来才发现，热度虽然没有了，但是小孩子的咳嗽却总是反复地发作，时重时轻的，白天的时候还好，一到了晚上和早晨咳得特别厉害，并且是一阵一阵的干咳，即使服用很多抗生素以及化痰止咳的药物也无济于事，疗效都不明显。家长们十分心疼，重新带孩子去复诊。

医生查体后，发现小孩子脸色比较白，两肩微耸，两肺中的呼吸音也比较粗。时而咳几声，但是痰却不太多，大便也非常干结，小便的颜色很淡，舌质淡白、苔薄白，脉细滑。最后，胸片拍出两肺纹理增强，由此西医诊断为，这个男孩子得了小儿支气管炎，中医症属痰湿阻肺、肺失清肃。

本着泻肺化痰、祛湿通腑的目的，医生给这个男孩子服用了橘红丸的处方，同时配合外用超声雾化吸入生理盐水和鱼腥草。3天之后，这个男孩的夜间晨起咳嗽终于明显好转，大便也通畅了不少，邪已去半。继续单用该方4天之后，咳嗽终于消失了，二便也完全恢复了正常，舌质重又变得淡红、苔薄白，脉细。检查发现他的两肺呼吸音也正常，胸片拍出来的肺也已经正常了。

由此可见，橘红丸对于痰湿阻肺的咳嗽，以及其引发的支气管炎炎症，通过其清热祛湿的功用肃清肺部邪气，效果非常好。

小儿支气管炎的对症方

上文中所说的小儿急性支气管在中医来看，是一种小儿常见病。中医认为，小儿支气管炎也可归属于"咳嗽"的范畴，是孩子的营卫气不固，导致他因为外感了六淫邪气，所以肺中失肃降，咳、痰、喘等病症也就相继出现了。

因为没有及使治疗，慢慢地，孩子的肺气久耗，伤及脾肾，痰浊慢慢在肺中生出，变成了瘀滞停留在肺中，形成了气虚痰瘀之证。其标在肺，其本在脾肾。小孩子都是属于稚阴稚阳之体，脏腑十分娇嫩，形气都还未充满，具有他特定的生理和病理特点。

所以对于小儿咳嗽，不能够一味地见咳止咳，或反复予以抗生素治疗，必须针对不同的病因，辨证论治。橘红丸该方及其衍生出来的各种方剂，往往都具有破滞降逆，顺气扶正的疗效，因为其攻而不伤，补而不滞，药证合拍，所以药性温和疗效却非常良好。

对于小儿咳嗽，治疗的时候更应注意温化。古人说"痰为阴邪，非温不化"，"病痰饮的，当以温药和之"。所以很多医生常常用辛温化痰的方法来止咳乃至治疗支气管炎。可是，这样治疗之后的效果总是不尽如人意。

中医理论认为，小儿咳嗽大多都是虚、实痰同病，患病的小孩子往往面色很不好看，没有光泽，而且唇舌淡白，时而会出现虚汗不止等症状。这种情况的反复发生，都是和医生未能抓住病机的本质有关。因此医生和家长在给孩子用药治痰的时候，应该同时酌情给孩子增加一点固肺之品，疗效会显著提高。支气管炎往往在临床上症状反复，虚实夹杂，连绵不绝却难以彻底治愈。如果能够掌握正虚与邪实互为因为果，肺脾肾气虚为本，痰浊内蕴为标的病机，治以温化痰湿兼以扶正，就容易得到预期的效果。

另外，家长们要对季节气候的变化敏感起来，给孩子适时地增减衣服。如果孩子对鱼、虾、蛋清等东西过敏，就一定要减少甚至禁止孩子食用，一定不要放纵孩子的身体。支气管炎大多都在气候寒冷的冬季发病，夏季则比较少，所以可以用中医"冬病夏治"的方法，以"扶正固本"原则治疗，也就是通过扶助正气来增强孩子的抗病能力，多带孩子参加体育锻炼，达到祛除病邪的目的，从而从根本上杜绝支气管炎的发作。

冬天久咳，吃点橘红丸

在临床中的橘红丸，很多时候都被用来治久咳不愈，以及一些陈旧性的咳嗽，比如哮喘、肺气肿引起的咳嗽、体虚引起的咳嗽、支气管炎引起的咳嗽等病症。

在服用橘红丸之前，要注意一下自己咳痰的颜色，如果痰是白颜色的，并且有沫，大多是寒咳。而如果痰是黄或绿色则可能是热咳。通常寒痰不宜服用橘红丸，对于痰热和肺中受阻的咳嗽，橘红丸的疗效更好。但是，如果出现了喉咙痛、口干、舌干、身体燥热等现象，说明橘红丸还是偏燥一点，可能不太适合你的体质，这时候需要配以清润的东西来润燥，否则对于身

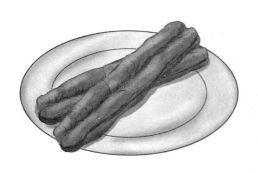

忌油炸食品

体反而有害。

橘红丸虽然是很稳定的止咳药，但是也不要服用的时间太久，如果咳嗽没有治愈，要适时到医生那里调整用药。

对于冬天的久咳，橘红丸疗效非常明显。

陈先生的体形比较富态，身体也还算健康，只是有一点，他对于烤肉、火锅等油腻厚重的食物情有独钟。好景不长，从3年前开始，他就发现自己出现了频繁的咳嗽，还伴有大量的痰。特别是一到冬天，整个人就咳得比较厉害，并且吃什么药都没什么效果。

天气转暖后，虽然咳嗽和痰多的症状有所缓解，但时不时还会咳上几声。刚开始的时候他以为自己是受了点风寒，可喝了整整1个月的止咳糖浆却没有效果，后来才发现，他的咳嗽好像已经成了老毛病，很难治好了。

陈先生的咳嗽属于长期不愈的，与他脾胃功能虚弱有密切的关系。他形体比较胖，又喜欢吃膏粱厚味的油腻食物，这给他的脾胃造成了极大的负担。脾胃无法顺利地将食物转化为水谷精微，就会化生为痰湿。大量的痰湿积聚于肺就引发了咳嗽。

痰湿蕴肺型咳嗽的患者，咳声重浊，痰多黏腻。应在医生的指导下于清晨起床后服用橘红丸，可起到燥湿健脾的作用。

现代生活中，很多人都和陈先生一样，脾胃非常的虚弱，普遍喜欢大吃大喝，却不知道病从口入，不知节制的饮食终于让自己的脾胃不堪重负，也让自己的肺中积满了痰邪，反而影响了生活质量。

除了治疗久咳不愈，在临床实验中，橘红丸此方也已被证实其提取物具有抗炎作用，可用于因为咽喉炎引起的痰多症状。

咳而喉痒者必用

除了刚刚所说的久咳不愈、小儿支气管炎以及普通的肺痈痰热等症状，橘红丸也可用于感冒之后的咳嗽。

感冒后咳嗽，在中医看来，属于外感咳嗽的范畴。患者往往是咽干咽痒，一痒就想咳嗽。遇到冷风、吃到冷的食物、呼吸到油烟以及污浊空气，甚至说话和大笑的时候，都会诱发咳嗽。

古人说"风善行而数变"，"风性轻扬，风盛则挛急"，"风邪为患可致痒"，出现上述的病状是因为风寒之邪留恋于肺所致。橘红因为其药性辛、苦，温，归肺、脾经，散寒，燥湿，利气，消痰，多可用于风寒咳嗽、喉痒痰多、食积伤酒、嗳恶痞闷。

现代药理研究发现，橘红中含有的黄铜苷，对于各种炎症都有明显的抑制作用。

百部微温，性味甘、苦，能够润肺止咳，可以治疗新久咳嗽，肺痨咳嗽，百日咳等；蜜百部更可以润肺止咳，主要针对阴虚所致的劳嗽。现代药理研究认为，百部所含的生物碱能够降低呼吸中枢兴奋性，抑制咳嗽反射以达到止咳之效。

半夏有糖皮质激素样作用，能够降低动物呼吸中枢兴奋性，抑制咳嗽反射。杏仁具有镇咳作用。茯苓性味甘淡平，入心、肺、脾经，具有渗湿利水、健脾和胃、宁心安神的功效，可治痰饮咳逆、呕逆等症；茯苓则对于金黄色葡萄球菌、大肠杆菌、变形杆菌等都有抑制作用。

五味子能够敛肺，滋肾，生津，收汗，涩精，可以治疗肺虚引起的喘咳，口干，自汗盗汗，梦遗滑精，久泻久痢等症状，敛肺止咳，用于肺肾两虚之虚咳、气喘。它也常常与补肾药合用，能够"收肺气""宁嗽定喘"。动物试验表明，五味子煎剂和五味子素有兴奋呼吸作用，五味子的酸性成分具有祛痰和镇咳作用，还具有明显的镇静作用。

白前辛甘，微温，无毒，主治肺气壅实导致的咳嗽痰多、气逆喘促；甘草补脾益气，清热解毒，祛痰止咳，缓急止痛，更调和诸药，用于脾胃虚弱、倦怠乏力、心悸气短、咳嗽痰多等。各药配伍，祛风化痰、止咳平喘的效力很足。

当然，我们不能生了病光吃药，如果风寒感冒后觉得喉咙痒又有痰咳不出来，不妨多喝点水，因为大量的水分有助于我们的身体把黏痰变得清稀，容易咳出来。白开水和果菜汁都是很好的康复饮料，梨汁、西瓜汁、苹果汁、萝卜汁等都是止咳的良药，每天不妨喝它 4 ~ 5 大杯。但注意不要加糖和盐，如果想喝甜的，可以加一点蜂蜜，蜂蜜有润肺通便的作用，有利于症状的减轻。

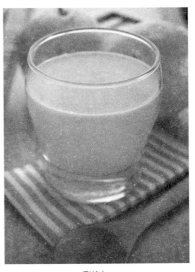

梨汁

感冒如果咳嗽的话，要尽量避免喝含有咖啡因和酒精的饮料，因为这些饮料有利尿的作用，使体液消耗过快。有时候觉得嗓子干干的，这时候就要增加室内的空气湿度，这样有助于减轻咳嗽、喉咙痛、鼻腔干燥等不适，可以使用加湿器，或者用茶壶烧水，把盖子打开进行加湿。

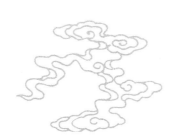

清气化痰丸：适宜痰多而黄稠的咳嗽

【名方出处】明代吴昆《医方考》。

【使用历史】429 年。

【主要成分】黄芩，瓜蒌仁，杏仁，胆南星，半夏，陈皮，枳实，茯苓。

【整体药性】平。

【功能主治】清肺化痰。用于痰热阻肺所致的咳嗽痰多、痰黄稠黏、胸腹满闷。

【典型征象】痰稠色黄，咯之不爽。

【禁忌人群】风寒咳嗽，痰湿阻肺的不适用。

清气化痰丸由瓜蒌仁、黄芩、茯苓、枳实、杏仁、陈皮、胆南星、制半夏诸药组成，姜汁为丸。因为其方有清顺气机、化痰除热之功，故名之清气化痰丸。《丹溪心法》中说"见痰休治痰，善治痰，不治痰而治气"；《证治准绳》也说过"气顺则一身之津液也随之而顺"。本方药诸药相合，气顺而火自降，热清而痰也消，痰消而火无所附，用于痰热内结导致的咳嗽、痰黄且黏稠难咯，以及气急呕恶，胸膈痞满，舌质红、苔黄腻、脉滑数等症。

大量现代药理研究表明，清气化痰丸有镇咳、祛痰、抗菌消炎、平喘和免疫调节等作用。近年来大量临床研究表明，该药还可用于肺结核的治疗。

气不清，痰是罪魁祸首

清气化痰丸是痰火通用方，出自《医方考》，原本是清肺化痰止咳之名方。其方歌如下：

清气化痰杏瓜蒌，茯苓芩枳胆星投，

陈夏姜汁糊丸服，专治肺热咳痰稠。

古人说："气之不清，痰之故也。能够治其痰，则气清也。"方中夏、星燥痰湿，杏、陈利痰滞，枳实攻痰积，黄芩消痰热，茯苓渗痰湿，瓜蒌下气利痰而润燥。

清气化痰丸是为了痰热壅肺之证而创立的，对于火热导致的肺部问题，尤其是灼津为痰，痰热互结，阻碍气机的症状，有良好的疗效。

痰热壅肺证又称痰热阻肺证，症状一定是里证，比如咳嗽、胸闷、咯黄稠痰，等等。所以如果咳嗽的时候痰稠色黄、胸膈不快、气急呕恶等，就可以用此方，达到清热化痰，理气止咳的目的。

《医方集解》中曾经说："气有余则为火，液有余则为痰，所以治痰的必先降其火，治火的必顺其气也。"方中以胆南星为君，取其味苦性凉，清热化痰，治痰热之壅闭。以瓜蒌仁、黄芩为臣，瓜蒌仁甘寒，长于清肺化痰；黄芩苦寒，善能够清肺泻火，两的合用，泻肺火，化痰热，以助胆南星之力。

治痰当须理气，所以我们用枳实来下气消痞，"除胸胁痰癖"；陈皮能够理气宽中，也可燥湿化痰。脾是生痰之源，肺为贮痰之器，所以又加上茯苓健脾渗湿，杏仁针对肺部咳嗽可以宣利肺气，半夏燥湿化痰。诸药配伍，清热化痰，理气止咳能够让热清火降，气顺痰消，诸症自愈。本方现代主要用于治疗慢性支气管炎、支气管咯血、腔隙性脑梗死、糖尿病、癫症等。

值得注意的是，本方药是治疗痰热咳嗽的常用方剂，以痰稠色黄，苔黄脉数为证治要点，性偏苦燥，阴虚燥咳的人应当忌用。如果感到身热口渴，肺热比较强的，可再加上加石膏、知母来清泻肺热；如果感到痰多气急容易喘的，可加桑白皮、鱼腥草等来增强下气祛痰。

　　方中胆南星、鱼腥草、黄芩、瓜蒌仁、苇茎、桑白皮、地龙、浙贝、甘草都可以清热化痰，陈皮、枳壳、半夏则能够宽胸下气，桃仁、杏仁共同润肺通腑。几味药合在一起使用，共同起到了清肺化痰，降气止咳的功效。

　　现代药理学认为，胆南星能够显著增加呼吸道黏液分泌，所以表示其具有明显的祛痰作用；而黄芩也对多种致病细菌都有抑制作用，即使是有抗药性的金黄色葡萄球菌也难逃它的天罗地网。鱼腥草含有的鱼腥草素、癸酰乙醛都能抗菌、抗病毒；而杏仁中

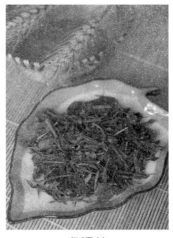

鱼腥草

含有的苦杏仁苷则能够对呼吸中枢有抑制作用，达到镇咳、平喘作用。浙贝有镇咳、解痉作用。

　　由此可见，加减清气化痰丸对于痰热壅肺型（慢性支气管炎急性发作期）咳嗽确实是行之有效的，更是有强大的理论科研依据的，值得临床推广和使用。同时，本方药现代也可用于治疗慢性支气管炎、支气管咯血、腔隙性脑梗死、糖尿病、癫症等症状。

痰是有形的火，火是无形的痰

　　清气化痰丸为痰火通用方。究竟什么是痰火呢？古人说过，痰就是有形之火，火就是无形之痰。痰随火而升降，火引痰而横行，变生诸症。也就是说，痰是体内有火的表现形式，水湿火热都是身体生痰的原因。由此可见，化痰一定要以清气为先，火退了，正气就回来了，"而安其位"。综观全方，主要有解热、抗菌、祛痰、镇咳及平喘作用，所以能够清热化痰，下气止咳。常用以治疗慢性支气管炎、肺气肿、耳源性眩晕、哮喘、脑血管意外等，以及多见之慢性咽炎，扁桃体炎。临床上多用在久咳、干咳、无痰、少痰、痰黄黏腻稠难咳的病患中，舌苔见黄厚，灰黄，舌质红绛，疗效显著。

　　所谓"暴病非热，久病非寒"。久病都是因为因为身体内的火热之邪（心火、肝火、胃火等），往上走，一直上攻到肺脏。对于西医久治不愈的咳嗽患者有明显的疗效。凡是有痰黄，苔黄的人，此方都可以放心地用。受凉之后出现的痰白、苔白则应当另选别方。

　　扩而充之，其实"五脏皆能够令人咳"。对于肺热之咳，心咳，原方基本适用，肝肾同源引发的咳，加用知柏地黄丸同治之效佳。脾引发的咳，原方因为中焦不和也有调中的药。会针灸的，加刺（灸）大椎、足三里、三阴交、列缺等穴更佳。因为它久病入络，脏腑经络同治，针药并进效更神。

治痰，先把火给降下来

　　《成方便读》中曾经说要"治热痰"。而清代的大家汪讱庵则说："热痰者，痰因火而成也，痰就是有形的火，火就是无形的痰，痰随火而升降，火引痰而横行，变生诸证，不可纪极。火借气于五脏，痰借液于五味，气有余则为火，液有余则为痰，所以治痰的必降其火，治火的必顺其气，此方所由设也。"

　　既然治痰必降其火，治火须顺其气，可见火、气的确是致痰的原因。

　　热痰因为热邪灼津而成，热愈甚痰愈稠，所以用黄芩、蒌仁、胆星清化痰热，热去则痰化；治痰须治气，所以配杏仁宣开肺气、止咳平喘，半夏下气降逆，陈皮、枳实行气通腑、消胀除满；脾为生痰的源，所以用茯苓健脾利湿，脾健则痰无以生。诸药严密配合，共奏清热化痰、理气

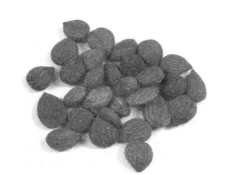

苦杏仁

宽胸、下气降逆、通畅腑气的功效。而使用本方药的辨证要点在于咳吐黄痰稠黏不爽，或咯吐脓腥臭痰，舌苔黄腻，脉象滑数。临床只要掌握辨证要点，都能收到奇效。

"治痰必降其火"，火于气，气有余便是火，以陈皮、枳实下气化痰，苦杏仁下气平喘止咳，使气顺火必降；因为肺与大肠相表里，苦杏仁配瓜蒌子能够润肠通便，大便畅顺痰热自降；液有余则为痰，所以用制半夏、茯苓祛湿化痰。全方配伍，能够清热化痰，下气止咳。气顺则火自降，热清则痰自消，为治疗痰热互结于肺所致咳嗽的有效方剂。

清气化痰丸以黄芩、瓜蒌仁、半夏、苦杏仁等清热化痰为主，所以更侧重于痰热互结于肺，肺失宣降所致的咳喘。清气化痰丸中有半夏、胆南星、陈皮、苦杏仁等化痰的成分，对于痰热互结、痰多、阴液未伤的咳嗽有良好的治疗效果，但不能够用于性质属于寒的咳嗽。

当心！痰热成了诸病元凶

热为火之渐，火为热之极，所以在痰热壅肺的时候，总是很容易化火而成痰火之证。如果因为痰火壅盛而出现了面部抽筋，手足抖个不停，或者抽搐，身子发热，咳嗽多痰，脉洪数，称为"痰火痉"；如果出现了头痛脑鸣，偏头疼，胸闷呕恶，心烦躁怒，面红目赤，这就是痰火上头，称为"痰火头疼"；如果因为痰浊来火，上蒙清窍，出现眩晕，头目胀重，心烦而悸，恶心呕吐，就叫作"痰火眩晕"；如果痰火扰动心神，出现了怔忡，就是"痰火怔忡"等。由此可见，痰热其实是诸病的元凶。

清气化痰丸因为其药物组成的独特性，让它能够治疗多种疾病。方中瓜蒌清肺化痰、利气宽胸、润肠通便；配以杏仁来增强其化痰、润肠通便的功效，又能够降气平喘；合胆南星、半夏、枳实，则增强其清化痰浊、行气宽胸的力；陈皮、半夏、茯苓既能够燥湿健脾，又能够下气除满；黄芩增全方清热之力。所以诸药合用，能够清热理气化痰，对于上感、急慢性支气管炎、肺心病，属于痰热互结的都可以使用本方药。

如果是热偏重的，就加鱼腥草、蒲公英；喘得太厉害了，就加苏子、桑白皮；气阴两虚加太子参、麦冬、五味子；如果还有瘀，就加丹参、桃仁、红花；心悸、尿少、水肿加葶苈子、泽泻、车前子。

本方药还可以行气化痰、宽胸宣痹，可用于治疗冠心病，对于兼有腹胀、便秘的更为合适。如果根据病情酌加丹参、山楂、川芎、桃仁、红花、元胡、薤白等药，效果更佳。

有一个男患者，今年38岁了，已经5天没有大便，同时感到胸胁满闷、口干口臭，检查发现他的舌红、苔黄，脉滑数。由此可见，其症属于肠胃燥热、耗伤津液、肺气不利。治疗的时候，应当润肠通便、降火利气。服用此方后，未几日便已经痊愈。

同样，对于偏头疼，该方也有效果。《丹溪心法》中曾指出"头痛多主于痰。"所以有时候头痛，我们应该注意，是不是热痰内留，才会上犯于脑。如果是这样的话，应该用清气化痰丸加活血化瘀的药，来使得热痰能够清化，血运能够畅行，所以偏头痛止。

如果感到胃痛，我们要注意，是否为热痰内留，侵犯于胃，导致了浊阴不降，脾的清阳难升，气机紊乱，气血运行不畅，不通则痛。此时用清气化痰丸加上清热降气的药，使热痰清化浊阴降清阳升，气机畅通，而胃痛自止。

对于痰热阻肺，肺失宣降导致的水肿，该方可以利水。因为肺为水的上源，通调水道，下输膀胱，现在痰热阻肺，水道不利，水饮留着不去而发为水肿。如果一味用传统的桂、附、苓、术等药物温阳利尿，实际上是有悖病机的，更助痰热。所以我们应当清化痰热、宣降肺气，配以猪苓、泽泻、车前通利水道，痰热得清，肺气宣降，水道能够通调，则小便自利，水肿自消。

对于痰热阻肺，心神不宁所致的心悸、脉搏间歇，服用甘草汤也不能够药到病除，使用本方来清化痰热、宣降肺气，可以再加上远志、枣仁养心安神，治病求本，便能够收痰去咳、悸消脉复，再也不会心慌慌了。

痰原本是人体脏腑的气血失和、水湿津液等凝结而成的，是病理变化的产物，又是致病的因素，痰分有形无形，有寒有热，有虚有实，有气有火，随气升降，全身上下，无处不到。痰的为病，其证甚多，兼证挟证也不少，所以朱丹溪"百病中多有兼痰的"。痰证的治法，张景岳主张求因为治本，正本清源，他说："如因风因火而生痰，但治其虚实，虚实愈而痰自平也，未闻及痰风火可自散，虚实可自愈。"

清气化痰丸正中此意，是以治疗因痰热所致诸证而创立，尤宜切记此要。一旦痰热得清，他证未愈的，随证而辨证论治，以补清气化痰丸的不足。

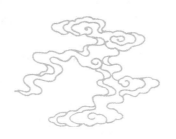

玄麦甘桔冲剂：咳喘咽痛，简方来帮忙

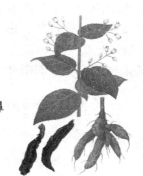

【名方出处】清代顾世澄《疡医大全》。

【使用历史】253 年。

【主要成分】玄参，麦冬，甘草，桔梗。

【整体药性】寒。

【功能主治】清热滋阴，祛痰利咽。用于阴虚火旺，虚火上浮，口鼻干燥，咽喉肿痛。

【典型征象】口干咽燥，咽痛声嘶，大便秘结。

【禁忌人群】痰多色白者忌用。

本方出自清代顾世澄的《疡医大全》，是常用的清火润燥，利咽祛痰的方药。有润肺生津、止咳化痰的功效，适用于肺阴不足、喉痒干咳无痰、口渴咽干等症。

方中玄参滋阴降火，麦冬清肺热、补肺阴，桔梗宣肺、止咳、化痰，生甘草清热益气，与桔梗相伍，能利咽止咳。四药配合使用，共奏润肺止咳、生津止渴之效。故可用于治疗肺阴不足所致的咳嗽。

现代临床上，玄麦甘桔冲剂被广泛运用于急性扁桃体炎、急性咽喉炎、急性喉炎及喉部脓肿。对肺结核而呈阴虚干咳者，本方虽亦适用，但须增用抗结核药物。

把身体内的虚火赶走

许多人一生中都会被各种各样的上火症状所困扰。我们常常说上火，这个火，又分为实火和虚火。

实火就是阳热亢盛引起的实热证；虚火就是阴虚不能制阳的虚热证。举个例子吧，假如一个人，一半是水，一半是火，它们在一定的框子里面你高我低，你低我高地相互制约着对方，不让自己过低，也不让对方过高。

如果某种情况打破了这个框，火突出了这个框，这就是实热。多见于外感，是多余的热。临床表现出的是高热，或是抽搐，面通红，大汗，口渴想喝凉水，舌红苔黄，小便烧灼，脉搏洪大等机体明显亢进的体征。

虚热就是水过低了，低于了那个框，但火还在框内，本不高，却一下子让火相对增高了。多见于本身阴液的不足，这样表现出的是虚热。症状多是：发低热，烦躁失眠，手足心热，脸嫩淡红，舌红少苔，脉虚细等。

治法其实很简单，实则泻之，以清热、泻火、消炎为主要方法；虚则补之，以养阴清热为主。

实火多是因为外感了六淫（风、寒、暑、湿、燥、火）导致的。如果气候变化异常，六气发生太过或不及，或非其时而有其气，以及气候变化太急，让人措手不及；超过了一定的限度，使机体不能与之相适应的时候，就会导致疾病的发生。于是，六气由对人体无害而转化为对人体有害，成为致病的因素。此外，精神过度刺激、脏腑功能活动失调也可引起实火。

实火患者表现为面红目赤、口唇干裂、口苦燥渴、口舌糜烂、咽喉肿痛、牙龈出血、鼻出血、耳鸣耳聋、疖疮乍起，身热烦躁、尿少便秘、尿血便血、舌红苔黄、可有芒刺、脉实滑数。虚火则多因为内伤劳损所致，比如久病导致的精气耗损、劳伤过度，以及脏腑失调、虚弱而生内热、内热进而化虚火。再通俗一点说，有这么几种方法：

（1）看小便：如果小便的颜色很黄、气味也比较重，同时舌质红，就是实火；反之，如果小便颜色淡、清，说明体内有寒，是虚火。

（2）看大便：大便干结、舌质红的为实火；大便干结、舌质淡、舌苔白的仍为虚火；大便稀软或腹泻说明体内有寒，是虚火。

（3）看发热：如果身体出现发热的症状，体温在37.5℃左右时，全身燥热、口渴，这是内热大，是实火；发热时手脚冰凉，身体忽冷忽然，不想喝水，是体内有寒为虚火。

所以当感觉身体内有热、燥的时候，先按这三点对照一下，就知道这"火"是实火还是虚火了。只要是实火，现在中医最常用的各种清热、解毒、降火的药都是适宜泻火的，连吃三天肯定降火。而目前单纯实火的人已是越来越少了，多数都是虚火。

其实，根据病机不同，虚火还可以进一步分为阴虚火旺和气虚火旺两种病状。阴虚火旺都多表现为全身潮热、夜晚盗汗、形体消瘦、口燥咽干、五心烦热、躁动不安、舌红无苔、脉搏细数。治疗时应以生津养血、滋阴降火为原则。气虚火旺者表现全身燥热、午前为甚，畏寒怕风，喜热怕冷，身倦无力，气短懒言，自汗不已，尿清便溏，脉大无力，舌淡苔薄。治疗时应以补中益气、强肾兴阳、甘温除热为原则。

这里，玄麦甘桔冲剂主要针对阴虚火旺。其实很多肾不好的人，都会出现阴虚火旺的症状。当身体内寒气过重的时候，造成的直接后果就是伤肾，造成肾气的虚弱，各脏器的功能下降，气血两亏。肾主水，这个水是灌溉全身的，当水不足时，就好比大地缺水，土地会干燥。脏器缺少了水的滋润、润滑，就会摩擦生热。最典型的是肝脏，肝属木，最需要水的浇灌，一旦缺水，肝就燥，肝火就非常明显。

头面部也最易上火，也都是肾阳不足、肾气虚导致的，血液上行的力量不足，头面部的器官因为没有充足的血液供应，就会出现口干舌燥，咽干咽痛，眼睛干涩等上火症状。当血液供应减少，头面部的免疫功能就会下降，而那些暴露在外的口腔、咽喉、鼻腔、耳朵这些器官最易受细菌感染，这样，患鼻炎、咽炎、牙周炎、中耳炎、扁桃体炎的概率就非常高了，很难治愈，不久就变成各种慢性病。

由此可见，虚火不能忽视。玄麦甘桔冲剂中的玄参，能滋阴降火以解毒，而《本草纲目》则说过："滋阴降火，解斑毒，利咽喉，通小便血滞。"另一方麦冬，甘，微寒，能清肺热，补肺阴，《本草纲目》中对它的评价是："清肺火，治久咳肺痿。"而《饮片新参》也说过它可以"养肺胃阴，治劳嗽痰血"。桔梗能够宣肺止咳，并且能够化痰。生甘草清热益气，和桔梗共同相伍，能利咽止咳。四药配合使用，达到了润肺止咳、生津止渴的功效。因此，玄麦甘桔冲剂能主治肺阴虚咳嗽、喉痒干咳无痰或痰少而黏，不易咯出；肺结核干咳，夜间发热，盗汗，口渴咽干等症状。

但是需要注意的是，假如外感的表证还没有去除，或者痰湿内盛的人，都应该忌服该药。

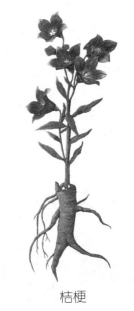

桔梗

治疗慢性咽炎

慢性咽炎是临床上较常见的疾病，它虽然不危及生命，但却总是给患者带来不少的麻烦。近年来，很多医生采用中药玄麦甘桔冲剂加减治疗该病，取得了较好的临床疗效。

慢性咽炎是老师、记者、播音员等以讲话为职业的人群常患疾病，此病从中医角度看来，多由肺、肾阴虚所致。

中医认为：咽喉与肺、肾的关系最为密切。很多老师因为长期大声说话，嗓子过度劳累，很容易会导致肺阴耗损。更有甚者，生活作息不好，长期地熬夜加班，还变本加厉地吸烟喝酒，最终导致肾阴不足。肾阴不足，虚火循经脉上炎于咽喉，肺阴虚亦导致虚热内生，烧灼咽喉，就会导致此病的发生。

急性咽炎反复发作是慢性咽炎的主要原因。其次，如果鼻腔、鼻窦的慢性炎症等炎性分泌物经后鼻孔流至咽后壁，或者因为鼻子堵塞而长期不通，并且养成了张口呼吸的坏习惯，咽部黏膜干燥，都会引发慢性咽炎。此外，慢性的扁桃体炎、烟酒的过度嗜用、空气中的粉尘和有害气体，以及服用刺激性食物和自身的职业因素、体质因素等，都可能引起慢性咽炎。

现代中医称慢性咽炎为"慢喉痹"，所指的是因为脏腑的阴阳气血津液失调后，咽喉失于濡养，气血痰浊都瘀滞起来，所以喉咙会感觉微干、痒、痛不适等症状，这时候就表现为常见慢性咽病。

"慢喉痹"这个名字最早出自宋代的《御药院方》卷九，所指症状不明。在古代文献中，慢喉痹属咽干、咽喉不利、喉痹等范畴。类似于慢性咽炎的病机其实有很多丰富的论述，如《素问·脉解》中说的："阴阳相薄而热，故嗌干也。"张仲景《金匮要略》说："火逆上气，咽喉不利，止逆下气，麦门冬汤主之。"

而玄麦甘桔冲剂的组方很简单，就四味药：玄参、麦冬、甘草、桔梗，开水冲服即可。方中的玄参是主力，它归于肺、肾经，是中药里养阴清热的佳品；麦冬大家都知道，是养阴润肺的良药；甘草既有调和其他药物药性之功，同时本身也能清热解毒，利咽止咳。至于桔梗，它既能提升肺气，还有个关键作用，能够"载药上行"，也就是有利于其他三味药的有效成分输送至咽喉，直达病所，从而增强该方的治疗效果。

现代药理学早就发现：玄参、甘草、桔梗都有直接的抗炎作用，能够直接作用于咽喉处消炎杀菌；麦冬、玄参同时还具备抗疲劳的功效；桔梗由于其中含有的皂苷成分，有明确的祛痰功效，对于慢性咽喉炎患者喉中有痰却无法排出的病症正好适用。

从现代医学的角度看，这个病往往和长期超负荷讲课以及不正确的发音方法密不可分。

不科学的发音导致喉部和咽部黏膜在强气流的长期冲击下，终于发炎充血肿胀。所以此病如果想要断根，还得注意科学发声，保护好嗓子才行。

学学丹田发声术，尝试利用丹田发音就是个好办法，不仅可以保护喉咙，发出的声音也具有强大的穿透力。丹田发声术练起来并不复杂，首先我们要知道丹田位于肚脐下方的小腹中线处。闭上双眼冥想一个点，想象那个点在你头上，然后你开始发声，以"乌"声最为容易达到那个点，一边想象，一边发声，让你的声音碰到那个点时，你会比较容易用丹田或鼻腔共鸣。

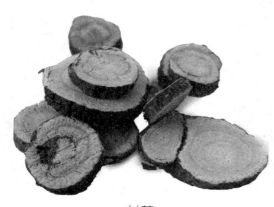

甘草

这时你可以用辅助姿势，伸出示指往那点指，会有助于练习。另一个方法是，用你的示指与中指做出剑指状，接着放在肚脐下两三个手指头的位置，此时你手指的地方就是丹田，然后用力发出"喝！"的声音，当你是用丹田发声时，会感觉腹部手指触摸的地方变硬，不会是软趴趴的感觉。

其实，除了丹田以外，很重要的目标是让练习者在发音时能养成"呼气时凹小腹，吸气时凸小腹"的习惯，也就是我们说的腹式呼吸法。这个习惯的好处是能够使肺部吸气量达到最大值，为发声提供足够动力保障，保证声音洪亮；且能够使喉咙的发声器官处于最科学、最有效率的工作状态，不容易出现损伤。

详解四味良药

玄麦甘桔冲剂是根据张仲景的桔梗汤，在其基础上加了玄参、麦冬而成的。用于治疗肺阴不足所致咳嗽，对肺结核而呈阴虚干咳者，本方虽然也适用。临床上运用该方治慢性咽炎疗效确切，新加玄麦甘桔冲剂是金川名中医李明浦结合金川气候特点创制的新方，在玄参甘桔汤基础上加银花、菊花、乌梅、五味子而成。在治疗慢性咽炎上效果就更加明显。

方中的玄参，其实是玄参的根部。玄参是玄参科玄参属植物，以根入药，别名浙玄参、元参、黑参，中药名玄参。它的性微寒，味甘、苦、咸，具滋阴降火、凉血解毒之功效，主治热病伤阴、舌绛烦渴、温毒发斑、津伤便秘、骨蒸劳热。咽喉肿痛、白喉、目赤肿痛、疼痛、痈肿疮毒等症。玄参是咸寒之品，质润多液，功能滋阴降火、解毒、利咽。配鲜生地、丹皮、赤芍等，则清热凉血；配大生地、麦冬等，则滋阴增液；配牛蒡子、板蓝根等，则解毒利咽多用于身热烦渴、发斑等温热病，也可用于阴虚火旺、肺热内灼所致的咳嗽、咽燥、骨蒸潮热、咯血、自汗盗汗等症；还用于咽喉肿痛、疮痈、瘰疬痰核。玄参因为它是根，所以以形补形，是泻无根浮游之火的圣药，所以无论热毒实火或阴虚内热都可以使用。由于参泻火解毒力较强，故咽喉肿痛，痰火瘰疬多用该药。

甘草，有补脾益气、清热解毒、化痰止咳、缓急止痛、调和诸药之功，近年来还被发现具有肾上腺皮质激素样作用，有抗溃疡、抗炎等作用。

桔梗入药始载于《神农本草经》，为临床常用药，味苦、辛，性平，归肺经。能够开宣肺气、祛痰止咳、利咽散结、宽胸排脓。药理实验证实，桔梗有抗炎、镇咳、祛痰、抗溃疡、降血压、扩张血管、镇静解热、降血糖、抗胆碱、促进胆酸分泌、抗过敏等广泛作用。常用以治疗咳嗽痰多、胸闷不畅、咽痛音哑、吐脓疮疡等症。

桔梗以作用于肺经为主，主治以咳嗽、咽痛、肺痈等上部病症为主。它专入肺经，药性平和，能宣肺止咳，无论外感或内伤所致的寒热虚实之咳嗽，都可选用。自从《伤寒论》用桔梗治疗少阴咽痛以来，在气滞、血瘀、热结、痰阻所致的各种咽痛中都可以配用桔梗。因为动物实验也已经证实，桔梗汤能通过增加肺和呼吸道的排泄量，使脓液稀释而易于排出。所以《金匮要略》记载的桔梗汤，用于肺痈早期可以散邪宣壅，在治疗肺痈上，几乎无他药可以替代。

麦冬，味甘、微苦，性寒，入心、肺、胃三经，质润，具阴柔之性，滋阴之功，善于清养肺胃之阴而润燥，又可清心经之热而除烦，是一味滋清兼备的补益良药，也是养阴润肺、清心除烦、益胃生津、凉血止血佳品。现代研究表明，麦冬能提高免疫功能；对多种细菌有抑制作用；能增强垂体肾上腺皮质系统功能，提高机体适应能力；有抗心律失常和扩张外周血管的作用；能提高耐缺氧能力；有降血糖作用。可用于阴虚肺燥，咳嗽痰黏；热伤胃阴或胃阴虚，咽干口渴，大便干结；心阴虚或心经有热，心烦不眠，舌红少津。

本方中，玄参甘苦，滋阴降火、凉血解毒；麦冬润肺养阴、益胃生津，两者都是养阴润肺的佳品，共奏清热滋阴、润燥通便之效；桔梗味苦、开宣肺气、祛痰利咽，为肺卫之要药；甘草润肺止咳、缓急止痛、调和诸药。这四种药物共同组合，大道至简，清热滋阴、消痰镇咳、祛痰利咽，起到了解热、抗炎、祛痰、镇咳作用。

养阴清肺丸：清除肺火，干咳无痰者的福音

【名方出处】清代郑梅涧《重楼玉钥》。

【使用历史】218 年。

【主要成分】地黄，玄参，麦冬，川贝母，牡丹皮，白芍，薄荷，甘草。

【整体药性】凉。

【功能主治】养阴润肺，清肺利咽。用于咽喉干燥疼痛，干咳少痰，痰中带血。

【典型征象】干咳无痰。

【禁忌人群】糖尿病患者禁服；痰湿壅盛者禁服，其表现为痰多黏稠，或稠厚成块。

本方药出自清代郑梅涧的《重楼玉钥》，其方由生地、麦冬、玄参、贝母、丹皮、薄荷、炒白芍、甘草等组成，具有滋养肺肾，消肿利咽，疏散表邪的作用。原为治疗小儿白喉（中医称"白缠喉"）而创立。

该药大量现代药理研究表明，本品有抗菌、解毒、抗炎、镇静、祛痰、止咳、解热等作用。近年来大量临床验证，该药还常用于治疗上呼吸道感染，急、慢性支气管炎，支气管扩张，白喉，咽喉炎，扁桃体炎，口腔溃疡等病。

为"白喉"而生的救命方

白喉是《中华人民共和国传染病防治法》公布的乙类传染病。在我国清代的时候，曾经爆发过数次白喉病。在我国，首次有记载治疗白喉的病例是新安郑氏喉科。

当时白喉的流行时间为 1775 年以后，也首次有记录说明白喉具有传染性，首次记载白喉的病症、易感人群和疾病预防措施："就是自二十年来，患此的甚多，惟小儿尤甚，且多传染。"白喉证属于肺肾阴虚，复感疫毒，热毒熏蒸。症见喉间有腐烂的白色斑点，且不易拭去。同时，伴随着咽喉的肿痛发热，鼻干唇燥，或咳或不咳，呼吸有声，似喘非喘。

当时的郑梅涧因为首用中医药方法成功治疗白喉，无一例死亡。郑梅涧说："喉间发白的症，予经历十余，俱已收功。"然后其子继承父亲衣钵，开创订立了"养阴清肺，兼辛凉而散"的治则，进一步筛选优化处方，大概在 1795 年前后，终于创造出了"养阴清肺汤"治疗白喉，达到"未尝误及一人"的水平。

《重楼玉钥》指出，养阴清肺方对应的病因为"发于肺肾，凡本质不足的，或燥气流行"。"本质不足"属于就是虚，"燥气流行"就是属于燥，所以养阴清肺汤对应的病机应该是"虚""燥"，如果病机不是如此，一定不要乱用此方。此病"发于肺肾"，治法上"总要养阴清肺，兼辛凉而散为主"，方用养阴清肺汤。

白喉刚刚发现的时候，刚开始会有鼻干唇燥的情况，时而还可能会咳嗽。所以当有就是鼻干、唇燥、咳嗽这三种症状同时出现的时候，要警惕是不是白喉。

养阴清肺的方子最早记载于郑梅涧的《重楼玉钥》上，在当时没有其他特效药的情况下此方取得了很好的疗效，挽救了不少患者的生命。直到今天此方仍被制成合剂广泛应用于临床。

养阴清肺汤组方相对比较简单，只有 8 味药物。其中以生地养肾阴，麦冬养肺阴，玄参清

虚火而解毒，丹皮凉血而消肿贝母润肺化痰，白芍敛阴泄热佐以薄荷散邪利咽，甘草和药解毒。全方滋养肺肾、消肿利咽、微散表邪，对于肺肾阴虚外感疫毒而患白喉的确有良效。

现代药理实验研究表明，生地具有抗炎、抗过敏增强免疫等功能；麦冬能够增强机体免疫力，提高机体适应性；玄参对于白喉杆菌、金黄色葡萄球菌、伤菌等多种致病菌有良好的抑制作用，也能够抗炎镇静；贝母能镇咳祛痰；白芍则可以提高免疫力，恢复正常的身体技能，也有很好的抗炎作用；薄荷对于多种病毒细菌有抑制作用；甘草则具有抗菌、抗病毒、抗炎、抗过敏等作用，能够保护发炎的咽喉和气管黏膜，还具有祛痰镇咳平喘的作用。

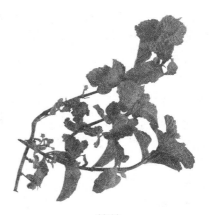

薄荷

养阴清肺方是治疗肺阴不足的经典方，对于虚火上扰导致的肺失清肃而引起的咳嗽尤其有效。症见干咳无痰、少痰而黏、咽干口渴、咽喉肿痛，声哑、痰中带血丝等，对于干咳无痰者的疗效特别显著。

现代根据中医异病同治的理论，将病因病机属于虚、燥的肺炎原体肺炎、干燥性鼻炎和慢性唇炎，用养阴清肺汤治疗，也取得了良好的临床疗效。

秋季润燥的首选

我们平时说的燥，通常有燥气和燥邪的分。中医认为秋季是燥气当令，而燥气过盛则会变成燥邪。燥邪的临床表现有目赤、口鼻干燥；唇焦，此时往往属于是脾胃实热，或是秋燥、热病伤津后的内燥证；干咳、胁痛等。其偏热的为温燥，偏寒的为凉燥。

治疗燥的原则是养阴润燥，立秋后，随着夏季暑湿之气的散去，而燥气来临。此时的人们容易出现与干燥有关的不适症状。这个时候的人们，往往最易感到口、鼻、唇、咽都干燥，口渴老是想喝水。这就是伤肺耗津了。更严重的，还会出现干咳少痰甚至痰中带有血丝以及小便短赤而大便干燥等不适，这些都是燥伤津液的表现。

为了缓解秋季人体出现的一系列干燥症状，人们想尽了各种办法，如通过使用加湿器等增加空气的湿度。但这些办法只能够解决表面的干燥现象，对于"内燥"根本没有效果。

肺属于娇脏，喜润恶燥，所以秋季干燥气候影响最大的就是肺系。肺脏受燥邪所以干咳少痰；而肺与大肠相表里，大肠受到影响因而可出现大便干结等症状。

养阴清肺汤具有滋阴润燥、养阴清肺的功效，适用于脏腑津液不足的内燥证。在此方广为应用治疗白喉的同时，人们也逐渐发现了养阴清肺汤在治疗秋冬季节燥证方面有良好的疗效。根据中医"异病同治"的原则，养阴清肺汤良好的滋阴润燥作用，用于治疗秋燥，能够很好地缓解口、鼻、咽的干燥症状，特别适宜于干咳无痰日久难愈的患者。

治疗嗓子嘶哑

人们现在居住在嘈杂的都市中，朋友聚会都会选择热闹的地方，只是往往会突然间嗓子哑了，难以发声，给生活带来了非常多困扰。

其实慢性声嘶往往是喉部的慢性炎症，检查时常常伴有声带息肉、声带小结、声带黏膜下出血等病症。以声音嘶哑为主属于，中医中称其为"慢喉喑""喉""失音""声嘶"等。

中医理论认为"肺为音所自出，而肾为的根，以肺通会厌，而肾脉挟舌本也"（《灵枢·忧恚无言篇》），就是说声音的产生，有赖于肺肾二脏功能协调。

《张氏医通》中也有记载说："失音大都不越于肺，然以暴病得的为邪郁气逆，久病得的，津枯血槁。"所以说如果你的肺肾有所损伤，阴虚精亏而且津液不往上走，只有虚火上炎，就会被这虚火灼烧咽喉，喉失濡润。

现代人往往不注意自己的身体，等到气滞痰凝血瘀的时候，则"声窍受阻，滞音不能够出而为喑"。这个时候再想说话，才发现自己已经说不出来了。所以此时就用养阴清肺汤来养阴清肺，生津润燥，以补不足的阴津，力挫上炎的虚火。

同时，加丹参、当归、红花，活血化瘀兼养血，来化开长久的气滞血瘀。通达经络，加蝉蜕、射干疏风清热，化痰利咽疗咽痒不适以利咽而开音。

现代医学认为，慢性声嘶是喉黏膜的细菌或病毒感染引发的慢性炎症。机体因为其免疫功能低下，我们平时的用喉不当或者不良物体的刺激，导致了喉黏膜出现水肿、充血和渗出，慢慢地，由于我们不懂得保养，喉黏膜组织会逐渐地增生、肥厚或萎缩。现代研究已经证明，养阴药如生地、麦冬、玄参、沙参等，都含有生物活性的多糖体，能够调整机体的免疫力，改善机体的免疫功能，养阴清热药又具较强杀菌抑菌作用；活血化瘀药物比如红花、丹参、丹皮、芍药等，既能够改善机体的免疫功能，又可以促进局部循环，加快局部代谢，促使炎症部位水肿吸收，炎消痛止。

慢性咽炎的必备药

急慢性咽喉炎在中医里面叫作"喉痹"，多是因为肺胃长期的虚导致了阴液不足或久病不愈，阴液亏耗，虚火上炎，肺失宣降，熏蒸于咽喉所致。

晏女士今年 38 岁，咽痛经常反复发作，已经有一年多了，同时还会觉得咽痒，口咽干燥，偶尔咯出少许黏痰。医生检查后诊断：慢性咽炎，证属于虚火上炎兼瘀血阻络。

此时，我们就选择滋阴清热利咽，活血化瘀通络的方——养阴清肺汤，稍作加味即可。晏女士吃了一个礼拜的药后，咽痛和咳嗽明显减少了，只是觉得，吃了药后大便变得非常稀溏，于是医生在方中减去玄参后，晏女士继续坚持了 3 个礼拜，终于全部症状都消失了，并且 2 年内都没有再复发。

中医说的"慢喉痹"也就是慢性咽炎，其病机多是外感了风热燥邪，或是肺胃久积的郁热难以排解，阴液亏虚，虚火上炎，熏灼咽喉，津枯血槁，其表现有火、燥、瘀的特点，所以治疗的时候，应当清热滋阴润燥，活血化瘀通络。

慢性咽炎都是由急性的发展而来，往往是虚损性疾病。现代医学认为，慢性咽炎主要是咽部黏膜的慢性炎症，多为屡发急性咽炎转变而来，诱因有理化刺激、口鼻炎症引起的张口呼吸，另外全身性疾病如心脏病、贫血、消化不良等也有引发此病的倾向。治疗主要是祛除诱因为主，无特效药物可治。

现代人都阴液不足，久咳伤肺、吸烟以及长期吸入化学气体、粉尘等燥热的邪，所以阴津更加亏损，虚火上炎，熏灼咽喉，肌膜失养，久而久之形成慢性咽炎。该病以阴虚为本，易反复发作。发作的原因要么是外感风邪，要么是饮食不节。

慢性支气管炎等下呼吸道病变，痰浊经咽排出；吸烟及不洁的气，均经咽部并产生刺激。另外值得特别注意的是，过多的或错误的发音，使调节咽部的肌肉长期受损，都会耗伤肺阴，所以肺阴不足是本病的重要原因之一。

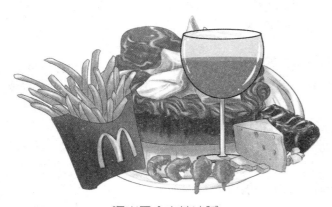

咽炎忌食辛辣油腻

胃主受纳，咽喉就是胃部的通道，胃

气正常，受纳腐熟水谷经脾的运化，转送至全身及其咽部，咽部的功能才能够正常。"饮食自倍，肠胃乃伤"，长期都是饥一顿饱一顿的，有点吃的时候就大吃大喝，吃的一味都是些大鱼大肉、醇酒膏粱的油腻食物，胃腑中的积热或阴液不足，都会让咽部肌膜失养而发病，可见患者饮食不节也是慢性咽炎的诱发原因之一。

缓解青春期后的痤疮

养阴清肺丸对于痤疮也很有疗效。痤疮也就是我们常说的痘痘，是一种发生于毛囊皮脂腺的慢性炎症性皮肤病，好发于青年，其发病率非常高。近年来，因为饮食结构变化，生活节奏加快，工作学习紧张等因素，痤疮的发病率仍在上升。

很多人都是在青春期后甚至成年才发病，这种情况以女性占了多数；而另有一些患者从青春期发病一直持续到成年，病程可长达 20 余年之久，形成迟发性或持久性痤疮。

中医认为肺主皮毛，面鼻也属于肺，肺经的热往上走，邪气在肌肤的表面发散出来，变成了痤疮。而女性青春期后的痤疮，除了和肺有关以外，还与冲任失调（也就是月经）、肝肾阴虚有关。所以对于女性青春期后痤疮属于阴虚内热型的，可以用养阴清肺方治疗。

方中可单独成方的增液汤（生地黄、玄参、麦冬）能够养阴生津润燥，温热病津，对于肠燥便秘、习惯性便秘、慢性咽喉炎、慢性牙周炎等阴津不足都有明显效果；又因为肺与大肠相表里，所以用甘寒的麦冬滋养肺胃阴津以润肠燥。二至丸（女贞子、墨旱莲）专入肾经，补益肝肾，滋阴止血。用于肝肾阴虚，眩晕耳鸣，咽干鼻燥，腰膝酸痛，并有凉血的功效，二药合用，补而不滞、滋而兼清，以图治本，所谓"壮水的主，以制阳光"。同时泻白散（桑白皮、地骨皮、甘草）清泻肺热，能泻肺中之伏火，又能入肝肾，凉血退蒸。可知二皮之用，皆在降肺气，降则火自除也。黄芩苦寒，清肺热泻火解毒；百部专入肺经，润肺杀虫；丹参活血化瘀；白花蛇舌草清热解毒，消痈散结。诸药配伍，共同养肺肾之阴以治其本，清肺中虚热而解毒，以治其标的功效。

黛蛤散：清肝化痰的常见组合

【名方出处】宋代张杲《医说》。

【使用历史】789 年。

【主要成分】青黛，蛤壳。

【整体药性】寒。

【功能主治】肝肺经郁热，痰火上炎所致的眩晕、耳鸣、口渴、咳痰带血。

【典型征象】头晕耳鸣，咳嗽带血。

【禁忌人群】寒证禁服。

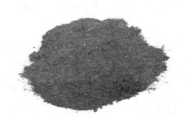

　　黛蛤散是临床治疗肝肺经郁热，痰火上炎所致的眩晕、耳鸣、痰多带血等症的常用药。其出处历代文献记载不一，经考证，本方药最早出处应为宋代张杲的《医说》，但是有名无方。至于黛蛤散这个名字，始见于 1935 年郑显庭编撰的《丸散膏丹集成》。古代用新瓦将蚌粉炒令通红，拌青黛少许，如今药店中就有成药，市面上通行的名字叫作粉黛散。

治好嫔妃咳嗽的神秘药方

　　都说偏方来自民间，但是别以为那只是穷苦老百姓治病的专利，其实皇亲国戚照样喜欢偏方。据民间传说，宋徽宗的宠妃就是用偏方蚌粉和少许青黛粉治好了自己的咳嗽，而这，就是最早的黛蛤散。

　　宋徽宗的嫔妃老是咳嗽，整天都不能够安睡，非常难受，负责诊治她的御医用了很多药物，但是这个妃子一点都没有起色。因为当时这个嫔妃正受宠，御医们都非常担心：如果治不好，自己的性命恐怕是难保啊！

　　结果一个姓李的防御比较倒霉。防御原是官名，是防御使的简称，后来逐渐成为对士绅或者知识分子的尊称。宋徽宗下诏要求李防御签下"霸王条款"，如果三日内李防御治不好妃子的咳嗽，就要杀了他。

　　李防御绝望无助，在家里抱着妻子痛哭，突然门外传来一声叫卖声："咳嗽药，一文钱一贴，吃了晚上就能够睡好觉！"江湖郎中的偏方难道能够治病吗？尽管满腹疑虑，但此时的李防御根本顾不了那么多了，心一横想着，死马当活马医吧！就派了仆人去那街上买了十贴回来。买回来一看，这是一种浅绿色的药粉，根据那个卖药人所说的，用碎葱姜蒜泡成的淡齑水，滴上几滴麻油后服用。

　　李防御担心药性太强，虚弱的妃子可能承受不住，于是就把服用的剂量减少了些，分两次让嫔妃吃下，结果嫔妃当晚就不咳嗽了。后来李防御连忙向卖药的人索要药方，打开一看，原来只是用蚌粉在新瓦上炒红，拌入少许青黛制成的粉黛散而已。

　　这个粉黛散就是黛蛤散，是由青黛和蛤壳两味中药组成的。对于咳嗽时间比较长，并且痰黏不容易咳出来的小儿患者尤为有效。因为青黛有清热的作用，蛤壳偏咸，具有化痰的作用，因此能够治疗肝火犯肺，咳痰带血，咽喉不适等症状。

后来李防御问卖药的人怎么得到这个方的，他回答说："我年轻的时候当过兵，年纪大了，自然就要退伍。我的主帅看我没有家室子女，就传给我这么一个方子，也很容易制作，我就靠卖它来挣钱糊口，度过余生。"于是李防御出钱，妥善安置了这位卖药的老人，使他能够安度晚年。

为什么治这个皇妃的咳嗽，用黛蛤散有效？如果仔细分析这个皇妃的咳嗽病机，恐怕是因为肝火犯肺引起的。虽然是皇帝的宠妃，但后宫中的争宠从未停止过，各宫中的娘娘们彼此钩心斗角，这个备受宠爱的皇妃自然会遭受各种妒忌和压力，因此会肝气郁结、气郁化火。

本来应当是金克木的，现在肝火太盛，以下犯上，反克了肺金，于是就导致了咳嗽不止。如果这时候，像之前的李防御那样，只是从肺来进行治疗，常常疗效不好。这个时候用青黛清泻肝火，用海蛤壳化痰，这就叫佐金平木。就是辅助肺的收敛，制约肝的过度展发，使咳嗽能够痊愈。

故事中提到的用碎葱姜蒜泡成淡薤水，并且滴了几滴麻油后服用，应该是作为药引，现在治疗咳嗽时就没有这个必要了。如今临床上多是把黛蛤散和其他药一同煎熬，因为单味药疗效比较小。黛蛤散在一些中药店都能够买到，用开水冲服即可。如果患儿属于虚证，如气虚无力、细白痰、流鼻涕、胸闷气短，那么则不适宜用黛蛤散。

在咳嗽高发的秋冬季，很多人每天"吭吭"不停，一咳就是一两周甚至更久，多半是治疗不对路。比如咳嗽初期需要宣肺理气，把邪气发散出来，如果吃了有收敛作用的止咳药，反而拉长了咳嗽的时间。

但是现在，很多人咳嗽了就去打针、输液。据国家发改委统计，2009年我国医疗输液104亿瓶，相当于13亿人口每人输了8瓶液，远远高于国际上2.5～3.3瓶的水平，其中咳嗽输液也占了很大比重。其实像感冒、咳嗽、腹泻这样的小病，完全可以找中医帮忙。而黛蛤散正好是可以治疗肝火犯肺的干咳，价格也不贵。

青黛，就是马蓝，性味咸寒，归肺、肝、胃经，可以清热解毒，凉血散肿；海蛤壳苦咸，入肺、胃经，可以清热化痰，软坚散结。黛蛤散药少方简，随症加减的余地很大，可以供医生灵活应用，治疗各种咳嗽。对于经久不愈的咳嗽，应结合检查，先辨病，再辨证论治。

小孩的脓疱有救了

一个一岁半的男孩子全身起脓疱疮流脓水十余天了，去医院用青霉素针剂外涂，内服抗生素药，都没有明显的效果。而且，小孩子的全身都长了绿豆大小的脓疱，因为潮红，皮损有糜烂和渗出液，尤其是下肢皮肤受损较多。

中医辨证诊断出，这是肺胃蕴热，外受湿毒所致。医生开方用黛蛤散外涂，用药二天后皮损基底潮红消失，未再见新生脓疱，第三天表面痂皮脱落，已经显露出了正常皮肤，五天后痊愈。随访两月，未见复发。此方用后，轻之一般二至三天而愈，严重的五至七天就可以痊愈。

因为这个方子在临床中见效很快，而且涂上感觉很清凉，非常舒服，散剂也不会污染衣服，所以一般给患儿上药他们都乐于接受。

黛蛤散还被证实可以治疗黄水疮。黄水疮是一种常见的化脓性皮肤病，由葡萄球菌或链球菌或两者混合感染所致，传染性较强。黄水疮多发生于面部，初起皮肤出现小片红斑，很快就会发展成浅表的水疱，疱壁很薄，破裂以后，有稀薄的黄色分泌物渗出，因为分泌物中含有大量的细菌，流到其他皮肤上，可产生新的损害，也可因此而传染直接或间接接触的人。

临床上应用黛蛤散治疗这个病多例，都收到了满意疗效。黛蛤散是一种常用的中成药散剂，由青黛、蛤粉等所组成。具体用法是：如患者疮面已结痂的，可用香油调敷患处；如疮面正在流黄水时，则将药粉直接撒在疮面上；用量多少可根据疮面大小而定。一般可在用药后3～5天痊愈。

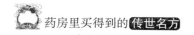
百日咳的特效药

黛蛤散对于小儿咳嗽也有很好的治愈疗效。一个 3 岁的男孩子，4 天前不慎感受了外邪，咳嗽总是咳不舒服，同时还有发热头痛，曾服用止咳糖浆等药治疗，但是咳嗽仍不止。

这个男孩子咳嗽很频繁，而且没有阻碍不易咯，咽红充血，胃口也不好，舌红，苔薄黄，证属于风热犯肺，肺失宣降的咳嗽。此时，清热化痰止咳，就给了黛蛤方 3 剂。孩子用了 1 剂后咳嗽明显减轻，3 剂后咳嗽彻底消失了，胃口也变好了。

因为小孩子是纯阳的体质，外感邪气以风热占了多数，感受寒邪也易于化热，并且小儿"脾常不足"，加上"肺为贮痰的器，脾为生痰的源"，"治痰若不理脾胃非其治也"。方中黛蛤散清肺热咳，还可清肝火以防止出现高热惊风。所以对于小儿外感咳嗽的治疗、宣降等法合用，兼调脾胃。

对于小孩来说，百日咳是一种常见疾病。百日咳是由百日咳杆菌引起的急性呼吸道传染病，特征是阵发性痉挛性咳嗽，伴有深长的"鸡鸣"样吸气性吼声，如果没能得到及时有效的治疗，病程就可能迁延数个月左右，故称"百日咳"。

有一个年幼的女孩子，咳嗽已经 1 个多月了，虽然经历了中西医的各种治疗，但仍然有阵发性的痉咳。而且非常频繁，大概每 1 小时发作 1 次，每次都要持续数十声。咳嗽的时候，女孩的头颈间可以看到清晰的筋脉怒张，舌头伸向外面，时长还会呕吐，面红目赤，涕泪交流，痰涎稠浓。咳完之后，还会有鸡鸣样的回声。特别容易口渴，而且小便短赤，面部水肿，舌红苔黄，脉象弦数。医生诊断女孩子是患了百日咳。

医生给她开的处方中，除了青黛 5 克，海蛤壳 20 克，还加了瓜蒌 6 克，荆条油 2 毫升（兑服），胆南星 3 克，天竺黄 6 克，蒲黄 3 克。

在服用 2 剂之后，女孩的咳嗽显著减轻，每天只咳 3～4 次，最终治愈了烦人的百日咳。

在用这个方子治疗的时候，应当注意黛蛤散的加减配伍：

（1）痰浓稠的，可以加瓜蒌、胆南星，效果较好。

（2）脸色发青、抽搐、喉中痰多的，可加礞石滚痰丸。

（3）球结膜出血或者痰中带血的，可以加蒲黄、荆芥炭来泻肝经实火，清海蛤壳的咸寒。

（4）可加花粉、玉竹、一堂，用来平肝泻火、清化痰浊，被证实治疗百日咳十分有效。

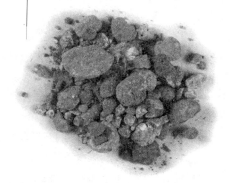

天竺黄